Out of Operating Room Anesthesia
A Comprehensive Review

手术室外麻醉
实践精要

原　著　[美国] Basavana G. Goudra
　　　　[印度] Preet Mohinder Singh

主　译　董海龙　聂　煌

译　者（按姓氏笔画排序）
　　　　马黎娜　王　怡　王　淼　田　莉
　　　　成丹丹　杨　岑　杨谦梓　李　莜
　　　　李　真　张　慧　陈　宇　范倩倩
　　　　孟昭君

审　校（按姓氏笔画排序）
　　　　邓　姣　朱正华　陈　敏　胡　胜
　　　　侯丽宏　聂　煌　雷　翀　路志红

世界图书出版公司
西安　北京　上海　广州

图书在版编目(CIP)数据

手术室外麻醉:实践精要/(美)巴萨瓦纳·G·戈杰(Basavana G. Goudra),(印)普雷特·莫欣德·辛格(Preet Mohinder Singh)主编;董海龙,聂煌主译. —西安:世界图书出版西安有限公司,2018.10

书名原文:Out of Operating Room Anesthesia: A Comprehensive Review

ISBN 978-7-5192-5136-9

Ⅰ.①手… Ⅱ.①巴…②普…③董…④聂… Ⅲ.①外科手术—麻醉学 Ⅳ.①R614

中国版本图书馆 CIP 数据核字(2018)第 217648 号

First published in English under the title
Out of Operating Room Anesthesia: A Comprehensive Review
edited by Basavana G. Goudra and Preet Mohinder Singh, edition: 1
Copyright © 2017 SPRINGER INTERNATIONAL PUBLISHING Switzerland
This edition has been translated and published under licence from
SPRINGER INTERNATIONAL PUBLISHING AG, part of Springer Nature.

书　　名	手术室外麻醉 实践精要
	Shoushushiwai Mazui Shijian Jingyao
原　　著	[美国]Basavana G. Goudra　[印度]Preet Mohinder Singh
主　　译	董海龙　聂　煌
责任编辑	马可为
装帧设计	新纪元文化传播
出版发行	世界图书出版西安有限公司
地　　址	西安市北大街85号
邮　　编	710003
电　　话	029-87233647(市场营销部)
	029-87235105(总编室)
传　　真	029-87279675
经　　销	全国各地新华书店
印　　刷	西安市建明工贸有限责任公司
开　　本	787mm×1092mm　1/16
印　　张	25.25
字　　数	470千字
版　　次	2018年10月第1版　2018年10月第1次印刷
版权登记	25-2018-108
国际书号	ISBN 978-7-5192-5136-9
定　　价	198.00元

医学投稿　xastyx@163.com ‖ 029-87279745　87284035
☆如有印装错误,请寄回本公司更换☆

主译简介

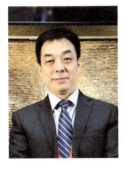

董海龙 空军军医大学西京医院麻醉与围术期医学科主任,教授,博士研究生导师。英国帝国理工大学(Imperial College)客座教授。教育部长江学者特聘教授,入选国家"万人计划"科技创新领军人才,科技部中青年科技创新领军人才,中国人民解放军原总后勤部"科技新星"。兼任国际麻醉药理学会(ISAP)委员,中华医学会麻醉学分会副秘书长,中国麻醉药理学会副主任委员,中国麻醉医师协会常委等。是 *Mol Neurobiol*、*Anesth Analg* 等 11 种 SCI 杂志审稿专家,《中华麻醉学杂志》等 4 种国内核心期刊常务编委或编委。

自1997年开始从事麻醉领域研究,研究方向为全身麻醉药物的作用机制。曾赴美国、英国及日本从事研究工作,被日本学术振兴会(JSPS)聘任为"外国人特别研究者"。作为负责人主持包括6项国家自然科学基金项目和2项国家科技重大专项新药创制项目在内的国家级及国际课题共12项。研究成果获得2005年美国麻醉学年会青年学者旅行奖及2009年亚太麻醉创新大奖。研究发现为阐明麻醉药物作用机制的网络调控学说做出了贡献,多次被写入麻醉学权威教科书 *Miller's Anesthesia* 等。

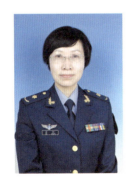

聂 煌 空军军医大学西京医院麻醉科副主任医师,副教授。主要从事中枢神经系统缺血保护及相关机制研究。主持国家自然科学基金项目1项,陕西省课题2项。获军队科技进步奖三等奖1项。发表学术论文30余篇,参译《米勒麻醉学》《摩根临床麻醉学》和《小儿麻醉学》等专著。担任中华医学会麻醉学分会门诊手术及PACU学组副组长、中华医学会麻醉学分会麻醉护理学组委员、中国心胸血管麻醉学会胸外麻醉分会委员、中国医师协会麻醉学分会青年委员、中国心胸血管麻醉学会小儿分会青年委员。

主编简介

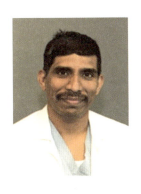

Basavana G. Goudra, MD, FRCA, FCARCSI, 美国宾夕法尼亚大学 Perelman 医学院麻醉与重症医学副教授。在印度班加罗尔医学院接受了最初的医学教育, 之后在久负盛名的印度贾瓦哈拉尔研究生医学教育研究院(JIPMER)完成初级住院医师的培训, 接着前往爱尔兰接受专业培训。后在美国俄亥俄州的辛辛那提儿童医院作为高级住院医师从事儿科麻醉工作。随后, 前往英国国家医疗体系的罗素·霍尔医院(Russell Hall Hospital)做顾问麻醉医生, 主要关注手术室外麻醉, 尤其是内镜操作的麻醉和全凭静脉麻醉, 在这一领域进行研究并发表很多论著。此外, 他发明了气道装置"Goudra 咬口"和"Goudra 面罩", 用以提高手术室外麻醉的安全性和有效性。

Preet M. Singh, MBBS, MD, DNB, 印度顶尖医院之一的新德里全印度医学科学院的知名顾问麻醉医生。于 2010 年获得麻醉学硕士学位, 在临床麻醉领域建树颇丰, 在多种国际知名刊物发表了 100 余篇学术论文。此外, 参加编写了多部知名麻醉学专著。主要研究方向包括"手术室外麻醉""慢性疼痛"和"高危患者麻醉"。在手术室外麻醉领域的研究获得广泛认可并被多次引用。

原著作者

Mian Ahmad Drexel University College of Medicine, Hahnemann University Hospital, Philadelphia, PA, USA

Mansoor M. Aman, **MD** Department of Anesthesiology and Perioperative Medicine, Drexel University College of Medicine/Hahnemann University Hospital, Philadelphia, PA, USA

Jonathan Anson, **MD** Anesthesiology and Perioperative Medicine, Penn State Milton S. Hershey Medical Center, Hershey, PA, USA

Shubhangi Arora, **MBBS**, **MD** Department of Anesthesia, Brigham and Women's Hospital, Boston, MA, USA

Carlos A. Artime, **MD** Department of Anesthesiology, McGovern Medical School at The University of Texas Health Science Center at Houston, Houston, TX, USA

Radha Arunkumar, **MD** Department of Anesthesiology and Perioperative Medicine, The University of Texas MD Anderson Cancer Center, Houston, TX, USA

Maimouna Bah, **MD** Department of Anesthesiology, Hahnemann University Hospital, Philadelphia, PA, USA

Alexander Bailey, **MD** Department of Anesthesiology, Emory University Hospital, Atlanta, GA, USA

Carolyn Barbieri, **MD** Department of Anesthesiology and Perioperative Medicine, Penn State Milton S Hershey Medical Center, Hershey, PA, USA

Kara M. Barnett, **MD** Department of Anesthesiology and Critical Care Medicine, Memorial Sloan Kettering Cancer Center, New York, NY, USA

John Barrett, **MD** Department of Emergency Medicine, Hospital of the University of Pennsylvania, Philadelphia, PA, USA

Anuradha Borle Department of Anesthesiology, Pain Medicine and Critical Care, All India Institute of Medical Sciences, New Delhi, Delhi, India

Gwendolyn L. Boyd, **MD** Department of Anesthesiology and Perioperative Medicine, University of Alabama at Birmingham, UAB Callahan Eye Hospital and University of Alabama Hospital, Birmingham, AL, USA

Melissa Ann Brodsky, MD Department of Anesthesiology and Perioperative Medicine, Drexel University College of Medicine, Hahnemann University Hospital, Wayne, PA, USA

Janette Brohan, MB, BCh, BAO Department of Anaesthesia, Cork University Hospital, Cork, Ireland

Arne O. Budde, MD, DEAA Anesthesiology and Perioperative Medicine, Penn State Milton S Hershey Medical Center, Center for Perioperative Services, Hershey, PA, USA

Jean Gabriel Charchaflieh, MD, PhD Department of Anesthesiology, Yale University School of Medicine, New Haven, CT, USA

Rajiv R. Doshi, MD Department of Anesthesia, Critical Care, and Pain Medicine, Beth Israel Deaconess Medical Center, Boston, MA, USA

Elizabeth W. Duggan, MD Department of Anesthesiology, Emory University Hospital, Atlanta, GA, USA

Michael Duggan, MD Division of Cardiothoracic Anesthesiology, Department of Anesthesiology, Emory University Hospital, Atlanta, GA, USA

George A. Dumas, MD Department of Anesthesiology and Perioperative Medicine, University of Alabama at Birmingham, Birmingham, AL, USA

John Fitzgerald, MB, FRCA, FCAI, EDIC Department of Anesthesia, The Rotunda Hospital, Dublin, Ireland

Monica Ganatra, MD, MPH Department of Anesthesiology, Yale New Haven Hospital, New Haven, CT, USA

Shelley Joseph George, MD Department of Anesthesiology, Hahnemann University Hospital, Philadelphia, PA, USA

Basavana Goudra, MD, FRCA, FCARCSI Department of Anesthesiology and Critical Care Medicine, Hospital of the University of Pennsylvania, Philadelphia, PA, USA

Sprague W. Hazard III, MD Anesthesiology and Perioperative Medicine, Penn State Milton S Hershey Medical Center, Hershey, PA, USA

Nikki Higgins, MB, BSc, FCAI, FJFICMI Department of Anesthesia, The Rotunda Hospital, Dublin, Ireland

McKenzie Hollon, MD Department of Anesthesiology, Emory University Hospital, Atlanta, GA, USA

Nicole Jackman, MD, PhD Department of Anesthesia and Perioperative Care, Brain and Spinal Injury Center (BASIC), University of California, San Francisco, San Francisco, CA, USA

Peter John Lee, MB, BCh, BAO, FCARCSI, MD Department of Anaesthesia, Intensive Care and Pain Medicine, Cork University Hospital, Cork, Ireland

John M. Levenick, MD Department of Anesthesiology and Perioperative Medicine, Penn State Milton S. Hershey Medical Center, Hershey, PA, USA

Todd Justin Liu, BA, MD Anesthesiology and Critical Care Medicine, Memorial Sloan Kettering, New York, NY, USA

John P. R. Loughrey, MB, FCAI, FFPMCAI Department of Anesthesia, The Rotunda Hospital, Dublin, Ireland

Amy Catherine Lu, MD MPH Department of Anesthesiology, Perioperative, and Pain Medicine, Stanford University, Stanford, CA, USA

Julie Mani, MD Department of Anesthesiology, Drexel University College of Medicine, Hahnemann University Hospital, Philadelphia, PA, USA

Mary Elizabeth McAlevy, MD Department of Anesthesiology and Perioperative Medicine, Penn State Milton S. Hershey Medical Center, Hershey, PA, USA

Pascal Owusu – Agyemang, MD Department of Anesthesiology and Perioperative Medicine, The University of Texas MD Anderson Cancer Center, Houston, TX, USA

Jonathan Z. Pan, MD, PhD Department of Anesthesia and Perioperative Care, Brain and Spinal Injury Center (BASIC) University of California, San Francisco, San Francisco, CA, USA

Andrea Riphaus, MD, PhD Department of Medicine, KRH Klinikum Agnes Karll Laatzen, Hannover, Germany

Mona Sarkiss, MD, PhD Department of Anesthesiology and Perioperative Medicine, University of Texas MD Anderson Cancer Center, Houston, TX, USA

Kathy L. Schwock, MD Department of Anesthesiology, Emory University, Atlanta, GA, USA

Bunty Shah, MD Anesthesiology and Perioperative Medicine, Penn State Milton S. Hershey Medical Center, Hershey, PA, USA

Preet Mohinder Singh, MD, DNB, MNAMS Department of Anesthesiology, Critical Care and Pain Medicine, All India Institute of Medical Sciences, New Delhi, Delhi, India

Ashish C. Sinha, MD, PhD, MBA Department of Anesthesiology and Perioperative Medicine, Drexel University College of Medicine/Hahnemann University Hospital, Philadelphia, PA, USA

Erin Springer, MD Department of Anesthesiology, Yale New Haven Hospital, New Haven, CT, USA

Michele L. Sumler, MD Department of Anesthesiology, Emory University Hospital, Atlanta, GA, USA

Rayhan Ahmed Tariq, MD Department of Anesthesiology and Perioperative Medicine, Drexel University College of Medicine, Phiadelphia, PA, USA

Christopher J. D. Tems, MD Department of Emergency Medicine, Hospital of the University of Pennsylvania, Philadelphia, PA, USA

Luis E. Tollinche, MD Anesthesia and Critical Care Medicine, Memorial Sloan Kettering Cancer Center, New York, NY, USA

Anjan Trikha, MD, DA, FICA, MNAMS Department of Anesthesiology, Pain Medicine and Critical Care, All India Institute of Medical Sciences, New Delhi, Delhi, India

Mary Ann Vann, MD Department of Anesthesia, Critical Care, and Pain Medicine, Beth Israel Deaconess Medical Center, Boston, MA, USA

Bharathram Vasudevan, MBBS Department of Anesthesiology, Pain Medicine and Critical Care, All India Institute of Medical Sciences, New Delhi, Delhi, India

Nancy Vinca, MD Department of Anesthesiology, Hospital of the University of Pennsylvania, Philadelphia, PA, USA

Till Wehrmann, MD, PhD Department of Gastroenterology, DKD Helios Klinik Wiesbaden, Wiesbaden, Germany

Gregory E. R. Weller, MD, PhD Department of Anesthesiology & Perioperative Medicine, Penn State Hershey Medical Center, Hershey, PA, USA

Meghan Whitley, DO Anesthesiology and Perioperative Medicine, Penn State Milton S. Hershey Medical Center, Hershey, PA, USA

Igor O. Zhukov, MD Division of Cardiothoracic Anesthesiology, Emory University, Atlanta, GA, USA

Yuriy O. Zhukov, MD Department of Cardiothoracic Surgery, University Hospitals Elyria Medical Center, Elyria, OH, USA

译 序

2018年8月17日，首个"中国医师节"前夕，国家卫生健康委员会等国务院七部委正式签发《关于加强和完善麻醉医疗服务的意见》，明确提出麻醉学科的业务范围，不仅包括手术室内麻醉，还包括手术室外疼痛治疗和提供无痛诊疗服务等。近20年来，手术室外诊断技术和治疗性操作蓬勃发展，无论是消化、呼吸、泌尿系统内镜下治疗，还是心血管和神经系统的介入治疗，都展现出比传统治疗方式更多的优越性。随着舒适化医疗需求的增加，未来10~20年，手术室外的治疗数量将会超过手术室内的手术数量。此外，随着治疗方式的改变，许多不适宜接受外科手术治疗的高龄、年幼或合并有严重慢性疾病的患者可能需要接受手术室外治疗，这些患者也给麻醉医生带来了许多新的挑战。如何在远离中心手术室的区域应对更多创新操作的麻醉管理需求，确保患者围手术期安全和术后恢复质量，是麻醉医生需要思考和解决的问题。

空军军医大学西京医院麻醉与围术期医学科董海龙教授和聂煌副教授主译了《手术室外麻醉 实践精要》一书。这本专著包括8个部分，涵盖了目前手术室外操作或治疗的主要类型，在循证医学的基础上聚焦不同操作或治疗的麻醉管理要点，希望能为麻醉医生实施手术室外麻醉提供参考和指导。

3年前，中华医学会麻醉学分会提出围手术期医学是麻醉学的发展方向。我们不仅要关注术中麻醉和安全，更要关注术后顺利、舒适的恢复和患者的长期转归。手术室外的麻醉也是如此。诚如书中所言：手术室外麻醉这一领域还存在许多争议和问题有待解决，麻醉科医生只有不断思索和探求，才能在微创技术发展进步的同时，与内、外科医生携手促进患者的最佳预后。希望本书能够帮助我们为患者的康复做出贡献。

熊利泽
中华医学会麻醉学分会主任委员
空军军医大学西京医院
麻醉与围术期医学科教授
2018年9月

原 序

《手术室外麻醉 实践精要》一书讨论了在常规手术室之外的区域进行手术、有创诊断性和治疗性操作时实施麻醉的问题。近些年,在这些区域实施麻醉的数量呈现跳跃式增长,而且未来还将持续。这一增长为手术室外区域带来了特有的新挑战。尤其是随着手术室外麻醉越来越普遍,实施复杂手术,以及在复杂患者(ASA Ⅲ~Ⅳ级、糖尿病和老年患者)身上进行手术的情况也越来越多。例如,尽管只是进行结肠镜检查,但患者的身高是157cm,体重却达118kg,有睡眠呼吸暂停病史,气道评估Mallampati分级为3级。这样的患者即使在轻度镇静下发生呼吸暂停的风险也不容忽视。每天在手术室外的环境中监护大量患者,并需要达到与标准手术室中相同的安全和质量,无疑会给麻醉科医生带来很大压力,由此也形成了巨大挑战。所以,将适用于手术室外麻醉学领域的实践和原则编写为专著用以指导临床实践,可谓正逢其时。

本书提供了手术室外麻醉这一重要亚专业所急需的指导。Goudra博士完成了出色的工作,将一系列专题以麻醉实施者易于理解的方式呈现出来,更为重要的是,他们将之付诸实践。共同作者都是备受尊重的来自美国、爱尔兰、德国、印度等国家的手术室外麻醉领域的专家。本书共32章,涵盖了8个部分。第1和第2部分列举了手术室外麻醉的普遍原则和有关患者安全的问题。第3~5部分涉及许多核心的麻醉管理内容,包括胃肠镜操作(第3部分)、心脏(第4部分)和神经介入操作(第5部分)等。第6、7部分描述了特殊患者的麻醉管理,第8部分则展望了手术室外麻醉领域的研究方向。Goudra博士及其同道在本书中扩展了大量内容,这些知识在标准的麻醉学教科书中很少被介绍。

Goudra博士有足够的资格撰写此书。作为一名麻醉学专家,他曾在印度、爱尔兰、美国和英国行医20余年,他不仅是一名经验丰富的手术室外麻醉学专家,而且在诸如咬口、气道和面罩通气方面有许多发明。我最近在宾夕法尼亚大学手术室当面向他学习了全凭静脉麻醉管理的方法,获益匪浅。

我非常支持和赞赏 Goudra 博士及其同道在编写本书时所做的工作。这本书对于麻醉学家、住院医生、专科医生和麻醉护士获取手术室外麻醉管理的前沿进展和进阶指导必不可少。本书对于维持和提升当下这一麻醉学领域重要分支的管理水平做出了重要贡献。

Emery N. Brown, MD, PhD

哈佛大学医学院麻醉、重症和疼痛科

麻醉学 Warren M. Zapol 教授

麻省总医院医学工程和科学研究所

医学工程 Edward Hood Taplin 教授

麻省理工学院脑与认知科学系学习与记忆 Picower 研究所

计算机神经科学教授

2016 年 5 月

前 言

几乎在所有的麻醉学教科书中都讨论了手术室外麻醉所面临的挑战,而且至少有两部专门对该领域做了详细阐述。在这样的背景下,读者可能会质疑编写本书的必要性和时效性;但我们认为,通过以下三点介绍大家可以判断本书是否有价值。

首先,手术室外麻醉领域的飞速发展超乎想象。大约20年前,大部分胃肠内镜操作是诊断性的,基本是在患者清醒或给予咪达唑仑的情况下完成。几乎所有的神经介入操作都是诊断性扫描,偶尔需要镇静或全身麻醉。心脏电生理的操作局限于心脏复律和起搏器植入。随着近20年的发展,这些领域的操作出现了跨越式增长。每天都有数量庞大的治疗性胃肠内镜操作在实施,心脏方面除了快速增长的起搏器植入和再植,消融治疗也呈现显著增长。伴随支气管镜下治疗的增多,胸科手术量锐减。正在进行的研究预示此后的10~20年,手术室外操作无论在数量上还是复杂性上都将超越手术室内的手术,这意味着对麻醉科医生的需求将无处不在。因此,出版一本详尽的关于手术室外麻醉的书非常必要。

其次,本书主要来源于实践。诚然,组织、设置及对手术室外区域的管理非常重要,但本书并未涉及,而是着重于麻醉的管理。作为主编,我们希望本书所有的章节都很出彩。

第三,本书以独特的形式呈现主题,并用项目符号对内容进行恰当标记,大大提高了可读性。各章节之前都提供了主要内容的摘要,图表的应用也相得益彰。

最后,我们要感谢家人的支持和付出,我们更要感谢施普林格的策划编辑Wade Grayson精准的帮助,同样感谢施普林格的临床医学编辑Joanna Renwick的指导。与他们一起工作是我们的荣幸。

Basavana Goudra, MD FRCA FCARCSI
美国宾夕法尼亚州 费城
Preet Mohinder Singh, MD DNB
印度 新德里

郑重声明

由于医学是不断更新拓展的领域，因此相关实践操作、治疗方法及药物都有可能会改变，希望读者可审查书中提及的器械制造商所提供的信息资料及相关手术的适应证和禁忌证。作者、编辑、出版者或经销商不对书中的错误或疏漏以及应用其中信息产生的任何后果负责，关于出版物的内容不作任何明确或暗示的保证。作者、编辑、出版者和经销商不就由本出版物所造成的人身或财产损害承担任何责任。

目 录

第1部分　基本概念

第1章　手术室外麻醉中镇静药物的药理学　/ 2

第2章　手术室外麻醉中麻醉药物的药理学　/ 13

第3章　手术室外麻醉中镇静及静脉麻醉药物的使用原则　/ 32

第2部分　手术室外操作的患者安全

第4章　术前评估的一般原则　/ 46

第5章　禁食指南:需要不同的方案吗?　/ 57

第6章　镇静室的规划:标准设定　/ 61

第3部分　内镜操作的麻醉

第7章　上消化道内镜操作的麻醉　/ 72

第8章　结肠镜操作的麻醉　/ 87

第9章　内镜逆行胰胆管造影的麻醉　/ 98

第10章　支气管镜操作的麻醉　/ 113

第11章　消化道内镜操作的气道装置　/ 123

第4部分　心脏操作的麻醉

第12章　心脏电生理操作中的麻醉和镇静策略概述　/ 132

第13章　心脏电复律的麻醉　/ 144

第 14 章　心脏消融术的麻醉　/ 150

第 15 章　通气策略　/ 160

第 5 部分　神经放射学麻醉

第 16 章　MRI 和 CT 扫描的麻醉　/ 172

第 17 章　神经介入治疗室中的麻醉　/ 187

第 6 部分　其他手术室外操作的麻醉

第 18 章　门诊口腔操作的麻醉　/ 200

第 19 章　电休克疗法的麻醉　/ 210

第 20 章　疼痛介入治疗的麻醉与镇静　/ 221

第 7 部分　特殊情况下的手术室外麻醉

第 21 章　儿科手术室外麻醉　/ 230

第 22 章　急诊科的操作镇静　/ 259

第 23 章　整容手术和诊室内镇静　/ 270

第 24 章　眼科手术的麻醉　/ 279

第 25 章　麻醉和放射治疗　/ 296

第 26 章　麻醉技术在不孕不育治疗中的应用　/ 304

第 27 章　病态肥胖患者手术室外麻醉的挑战　/ 314

第 8 部分　前景与争议

第 28 章　从胃肠专科医生的角度看胃肠内镜操作的镇静　/ 330

第 29 章　异丙酚输注平台　/ 342

第 30 章　区域麻醉的应用和隐患　/ 349

第 31 章　用于镇静的新药：软药理学　/ 366

第 32 章　手术室外麻醉的未来研究和方向　/ 380

第1部分

基本概念
General Concepts

第1章
手术室外麻醉中镇静药物的药理学

Carlos A. Artime

摘 要 由于许多手术室外操作属于微创操作,因此患者通常不需要全身麻醉即可达到舒适及适合操作的条件。根据操作的需要,可采用轻度、中度或深度镇静。本章介绍了不同镇静药物的药理学,并介绍了肥胖及老年患者的药理学注意事项。

关键词 镇静 药理学 咪达唑仑 芬太尼 瑞芬太尼 氯胺酮 右美托咪定

引 言

- 由于许多手术室外(out of operating room,OOR)操作属于微创操作,因此患者通常不需要全身麻醉即可达到舒适及适合操作的条件。
- 根据操作的需要,可采用轻度、中度或深度镇静。
- 本章主要讲述了不同种类镇静药物的药理学,药物主要特点总结见表1.1。

苯二氮䓬类药物

- 苯二氮䓬类药物具有催眠、镇静、抗焦虑及遗忘作用,主要用于镇静。最常用于手术室外麻醉的苯二氮䓬类药物是咪达唑仑、劳拉西泮及地西泮(安定)[1]。
- 苯二氮䓬类药物的药理作用通过 γ-氨基丁酸 A 型受体(GABA$_A$)受体介导,引起 GABA 活化的氯离子通道开放和突触后膜超极化,抑制神经传递[2]。

C. A. Artime, MD
Department of Anesthesiology, McGovern Medical School at The University
of Texas Health Science Center at Houston, 6431 Fannin St., MSB 5.020,
Houston, TX 77030, USA
e-mail: carlos.artime@uth.tmc.edu

© Springer International Publishing Switzerland 2017
B.G. Goudra, P.M. Singh (eds.), *Out of Operating Room Anesthesia*,
DOI 10.1007/978-3-319-39150-2_1

表 1.1 常用镇静药物

药物	镇静剂量	注意事项
咪达唑仑	1~2 mg 静脉注射，必要时重复（0.025~0.1 mg/kg）	经常与芬太尼联用；或者选择其他药物作为主要镇静剂，而仅利用其遗忘作用
芬太尼	25~100 μg 静脉注射，必要时重复（0.25~1 μg/kg）	常与其他药物联用（如咪达唑仑、异丙酚）
瑞芬太尼	0.5 μg/kg 静脉推注，之后 0.1 μg/(kg·min) 静脉输注	从 0.025 μg/(kg·min) 到 0.05 μg/(kg·min)，在 5 min 内连续滴定，可提供足够的镇静
右美托咪定	1 μg/kg 静脉推注，不少于 10 min；之后静脉输注 0.2~0.7 μg/(kg·min)	老年人及心功能差的患者要减少剂量
氯胺酮	0.2~0.8 mg/kg 静脉注射	预先给予止涎药 可考虑使用咪达唑仑以减弱精神上的不良影响
苯海拉明	12.5~50 mg 静脉注射	在老年人中可作为咪达唑仑的替代药物

经许可，引自参考文献[37]

- 苯二氮䓬类药物没有镇痛作用，因此常联合阿片类药物使用[3]；或以其他镇静药（如右美托咪定或氯胺酮）为主要药物，而仅利用其遗忘及抗焦虑作用[4-5]。

临床效应

- 中枢神经系统：镇静/催眠，顺行性遗忘，抗惊厥，减少大脑氧代谢率（cerebral metabolic rate of oxygen，$CMRO_2$）。
- 心血管系统：轻度降低外周血管阻力及动脉血压。
- 呼吸系统：抑制高碳酸血症及低氧时的通气反应，同时应用阿片类药物具有协同效应。

咪达唑仑

- **药代动力学**

- 起效：静脉注射在 2~3 min 达峰效应，肌内注射或者口服时 15~30 min 起效。
- 持续时间：静脉注射后持续 20~40 min，肌内注射为 2 h，药物再分布到脂肪组织后，单次注射效应结束。

·消除：经肝脏代谢及肾脏清除（活性代谢产物），消除半衰期为 1.7~3.5 h，肝硬化、肥胖及肾衰竭患者的消除半衰期延长。

- 剂　量
  - 静脉注射：1~2 mg（0.025~0.1 mg/kg），必要时 5 min 后重复。
  - 肌内注射：0.07~0.2 mg/kg。
  - 口服：0.25~0.5 mg/kg。

- 应　用
  - 咪达唑仑的主要优点是起效快、易于滴定及短效。
  - 可单独用于无创检查（如影像检查）或联合表面麻醉进行内镜操作[6-7]。
  - 由于药物协同效应，联合阿片类药物使用时应减量。这种联合用药在疼痛或刺激性操作中尤其有用（如心脏电复律、内镜检查及支气管镜检查）[8-10]。
  - 与异丙酚及右美托咪定相比，咪达唑仑很少引起低血压，故可用于有低血压风险的患者（心血管疾病、胃肠道出血）[9]。
  - 遗忘可以持续 3 h，低剂量（0.07 mg/kg）的遗忘时间中位数为 30 min，高剂量（0.1~0.13 mg/kg）的遗忘时间中位数为 75 min[11]。
  - 术前用药可预防焦虑，儿童用药途径主要为口服。

地西泮（安定）

- 药代动力学
  - 起效：静脉注射在 3~5 min 达峰效应。
  - 持续时间：1~2 h。
  - 消除：经肝脏代谢，消除半衰期为 20~50 h，肝功能损害、肥胖及老年患者的消除半衰期延长。

- 剂　量
  - 静脉注射：2~4 mg（0.05~0.2 mg/kg），必要时 10 min 后重复。

劳拉西泮（氯羟安定）

- 药代动力学
  - 起效：静脉注射在 10~15 min 达峰效应。
  - 持续时间：6~8 h。
  - 消除：经肝脏代谢，消除半衰期为 8~25 h，肝功能损害患者的消除半衰期延长。

- 剂　量
  - 静脉注射：0.5~1 mg（0.02~0.8 mg/kg），必要时 10 min 后重复。
- 应　用
  - 适于长时程非刺激性操作时单独用药。

不良作用

- 主要的不良作用是剂量依赖性呼吸抑制，当联合阿片类药物时发生率增加。
- 地西泮及劳拉西泮可引起注射痛及血栓性静脉炎。
- 苯二氮䓬类药物可能与老年患者谵妄及烦躁有关，推荐减少剂量或避免使用[12]。
- 咪达唑仑及地西泮属于孕期患者 D 类用药，应避免使用[13]。

逆　转

- 氟马西尼是苯二氮䓬类药物的特异性拮抗药，如果患者镇静程度过深，可用其逆转镇静作用及对呼吸的影响。
- 剂量：静脉注射 0.2 mg，递增，必要时重复至最大剂量 3 mg。
- 氟马西尼半衰期为 0.7~1.8 h，因此如果用于逆转大剂量或者长效镇静药物时，可能会再发镇静，给药后应严密监护。一般情况下使用安全，且没有不良作用[14-15]。

阿片类药物

- 阿片类药物具有镇痛、镇静及降低气道反应的作用，为手术室外麻醉的镇静药物提供有益的补充。
- 阿片类药物的药理学作用主要是通过激活位于大脑及脊髓上的 μ 阿片受体（镇痛、呼吸抑制）及 κ 阿片受体（镇痛、镇静）[16]。
- 任何 μ 阿片受体的激动剂均可用于手术室外麻醉，合成的苯基哌啶阿片类药物——芬太尼、瑞芬太尼、阿芬太尼及舒芬太尼，由于快速起效、相对短效及易于滴定的特性特别适用于手术室外麻醉。

临床效应

- 中枢神经系统：镇痛、瘙痒、肌僵，增加其他静脉用药的镇静效果。

- 心血管系统：心动过缓，对心肌收缩力及外周循环阻力影响小。
- 呼吸系统：通过降低呼吸频率减少每分通气量抑制呼吸，大剂量时引起呼吸暂停。

芬太尼

- 起效：静脉注射在 2～3 min 达峰效应。
- 持续时间：20～30 min，药物再分布后效应终止。
- 消除：经肝脏代谢，消除半衰期为 2～4 h。
- 镇静剂量：25～100 μg 静脉注射（0.25～1 μg/kg），必要时重复。
- 大多数阿片类药物用于镇静时，常与咪达唑仑联用。
- 可以联合异丙酚，镇静的同时提供镇痛作用，有研究表明这样可减少异丙酚用量，并可改善血流动力学稳定性[17]。
- 有与氯胺酮及右美托咪定联用的报道[18-19]。

瑞芬太尼

- 起效：1～2 min 快速起效。
- 持续时间/消除：超短效阿片类药物，半衰期 3～4 min；由非特异性血浆及组织酯酶快速代谢，这些酯酶的功能不依赖于肝脏及肾脏功能。
- 镇静剂量：单独用药时，静脉输注 0.1 μg/（kg·min），每 5 min 增加 0.025～0.05 μg/（kg·min）进行滴定，直到可提供足够的镇静。开始时可给予单次静脉推注 0.5 μg/kg[20]。
- 由于老年患者对阿片类药物敏感性增加，应减量使用。
- 可与其他药物联用（如咪达唑仑、异丙酚），考虑到协同作用应减量使用[19]。
- 研究表明瑞芬太尼用于镇静时，与咪达唑仑及哌替啶相比，可缩短住院时间[21]。

阿芬太尼

- 起效：1～2 min 快速起效。
- 快速恢复：单次静脉推注剂量的持续时间为 10～15 min。
- 由于时量相关半衰期显著延长，重复给药后药物效应延长。
- 镇静剂量：500～1500 μg（10～30 μg/kg）静脉注射，必要时可给予 5～10 μg/kg 重复静脉推注。

舒芬太尼

- 效应大约是芬太尼的 10 倍,单次注射时具有相似的药代动力学类型。
- 镇静剂量:2.5~10 μg 静脉注射(0.025~0.1 μg/kg),必要时重复。

哌替啶

- 哌替啶曾作为阿片类镇静药物使用,但由于持续作用时间过长及相关的心动过速,已逐渐被芬太尼取代[22]。

不良作用

- 阿片类药物的主要不良反应是剂量相关的呼吸抑制及呼吸暂停。
- 低血压(轻度)及心动过缓(不适于某些电生理操作)。
- 常因肌僵导致面罩通气困难。尽管人们常将这一现象归咎于"胸壁僵直",但研究表明,声带关闭才是阿片类药物诱导后引起困难通气的主要原因。治疗包括小剂量肌肉松弛剂或表面给予利多卡因(喉部气管麻醉),可有效松弛声带,允许面罩通气和(或)气管插管[23-24]。
- 重复使用哌替啶可能导致癫痫发作,主要是由于去甲肾上腺素蓄积降低了癫痫阈值。
- 尿潴留。

逆 转

- 纳洛酮 0.04~0.08 mg,静脉注射,必要时每 2~3 min 重复直到恢复自主呼吸。
- 1~2 min 起效,持续时间 30~60 min。

右美托咪定

- 右美托咪定作用于中枢,是高选择性 α_2 肾上腺素能受体激动剂。
- 具有镇静、镇痛、抗焦虑、止咳及止涎作用,适用于手术室外麻醉。
- 右美托咪定提供了独一无二的镇静条件,患者可以入睡,但在有刺激时可轻易被唤醒且配合良好[25-26]。

临床效应

- 中枢神经系统:镇静/催眠,镇痛(中枢 α_{2A} 肾上腺素能受体)。

- 心血管系统：心动过缓，降低外周循环阻力、心排出量、心肌收缩力及动脉血压（作用于外周 $α_{2A}$ 肾上腺素能受体，引起突触前反馈，抑制去甲肾上腺素释放）；初次使用负荷剂量过程中，可直接导致血管收缩引起高血压及心动过缓（外周 $α_{2B}$ 肾上腺素能受体）[2]。
- 呼吸系统：轻微降低每分通气量，并保留高碳酸血症的呼吸反应。

药代动力学

- 起效：接近 15 min。
- 消除：消除半衰期 2~3 h；经肝脏代谢，肝功能损伤患者应减少使用剂量；肾衰竭患者药代动力学无改变，但由于蛋白结合率降低，患有严重肾脏疾病的患者镇静效果会更显著[2,27]。

剂　量

- 单次静脉推注剂量为 1 μg/kg，注射时间需不少于 10 min，之后持续输注 0.2~0.7 μg/(kg·h)（有些患者需要更高的维持剂量）。
- 老年人、肝脏或肾脏功能不全及心脏收缩功能障碍患者应减量。
- 经鼻给药：0.5~1.5 μg/kg（小儿患者 3~4 μg/kg）[28-29]。

应　用

- 单独用药时，右美托咪定可提供镇静，并保证患者配合及可以进行神经功能检查，尤其适用于某些介入神经放射学操作时。
- 可与异丙酚联用提供内镜检查要求的深度镇静[30]。
- 可与氯胺酮联用提供中度镇静，这种联用中，氯胺酮抵消右美托咪定的心动过缓及低血压作用，同时右美托咪定的止涎作用可抵消氯胺酮产生的腺体分泌及觉醒现象[31]。
- 右美托咪定具有不确切的遗忘作用，因此常联合咪达唑仑使用减少回忆发生[32]。
- 经鼻给药可用于镇静，也可以联合其他药物辅助镇静，或者用于术前抗焦虑。

不良作用

- 心动过缓：可使用抗胆碱药物治疗（如格隆溴铵）。
- 低血压：对于高风险患者，通过减少或禁用负荷剂量避免低血压。
- 高血压：通过减少负荷剂量或延长注射时间（不少于 20 min）避免高

血压。

氯胺酮

- 氯胺酮是苯环己哌啶衍生物，是N-甲基-D-天冬氨酸（NMDA）受体拮抗剂，可产生分离麻醉，临床表现为紧张（僵直）状态：眼睛睁开，眼球震颤，仍存在角膜及喉反射[2]。
- 氯胺酮具有较强的镇痛效应。

临床效应

- 中枢神经系统：镇静/催眠，分离麻醉，幻觉，应激反应。
- 心血管系统：由于释放儿茶酚胺及抑制去甲肾上腺素的再摄取，可升高动脉血压、心率及心排出量，儿茶酚胺耗竭状态可显示出直接的心肌抑制。
- 呼吸系统：最低程度或不会抑制呼吸，松弛支气管平滑肌，唾液腺分泌过多。

药代动力学

- 起效：静脉注射后1~2 min起效，肌内注射后5~10 min起效。
- 持续时间：静脉注射为20~45 min，肌内注射为30~120 min。
- 通过肝脏代谢，对肾衰竭患者无须调整剂量。

剂 量

- 静脉注射：0.2~0.5 mg/kg，必要时重复。
- 肌内注射：2~4 mg/kg。
- 推荐提前给予止涎药（如格隆溴铵）减少腺体分泌。

应 用

- 应用氯胺酮时，联合苯二氮䓬类药物（如咪达唑仑）可以逆转不良心理效应。
- 单独用药时，氯胺酮镇静不能制动，也不能减少气道反应，并增加喉痉挛风险；不适用于多种手术室外操作的麻醉。
- 氯胺酮与右美托咪定联合应用，可对内镜检查提供足够的镇静，但同时会延长恢复时间[33]。
- 使用咪达唑仑-芬太尼-异丙酚麻醉时，加入小剂量（0.3 mg/kg）氯胺酮可减少异丙酚总量，提供更平稳的血流动力学，并减少呼吸不良反应[34]。

- 氯胺酮及异丙酚混合（酮酚），可在不同种类的操作中提供适合的镇静，通过对1:1到1:10的氯胺酮：异丙酚比例的研究，发现1:3~1:4效果最佳，且不会延长恢复时间[35]。

苯海拉明

- 苯海拉明是H_1受体拮抗剂，通过中枢性抗胆碱能效应提供镇静。
- 作为使用其他镇静药物时的辅助用药。

药代动力学及剂量

- 静脉注射：12.5~50 mg。
- 快速起效。
- 经肝脏代谢，部分原型经尿液排出。
- 半衰期：4~8 h。

不良作用

- 眩晕及视物模糊。
- 口干，气管分泌物黏稠。
- 尿潴留。

应 用

- 研究已表明，联合咪达唑仑或阿片类药物镇静，可改善镇静效果，并在不增加不良作用及恢复时间的前提下减少其他药物总量[36]。
- 当医生希望避免用苯二氮䓬类药物时（如老年患者），可用于非刺激性操作的轻度镇静。

特殊人群的药代动力学及药效动力学考量

老年患者

- 从药代动力学角度分析，老年患者对镇静类药物敏感度较高。
- 从药效动力学角度分析，大部分药物的清除率降低，包括苯二氮䓬类药物、异丙酚、右美托咪定及瑞芬太尼,对芬太尼的清除率影响最小。

· 老年患者比正常成年人需要的剂量明显减小,应减少初始剂量。

肥胖患者

· 肥胖患者及患有阻塞性睡眠呼吸暂停综合征的患者对镇静药物引起的呼吸反应更加敏感,镇静药物包括阿片类药物、苯二氮䓬类药物及异丙酚;因此在使用时应分次滴定及减少剂量。

· 大多数镇静药物应根据患者校正体重(接近去脂体重)给予。校正体重(kg)=理想体重+0.4×(总体重-理想体重)。

(王 怡 译 邓 姣 审校)

参考文献

[1] Shin JY, Lee SH, Shin SM, et al. Prescribing patterns of the four most commonly used sedatives in endoscopic examination in Korea: propofol, midazolam, diazepam, and lorazepam. Regul Toxicol Pharmacol, 2015, 71 (3): 565-570.

[2] Vuyk J, Sitsen E, Reekers M. Intravenous anesthetics//Miller RD. Miller's anesthesia. 8th ed. Philadelphia: Elsevier/Saunders, 2015, 821-863.

[3] Patatas K, Koukkoulli A. The use of sedation in the radiology department. Clin Radiol, 2009, 64 (7): 655-663.

[4] Wakita R, Kohase H, Fukayama H. A comparison of dexmedetomidine sedation with and without midazolam for dental implant surgery. Anesth Prog, 2012, 59 (2): 62-88.

[5] Sener S, Eken C, Schultz CH, et al. Ketamine with and without midazolam for emergency department sedation in adults: a randomized controlled trial. Ann Emerg Med, 2011, 57 (2): 109-114. e2.

[6] Singh R, Kumar N, Vajifdar H. Midazolam as a sole sedative for computed tomography imaging in pediatric patients. Paediatr Anaesth, 2009, 19 (9): 899-904.

[7] Laluna L, Allen ML, Dimarino Jr AJ. The comparison of midazolam and topical lidocaine spray versus the combination of midazolam, meperidine, and topical lidocaine spray to sedatepatients for upper endoscopy. Gastrointest Endosc, 2001, 53 (3): 289-293.

[8] Thomas SP, Thakkar J, Kovoor P, et al. Sedation for electrophysiological procedures. Pacing Clin Electrophysiol, 2014, 37 (6): 781-790.

[9] Goudra BG, Singh PM. Propofol alternatives in gastrointestinal endoscopy anesthesia. Saudi J Anaesth, 2014; 8 (4): 540-545.

[10] Jose RJ, Shaefi S, Navani N. Sedation for flexible bronchoscopy: current and emerging evidence. Eur Respir Rev, 2013, 22 (128): 106-116.

[11] Miller RI, Bullard DE, Patrissi GA. Duration of amnesia associated with midazolam/fentanyl intravenous sedation. J Oral Maxillofac Surg, 1989, 47 (2): 155-158.

[12] Moore AR, O'Keeffe ST. Drug-induced cognitive impairment in the elderly. Drugs Aging, 1999, 15 (1): 15-28.

[13] Cappell MS. Sedation and analgesia for gastrointestinal endoscopy during pregnancy. Gastrointest Endosc Clin N Am, 2006, 16 (1): 1-31.

[14] White PF, Shafer A, Boyle 3rd WA, et al. Benzodiazepine antagonism does not provoke a stress response. Anesthesiology, 1989, 70 (4): 636-639.

[15] Amrein R, Hetzel W, Hartmann D, et al. Clinical pharmacology of flumazenil. Eur J Anaesthesiol Suppl, 1988, 2: 65-80.

[16] Fukuda K. Opioid analgesics//Miller RD. Miller's anesthesia. 8th ed. Philadelphia: Elsevier/Saunders,

2015, 864-914.

[17] Haytural C, Aydinli B, Demir B, et al. Comparison of propofol, propofol-remifentanil, and propofol-fentanyl administrations with each other used for the sedation of patients to undergo ERCP. BioMed Res Int, 2015, 465.

[18] Peng K, Liu HY, Liu SL, et al. Dexmedetomidine-fentanyl compared with midazolam-fentanyl for conscious sedation in patients undergoing lumbar disc surgery. Clin Ther, 2016, 38（1）：192-201. e2.

[19] Heidari SM, Loghmani P. Assessment of the effects of ketamine-fentanyl combination versus propofol-remifentanil combination for sedation during endoscopic retrograde cholangiopan-creatography. J Res Med Sci, 2014, 19（9）：860-866.

[20] Atkins JH, Mirza N. Anesthetic considerations and surgical caveats for awake airway surgery. Anesthesiol Clin, 2010, 28（3）：555-575.

[21] Manolaraki MM, Theodoropoulou A, Stroumpos C, et al. Remifentanil compared with midazolam and pethidine sedation during colonoscopy: a prospective, randomized study. Dig Dis Sci, 2008, 53（1）：34-40.

[22] Childers RE, Williams JL, Sonnenberg A. Practice patterns of sedation for colonoscopy. Gastrointest Endosc, 2015, 82（3）：503-511.

[23] Bennett JA, Abrams JT, Van Riper DF, et al. Difflcult or impossible ventilation after sufentanil-induced anesthesia is caused primarily by vocal cord closure. Anesthesiology, 1997, 87（5）：1070-1074.

[24] Abrams JT, Horrow JC, Bennett JA, et al. Upper airway closure: a primary source of difflcult ventilation with sufentanil induction of anesthesia. Anesth Analg, 1996, 83（3）：629-632.

[25] Belleville JP, Ward DS, Bloor BC, et al. Effects of intravenous dexmedetomidine in humans. I. Sedation, ventilation, and metabolic rate. Anesthesiology, 1992, 77（6）：1125-1133

[26] Ebert TJ, Hall JE, Barney JA, et al. The effects of increasing plasma concentrations of dexmedetomidine in humans. Anesthesiology, 2000, 93（2）：382-394.

[27] Venn RM, Karol MD, Grounds RM. Pharmacokinetics of dexmedetomidine infusions for sedation of postoperative patients requiring intensive caret. Br J Anaesth, 2002, 88（5）：669-675.

[28] Tug A, Hanci A, Turk HS, et al. Comparison of two different intranasal doses of dexmedetomidine in children for magnetic resonance imaging sedation. Paediatr Drugs, 2015, 17（6）：479-485.

[29] Cheung CW, Qiu Q, Liu J, et al. Intranasal dexmedetomidine in combination with patient-controlled sedation during upper gastrointestinal endoscopy: a randomised trial. Acta Anaesthesiol Scand, 2015, 59（2）：215-223.

[30] Nonaka T, Inamori M, Miyashita T, et al. Feasibility of deep sedation with the combination of propofol and dexmedetomidine hydrochloride for esophageal endoscopic submucosal dissection. Dig Endosc, 2016, 28（2）：145-151.

[31] Tobias JD. Dexmedetomidine and ketamine: an effective alternative for procedural sedationf? Pediatr Crit Care Med, 2012, 13（4）：423-427.

[32] Bergese SD, Patrick Bender S, et al. A comparative study of dexmedetomidine with midazolam and midazolam alone for sedation during elective awake fiberoptic intubation. J Clin Anesth, 2010, 22（1）：35-40.

[33] Goyal R, Hasnain S, Mittal S, et al. A randomized, controlled trial to compare the efficacy and safety proflle of a dexmedetomidine-ketamine combination with a propofol-fentanyl combination for ERCP. Gastrointest Endosc, 2016, 83（5）：928-933.

[34] Tuncali B, Pekcan YO, Celebi A, et al. Addition of low-dose ketamine to midazolam-fentanyl-propofol-based sedation for colonoscopy: a randomized, double-blind, controlled trial. J Clin Anesth, 2015, 27（4）：301-306.

[35] Coulter FL, Hannam JA, Anderson BJ. Ketofol dosing simulations for procedural sedation. Pediatr Emerg Care, 2014, 30（9）：621-630.

[36] Tu RH, Grewall P, Leung JW, et al. Diphenhydramine as an adjunct to sedation for colonoscopy: a double-blind randomized, placebo-controlled study. Gastrointest Endosc, 2006, 63（1）：87-94.

第 2 章
手术室外麻醉中麻醉药物的药理学

Elizabeth W. Duggan   Kathy L. Schwock

摘 要 随着在手术室外操作的数量及种类的增加,给麻醉医生带来了新的挑战。麻醉医生必须在不熟悉的环境下越来越多地使用吸入性及静脉麻醉药物,这些操作区域通常没有常规麻醉设备,因此需要新的技术来使用这些以往熟悉的麻醉药物。由于给药方便,麻醉药物也常用于一些条件简陋的区域。附近资源缺乏,包括缺乏医生及麻醉技师,操作团队对麻醉药物及给药设备的经验短缺,以及相关设备的缺乏,这些都意味着专业的麻醉人员为了保障患者的舒适和安全在改变自己给药的方法。此外,为更好地将麻醉药物用于所有人群及不同种类的操作——有创的或诊断性介入的,短时间的（<30min）或持续全天的,不同需求镇静水平的（监护麻醉或者全身麻醉）,儿童或者老年人——我们需要深入理解可用药物的药理学及在这些情况下最佳用药的证据。

关键词 七氟烷 异氟烷 地氟烷 氧化亚氮 异丙酚 依托咪酯 氯胺酮 美索比妥

吸入性麻醉药

- 迄今为止,吸入性麻醉药物（氧化亚氮及卤化剂）的确切作用机制仍不清楚。然而,有力证据显示,挥发性氟化麻醉药对$GABA_A$受体亚基活性的增强参与了其催眠及遗忘作用[1]。
- 麻醉药物的最低肺泡有效浓度（minimum alveolar concentration, MAC）的实际定义（指导实践者及研究）是指对手术刺激没有体动的状态。
- 所有吸入性麻醉药物均产生遗忘效应并减少（或者完全失去）对刺激的

反应。无意识状态被公认为是全身麻醉的一部分。

- 吸入性麻醉药物从肺泡吸收入血。经过一段时间后，肺泡内麻醉药气体分压与动脉血气体分压达到平衡，随后麻醉药物到达大脑并实现脑组织内平衡（即脑内麻醉药分压）。
- 多室模型很好地描述了挥发性麻醉药的摄入、分布及消除。血流丰富组织包含那些接受大部分心排出量的器官。这些器官接受了吸入性麻醉药初次摄入的大部分，然而，由于组织容量有限，血流丰富组织与血浆最快达到平衡（4~8min），在血流丰富组织中达到平衡后，肌肉及皮肤开始清除麻醉药物，随后是脂肪组织，最后到达血管匮乏组织[2]。
- 吸入性麻醉药物在血液及组织中的溶解度定义为分配系数，这是描述在两室分压相同时的气体浓度。
- 挥发性卤化麻醉药物（七氟烷、地氟烷、异氟烷）引起剂量依赖性心血管功能抑制。平均动脉压因外周循环阻力的降低而降低。氧化亚氮单独使用时不会导致血管阻力的改变。
- 在药物浓度大于0.6 MAC时，挥发性药物会引起大脑血管舒张并降低其氧代谢率（$CMRO_2$）[3]。尽管大脑血管系统可维持对动脉二氧化碳分压（$PaCO_2$）的正常反应[4]，但脑血流自主调节会有剂量相关性受损。
- 吸入性麻醉药可产生剂量依赖性呼吸频率增加，但潮气量会降低，综合作用的结果为每分通气量降低。
- 在手术室外区域，吸入性麻醉药的使用可能受到限制，因为需要输送通路［在影像科，可能会需要与磁共振成像（MRI）适配的输送器材］、二氧化碳吸收剂及废气处理管道。

异氟烷

- 异氟烷是刺激性卤化甲基乙基醚，是最有效的吸入性麻醉药物，MAC值为1.17%，血气分配系数为1.46。
- 异氟烷经过肝脏细胞色素P4502E1（CYP2E1）氧化代谢。异氟烷与氟烷不同，25%的氟烷会代谢为三氟乙酸、氯化物及溴化物，而只有0.2%的异氟烷恢复为三氟乙酸成分[5]。
- 由于异氟烷只有一小部分的氧化代谢，因此在使用异氟烷后很少发生肝损伤[6]。然而有研究发现，少数患者出现了组织病理学改变，包括小叶中心损伤及小泡性脂肪变[7]。在临床使用异氟烷的近45年里，罕见急性暴发性肝衰竭及致死性肝毒性的报道[7-8]。

- 异氟烷代谢生成的无机氟化物产生肾毒性的可能性很低[9]，使用异氟烷后血清氟化物水平也很低[10]。
- 当异氟烷肺泡浓度逐渐向1MAC提高时，脑电图模式显示电压及频率逐渐增加[11]。然而随着麻醉水平加深（达1.0 MAC），脑电图显示频率及峰电压降低。在1.5MAC时发生爆发性抑制，在2.0 MAC时电活动消失[12]。
- 1.1MAC的异氟烷可引起脑血流增加近20%，血压可维持正常状态，$CMRO_2$减少近45%[13]。
- 使用异氟烷对脑电图产生完全抑制时，皮质$CMRO_2$及脑血流的降低程度比大脑其他区域更显著[14]。
- 在1.5MAC时，已经很难引出皮质躯体感觉中枢对正中神经刺激的反应[14]。
- 当0.5MAC异氟烷升高到1.5MAC时[15]，会提高心率，增加心肌做功，并减少心脏舒张充盈时间。但在动物实验中，异氟烷麻醉会增加冠状窦氧含量[16]。
- 异氟烷预处理已被证实可减轻心肌缺血及再灌注损伤引起的不良效应[17]，麻醉药预处理后心脏生物标志物浓度降低[18]及左心室功能改善（超声心动图测量）[19]。对于有冠状动脉缺血风险的患者，操作时采用异氟烷（或七氟烷）麻醉可能有益。
- 0.9~1.4MAC范围内，在体内可抑制心脏收缩力，但在体外心肌抑制作用非常小；而2.0MAC时，可明显降低正常志愿者的心排出量[11]。
- 由于降低总外周阻力，而剂量依赖性地降低动脉血压。
- 异氟烷麻醉产生剂量依赖性QT间期延长[20]。
- 吸入性麻醉药物产生剂量依赖性的潮气量降低及呼吸频率增加，但异氟烷在1.0MAC以上不会增加呼吸频率[21]。
- 异氟烷及地氟烷对气道刺激性最强，特别是浓度>1MAC时[22]。

七氟烷

- 七氟烷是刺激性最低的卤化药物。因为不会引起气道激惹，常常优先用于吸入诱导。这在倾向于保留自主呼吸的操作或不需要肌肉松弛的短时操作中非常有价值，应首选。
- 进行七氟烷麻醉时，尽管呼吸频率增加，但潮气量的降低仍会导致每分通气量减少。1.5~2.0MAC时可发生窒息[23]。
- 七氟烷抑制缺氧后肺血管收缩反应，但在临床相关浓度范围内，其在体内效应非常微弱[24]。

- 在临床使用的浓度范围内，心排出量基本维持正常[25]。
- 七氟烷延长 QT 间期[26]，有病例报道认为，与异丙酚相比，七氟烷可能不利于评估及消融传导旁路的操作[27]。然而，一项小样本量研究显示，相比咪达唑仑及阿芬太尼的清醒镇静，2%七氟烷对传导旁路不产生具有临床意义的影响，且研究中所有全身麻醉患者均消融成功[28]。
- 由于对脑血流及保留自主调节功能的有利效应，七氟烷常常用于神经介入操作。对比提供同等镇静效应的异丙酚麻醉，七氟烷组患者的各项指标恢复，包括睁眼时间、拔管及定向力恢复时间均更快[29-30]，这些都是术后快速进行神经功能检测的重要指标。但对颅内肿瘤患者，异丙酚麻醉的硬膜下颅内压力比七氟烷麻醉更低[31]。
- 氧化代谢过程中会发生脱氟，增加血清氟化物浓度[5]；但肾脏内脱氟作用非常微弱，这可以解释为何其潜在肾毒性较低[4]。一项大样本量研究评估了在 1MAC、低流量（1L/min）、持续 10 h 七氟醚麻醉下氟化物的水平，并检测了尿素、肌酐、尿糖、尿 pH 及尿比重，发现对肾功能没有明显影响[32]。七氟烷和异氟烷麻醉患者中，七氟烷者的氟化物峰值水平更高，但肾功能并没有临床显著差别。
- 有学者对七氟烷脱氟并暴露在二氧化碳吸附剂后产生的复合物 A（肾毒性物质）表示担忧。不同的二氧化碳吸附剂（钠石灰、钡石灰等）与七氟烷接触时形成复合物 A 的倾向性不同[33]。但多项研究发现，人体在低流量麻醉（＜1 L/min）时，即便接受长达 10h 的麻醉，也没有产生由复合物 A 引起的肾损伤[34-35]。使用 2L 新鲜气流基本可防止达毒性水平的复合物 A 暴露，并使肾脏损伤风险最小化。
- 七氟烷的肝脏生物转化通过细胞色素 P450 代谢并释放出氟离子[4]。不像其他氟化药物代谢为三氟乙酸，复合物 A 理论上可引起七氟烷麻醉后肝功能异常和（或）炎症反应。有病例报道描述了七氟烷暴露后出现的肝转氨酶升高[36]及急性肝功能衰竭[37-39]。
- 建议对已知肝功能异常的患者，应维持足够的血流量及氧供（通过维持心排出量、正常灌注压及肺通气/氧合），可避免七氟烷相关的肝炎或肝功能衰竭[40]。

地氟烷

- 地氟烷为氟化甲基乙基醚，是第三代吸入性麻醉药。沸点 24℃，蒸气压近似大气压（在 20℃为 669 mmHg），地氟烷需要独特的通过电供能的加热及加压挥发器[41]。这种特殊的装置限制了其在手术室外场所的有效应用。

- 地氟烷具有最低的血气分配系数（0.42），因此是麻醉性能最弱的气体。结合较低的脂肪∶血分配系数（27.2），可快速消除，苏醒时间更容易预计。
- 氟化麻醉药中，地氟烷在体内代谢率最低（0.01%）[6]，使其产生肝细胞损伤的风险极低。地氟烷造成肝脏损伤的报道罕见[42]。
- 地氟烷直接引起大脑血管扩张及$CMRO_2$降低，这种血管扩张呈剂量依赖性，作用强度为：地氟烷＞异氟烷＞七氟烷[43]。
- 地氟烷对脑自主调节功能具有明显损害，高浓度时对人体保持合适脑血流量的影响更明显[43]。
- 地氟烷浓度快速升高可刺激交感神经系统，出现全身血压、心率及肺动脉压骤升，并可引起心肌缺血[44]。
- 有研究证实地氟烷对心功能有抑制作用[45]，但地氟烷对交感神经系统的刺激可能会抵消其对正常心室心肌收缩力的抑制作用[46]。
- 随着交感神经及肾素-血管紧张素系统的激活，肾上腺素、去甲肾上腺素、血管加压素及肾素的释放增加[47]。这些反应可被阿片类药物抑制[48]。
- 地氟烷延长心脏复极化时间及QTc间期（按心率校正的QT间期）。结合其他麻醉药物及辅助药物对心脏传导通路的影响，加上手术/刺激引起肾上腺素的释放，地氟烷似乎比七氟烷更容易引起尖端扭转性室性心动过速[20]。
- 作为气道刺激性最强的吸入性麻醉药，地氟烷可引起多种上呼吸道反应，包括咳嗽、喉痉挛及支气管痉挛。不推荐面罩诱导用药。对于过敏性哮喘患者，推荐选择其他吸入性麻醉药物[49]。
- 同样维持1.5MAC时，相比七氟烷及异氟烷，地氟烷会使气道阻力较基线增高30%[50]。
- 研究表明，在肥胖患者中，地氟烷麻醉对其通气及氧合的恢复具有促进效应[51-52]，当缺乏术后护理或者麻醉专业人员有限的情况下，可能会影响使用者的决策。
- 地氟烷起效更快提示在快速恢复保护性气道反射的能力上，与七氟烷相比具有有益作用[53]，包括在肥胖患者中[54]。

氧化亚氮

- 氧化亚氮（N_2O）是目前美国最常用的非卤化麻醉药。然而，由于在非手术室环境下墙面输送系统的限制，除非具有罐装系统，否则无法作为麻醉药物使用。

- 由于低氧的风险，不能以1MAC浓度给药，经常需要复合至少30%的氧气。如果镇静过程中因电凝止血而具有气道火焰或火花风险时，使用N_2O需要谨慎。
- 单独使用，无法为有创操作提供充分的肌肉松弛或体动抑制。
- N_2O在人体组织中无法代谢，但可与维生素B_{12}发生化学反应，还原为氮气（N_2）[5]。据此，理论上推测N_2O可抑制甲硫氨酸合成酶并损害DNA合成。
- 长时间使用N_2O与同型半胱氨酸水平升高有关，目前不能确定这是否具有临床意义。在儿童中使用N_2O对血液系统影响的研究显示，其不会引起巨细胞贫血[55]。
- 同样，人们推测同型半胱氨酸水平的升高会增加患者发生围手术期心血管事件的风险。但最近发表的ENIGMA-Ⅱ试验检测了7000多名具有已知或可疑冠状动脉疾病的非心脏手术患者，发现随机分组至70% N_2O组的患者，死亡、心脏并发症或伤口感染的风险均未增加[56]。
- N_2O血气分配系数为0.47[2]，支持其在短时操作中的应用，包括口腔科。近期一项前瞻、随机试验对比了异丙酚和异丙酚+N_2O麻醉，发现后者平均动脉压有小幅下降。接受N_2O的患者，遗忘效应及异丙酚注射痛有一定改善，但在麻醉恢复指标上没有明显区别[57]。
- N_2O比氮气溶解性高，致使N_2O可快速转移至充满空气的空间。在涉及将空气填充进非顺应性空间的操作时（气胸患者或者进行中耳、眼内操作的患者），或具有静脉气栓可能时，需要谨慎使用。
- 在麻醉恢复期间N_2O源源不断地释放，最早被描述成"扩散性缺氧"[58]。N_2O麻醉结束时应给予100%氧气，以最大限度地降低由于大量N_2O释放入肺泡导致的缺氧风险。在每分通气量降低或者受损的患者中，使用N_2O镇静的恢复过程中应尤其注意监测。
- N_2O麻醉时脑血管扩张、脑血流增加，单独使用N_2O时$CMRO_2$也有一定升高。
- 与挥发性麻醉药不同，N_2O不会引起全身血压下降。心排出量有轻微上升，可能与其轻微的拟交感作用有关。
- 对患有肺动脉高压的患者，N_2O可能会引起肺血管阻力增加[59]。婴儿的肺血管床可能对N_2O的血管收缩作用也比较敏感[60]。
- N_2O麻醉可增加术后恶心、呕吐的风险[56]。但麻醉时间短于1h[61]，或预防性应用止吐药时[62]，这一影响不明显。
- 作为镇静的单独用药，N_2O已用于多种操作。尤其对于小儿患者，研究显示，在未禁食患者进行短时操作时使用 N_2O 是安全的[63]。

静脉麻醉药

异丙酚

- 异丙酚是全身麻醉诱导及维持的静脉用镇静/催眠药，还可以用于不同情况下的监护麻醉，也是最常用的静脉麻醉药物。
- 异丙酚（2,6-二异丙基苯酚）是一种烷基酚复合物，不溶于水。因此呈白色，水包油乳剂。
- 异丙酚的商品名为得普利麻，包含大豆油（100 mg/ml）、甘油（22.5 mg/ml）、卵磷脂（12 mg/ml）及依地酸二钠（0.005%），加入氢氧化钠调节 pH 值，其乳液等张，pH 6.5~7[64]。依地酸二钠的加入是为了阻止细菌生长。
- 患者对鸡蛋过敏时，不能给予异丙酚。但近期研究显示，对其他蛋类、坚果及大豆过敏的患者，对异丙酚并没有交叉过敏反应[65-66]。
- 异丙酚对大肠埃希菌、白色念珠菌及金黄色葡萄球菌而言都是易于生长的培养基[67]。配方中加入的依地酸[64]、偏亚硫酸氢盐[68]或苯甲醇[69]仅能延缓细菌生长，仍对微生物繁殖有支持作用，在美国药物标准下不能满足抗菌要求[70]。
- 解释异丙酚催眠作用的确切机制还没有完全明确，但已明确 GABA 受体调节的氯离子通道是异丙酚的初始靶标之一[1]。
- 通过功能性磁共振成像（fMRI）及正电子发射断层成像（PET）技术积累的证据表明，使用异丙酚的镇静剂量时，在大脑枕部、额部及颞部会发生改变。在异丙酚诱导无意识期间，从丘脑，最后到丘脑皮层及额顶部网络，总代谢率逐渐降低[71]。
- 单次静脉注射后，异丙酚的催眠作用在 2~8 min 后通过从大脑到其他组织的再分布而结束[72]。单次注射后达峰时间为 90 s[73]。
- 诱导剂量为 1~2 mg/kg，老年患者应酌情减量。2 岁以下可能需要更高的剂量。
- 异丙酚通过肝脏细胞色素酶 P450 氧化代谢快速消除。在肝脏结合后，无活性的水溶性代谢产物通过肾脏排出[74]。
- 异丙酚消除率为 23~50 ml/（kg·min），超过肝脏血流速度，肝外的药物代谢已经在肝移植术中的无肝期得到证实[75]。肺脏是肝外代谢最重要的途径，单次注射后负责高达30%的药物消除[76]。

- 在肥胖患者中，已给出不同注射速率和剂量的推荐图表，研究比较了真实体重、去脂体重、瘦体重和常规体重，表明真实体重能更好地描述肥胖患者的药物消除率[77]。
- 当采用镇静麻醉的操作持续不足8 h时，时量相关半衰期约为40 min[78]。消除半衰期为4~7 h[79]。
- 单次注射后异丙酚消除在肝硬化患者中无明显改变[80]，肾脏疾病也不改变药物的药代动力学[81]。
- 注射速度过快会造成脑电图爆发性抑制，但是小剂量用药可控制癫痫患者的发作[82]。相反，也有报道显示异丙酚可在癫痫及非癫痫患者中诱发癫痫样表现[83]。
- 对于电休克治疗，异丙酚相比其他麻醉药物，癫痫发作时间更短。使用最低有效剂量的异丙酚产生的遗忘效应可使其对癫痫诱发及维持的影响最小化[84]。小剂量（0.75 mg/kg）异丙酚与依托咪酯相比，逆转急性血流动力学反应的作用更佳[85]。
- 异丙酚对正常患者及颅内高压的患者均可引起颅内压降低，也会降低$CMRO_2$[86]。
- 在帕金森病患者植入脑深部电刺激器期间，异丙酚可改变神经活动模式[87]，微电极可用于检测和放大单个神经元的活动，由于异丙酚具有皮质下脑区GABA受体介导的作用，因此神经元活动似乎受到了抑制[88]。异丙酚常用于立体定位框架的安装及钻孔操作，但在开始脑图谱（brain mapping）记录时停止使用。
- 异丙酚最显著的心血管效应为诱导期间动脉血压的降低，这与外周循环阻力的降低有关[79]。在低血压期间心率变化不明显[89]。
- 给予诱导剂量的异丙酚后，常有短暂的呼吸暂停。保留自主呼吸的持续静脉输注会同时降低呼吸频率及潮气量，从而降低每分通气量。此外，对二氧化碳的反应性也有一定降低[90]。
- 异丙酚比其他静脉麻醉药物的喉反射抑制作用更强，可促进插管，并降低喉痉挛的风险[91]。
- 使用异丙酚时，下咽横径缩小，咽部上方肌肉松弛减弱[9]。气道横径较窄的患者会限制气流，插管时可能需要更大剂量的异丙酚。
- 术后恶心、呕吐的风险在以异丙酚为基础的麻醉中明显降低[92]。
- 异丙酚输注综合征极其少见，但在长期输注（长期机械通气时的镇静）

或大剂量使用［＞4mg/（kg·h）或67μg/（kg·min）］的患者中曾有报道[93]。症状包括难以逆转的心动过缓、心力衰竭、横纹肌溶解及肾衰竭。

· 异丙酚输注综合征的危险因素包括碳水化合物缺乏、严重疾病及同时使用儿茶酚胺或糖皮质激素类药物。其病理生理包括电子传递链[93]的破坏，可能发生在辅酶Q位点[94]。

· 作为镇静/催眠药，因异丙酚使用方便、用途广泛，故已成功用于不同类型的手术室外麻醉中。在手术室外麻醉中最易接受异丙酚的操作包括支气管镜、胃镜/结肠镜及更复杂的胃肠道操作（小肠镜及内镜逆行性胰胆管造影），神经介入放射（血管造影、弹簧栓、栓塞），MRI（诊断及介入）及心脏介入（电生理及导管置入）。有关操作会在之后的章节中分别介绍。

· 体外受精时，由于经阴道卵母细胞抽取产生的不适，常常需要镇静、椎管内麻醉或全身麻醉。异丙酚可单独用于镇静，或者联合椎管内麻醉使用。一些研究认为异丙酚对试管受精的成功率有负面影响[95]，但另一些研究显示，对比异丙酚与其他药物时，受精/受孕成功率并没有显著差别[96-98]。异丙酚确实会在卵泡液中蓄积[99]。

依托咪酯

· 依托咪酯是静脉麻醉药物，最常用于麻醉诱导，也可为短时间操作或阻滞提供一段时间无意识的镇静。

· 依托咪酯具有羟基咪唑环，使用的是单一的同分异构体，即R（＋）对映异构体；而S（−）对映异构体只有1/5效力[100]，因此在成药配方中不含此异构体。

· 依托咪酯选择性作用于$GABA_A$受体，增强抑制性神经递质GABA与受体的结合力。

· 采用0.3mg/kg静脉注射依托咪酯全身麻醉诱导时，通过血压、每搏排出量、心指数及外周血管阻力评估，心血管系统反应稳定[101]。

· 不像其他的镇静/催眠药物，出血性休克时对依托咪酯的药代动力学/药效学改变很小[102]。

· 药物渗入大脑大约需要1min，起效迅速。单次诱导剂量持续作用6～10min。

· 依托咪酯血浆消除符合三室模型。肝脏微粒酶及血浆酯酶水解酯链产生水溶性、无活性复合物，主要经尿液排泄[103]。

· 依托咪酯单次注射后，由于再分布而失去其催眠作用。肝功能障碍并未显著延长药物的效应（α）半衰期，然而在肝硬化患者中，消除（β）半衰期加倍[104]。

- 诱导剂量（0.2~0.3mg/kg）的依托咪酯降低脑血流量及$CMRO_2$，但平均动脉压维持不变。引起脑电抑制剂量的依托咪酯可降低颅内压[105]。
- 依托咪酯的使用可能引起癫痫大发作，并增加癫痫灶的癫痫活动性[106]。这提示在定位癫痫操作前可应用依托咪酯作为术前评估和（或）癫痫消融术中的定位[107]。
- 对于需要体感诱发电位（somatosensory evoked potentials，SSEPs）的操作，依托咪酯增强其信号[108]。对运动诱发电位（motor evoked potentials，MEPs）的抑制作用也比异丙酚、硫喷妥钠及美索比妥更小[109]。
- 电休克治疗后癫痫样电活动的持续时间，应用依托咪酯者比美索比妥者更长[110]。
- 依托咪酯诱导剂量后，不自主的肌阵挛较常见，操作镇静过程中该现象也有报道[111]。如果该反应是不可接受的副作用，应注意避免。
- 依托咪酯使用中最大的顾虑是对"下丘脑—垂体—肾上腺"轴的抑制作用，其对11β羟化酶的可逆性抑制可阻止皮质醇前体向皮质醇的转化。
- 血浆浓度为8 ng/ml（μg/L）时出现肾上腺皮质抑制，而在200ng/ml才出现催眠作用。因此，单次注射后实现麻醉或镇静的血浆水平会引起肾上腺抑制持续8 h[112]。
- 创伤患者及有脓毒症的患者在单次注射依托咪酯后，可能会有高达24h的肾上腺抑制[113]。近期一项关于危重症患者的随机对照研究显示，快速顺序诱导使用依托咪酯，与氯胺酮相比，并未发现死亡率升高。此外，分析创伤及脓毒症患者亚组，如果给予依托咪酯，并未增加器官功能障碍或衰竭[114]。然而，CORTICUS试验提示，严重脓毒症患者使用依托咪酯显著增加30 d死亡率[115]。尽管数据不一致，但在手术室外对脓毒症患者进行麻醉时，考虑使用其他药物是明智的。

氯胺酮

- 氯胺酮是来源于苯环己哌啶的水溶性药物，是中枢神经系统中NMDA受体的非竞争性拮抗剂。通过抑制受体与谷氨酸的结合降低其兴奋性活性。
- 氯胺酮有两个同分异构体。尽管药物最常见剂型包含2种对映异构体，但S（+）左旋异构体镇痛效能更强[116]。
- 静脉注射1min后血浆水平达峰，肌内注射需要5min。由于其脂溶性，初始分布在血流丰富器官，随后分布到血流匮乏组织。

- 氯胺酮单次注射（2 mg/kg）药效持续时间为 10～15 min[117]，苯二氮䓬类药物的使用可能延长氯胺酮作用时间[118]。
- 80%的氯胺酮被 P450 酶去甲基化成为活性代谢产物去甲氯胺酮，然后经胆汁或进一步经肾脏结合并滤过[119]。
- 氯胺酮的清除取决于肝脏血流。单次注射后半衰期为 2～3 h[59]。虽然去甲氯胺酮的效能是氯胺酮的 1/3，但可持续作用 5 h[120]。
- 氯胺酮麻醉的优点是多途径给药：静脉注射、肌内注射、口服、直肠或鼻内均可。
- 氯胺酮提供的麻醉状态与其他药物有很大区别，其"分离麻醉"效应导致一种紧张状态：睁眼、眼球震颤、张力亢进及与手术刺激无关的自主活动，这些都是其遗忘状态的特征表现[103]。
- 除与 NMDA 受体结合外，有报道称氯胺酮是 μ、κ 及 β 阿片受体的激动剂[121]，也是毒蕈碱及烟碱乙酰胆碱受体的拮抗剂[122]。
- 在网状结构阻滞脊髓和脊髓上水平之间的疼痛传递，是氯胺酮镇痛效应的部分机制[123]。
- 氯胺酮减少外周神经损害时的痛觉过敏及痛觉超敏，因此可以用于辅助治疗患肢痛[124]或者复杂区域疼痛综合征[125]。由于与 NMDA 受体的交叉作用，氯胺酮也用于辅助镇痛或减少阿片耐药患者的镇痛用药剂量。
- 多项证据表明谷氨酸信号异常可能在重度抑郁症的病理生理中起到重要作用[126-127]。氯胺酮目前在精神病学上治疗重度抑郁症中起到越来越大的作用，特别是对其他治疗抵抗的患者。已经证实其在单次给药[128]或者一段时间内重复多次注射[129]后具有抗抑郁效应。对于麻醉医生来说，在非手术室环境下，氯胺酮的这一应用可能越来越广。
- 氯胺酮增加 $CMRO_2$、脑血流量及颅内压。保留脑血管对 $PaCO_2$ 的反应。
- 氯胺酮麻醉过程中保留体感诱发电位。
- 全身麻醉或镇静应用氯胺酮，苏醒后会发生致幻效应，可能包括生动的梦境、错觉或幻觉，常合并情绪激动、混乱、兴奋或恐惧。成人使用氯胺酮作为单独麻醉药物或平衡麻醉方式中的一部分时，其发生率为 10%～30%[79]。苯二氮䓬类是预防或逆转氯胺酮苏醒反应的最有效药物[130-131]。
- 使用氯胺酮会增加外周血管阻力、肺血管阻力、心率及心排出量，也会增加心肌需氧量。血流动力学改变与剂量无关[132]。
- 使用苯二氮䓬类药物或 α、β 受体阻滞剂及吸入性麻醉药物可逆转氯胺酮引起的心率加快及血压上升。

- 先天性心脏病患者，不会增加分流率或改变分流方向[133]；但对于有肺动脉高压的患者，肺血管阻力的增加率高于外周血管阻力[134]。
- 对呼吸系统影响极小，$PaCO_2$ 反应性不变，通气改变极小。单次注射后会发生短暂（2~3min）的呼吸驱动减弱。
- 氯胺酮可安全用于睡眠呼吸暂停的患者。它阻断了睡眠与上呼吸道肌肉活动减弱之间的关系，帮助维持患者自主呼吸过程中的气道通畅[135]。
- 支气管扩张是氯胺酮的一个优点，特别是对患有哮喘的患者。氯胺酮会增加唾液及气管支气管的分泌，常在术前使用拮抗分泌的药物。
- 由于氯胺酮可以保持通气、呼吸及对 $PaCO_2$ 的反应，常用作镇静。已成功用于心导管检查、放射治疗、放射检查及换药，也用于口腔操作及小儿患者。

美索比妥

- 美索比妥是超短效的巴比妥类药物，其起效时间及半衰期短，较易滴定至有效剂量。其效能是硫喷妥钠的2.5倍[103]。
- 通过变构激活 $GABA_A$ 受体实现镇静及催眠。结合α亚基增加GABA的亲和性并延长离子通道对氯离子通透的时间，从而引起细胞膜超极化，减少突触后神经元放电[134]。在高浓度时，巴比妥类药物可不结合GABA受体而直接激活氯离子通道[136]。
- 静脉给予1~1.5 mg/kg 后约30s达到全身麻醉状态。单次给药后，恢复时间近7min[137]。直肠给药时，25 mg/kg 美索比妥可在10~15min产生催眠作用，在直肠给药后血浆浓度 >2μg/ml 时意识消失[138]。可以用于需要术前用药的儿童患者或者作为儿童患者的诱导用药。
- 与硫喷妥钠相同，在单次注射后美索比妥的再分布决定了其快速苏醒。然而，美索比妥比硫喷妥钠更快从机体清除，引起更快的苏醒及恢复。
- 持续注射可用于维持催眠，剂量在50~150μg/（kg·min）时可产生与异丙酚相似的麻醉效果[79]。
- 美索比妥具有2个不对称中心及4个异构体。β-1同分异构体的有效性是α-1同分异构体的4~5倍，但是会产生过多的运动反应（如肌阵挛），因此，市场上的美索比妥是α-1同分异构体的外消旋混合物[139]。
- 美索比妥代谢为无活性的羟基衍生物。消除率 [11ml/（kg·min] 取决于肝脏血流。中间产物为水溶性并经肾脏排泄[137]。消除半衰期为4 h[139]。
- 巴比妥类药物诱导肝酶生成，特别是参与卟啉产生通路的δ氨基乙酰酸合成酶的合成。美索比妥不能用于患有急性间歇性卟啉症的患者，可能会促进疾病发作，表现为严重腹痛、恶心及呕吐。

· 巴比妥类药物可引起大脑血管收缩，减少脑血流，降低颅内压，也会引起 $CMRO_2$ 成比例的降低。

· 与同类其他药物不同，美索比妥对脑电图的抑制更小。由于其促癫痫效应，电休克治疗中美索比妥较为常用[140]。对于有癫痫或痉挛病史的患者，美索比妥应谨慎使用。

· 美索比妥在改善抑郁评分及增加电休克治疗过程中的癫痫持续时间方面，优于异丙酚。与异丙酚相比，美索比妥诱导更长的癫痫持续时间（$P=0.018$）并提高抑郁评分。使用美索比妥的患者比使用异丙酚的患者症状改善更明显（$P=0.001$）[141]。

· 外周血管舒张，加之交感神经输出减少，使得美索比妥用药后动脉血压下降[142]。由于负性肌力作用，还可引起心排出量降低[143]。低血容量患者使用美索比妥时应谨慎，因为其降低血压和减少心脏前负荷的作用显著。

· 使用巴比妥类药物时，由于血压降低，通过压力感受器的反射引起心率增快。

· 在冠心病患者中的报道显示，美索比妥使血压降低15%，心排出量减少20%。与异丙酚比较，心率也有增快[144]。综上，这些心血管系统改变对有冠状动脉缺血风险的患者，会降低其冠状动脉灌注压。

· 剂量依赖性的呼吸抑制是所有巴比妥类药物的副作用。美索比妥降低机体对二氧化碳的呼吸敏感性[145]。

· 诱导剂量可降低每分通气量并诱发呼吸暂停，5 min 左右后恢复通气。但潮气量及呼吸频率可能需要 15 min 才能恢复到用药前状态[146]。

· 喉反射在使用美索比妥时没有受到明显抑制，在进行气道操作前，联合阿片类药物和（或）利多卡因使用可能有用。

· 美索比妥可通过胎盘扩散，在乳汁中可检测到[137]。

（王 怡 译 邓 姣 审校）

参考文献

[1] Garcia PS, Kolesky SE, Jenkins A. General anesthetic actions on GABA A receptors. Curr Neuropharmacol, 2010, 8 (1): 2-9.
[2] Eger 2nd EI. Uptake and distribution//Miller RD. Miller's anesthesia. 6th ed. Philadelphia: Elsevier, 2005, 133-134.
[3] McKay RE, Malhotra A, Cakmakkaya OS, et al. Effect of increased body mass index and anaesthetic duration on recovery of protective airway reflexes after sevoflurane vs desflurane. Br J Anaesth, 2010, 104: 175-182.
[4] Patel AS, Gorst-Unsworth C, Venn RM, et al. Anesthesia and electroconvulsive therapy: a retrospective study

comparing etomidate and propofol. J ECT, 2006, 22 (3): 179-183.
[5] Martin Jr JL, Njoku DB. Metabolism and toxicity of modern inhaled anesthetics//Miller RD. Miller's anesthesia. 6th ed. Philadelphia: Elsevier, 2005, 231-272.
[6] Nikolajsen L, Hansen CL, Nielsen J, et al. The effect of ketamine on phantom pain: a central neuropathic disorder maintained by peripheral input. Pain, 1996, 67: 69-77.
[7] Tomlin SL, Jenkins A, Lieb WR, et al. Stereoselective effects of etomidate on optical iso-mers on gamma-butyric acid type A receptors and animals. Anesthesiology, 1998, 88 (3): 708-717.
[8] Brunt EM, White H, Marsh JW, et al. Fulminant hepatic failure after repeated exposure to isoflurane anesthesia: a case report. Hepatology, 1991, 13: 1017-1021.
[9] Lerman J. Pediatric anesthesia//Barash PG. Clinical anesthesia. 7th ed. Philadelphia: Lippincott Williams & Wilkins, 2013, 1224.
[10] Holaday DA, Fiserova-Bergerova V, Latto IP, et al. Resistance of isoflurane to biotransformation in man. Anesthesiology, 1975, 43: 325-332.
[11] Eger 2nd EI. Isoflurane: a review. Anesthesiology, 1989, 55: 559-576.
[12] Flood P, Shafer S. Inhaled anesthetics//Flood P, Rathmell JP, Shafer S, Stoelting's pharmacology and physiology in anesthetic practice. 5th ed. Philadelphia: Wolters Kluwer Health, 2015, 118.
[13] Lenz C, Rebel A, Klaus V, et al. Local cerebral bloodflow, local cerebral glucose utilization, and flowmetabolism coupling during sevoflurane versus isoflurane anesthesia in rats. Anesthesiology, 1998, 89: 1480-1488.
[14] Patel SS, Goa KL. Sevoflurane: a review of its pharmacodynamics and pharmacokinetic properties and its use in general anesthesia. Drugs, 1996, 51 (4): 658-700.
[15] Marano G, Mauro G, Tiburzi F, et al. Effects of isoflurane on cardiovascular system and sympathovagal balance in New Zealand white rabbit. J Cardiovasc Pharmacol, 1996, 28 (4): 513-518.
[16] Taniguchi M, Nadstawek J, Langenbach U, et al. Effects of four intravenous anesthetic agents on motor evoked potentials elicited by magnetic transcranial stimulation. Neurosurgery, 1993, 33: 407-415.
[17] Reves JG, Glass PSA, Lubarsky DA, et al. Intravenous nonopiod anesthetics//Miller RD. Miller's anesthesia. 6th ed. Philadelphia: Elsevier, 2005, 347.
[18] Julier K, da Silva R, Garcia C, et al. Preconditioning by sevoflurane decreases biochemical markers for myocardial and renal dysfunction in coronary artery bypass graft surgery: a double-blinded, placebo-controlled, multicenter study. Anesthesiology, 2003, 98: 1315-1327.
[19] Loveridge R, Shroeder F. Anaesthetic preconditioning. Contin Educ Anaesth Crit Care Pain, 2010, 10 (2): 38-42.
[20] Sprung CL, Annane D, Keh D, et al. Hydrocortisone therapy for patients with septic shock. N Engl J Med, 2008, 358: 111-124.
[21] Ebert TJ, Lindenbaum L. Inhaled anesthetics//Barash PG. Clinical anesthesia. 7th ed. Philadelphia: Lippincott Williams & Wilkins, 2013, 467.
[22] Lindgren L, Randell T, Saarnivaara L. Comparison of inhalation induction with isoflurane or halothane in children. Eur J Anaesthesiol, 1991, 8: 33-37.
[23] De Hert S, Moerman A. Sevoflurane. F1000Res, 2015, 4: 626. doi: 10.12688/f1000research.6288.1.
[24] Lesitsky MA, Davis S, Murray PA. Preservation of hypoxic pulmonary vasoconstriction during sevoflurane and desflurane anesthesia compared to the conscious state in chronically instrumented dogs. Anesthesiology, 1998, 89: 1505.
[25] Eger 2nd E. New inhaled anesthetics. Anesthesiology, 1994, 80 (4): 906-922.
[26] Booker PD, Whyte PD, Ladusans EJ. Long QT syndrome and anaesthesia. BJA, 2003, 90 (3): 349-366.
[27] Caldwell JC, Fong C, Muhyaldeen SA. Should sevoflurane be used in the electrophysiology assessment of accessory pathways? Europace, 2010, 12 (9): 1332-1335.
[28] Servin F, Desmonts JM, Haberer JP, et al. Pharmacokinetics and protein binding of propofol in patients with cirrhosis. Anesthesiology, 1988, 69 (9): 887-891.
[29] Castagnini HE, van Eijs F, Salevsky FC, et al. Sevoflurane for interventional neuroradiology procedures is associated with more rapid recovery than propofol. Can J Anaesth, 2004, 51 (5): 486-491.
[30] Choi ES, Shin JY, Oh AY, et al. Sevoflurane versus propofol for interventional neuroradiology: a comparison of the maintenance and recovery profiles at comparable depths of anesthesia. Korean J Anesthesiol, 2014, 66 (4): 290-294.

[31] Patel PM, Drummond JC. Cerebral physiology and the effects of anesthetic drugs. In Miller Rd (Ed.) Miller's Anesthesia, Seventh Edition. Philadelphia: Elsevier, 2010, 307.
[32] Groudine SC, Fragen, RJ, Kharasch ED, et al. Comparision of renal function following anesthesia with low-flow sevoflurane and isoflurane. J Clin Anes, 1999, 11 (3): 201-207.
[33] Kharasch ED, Powers KM, Artru AA. Comparison of Amsorb, sodalime, Baralyme degradation of volatile anesthetics and formation of carbon monoxide and compound a in swine in vivo. Anesthesiology, 2002, 96 (1): 173-182.
[34] Bito H, Ikeda K. Plasma inorganic fluoride and intracircuit degradation product concentrations in long-duration, low-flow sevoflurane anesthesia. Anesth Analg, 1994, 79: 946-951.
[35] Bito H, Ikeda K. Renal and hepatic function in surgical patients after low-flow sevoflurane anesthesia. Anesth Analg, 1996, 82: 173-176.
[36] Rathmell J, Roscow CE. Intravenous sedatives and hypnotics//Flood P, Rathmell JP, Shafer S. Stoelting's pharmacology and physiology in anesthetic practice. 5th ed. Philadelphia: Wolters Kluwer Health, 2015, 160-203.
[37] Jokobsson J. Desflurane: a clinical update of a third generation inhaled anesthetic. Acta Anaesthesiol Scand, 2012, 56 (4): 420-432.
[38] Martin JL Jr., Njoku DB. Metabolism and Toxicity of Modern Inhaled Anesthetics. In Miller RD (Ed.) Miller's Anesthesia, Sixth Edition. Philadelphia, Pennsylvania. Elsevier, 2005, 237-238.
[39] Yokoe C, Hanamoto H, Sugimura M, et al. A prospective, randomized controlled trial of conscious sedation using propofol combined with inhaled nitrous oxide for dental treatment. J Oral Maxillofac Surg, 2015, 73 (3): 402-409.
[40] Sloan TB, Ronai AK, Toleikis JR, et al. Improvement of intraoperative somatosensory evoked potentials by etomidate. Anesth Analg, 1988, 67: 582-585.
[41] Graham SG. The desflurane Tec 6 vaporizer. Br J Anaesth, 1994, 72 (4): 470-473.
[42] Anderson JS, Rose NR, Martin JL, et al. Desflurane hepatitis associated with hapten and autoantigen-specific IgG4 antibodies. Anesth Analg, 2007, 104: 1452-1453.
[43] De Deyne C, Joly LM, Ravussin P. Newer inhalational anaesthetics and neuroanaesthesia: what is the place for sevoflurane or desflurane? Ann Fr Anesth Reanim, 2004, 23 (4): 367-374.
[44] Helman JD, Leung JM, Bellows WH, et al. The risk of myocardial ischemia in patients receiving desflurane versus sufentanil anesthesia for coronary artery bypass graft surgery. The SPI Research Group. Anesthesiology, 1992, 77 (1): 47-62.
[45] Walder B, Tramer MR, Seeck M. Seizure-like phenomena and propofol: a systematic review. Neurology, 2002, 58: 1327-1332. cd.
[46] Pacentine GG, Muzi M, Ebert TJ. Effects of fentanyl on sympathetic activation associated with the administration of desflurane. Anesthesiology, 1995, 82: 823-831.
[47] Jokobsson J. Desflurane: a clinical update of a third generation inhaled anesthetic. Acta Anaesthesiol Scand, 2012, 56 (4): 420-432.
[48] Okamoto GU, Duperon DF, Jedrychowski JR. Clinical evaluation of the effects of ketamine sedation on pediatric dental patients. J Clin Pediatr Dent, 1992, 16: 253-257.
[49] Goff MJ, Arain SR, Ficke DJ, et al. Absence of bronchodilation during desflurane anesthesia: a comparison to sevoflurane and thiopental. Anesthesiology, 2000, 93 (2): 404-408.
[50] Njoku D, Laster MJ, Gong DH, et al. Biotransformation of halothane, enflurane, isoflurane, and desflurane to trifluoroacetylated liver proteins: association between protein acylation and hepatic injury. Anesth Anal, 1997, 84 (1): 173-178.
[51] Juvin P, Vadam C, Malek L, et al. Postoperative recovery after desflurane, propofol, or isoflurane anesthesia among morbidly obese patients: a prospective, randomized study. Anesth Analg, 2000, 91: 714-719.
[52] Staikou C, Stamelos M, Stavroulakis E. Impact of anaesthetic drugs and adjuvants on ECG markers of torsadogenicity. Br J Anaesth, 2014, 11 (2): 217-230.
[53] Masin-Spasovska J, Dimitrovski K, et al. Acute fulminant hepatitis in kidney transplant recipience after repeated sevoflurane anesthesia—a case report. Curr Drug Saf, 2013, 8 (2): 141-144.
[54] McKay RE, Large MJ, Balea MC, et al. Airway reflexes return more rapidly after desflurane than after sevoflurane anesthesia. Anesth Analg, 2005, 100: 697-700.
[55] Duma A, Cartmill C, Blood J, et al. The hematological effects of nitrous oxide anesthesia in pediatric patients. Anesth Analg, 2015, 120 (6): 1325-1330.
[56] Myles PS, Chan MTV, Kasza J, et al. Severe nausea and vomiting in the elimination of nitrous oxide in the

gas mixture for anesthesia II trial. Anesthesiology, 2016, 124 (5): 1032-1040. doi: 10. 1097/ALN. 0000000000001057.

[57] White P, Eng MR. Intravenous anesthetics//Barash PG. Clinical anesthesia. 7th ed. Philadelphia: Lippincott Williams & Wilkins, 2013, 485.

[58] Fink BR. Diffusion anoxia. Anesthesiology, 1955, 16: 511-519.

[59] Schulte-Sasse U, Hess W, Tarnow J. Pulmonary vascular responses to nitrous oxide in patient with normal and high pulmonary vascular resistance. Anesthesiology, 1982, 57 (1): 9-13.

[60] Eisele JH, Milstein J, Goetzman B. Pulmonary vascular resistance to nitrous oxide in new-born lambs. Anesthesia and Analgesia, 1986, 65 (1): 62-64.

[61] Petersen KD, Landsfeldt U, Cold GE, et al. Intracranial pressure and cerebral hemodynamic in patients with cerebral tumors: a randomized prospective study of patients subjected to craniotomy in propofol-fentanyl, isoflurane-fentanyl, or sevoflurane-fentanyl anesthesia. Anesthesiology, 2003, 98 (2): 329-336.

[62] Murrough JW, Iosifescu DV, Chang LC, et al. Antidepressant efflcacy of ketamine in treatment-resistant major depression: a twisite randomized controlled trial. Am J Psychiatry, 2013, 170: 1134-1142.

[63] Pagel PS, Kersten JR, Farber NE, et al. Cardiovascular phamacology//Miller RD. Miller's anesthesia. 6th ed. Philadelphia: Elsevier, 2005, 192-193.

[64] Diprivan [package insert] Lake Zurich: Fresenius Kabi, LLC, 2014.

[65] Asserhoj LL, Mosbech H, Krøigaard M, et al. No evidence for contraindications to the use of propofol in adults allergic to egg, soy or peanut. Br J Anaesth, 2016, 116 (1): 77-82.

[66] Harper NJ. Propofol and food allergy. Br J Anaesth, 2016, 116 (1): 11-13.

[67] Vu N, Lou JR, Kupiec TC. Quality control analytic methods: microbial limit tests for nonsterile pharmaceuticals, part 1. Int J Pharm Compd, 2014, 18 (3): 213-221.

[68] Propofol injectable emulsion 1% [package insert]. Lake Forest: Hospira Pharmaceuticals, 2015.

[69] Piroli A, Marci F, Marinangeli F, et al. Comparison of different anaesthetic methodologies for sedation during in vitro fertilization procedures: effects on patient physiology and oocyte competence. Gynecol Endocrinol, 2012, 28 (10): 796-799.

[70] Veroli P, O'Kelly B, Betrand F, et al. Extrahepatic metabolism of propofol in man during the anhepatic phase of orthotopic liver transplantation. Br J Anaesth, 1992, 68: 183-186.

[71] Solelmanpour H, Safari S, Rahmani F, et al. The role of inhalational anesthetic drugs in patients with hepatic dysfunction: a review article. Anesth Pain Med, 2015, 5 (1): e23409. doi: 10. 5812/aapm. 23409.

[72] Dolin SJ. Drugs and pharmacology//Padfield NL. Total intravenous anesthesia. Oxford: Butterworth Heinemann, 2000, 13-35.

[73] Dyck J, Varvel J, Hung O. The pharmacokinetics of propofol versus age. Anesthesiology, 1991, 75: A315.

[74] Tarnow J, Eberlein HJ, Oser G, et al. Infl uence of modern inhalation anaesthetics on haemodynamics, myocardial contractility, left ventricular volumes and myocardial oxygen supply. Anaesthesist, 1977, 26: 220-230.

[75] Vanlander AV, Okun JG, de Jaeger A, et al. Possible pathogenic mechanism of propofol infusion syndrome involves coenzyme q. Anesthesiology, 2015, 122 (2): 343-352.

[76] Kuipers JA, Boer F, Olieman W, et al. First-pass lung uptake and pulmonary clearance of propofol: assessment with a recirculatory indocyanine green pharmacokinetic model. Anesthesiology, 1999, 91: 1780-1787.

[77] Cortinez LI, Anderson BJ, Penna A, et al. Influence of obesity on propofol pharmacokinetics: derivation of a pharmacokinetic model. Br J Anaesth, 2010, 105 (4): 448-456.

[78] Hughes MA, Glass PS, Jacobs JR. Context-sensitive halftime in multi-compartment pharmacokinetic models for intravenous anesthetic drugs. Anesthesiology, 1992, 76 (3): 334-341.

[79] Ray DC, Bomont R, Mizushima A, et al. effect of sevoflurane anaesthesia on plasma concentrations of glutathione S-transferase. Br J Anaesth, 1994, 73: 590-595.

[80] Schuttler J, Stanski DR, White PF, et al. Pharmacodynamic modeling of the EEG effects of ketamine and its enantiomers in man. J Pharmacokinet Biopharm, 1987, 15: 241-253.

[81] Ickx B, Cockshott ID, Barvais L, et al. Propofol infusion for induction and maintenance of anaesthesia in patients with end-stage renal disease. Br J Anaesth, 1998, 81 (6): 854-860.

[82] Marik PE, Varon J. The management of status epilepticus. Chest, 2004, 126: 582-589.

[83] Wachowski I, Jolly DT, Hrazdil J, et al. The growth of microorganisms in propofol and mixtures of propofol and lidocaine. Anesth Analg, 1999, 88 (1): 209-212.

[84] Propofol injectable emulsion 1% [package insert]. Schaumburg: SAGENT Pharmaceuticals, 2014.
[85] Pasarón R, Burnweit C, Zerpa J, et al. Nitrous oxide procedural sedation in non-fasting pediatric patients undergoing minor surgery: a 12-year experience with 1, 058 patients. Pediatr Surg Int, 2015, 31: 173-180.
[86] Van Keulen SG, Burton JH. Myoclonus associated with etomidate for ED procedural sedation and analgesia. Am J Emerg Med, 2003, 21 (7): 556-558.
[87] Lettieri C, Rinaldo S, Devigili G, et al. Deep brain stimulation: Subthalamic nucleus electrophysiological activity in awake and anesthetized patients. Clin Neurophysiol, 2012, 123: 2406-2413.
[88] Hutchison WD, Lozano AM. Microelectrode recordings in movement disorder surgery//Lozano AM. Movement disorder surgery. Basel: Karger, 2000, 103-117.
[89] Cullen PM, Turtle M, Prys-Roberts C, et al. Effect of propofol anesthesia on baroflex activity in humans. Anesth Analg, 1987, 66: 1115-1120.
[90] Goodman NW, Black AM, Carter JA. Some ventilator effects of propofol as sole anaesthetic agent. Br J Anaesth, 1987, 59: 1497-1503.
[91] Hemmings Jr HC. The pharmacology of intravenous anesthetic induction agents: a primer. Anesthes News, 2010, Special Edition: 9-16.
[92] Apfel CC, Korttila K, Abdalla M, et al. A factorial trial of six interventions for the prevention of postoperative nausea and vomiting. N Engl J Med, 2004, 350 (24): 2441-2451.
[93] Mion G, Villevielle T. Ketamine pharmacology: an update (pharmacodynamics and molecular aspects, recentfindings). CNS Neurosci Ther, 2013, 19: 370-380.
[94] Vandesteene A, Trempont V, Engelman E, et al. Effect of propofol on cerebral blood flow and metabolism in man. Anaesthesia, 1988, 43 (supple): 42-43.
[95] Peyton P, Wu CY. Nitrous Oxide-related postoperative nausea and vomiting depends on duration of exposure. Anesthesiology, 2014, 120 (5): 1137-1145.
[96] Ben-Shlomo I, Moskovich R, Katz Y, et al. Midazolam/ketamine sedative combination compared with fentanyl/propofol/isoflurane anaesthesia for oocyte retrieval. Hum Reprod, 1999, 14 (7): 1757-1759.
[97] Ben-Shlomo I, Moskovich R, Golan J, et al. The effect of propofol anaesthesia on oocyte fertilization and early embryo quality. Hum Reprod, 2000, 15 (10): 2197-2199.
[98] Huang HW, Huang FJ, Kung F, et al. Effects of induction anesthetic agents on outcome of assisted reproductive technology: a comparison of propofol and thiopental sodium. Chang Gung Med J, 2000, 23 (9): 513-519.
[99] Christiaens F, Janssenswillen C, Verborgh C, et al. Propofol concentrations in follicularfluid during general anaesthesia for transvaginal oocyte retrieval. Hum Reprod, 1999, 14 (2): 345-348.
[100] Tomlin SL, Jenkins A, Lieb WR, et al. Preparation of barbiturate optical isomers and their effects on GABA (A) receptors. Anesthesiology, 1999, 90: 1714-1722.
[101] Gooding JM, Corssen G. Effect of etomidate on the cardiovascular system. Anesth Analg, 1977, 56: 717-719.
[102] Johnson KB, Egan TD, Layman J, et al. The influence of hem-orrhagic shock on etomidate: a pharmacokinetic and pharmacodynamic analysis. Anesth Analg, 2003, 96 (5): 1360-1368.
[103] Rasmussen KG, Lineberry TW, Galardy CW, et al. Serial infusions of low-dose ketamine for major depression. J Psychopharmacol, 2013, 27 (5): 444-450.
[104] Turner GB, O-Rourke D, Scott GO, et al. Fatal hepatotoxicity after re-exposure to isoflurane anesthesia: a case report and review of the literature. Eur J Gastroenterol Hepatol, 2000, 12: 955-959.
[105] Mirrakhimov AE, Voore P, Halytskyy O, et al. Propofol infusion syndrome in adults: a clinical update. Crit Care Res Pract, 2015, 2015.
[106] Ebrahim ZY, DeBoer GE, Luders H, et al. Effect of etomidate on the electro encephalogram of patients with epilepsy. Anesth Analg, 1986, 65: 1004-1046.
[107] Herrick IA, Gelb AW. Anesthesia for temporal lobe epilepsy surgery. Can J Neurol Sci, 2000, 27 (S1): S64-67.
[108] Sigtermans MJ, van Hilten JJ, Bauer MCR, et al. Ketamine produces effective and long-term pain relief in patients with complex regional pain syndrome type I. Pain0, 2009, 145 (3): 304-311.
[109] Tanelian DL, Kosek P, Mody I, et al. The role of the GABA A receptor/chloride channel complex in anesthesia. Anesthesiology, 1993, 78: 757-776.
[110] Ding Z, White PF. Anesthesia for electroconvulsive therapy. Anesth Analg, 2002, 94: 1351-1364.
[111] Van Beem H, Manger FW, van Boxtel C, et al. Etomidate anaesthesia in patients with cirrhosis of the liver: pharmacokinetic data. Anaesthesia, 1983, 38 (Suppl): 61-62.

[112] Fragen RJ, Shanks CA, Molteni A, et al. Effects of etomidate on hormonal responses to surgical stress. Anesthesiology, 1984, 61: 652-656.

[113] Absalom A, Pledger D, Kong A. Adrenocortical function in critically ill patients 24 h after a single dose of etomidate. Anaesthesia, 1999, 54: 861-867.

[114] Jabre P, Combes X, Lapostolle F, et al. Etomidate versus ketamine for rapid sequence intubation in acutely ill patients: a multicentre randomised controlled trial. Lancet, 2009, 374: 293-300.

[115] Song XX, Yu BW. Anesthetic effects of propofol in the healthy human brain: functional imaging evidence. J Anesth, 2015, 29 (2): 279-288.

[116] Kohrs R, Durieux ME. Ketamine: teaching an old drug new tricks. Anesth Analg, 1998, 88: 1186-1193.

[117] Corssen G, Domino EF. Dissociative anesthesia: further pharmacologic studies andflrst clinical experience with the phencyclidine derivative CI-581. Anesth Analg, 1966, 45: 29-40.

[118] Ohtani M, Kikuchi H, Kitahata LM, et al. Effects of ketamine on nociceptive cells in the medial medullary reticular formation of the cat. Anesthesiology, 1979, 51: 414-417.

[119] Methohexital [package insert]. Rochster: JHP Pharmaceuticals, LLC, 2014.

[120] Malinovsky JM, Servin F, Cozian A, et al. Ketamine and norketamine plasma concentrations after Ⅳ, nasal and rectal administration in children. Br J Anaesth, 1996, 77: 203-207.

[121] Hurstveit O, Maurset A, Oye I. Interaction of the chiral forms of ketamine with opioid, phencyclidine, and muscarinic receptors. Pharmacol Toxicol, 1995, 77: 355-359.

[122] Coates KM, Flood P. Ketamine and its preservative, benzethonium chloride, both inhibit human recombinant alpha7 and alpha4beta2 neuronal nicotinic acetylcholine receptors in *Xenopus* oocytes. Br J Pharmacol, 2001, 134: 871-879.

[123] Nyktari V, Papaioannou A, Volakakis N, et al. Respiratory resistance during anaesthesia with isoflurane, sevofiurane, and desflurane: a randomized clinical trial. Br J Anaesth, 2011, 107: 454-461.

[124] Myles PS, Leslie K, Chan MTV, et alet al. Lancet, 2014, 384 (9952): 1446-1154.

[125] Sharpe MD, Cuillerier DJ, Lee JK, et al. Sevoflurane has no effect on sinoatrial node function or on normal atrioventricular and accessory pathway conduction in Wolff-Parkinson-White syndrome during alfentanil/midazolam anesthesia. Anesthesiology, 1999, 90 (1): 60-65.

[126] Maeng S, Zarate CA. The role of glutamate in mood disorders: results from the ketamine in major depression study and the presumed cellular mechanism. Curr Psychiatry Rep, 2007, 9 (6): 467-474.

[127] Riess ML, Stowe DF, Warltier DC. Cardiac pharmacological preconditioning with volatile anesthetics: from bench to bedside? Am J Physiol, 2004, 286 (5): H1603-1607.

[128] Strum EM, Szenohradszki J, Kaufman WA, et al. Emergence and recovery characteristics of desflurane versus sevoflurane in morbidly obese adult surgical patients: a prospective, randomized study. Anesth Analg, 2004, 99: 1848-1853.

[129] Rasmussen KG. Propofol for ECT anesthesia a review of the literature. J ECT, 2014, 30 (3): 210-215.

[130] Dundee JW, Lilburn JK. Ketamine-lorazepam: attenuation of the psychic sequlae of ketamine bylorazepam. Anesthesia, 1977, 37: 312-314.

[131] Kothary S, Zsigmond E. A double-blind study of the effective antihallucinatory doses of diazepam prior to ketamine anesthesia. Clin Pharmacol Ther, 1977, 21: 108.

[132] Zizek D, Ribnikar M, Zizek B, etl al. Fatal subacute liver failure after repeated administration of sevoflurane anaesthesia. Eur J Gastroenterol Hepatol, 2010, 22 (1): 112-115.

[133] Modica PA, Tempelhoff R. Intracranial pressure during induction of anaesthesia and tracheal intubation with etomidate-induced EEG burst suppression. Can J Anaesth, 1992, 39: 236-241.

[134] Hickey PR, Hansen DD, Cramolini GM, et al. Pulmonary and systemic hemodynamic responses to ketamine in infants with normal and elevated pulmonary vascular resistance. Anesthesiology, 1985, 62: 287-293.

[135] Eikerman M, Grosse-Sundrup M, Zaremba S, et al. Ketamine activates breathing and abolished the coupling between loss of consciousness and upper airway muscle dysfunction. Anesthesiology, 2012, 116 (1): 35-46.

[136] Todd MM, Drummond JC, U HS. The hemodynamic consequences of high-dose thiopental anesthesia. Anesth Analg, 1985, 64: 681-687.

[137] McKay RE, Sonner J, McKary WR. Inhaled anesthetics//Stoelting RK, Miller RD. Basics of anesthesia. 5th ed. Philadelphia: Churchill Livingstone Elsevier, 2007, 93.

[138] Liu LMP, Gaudreault P, Friedman PA, et al. Methohexital plasma concentrations in children following rectal administration. Anesthesiology, 1985, 62: 567-570.

[139] Weiskoph RB, Cahalan MK, Eger II EI, et al. Cardiovascular actions of desflurane on normocarbic volunteers. Anesth Analg, 1991, 73: 143-156.
[140] Hooten WM, Rasmussen Jr KG. Effects of general anesthetic agents in adults receiving electroconvulsive therapy: a systematic review. J ECT, 2008, 24 (3): 208-223.
[141] Fond G, Bennabi D, Haffen E, et al. A Bayesian framework systematic review and meta-analysis of anesthetic agents effectiveness/tolerability proflle in electroconvulsive therapy for major depression. Sci Rep, 2016, 25: 19847.
[142] Eckstein JW, Hamilton WK, McCammond JM. The effect of thiopental on peripheral venous tone. Anesthesiology, 1961, 22: 525-528.
[143] Takizawa D, Hiraoka H, Goto F, et al. Human kidneys play an important role in the elimination of propofol. Anesthesiology, 2005, 102 (2): 327-330.
[144] Lepage JM, Pinaud ML, Helias J, et al. Left ventricular performance during propofol or methohexital anesthesia: isotopic and invasive cardiac monitoring. Anesth Analg, 1991, 73 (1): 3-9.
[145] Choi SD, Spaulding BC, Gross JB, et al. Comparison of the ventilator effects of etomidate and methohexital. Anesthesiology, 1985, 62: 442-447.
[146] Gross JB, Zebrowski ME, Carel WD, et al. Time course of ventilator depression after thiopental and midazolam in normal subjects and those with chronic obstructive pulmonary disease. Anesthesiology, 1983, 58: 540-544.

第3章
手术室外麻醉中镇静及静脉麻醉药物的使用原则

Jean Gabriel　Charchaflieh　Monica Ganatra　Erin Springer

摘　要　手术室外麻醉中，静脉镇静与麻醉药物的安全、有效使用是基于该类药物的手术室内使用原则，同时还要考虑不同操作环境下独特的条件。这就要求从业人员了解并落实所有适用的科学、技术、规章及组织原则，以提升患者安全及手术效率。手术室外麻醉的实施受到物理条件及操作的限制，主要包括光线不足、过多噪声、医生对患者的接触有限，以及手术室外有限的设备准入（如MRI设备）、时间安排混乱及患者准备不充分。对手术室外麻醉操作原则的理解所带来的益处也扩展至手术室及重症监护室（ICU），目前越来越多的手术室变成了混合式的环境，例如磁共振手术室、血管造影手术室及电生理手术室。许多操作也可以在ICU中进行，比如经皮气管切开及经皮内镜下胃造瘘术。静脉麻醉及镇静药物的便携性及广泛用途使其特别适合于手术室外麻醉。静脉麻醉及镇静药物使用的技术进步，包括程序性药物输注装置、目标靶控输注系统，提高了在手术室外环境下静脉麻醉及镇静的实用性，同样也可以扩展至手术室及ICU。

关键词　药代动力学　药效动力学　药物基因组学　生物利用度　变异性　半衰期　时量相关半衰期　表观分布容积　药物消除速率　药物清除率　目标血液浓度　药物输注速率　目标靶控输注　手动控制输注　脑电双频指数

引　言

手术室外麻醉中，静脉镇静与麻醉药物的安全、有效使用是基于该类药物

J. G. Charchaflieh, MD, PhD (✉)
Department of Anesthesiology, Yale University School of Medicine,
333 Cedar Street, TMP 3, New Haven, CT06510, USA
e-mail: jean. charchaflieh@ yale. edu

M. Ganatra, MD, MPH · E. Springer, MD
Department of Anesthesiology, Yale New Haven Hospital,
333 Cedar Street, TMP 3, P. O. Box 208051, New Haven, CT, USA
e-mail: monica. ganatra@ yale. edu; erin. springer@ yale. edu

© Springer International Publishing Switzerland 2017
B. G. Goudra, P. M. Singh (eds.), *Out of Operating Room Anesthesia*,
DOI 10. 1007/978-3-319-39150-2_3

的手术室内使用原则，同时还要考虑不同操作环境下独特的条件。这就要求从业人员了解并落实所有适用的科学、技术、规章及组织原则，以提升患者安全及手术效率。手术室外麻醉的实施受到物理条件及操作的限制，主要包括光线不足、过多噪声、医生对患者的接触有限，以及手术室外有限的设备准入（如MRI设备）、时间安排混乱及患者准备不充分。

对手术室外麻醉操作原则的理解所带来的益处也扩展至手术室及重症监护室（intensive care unit，ICU），目前越来越多的手术室成为混合式的环境，如磁共振手术室、血管造影手术室及电生理手术室。许多操作也可以在ICU进行，如经皮气管切开及经皮内镜下胃造瘘术。静脉麻醉及镇静药物的便携性及广泛用途使其特别适合于手术室外麻醉。静脉麻醉及镇静药物使用的技术进步，包括程序性药物输注装置、目标靶控输注（target-controlled infusion，TCI）系统，提高了在手术室外环境下静脉麻醉及镇静的实用性，同样也可扩展至手术室及ICU。

基础药代动力学及药效动力学，变异性，血液及效应室浓度，时量相关半衰期

药代动力学研究药物在体内的转运过程，而药效动力学研究药物在体内的效应。药代动力学研究表明，使麻醉剂和镇静药物最快达到其中枢神经系统效应位点的给药途径是静脉注射，进而在这些位点上发挥药效动力学效应。然而在到达中枢神经系统前，静脉注射药物需经过肺脏及心脏，可影响药物的生物利用度并引起副作用。

在肺脏中，肺血管内皮细胞的酶促活性可以通过代谢降低某种药物的生物利用度，如异丙酚。同样在肺脏，大面积的肺泡内皮造成亲脂药物高比率吸收，如芬太尼，之后再输注入血。肺脏的首过效应会减慢这种药物至中枢神经系统作用位点的转运，同时，如果有足量药物储存在肺泡内皮细胞中，并再输注入血，可延迟药物效应的清除。肺脏的首过吸收效应在吸烟患者中会增加，而在联合使用亲脂类药物时会减少，包括吸入性药物。

对于心脏，治疗指数较狭窄的具有心脏副作用的药物，在快速大剂量输注时可加重其心脏副作用，如异丙酚。心功能减低的患者使用静脉镇静和麻醉药物时血流动力学副作用加重，原因是药物降低了心脏的残余功能，并减慢了药物到达中枢效应靶点的速度，从而可能导致临床医生为了快速起效而重复给药，最终导致更严重的心脏副作用。对心功能差的患者，可以通过慢速、逐渐加量的给药方式，给予中枢神经系统更多的反应时间使其显效（剂量减半及注射时

间延长1倍的原则）；如果不能持续测量血压，则增加血压监测频率（每隔1min），并准备好合适的升压药物，以治疗心脏副作用。

在血液中，药物转运至组织间隙及其受体位点，最常见的是通过被动扩散，这种扩散方式根据浓度梯度通过扩散膜，药物分子量越小、血浆蛋白结合率越低、解离/非解离状态比例越低及亲脂性越强，其被动扩散越强。对于某些药物，扩散通过转运分子辅助，顺浓度梯度，不耗能（易化扩散）。转运分子也可逆浓度梯度主动转运药物进入细胞，并消耗能量（主动扩散），或通过耗能的泵功能［被称为ATP结合盒转运体（ABC转运体）］将药物主动转运至细胞外。

生物利用度是指药物在作用位点可以发挥药效动力学作用的药物形式所占的比例，有些药物在给药时没有活性或者是活性较低的前体形式，具有更好的药代动力学效应，但药效动力学效应较差，在体内通过生物转化成为有活性的形式。例如，在体外，pH<6的环境下，苯二氮䓬类药物咪达唑仑是亲水性的，因此在静脉注射时很少有血管刺激，但活性低；而在体内，pH>6的环境下，通过关闭咪唑环，转化为活性较高的亲脂性形式。阿片类药物如可待因、羟考酮及氢可酮，作为前体药物注射，在体内分别生物转化为其活性形式吗啡、氧吗啡酮及氢吗啡酮。

药物在血浆中达到特定浓度与在中枢神经系统发挥特定效应之间有时间延迟，这种延迟称为迟滞现象，在临床上表现为药物的起效速度，影响药物扩散至作用位点的因素会影响起效速度。例如，阿片类药物阿芬太尼相比芬太尼，具有更短的迟滞效应，因而起效更快，因为在生理pH状态下，阿芬太尼在血浆中比芬太尼具有更多的非解离部分，因此，其作用时间也比芬太尼更短，此外，阿芬太尼在作用位点的扩散更快。

一旦药物到达作用位点，并发挥药效动力学效应，通过与作用位点分离，或从中枢（富含血管）到外周（血管较少）的重新分布，实现效应的终止。最终通过失活和（或）排泄达到消除。

影响药物分布的生理性因素也会影响药代动力学过程，比如水合状态及患者的血浆蛋白水平、药物代谢（如酶活性），以及药物消除（如肝脏及肾脏等涉及药物消除的器官功能异常）。在肝脏，可通过将药物转化为非活性形式从而消除药物作用，同时（或者）通过极化过程、结合过程及增加亲水性促进药物的肾脏排泄。

肝功能异常对于药物消除的作用受肝血流及肝提取率的双重影响。具有较高肝提取率的药物，如异丙酚，其血浆清除率取决于肝脏血流（血流限制性消除)。然而,对于异丙酚,其消除率超过了肝血流限制,表明有肝脏外药物消除位点。对于肝提取率较低的药物,如阿芬太尼,其血浆清除率取决于肝脏功能(功能限制性消除)。

除了肝脏及肾脏,药物消除可以通过酶水解或自发(霍夫曼)降解。酶水解作用发生在血浆酯酶或者组织酯酶中。通过血浆酯酶清除的代表药物包括肌肉松弛药琥珀酰胆碱、米库氯铵,以及局部麻醉药氯普鲁卡因。对于这些药物,血浆酯酶功能在数量或质量上的降低均会导致药物血浆清除的延迟,延长药物持续作用时间。超短效的阿片类药物瑞芬太尼主要通过肌肉及肠道中的组织酯酶进行清除,较少通过肺脏、肝脏、肾脏及血液中的组织酯酶,这使得瑞芬太尼的清除不受血浆酯酶活性降低的影响。肌肉松弛剂顺式阿曲库铵主要通过霍夫曼清除,依赖于pH及温度的自发性药物降解,也不受肝脏、肾脏功能及血浆酯酶活性的影响,低体温及酸中毒会减少清除。

药效动力学模型中会呈现用药后血浆浓度的上升及下降,在注射过程中首先是陡峭的上升曲线,紧接着是消除的逆指数曲线,可分为3个阶段:初次分布导致急速下降,稍晚的再分布导致中度下降,消除导致更缓慢的下降。药物消除的逆指数曲线是基于概念上药物分布的两室模型——中央室(血流丰富)及外周室(血流匮乏),血浆浓度快速下降表明药物从中央室到达外周室快速分布。当体内药物消除模型是一室的,会有一级动力学与零级动力学的区别,一级动力学指单位时间内药物从血浆消除的分数(百分比)恒定,而零级动力学指在单位时间里血浆中药物消除数量恒定。

使用一定剂量的药物后连续测量药物的血浆浓度,可计算出药物表观分布容积(Vd)、药物消除速率(ER)、药物清除(CL),以及药物半衰期(T1/2)。这些参数成为设计TCI系统预测药物浓度的基础。

药物表观分布容积是计算一种概念性的身体室容积,即测定的药物剂量(D)与测定的血药浓度(C)的比值(Vd = D/C)。计算的表观分布容积单位为升(L),可以表达为每一个身体室如血液、血浆或者体液。药物特性决定了两室间的药物分布,表观分布容积可能超过实际血容量,这种情况主要是由于药物血浆蛋白结合率低、解离分数低、脂溶性高及与血浆外组织结合较多中的一项或多项因素造成(如芬太尼的表观分布容积为350L)。因此,表观分布容积在两室模型中可作为影响室间分布的指标。因为表观分布容积是给予特定的剂量后测量浓度计算出来的数值,计算的表观分布容积会根据给予剂量和测量浓度的时间间隔而改变,因此,表观分布容积是动态的,它随着室间药物再分布及最终消除而改变。用药后即刻计算出的表观分布容积被认为反映了药物分布第一阶段后的药物浓度。知道了药物的表观分布容积，就可以通过目标浓度计算出给药剂量，根据公式：$D = Vd \times C$。

药物清除率（CL）定义为容积，单位为升（L），是指药物在每小时内的清除量，计算方法为药物消除速率（ER）除以药物浓度（C），$CL = ER/C$。概念性药物清除率可针对特定身体室进行计算，如血液（b）、血浆（p）或者体液（w），或器官：肝脏（L）、肾脏（K）、肺脏（L）或其他（O），而总的系统清除率是不同器官清除率的总和，系统清除 $= CL(L) + CL(K) + CL(O)$。采用计算出的概念性表观分布容积和药物清除率，也可以计算药物半衰期（T1/2）：$T1/2 = 0.7 \times Vd/CL$，0.7 近似于 2 的自然对数，表示每个半衰期后药物浓度会降低 1/2。在静态模型中，单次药物注射经过 5 个半衰期后，药物浓度是原始浓度的 1/32（3.125%），对于大多数药物来说可以忽略不计。然而，持续药物注射后，药物的半衰期逐渐对注射持续时间敏感，因为惰性组织对药物的摄取和再分布会影响靶效应区的药物浓度。

对于大多数药物，持续注射比单次注射会产生更长的半衰期，称为时量相关半衰期，而这种"时"就是指注射的持续时间。在持续数小时注射后想得到可靠的觉醒时间时，这个概念很重要。就目前可用的静脉注射阿片类药物，只有瑞芬太尼具有不受持续注射时间影响的半衰期，因为瑞芬太尼是由组织酯酶代谢。不论持续注射时间多久，瑞芬太尼的恢复时间常常在 3~5 min，它的终末半衰期为 9 min。

药效动力学研究解释了药物在效应室是如何发挥作用的。药效动力学过程可因靶受体的活性水平而变得复杂，它会受患者生理状态或其他同样作用于该类受体的药物，甚至作用于其他受体但影响该靶受体功能的药物影响。

药物受体常常是细胞膜上的蛋白质，与药物结合后被激活，从而激活 G 蛋白，打开离子通道或者激活酶。通过药物与其配体结合或者改变细胞膜电压实现离子通道的开放。前者的实例包括 GABA 受体，GABA 是苯二氮䓬类、异丙酚、依托咪酯及巴比妥类药物的作用位点；以及乙酰胆碱受体，它是非去极化型神经肌肉阻滞剂的作用位点。后者的实例包括钠离子通道，它是局部麻醉药的作用位点。

静脉注射的麻醉及镇静药物作用于不同的受体，具有协同作用。静脉注射阿片类药物阿芬太尼激活阿片类受体，与激活 GABA 受体的异丙酚产生协同效应。中等血浆浓度的阿芬太尼［100~400 ng/ml（μg/L）］可降低使 50%（概率）患者在切皮时无反应所需要的异丙酚血浆浓度，即 50% 有效剂量（ED_{50}），等价于最低肺泡有效浓度（MAC）；也可降低 50% 觉醒概率所需的异丙酚血浆浓度，等价于 MAC 苏醒[1]。

不同个体间药物反应的差异主要受遗传因素、生理状态（包括年龄）、伴随疾病及共用药物的影响。遗传因素会影响药物的药代动力学及药效动力学。药物反应的差异很可能体现了多种影响药代动力学及药效动力学因素的差异。

遗传因素主要通过影响药物代谢酶的活性而影响药代动力学，影响药代动力学的遗传变异包括 CYP3A4（细胞色素 P450）、CYP2C19、CYP2D6 及丁酰胆碱酯酶等。

CYP3A4 * 18 是 CYP3A4 的变异，其活性降低，影响包括阿片类药物、苯二氮䓬类药物、局部麻醉药、类固醇激素、钙通道阻滞剂、氟哌啶醇及氟烷的代谢，而 CYP3A4 * 19 变异使活性增加。CYP2C19 的遗传变异主要发生在非洲裔美国人中，其活性降低，从而影响安定的代谢。70%～100% 的高加索人具有无活性的 CYP2D6 遗传变异，导致无法将前体药物可待因、羟考酮及氢可酮转变为其活性形式吗啡、氧吗啡酮及氢吗啡酮。这个常见的酶变异可以解释不同患者在镇痛方面的差异，也可能是副作用差异的基础，如某些阿片类药物引起的谵妄。活性降低的丁酰胆碱酯酶的遗传变异常见于中东人群后裔，可降低机体对琥珀酰胆碱及酯类局部麻醉药的代谢，前者导致肌肉松弛时间延长，后者则引起更多系统性反应。

遗传因素可以改变药物受体、第二信使系统或离子通道，这些均会影响药效动力学。恶性高热代谢综合征就是改变了卤化气体及琥珀酰胆碱的药效动力学所致，可能是因为兰尼碱受体基因 *RYR*1 突变（>50% 的恶性高热病例均有此突变），或电压门控二氢吡啶受体改变所致，二者均会引起肌浆网中钙调节的改变，从而改变了对相应触发药物的反应，主要表现为高热、过度通气、高血钾、代谢性酸中毒及肌肉僵直。

老年人中影响药代动力学的生理改变包括：

·身体总含水量减少，降低首次分布容积，导致更高的峰浓度，造成中枢神经系统对麻醉及镇静药物的敏感性增加。

·体内脂肪含量增加，会增加亲脂性药物蓄积，增加这些药物作用的持续时间。

·肝脏血流及代谢能力降低，会降低很多药物的清除率，表现为对麻醉及镇静药物的敏感性增加和作用时间延长，其中包括阿片类药物、催眠药、苯二氮䓬类药物及肌肉松弛剂。

·血浆白蛋白减少，会增加白蛋白结合药物的游离部分，增加这些药物的敏感性。

・血浆 α_1 酸性糖蛋白（α_1-GP）增加，与 α_1-GP 结合的药物游离部分减少，可能会导致清除率的降低，如利多卡因。

老年人的生理学改变会影响药效动力学，可能是由于脑萎缩减少了药物受体数量，导致麻醉及镇静药物敏感性增加。

伴随疾病会影响静脉麻醉及镇静药的药代动力学及药效动力学。充血性心力衰竭减少肝脏血流，导致静脉麻醉及镇静药物肝脏清除率降低从而影响药代动力学。同样，肝脏代谢功能下降，导致肝脏的药物清除率降低。肾衰竭时对药物或其活性代谢产物的消除率降低，导致作用时间延长或效应改变。如，阿片类药物及其活性代谢产物的蓄积会导致这些药物的呼吸抑制效应延长，而肾衰竭患者哌替啶的活性代谢产物去甲哌替啶的蓄积，可导致癫痫样活动。

伴随疾病可通过影响药物受体通路影响药效动力学。重症肌无力是一种自身免疫性疾病，患者的自身抗体攻击突触后膜乙酰胆碱受体并减少其数量，导致对肌肉松弛剂敏感性增高。脊髓损伤导致慢性肌肉去神经支配，引起烟碱样乙酰胆碱受体在神经肌肉接头的密度（数量）增加，增加对外源性烟碱样乙酰胆碱受体激动剂的敏感性，如琥珀酰胆碱，临床上表现为危及生命的高血钾。

慢性心力衰竭与慢性代偿性的内源性去甲肾上腺素增加有关，从而减少 β 肾上腺素能受体密度（数量）（β_1 受体减少75%，β_2 受体减少25%），降低外源性儿茶酚胺的敏感性（脱敏）。对于慢性心力衰竭患者，使用小剂量 β 肾上腺素能受体阻滞剂可以帮助 β 肾上腺素能受体对内源性及外源性儿茶酚胺再次敏化，从而改善功能及活性。

联合用药可影响静脉麻醉及镇静药物的药代动力学及药效动力学。联合用药通过影响肝酶或血流量影响药代动力学。肝酶系统 CYP3A4 负责代谢约 50% 的药物，可以被某些药物、补充剂及营养物质抑制或诱导。抑制 CYP3A4 的制剂包括西柚汁、酮康唑、伊曲康唑、利托那韦、英地那韦、沙奎那韦、三乙酰竹桃霉素、克拉霉素、红霉素、氢西汀、舍曲林及异丙酚。诱导 CYP3A4 的药物包括利福平、利福布汀、他莫昔芬、糖皮质激素、卡马西平、巴比妥类药物及金丝桃（圣·约翰草）。CYP2A6 酶负责可待因、羟考酮和氢可酮等前体药物的转变，它们对应的活性形式分别是吗啡、氧吗啡酮、氢吗啡酮。某些药物抑可抑制 CYP2A6 活性，如奎尼丁、氟西汀及帕罗西汀，这些药物可显著降低上述药物转化为其活性形式。通过降低心排出量、减少肝脏血流，从而降低肝脏药物清除率，可增加经肝脏代谢麻醉药物的敏感性。

联合用药也可通过改变药物受体通路影响药效动力学。长期使用 β 肾上腺素能受体阻滞剂导致 β 肾上腺素能受体密度（数量）增加，从而增加内源性及外源性儿茶酚胺的敏感性（致敏）。这种敏感性导致在突然撤去对β肾上腺素能受体的慢性阻滞后，患者在接受喉镜检查、插管及外科刺激等引起交感神经放电的情况下，更容易发生心肌缺血及心肌梗死。

不同类型患者使用静脉麻醉及镇静药物的麻醉计划：从食管、胃、十二指肠镜（年轻和健康）到心脏消融（射血分数极低）

在静脉麻醉及镇静药物的用药计划中，其目标是实现药理学的特异性、准确性及可调节性。特异性是指在要求的作用位点（中枢神经系统）实现药物预期的作用，在其他位点尽量减少副作用的产生，特别是对心血管及呼吸系统。准确性是指在要求的作用位点发挥药物预期的效果，比如预期的镇静水平或麻醉深度。可调节性是指通过改变静脉药物的输注速度来快速改变药物效应的能力。

静脉麻醉及镇静药物的预期效果包括麻醉6个"A"中的全部或部分：镇痛（analgesia）、遗忘（amnesia）、抗焦虑（anxiolysis）、麻醉（anesthesia）、失去运动（akinesia）及肾上腺素能阻断（adrenergic blockade）。对于非手术操作，达到镇痛及抗焦虑效应可能就足够了；而对于有创性更强的手术操作，就需要6个"A"的其他部分。随着6个"A"中更多内容的实现，其对心血管及呼吸系统的副作用也变得更加明显。在满足可安全实施计划操作并使患者舒适的条件下，选择创伤最小的麻醉操作是很明智的。对于创伤很小的操作，采用侵入性较强的麻醉手段可能会增加麻醉实施和恢复的复杂性，并且不一定能提高麻醉操作的安全性。麻醉计划应该包括所有的麻醉阶段，即术前、术中及术后阶段，包括患者的处置和随访。

根据美国麻醉医师协会（American Society of Anesthesiologists，ASA）对麻醉前评估的实践建议，麻醉前评估的时机应根据计划操作的侵入程度、患者疾病严重程度、特定医疗系统或临床中的资源可用性来决定。ASA咨询委员会建议，对于侵入性较高的操作或者疾病严重程度较高的患者，麻醉前评估应该在操作前一天进行，并考虑患者所在的医疗系统及临床实际。对于侵入性较低的操作及疾病严重程度轻的患者，麻醉前评估可以在操作前一天或者当天进行[2]。麻醉前评估内容应常规包括患者气道评估，并对几乎所有患者进行心血管及呼吸系统评估。

术中麻醉操作计划包括，根据计划的麻醉和镇静水平，确保具有相应技能及资质的人员在场，适当的监护，氧供，气道管理设备包括吸引器，呼吸管理设备包括有能力用球囊面罩提供正压通气（positive pressure ventilation，PPV），心血管管理药物及设备包括血管收缩药物及除颤仪。管理中度镇静的非麻醉人员应有能力逆转深度镇静，管理深度镇静患者的人员应有能力逆转全身麻醉[3]。无论全身麻醉、区域麻醉或监护麻醉，都应保证实施 ASA 的基础麻醉监护标准。给予深度镇静时，也应执行 ASA 监护标准，因为在实施深度镇静的整个过程中，必须保证随时具有将患者由全身麻醉状态撤离的能力。ASA 认为，即使计划采用异丙酚进行中度镇静，使用时仍需要按照深度镇静水准监护。ASA 建议当无法直接监测呼吸运动时，即便是中度镇静，也应通过测定呼气末二氧化碳或其他类似手段监测通气。

是否实施有创血压监测应根据患者系统疾病的严重程度，手术操作的侵入性，在进行心脏电生理操作过程中对心血管功能的扰乱程度，以及操作过程中接触到患者或得到他人帮助的难易程度来决定。持续血压监测可以快速评估心血管功能的紊乱及快速进行干预。除了提供持续血压监测，动脉导管还可以进行动脉血气采样，了解电解质及血红蛋白水平，快速评估代谢失调及治疗效果。相比监测中心静脉压，是否置入中心静脉导管应更多根据是否需要大静脉通道来决定，因为中心静脉压监测在很多时候没有太多临床意义。大中心静脉通道的建立根据是否需要输注血管收缩药物决定，因为通过小的外周静脉输注可能损害外周动脉循环；也可以依据是否需要注射高渗溶液（如高渗盐水）来决定，这可能会刺激小的外周静脉。另外，中心静脉导管也可以用于外周静脉不能满足液体、药物及血制品输注的情况。

发生火灾的风险在手术室外麻醉操作中很低，但不能忽视。应根据患者需要给予供氧。麻醉患者安全基金会（Anesthesia Patient Safety Foundation，APSF）建议，如果供氧浓度大于 30%，应使用封闭的供氧系统如喉罩或气管插管，而不是开放系统如鼻导管或面罩。在应用电刀前，使用酒精消毒液的手术准备区域应该完全干燥（剃毛皮肤 3 min，头发 60 min），包括激光源及光纤显微镜等在内的热源应远离手术洞巾，因其所产热量可能点燃手术洞巾。在手术室外麻醉操作过程中，同样应当遵守 APSF 或 ASA 给出的手术室火灾预防及管理方案[4]。

计划行手术室外麻醉时，麻醉医生应当优先保证可接触到患者身体及复苏设备功能正常，因为大多数手术室外麻醉的设计倾向于强调手术操作的优先性，而不是满足麻醉医生更关注的对复苏的需求。优先保证复苏不仅应在操作过程中强调，还应涵盖整个操作过程，包括在术后恢复区及向恢复区转运的路途中。

安全有效的手术室外麻醉管理需要药理学知识，不仅是静脉麻醉及镇静药物，还应包括它们的拮抗药物，以及用来拮抗这些药物的心血管副作用的所用药物。科技的进步提高了手术室外麻醉的安全性及有效性，但不能完全排除患者的生物学差异,可以通过对生理学、药理学及病理生理学的深入理解及个人经验进行完善。

手控及目标靶控输注系统的优缺点

目标靶控输注(TCI)系统潜在的原则是,对具有不同药代动力学和药效动力学特性的患者个体,在手术不同阶段为达所需的药效动力学反应而设定并调整药物输注速率,这其中涉及频繁且复杂的数学计算,计算机在这方面比临床医生具有更强大的能力,其可利用度也更高。TCI系统设置药物输注速率是根据临床医生选择的目标血液浓度,并考虑到患者的药代动力学和药效动力学特性如体重、年龄、ASA分级等。使用目标血液浓度指导药物输注速率的过程由麻醉医生来操作,当使用吸入性麻醉药物时,麻醉医生通过呼出的吸入性麻醉药浓度来调节挥发罐的药物输注速率。

在20世纪80年代,TCI系统被用于临床研究,出现了许多名称,如计算机辅助全凭静脉麻醉(computer-assisted total intravenous anesthesia,CATIA)、计算机静脉药物滴定(titration of intravenous agents by computer,TIAC)及计算机辅助持续输注(computer-assisted continuous infusion,CACI)。这些系统用于多种静脉麻醉药物,包括依托咪酯、芬太尼、阿芬太尼、舒芬太尼、咪达唑仑及异丙酚[5]。1986年,异丙酚(得普利麻)作为第一个真正意义上全凭静脉麻醉(total intravenous anesthesia,TIVA)的药物用于临床实践。1996年,得普输注器——一种得普利麻的特异性靶控输注系统——用于许多国家的临床实践,但没有得到美国食品药品监督管理局(FDA)的认可。2003年,第二代TCI装置面世,其可用于不同麻醉药物,开放TCI装置,包括异丙酚、芬太尼、舒芬太尼、阿芬太尼及瑞芬太尼,正在发展使用右美托咪定、氯胺酮及多种苯二氮䓬类药物[4]。TCI系统的进一步发展包括闭环式TCI系统,除了药代动力学外,药效动力学参数也被以一种处理后的脑电图数据的形式,如脑电双频指数(bispectral index,BIS),用于指导药物输注速率的设置[6]。Paedfusor TCI系统设计为用于1岁或1岁以上的儿童,但是TCI技术用于儿童时具有局限性[7]。

TCI技术的安全性是确定的。在超过22岁的2000万例患者中,只报道有7例发生了技术性意外,与基于药代动力学的TCI算法无关,且没有产生不良预后[8]。循证医学回顾比较了TCI与手动控制输注(manually controlled infusion,MCI),包含了20项低质量及异质性较高的试验,涉及1759例患者,发现TCI具有更高的异丙酚总量、更高的异丙酚药物花费、较少的麻醉医生干预,而麻醉质量及不良事件发生率无差异[9]。TCI 与 MCI 之间结果的无差异，可能是真的没有差异，也可能是检测差异的方法缺乏灵敏性及特异性。

结果真正无差异可以理解为在临床实践中，不论使用 MCI 还是 TCI 技术，麻醉医生总是能根据所有可用的信息，设定并调整患者的药物输注速率，这些信息包括药代动力学及药效动力学、患者特征、伴随疾病、联合用药、镇静及麻醉预期水平、不同操作刺激水平、不同镇静和麻醉水平，以及重要功能监护。TCI 涉及的部分因素可能很难评估，如设定 TCI 系统花费的时间或解放麻醉医生所带来的优势，一旦 TCI 设定好，就可关注输注泵操作以外的任务。应用 TCI 时药物总量及药物花费的增加，可以理解为相比 MCI 系统，TCI 技术会有更频繁的药物输注速率改变。需要注意的是，使用 TCI 设备比 MCI 的价格也更高。许多研究显示，TCI 产生的结果变异性比 MCI 更小。

一项研究发现，异丙酚 TCI 与 MCI 相比，诱导时间缩短、更早置入喉罩、手术过程中体动减少，而异丙酚用量增加[10]。另一项采用异丙酚/瑞芬太尼麻醉、保持自主呼吸的结肠镜检查研究发现，使用 TCI 管理瑞芬太尼比 MCI 管理瑞芬太尼更少发生呼吸抑制（7 *vs.* 16）[11]。闭环 TCI 与 MCI 相比，在达到目标 BIS 及维持心率在基线值 25% 范围内方面更精确[12]。在异丙酚及阿芬太尼麻醉的胃镜检查中，TCI 比 MCI 恢复时间更短、低血压更少、呼吸频率减低时间缩短，低氧饱和度风险也降低[13]。异丙酚 TCI 用于全身麻醉时，总剂量增加的主要原因是在第一个 30 min 内的高速率输注，在麻醉开始的 15 min 其 BIS 值低限也更低[14]。在有智力障碍的口腔科患者中，BIS 引导下的 TCI 异丙酚镇静与 MCI 相比，可减少异丙酚用量及恢复时间[15]。

总　结

在手术室外麻醉中，安全有效地给予镇静及麻醉药物需要适应不同操作所在的不同环境下的独特条件。手术室外麻醉具有特殊的限制，主要包括光线不足、过多噪声、医生对患者的接触有限，以及手术室外麻醉地点有限的设备准入、时间安排混乱及患者准备不充分。这就要求从业人员了解并落实所有适用的科学、技术、规章及组织原则，以增强患者安全及手术效率。

对手术室外麻醉操作原则的理解所来的益处也扩展至手术室及 ICU，目前越来越多的手术室变成了混合式的环境，许多操作也可以在 ICU 中进行。静脉麻醉及镇静药物的便携性及多样化使其十分适用于手术室外麻醉。技术进步如 TCI 系统，可以很好地用于手术室外、手术室及 ICU。

（王怡译　邓姣　审校）

参考文献

［1］ Vuyk J, Lim T, Engbers FH, et al. The pharmacodynamic interaction of propofol and alfentanil during lower abdominal surgery in women. Anesthesiology, 1995, 83（1）: 8-22.

［2］ Committee on Standards and Practice Parameters, Apfelbaum JL, Connis RT, et al. Practice advisory for pre-anesthesia evaluation: an updated report by the American Society of Anesthesiologists Task Force on Preanesthesia Evaluation. Anesthesiology, 2012, 116（3）: 522-538.

［3］ American Society of Anesthesiologists Task Force on Sedation and Analgesia by Non-Anesthesiologists. Practice guidelines for sedation and analgesia by non-anesthesiologists. Anesthesiology, 2002, 96（4）: 1004-1017.

［4］ Apfelbaum JL, Caplan RA, Barker SJ, et al. Practice advisory for the prevention and management of operating room fires: an updated report by the American Society of Anesthesiologists Task Force on Operating Room Fires. Anesthesiology, 2013, 118（2）: 271-290.

［5］ Struys MM, De Smet T, Glen JI, et al. The history of target-controlled infusion. Anesth Analg, 2016, 122（1）: 56-69.

［6］ Short TG, Hannam JA, Laurent S, et al. Reflning target-controlled infusion: an assessment of pharmacodynamic target-controlled infusion of propofol and remifentanil using a response surface model of their combined effects on bispectral index. Anesth Analg, 2016, 122（1）: 90-97.

［7］ Absalom AR, Glen JI, Zwart GJ, et al. Target-controlled infusion: a mature technology. Anesth Analg, 2016, 122（1）: 70-78.

［8］ Schnider TW, Minto CF, Struys MM, et al. The safety of target-controlled infusions. Anesth Analg. 2016, 122（1）: 79-85.

［9］ Leslie K, Clavisi O, Hargrove J. Target-controlled infusion versus manually-controlled infusion of propofol for general anaesthesia or sedation in adults. Cochrane Database Syst Rev, 2008, （3）: CD006059.

［10］ Russell D, Wilkes MP, Hunter SC, et al. Manual compared with target-controlled infusion of propofol. Br J Anaesth, 1995, 75（5）: 562-566.

［11］ Moerman AT, Herregods LL, De Vos MM, et al. Manual versus target-controlled infusion remifentanil administration in spontaneously breathing patients. Anesth Analg, 2009, 108（3）: 828-834.

［12］ Puri GD, Mathew PJ, Biswas I, et al. A multicenter evaluation of a closed-loop anesthesia delivery system: a randomized controlled trial. Anesth Analg, 2016, 122（1）: 106-114.

［13］ Chiang MH, Wu SC, You CH, et al. Target-controlled infusion vs. manually controlled infusion of propofol with alfentanil for bidirectional endoscopy: a randomized controlled trial. Endoscopy, 2013, 45（11）: 907-914.

［14］ Breslin DS, Mirakhur RK, Reid JE, et al. Manual versus target-controlled infusions of propofol. Anaesthesia, 2004, 59（11）: 1059-1063.

［15］ Sakaguchi M, Higuchi H, Maeda S, et al. Dental sedation for patients with intellectual disability: a prospective study of manual control versus Bispectral Index-guided target-controlled infusion of propofol. J Clin Anesth, 2011, 23（8）: 636-642.

第2部分

手术室外操作的患者安全
Patient Safety in Procedures Outside the Operating Room

第 4 章
术前评估的一般原则

Radha Arunkumar　Pascal Owusu-Agyemang

摘　要　过去几年内，手术室外诊断和介入操作的数量急剧增加，手术室外患者的麻醉存在诸多挑战。随着手术室外介入操作技术的提高，一些不能进行手术的较年幼或年长、病况较重的患者将接受这类治疗。适宜的术前评估及优化术前疾病状况是临床实践中重要的内容。可通过充分的术前患者评估、筛选合适的患者及使用目标干预措施改善预后以保证患者安全。

关键词　术前　麻醉前　评估　指南　合并症

引　言

过去的几年，手术室外诊断和介入操作的数量急剧增加，手术室外患者的麻醉存在诸多挑战。由于手术室外组织因素及危险因素的不同，提供像手术室内麻醉同样医疗标准的、耐受性良好的麻醉仍具有挑战性。

手术室外麻醉面临的局限性包括但并不仅限于以下内容：

·空间和光线不足。

·设备不全。

·与手术室相比不同的组织架构。

·缺乏与患者的直接接触（因地点不同而不同）。

·缺乏经验的人员不熟悉可能的麻醉并发症，因而当有需要时不能提供帮助。

·需要远距离监测（例如在 MRI 或放射治疗区域）。

恰当的术前评估和优化健康状态是临床实践中保证患者安全的重要方面。但是，当进行手术室外操作时，如果即将进行的是较小的操作，是否仍需要进行彻底的评估，对此还存有疑问。另外，也要谨记，随着手术室外介入治疗技

R . Arunkumar, MD (□) · P. Owusu-Agyemang, MD
Department of Anesthesiology and Perioperative Medicine, The University of Texas MD Anderson Cancer Center, 1400 Holcombe Blvd, Unit 409, Houston, TX 77030, USA
e-mail: rarunkum@ mdanderson. org; poagyemang@ mdanderson. org

© Springer International Publishing Switzerland 2017
B.G. Goudra, P.M. Singh (eds.), *Out of Operating Room Anesthesia*,
DOI 10.1007/978-3-319-39150-2_4

术的提高，一些不能进行手术的较年幼、年长或病情较重的患者会安排行这类手术。因此，再怎样强调充分术前评估的重要性都不为过。

美国对手术室外区域麻醉的已结案医疗索赔分析显示，手术室外区域发生的呼吸损伤事件（44% *vs.* 20%，$P<0.001$），特别是氧供和通气不足（21% *vs.* 3%，$P<0.001$），比手术室内更常见[1]。英国皇家麻醉医师学会及困难气道协会第4次全国审计项目是英国首个针对发生在麻醉期间、ICU、急诊科所有重大气道事件的前瞻性研究[2-3]。气管插管引起的问题是所有区域中最常被记录的主要气道问题。医疗中反复出现的漏洞包括对高危患者识别能力低及计划和监护不足，这些都是可以避免的。这强调了不仅对手术室患者且对在手术室外进行操作的患者充分术前评估的重要性。

美国麻醉医师协会（ASA）的指导意见提供了麻醉前评估的指南[4]。它适用于进行全身麻醉、区域麻醉或对手术及非手术操作进行镇静的所有年龄的患者，包括对以下内容的评估：

- 患者的医疗记录，特别是可能有的既往麻醉记录。
- 患者的病史及用药史。
- 患者的体格检查，至少要评估气道、肺及心脏，并记录生命体征。
- 按照指征进行术前检查并从检查结果中发现问题。
- 适当进行其他方面的咨询。
- 评估的时机需结合手术创伤及疾病的严重程度等因素。
- 对于病情较重和（或）手术创伤较大的患者，推荐至少应在手术/操作前一天进行评估。
- 对于病情轻或手术创伤较小的患者，评估可在手术前一天或手术当天进行。

病史——应关注的重要方面

- 既往手术及麻醉史，特别是恶性高热，因假性胆碱酯酶缺乏引起的琥珀酰胆碱性窒息，困难气道，严重的术后恶心、呕吐等个人及家族史。
- 过敏——对药物、乳胶、食物等。
- 药物治疗史。
- 烟草、酒精及违禁药物使用情况。
- 心血管系统——高血压，既往的心脏病发作、心绞痛、心律失常、充血性心力衰竭、瓣膜疾病，任何介入治疗如植入支架、安装起搏器、瓣膜置换手术、冠状动脉旁路移植手术等。特别重要的是心功能分级（运动耐量），如果依据代谢当量（metabolic equivalents，METs）测试出患者不能进行一般水平的运动，他们就有出现术后并发症的风险[5]。4METs相当于可步行4个街区或爬2层楼。

- 呼吸系统——近期的咳嗽、吸烟、哮喘、慢性阻塞性肺疾病（chronic obstructive pulmonary disease，COPD）、使用吸入药物、打鼾，以及阻塞性睡眠呼吸暂停（obstructive sleep apnea，OSA）。
- 神经系统——卒中、短暂性脑缺血发作（transient ischemic attacks，TIA）、癫痫、神经功能缺损。
- 胃肠道系统——反流、食管裂孔疝。
- 内分泌系统——糖尿病、甲状腺疾病。
- 血液系统——贫血、出血或凝血障碍。
- 肾脏——肾衰竭、透析或移植。
- 肝脏——肝硬化、肝炎。
- 妊娠的可能性。
- 化疗及放疗史。
- 相关的呼吸道病史——与牙齿有关的问题，如牙齿松动或有残缺、义齿、牙冠、牙帽、牙套问题等，张口、活动颈部或吞咽困难，头颈部放疗史（患者可能张口度良好，但喉镜检查会有困难）。
- 既往做过的相关检查及检查结果。
- 其他特殊检查的相关病史——如在MRI或CT区域幽闭恐惧症或痛苦的病史，前列腺MRI者要评估直肠出血史（考虑到要放置直肠内线圈），MRI者是否有金属和（或）支架及药物贴剂（有烧伤、图像伪影和不相容的风险），以及体位相关的问题（骨折、肩袖损伤等）。

体格检查

体格检查的重要方面包括人口统计特征、生命体征、心肺检查，以及非常重要的一点——气道检查。

- 人口统计资料：身高、体重、体重指数。
- 生命体征：心率、血压、呼吸频率、氧饱和度、疼痛评分。
- 气道检查：口腔科检查，张口度、颈部活动度、甲颏间距及胸颏间距——识别出困难气道后需仔细安排患者的最佳体位，查看是否配备辅助设备，并安排合适的技术熟练的人员。
- 心血管检查包括心脏听诊、外周脉搏、发绀、杵状指及足部水肿的检查。

・呼吸道检查包括对肺部呼吸音、啰音、哮鸣音，是否存在呼吸急促及呼吸模式和力度的听诊。

・神经功能检查，查找现存的所有神经功能缺陷以确定基础情况，同时对体位进行计划。

超高龄患者进行手术室外操作时需给予特别关注。如果可以，这类患者在手术室内进行这类操作较为安全。如果没有条件，则需要技术熟练的人员来照护，同时应备有立即可用的额外的专科设备，来处理所有的并发症。

下面将列出与手术室外麻醉相关的对每一系统的评估。

心血管系统

冠状动脉疾病

评估心血管风险以优化患者管理是麻醉前评估必不可少的一部分。2014年美国心脏病学会/美国心脏协会（American College of Cardiology/American Heart Association，ACC/AHA）特别小组针对行非心脏手术患者术前心血管评估及管理发表了最新的指南[6]，倾向于根据患者的临床评估而非常规的心脏检查对其进行术前风险分层[6-8]。

危险分层应依据手术操作的紧迫性及风险。指南定义低危操作为，结合患者及手术特征预测的重大心脏不良事件如死亡或心肌梗死的风险<1%。当风险≥1%时认为是风险升高。由于对中度和高度危险操作的推荐意见相似，为简单化，目前的指南将在其他危险分层指征中使用的中度和高度危险操作归为一组[6]。

采用分步法来对冠状动脉疾病患者进行术前心脏评估。

・步骤一：确定紧急性，若为紧急手术，进行临床风险分级，在合适的临床监测及必要的处理下进行手术。

・步骤二：如果是急诊或择期手术，确定患者是否患有急性冠状动脉综合征，如果有，让心脏内科人员对患者进行进一步的评估和处理。近期发生的心肌梗死，即非心脏或非神经系统手术前6个月内的心肌梗死，可使30 d内围手术期卒中发病率增加8倍[9]。因此谨慎起见，择期非心脏手术应至少推迟至心肌梗死后60 d进行[10]。

・步骤三：如果没有急性冠状动脉综合征，应结合临床和手术风险确定重大心脏不良事件的风险。

・步骤四：如果重大心脏不良事件风险较低（<1%），患者无须进一步检

查即可进行手术。多数手术室外操作属于此类，例如镇静下的 MRI、CT 扫描和放疗，以及一些内镜操作，因为多数这些操作无创伤且失血及液体转移的风险很小。

·步骤五：如果风险较高，应确定功能储备。如果患者具有中等或较高的功能储备（≥4METs），无须进一步检查即可进行手术。

·步骤六：如果功能储备较差（<4METs）或是未知，应确定进一步的检查是否会影响决策或围手术期管理。如果是，应考虑采用药物应激试验。如果药物应激试验正常，继续进行手术；如果异常，可考虑冠状动脉血运重建。

·步骤七：如果进一步的检查不会影响决策或管理，继续进行手术或考虑其他策略，如姑息治疗或无创治疗方法。

总之，对多数在手术室外进行的低风险手术来说，任何心脏检查都不太可能改变管理措施。对于不稳定的心脏状态（如不稳定性心绞痛、急性心力衰竭、明显的心律失常、有症状的心脏瓣膜疾病、仍有残余心肌缺血的急性或近期的心肌梗死）进行评估非常重要[11]，可能需要延迟手术至病情稳定并优化。单为减少手术风险很少预防性进行冠状动脉血运重建[12-13]。

心血管植入电子设备的患者

全球有越来越多的患者放置了心血管植入电子设备（cardiovascular implantable electronic devices，CIED），包括起搏器及植入性心律转复除颤器等。除了从病历中获得患者的病史及信息外，还应找出患者的 CIED 登记卡（带有生产厂家名字）。应当询问患者 12 个月内起搏器的状况及植入心律转复除颤器后 6 个月内的状况。

术前注意事项包括：

·设备的种类。

·生产厂家及型号。

·上次问诊的时间。

·设备的指征。

·电池的寿命（至少应有 3 个月）。

·患者是否依赖起搏器，以及基础的心率和心律。

·CIED 发生器及导线的报警状况。

·前次的起搏阈值。

其他方面注意事项包括：

·操作地点。

·操作后安排。

- 手术的类型和位置。
- 患者的体位。
- 可能使用的电刀类型及电磁干扰情况。

如果电磁干扰可能性较小，继续进行手术。如果可能有电磁干扰且操作在脐以下进行，可继续进行手术。如可能有电磁干扰且操作在脐以上时，并且患者是起搏器依赖者，可重新设置植入式心律转复除颤器。如果患者并非起搏器依赖者，可计划使用磁铁[14]。

- 保证立即有磁铁可用。
- 保证手术室内有外源性除颤设备且即刻可用。
- 可能需要预防性放置除颤电极板。
- 使用有起搏模式的心电监护仪，将其设为识别起搏刺激。
- 负极应尽可能接近手术部位。
- 使用双极电刀。
- 如果使用单极电刀，应缩短烧灼时间。
- 必要时安排术后再次问诊，重调程序。

麻醉医生应熟悉给患者使用磁铁及重调设备对植入式心律转复除颤器功能的影响，也应了解在何种状况下不能使用磁铁[15]。为确保患者安全，减少不良反应，围手术期与患者的心脏医生及手术医生充分沟通至关重要。

呼吸系统

术后肺部并发症和心脏并发症同样常见，可增加发病率、病死率，延长住院时间。危险因素包括 COPD 患者、年龄 >60 岁、ASA 分级 ≥ Ⅱ 级、功能储备差、伴阻塞性睡眠呼吸暂停及慢性心力衰竭[16-17]。轻中度哮喘患者似乎并没有较高的术后肺部并发症发生风险。术前不应常规使用胸部 X 线及肺功能来预测术后肺部并发症的发生风险。降低术后肺部并发症的措施包括[18]：

- 术前至少戒烟 2 个月，如果之前没有完善的计划，手术室外操作或许不可行。
- 对气道梗阻性疾病采用使通气最大化的策略。
- 使用诱发性肺量计。
- 拍打及深呼吸练习等胸部物理治疗。
- 间歇或连续正压气道通气。
- 治疗呼吸道感染及充血性心力衰竭。

高血压

依据严重程度和持续时间不同，高血压可导致冠状动脉疾病、肾衰竭及脑血管疾病等并发症。目前的指南表明，在非心脏手术中，高血压是心血管并发症的一个危险因素，但并非是一个很强的独立危险因素[19]。总之，强有力的证据支持对于≥60岁的老年患者，血压控制目标应低于150/90mmHg；对于<60岁的患者，推荐的血压控制目标是低于140/90mmHg[20]。不应仅依据术前血压升高而取消麻醉和手术，术中将血压维持在术前动脉压的120%以内至关重要[21]。

糖尿病

糖尿病患者，特别是长期未控制的糖尿病患者，具有发展为终末期器官衰竭如肾衰竭、卒中、视网膜病变及心血管疾病的风险。没有证据表明严格控制血糖在围手术期有益，但却会增加低血糖的风险。管理的目标应为充分控制血糖并避免低血糖。应尽可能不中断患者的降糖治疗，适当的血糖监测，并在术后尽快恢复患者饮食[22]。

术前检查

ASA麻醉术前评估特别小组并不推荐常规行术前检查[4]。在美国全国手术质量改进项目（National Surgical Quality Improvement Program，NSQIP）数据库（2005—2010）的总结中，通过对73 596名行择期疝气修补术患者使用多元分析，评估了术前检查类型与术后并发症的关系，发现有0.3%的患者出现了严重的并发症，包括再次插管、肺栓塞、卒中、肾衰竭、昏迷、心脏停搏、心肌梗死、感染性休克、出血及死亡，并发现术前检查及异常结果与术后结局没有关系[23]。

- 应当选择性地进行术前检查以指导和优化围手术期管理。
- 如果患者的病情状况没有变化，可以接受患者6个月内的检查结果。
- 如果患者的疾病状态有改变或者检查结果有利于麻醉方法的决策，则可能需要近期的检查结果（例如区域麻醉者的凝血检查）。
- 现有的文献并没有明确解释具体哪种检查或检查时机有助于围手术期管理中的决策。

- 择期术前检查的时机应当个体化，应在评估患者的病史、访视及体格检查，以及评估手术种类和创伤性后决定。

某些患者人群的特殊检查

心电图

- 指征是有心脏病及呼吸系统疾病的患者，以及有多种危险因素的老年患者。
- 心电图检查没有推荐的年龄下限。
- 在作者所在机构，年龄≥50岁的男性及女性患者，以及有心脏危险因素的较年轻的患者需进行心电图检查。

心电图之外的心脏评估

- 应当依据之前在心血管系统部分描述的危险分层进行评估。

胸部 X 线

- 没有明确的指征，但对于吸烟、近期呼吸道感染的患者、COPD 及心脏病的患者应予以考虑。

其他肺功能评估

- 应依据患者个体评估决定是否进行肺功能检查和动脉血气分析。

血液学检查

- 检查应当个体化。
- 依据指征需考虑的检查包括：
  - 血红蛋白。
  - 血细胞压积。
  - 全血细胞计数。
  - 凝血检查。
  - 血清生化：特别重要的是了解肾衰竭患者的血钾水平，以及患者是否在透析。
  - 血糖。
  - 肾功能检查：血尿素氮和肌酐，特别是行 CT 或 MRI 扫描需注射造影剂时。

　　-妊娠化验。

　　ABIM 基金会是 1999 年美国内科学委员会建立的一个非营利组织。该组织在 2012 年率先发起了"明智地选择®"倡议，一些专科协会也参与进来，他们共同创建了医疗实施者及患者的询问清单，以避免进行一些浪费的或没有必要的医学检查、治疗及操作。ASA 在 2013 年加入该倡议，在对学术组织和私人机构的麻醉医生的多阶段调查及 ASA 管理委员会审定后形成了一个清单[24]。排在最前面的两条推荐意见是：

　　·没有明显的系统性疾病（ASA Ⅰ 或 Ⅱ 级）的患者进行低危手术时无须进行基线实验室检查——特别是全血细胞计数、基础或综合的代谢参数，以及预计失血量（或液体转移）非常少时的凝血检查。

　　·对于无症状病情稳定的、已知有心脏病（如冠状动脉疾病、瓣膜疾病）的患者，行低危或中危非心脏手术时，无须行基线的诊断性心脏检查（如经胸或经食管超声心动图）或心脏负荷试验。

患者用药指导

　　指导患者应该停用及继续服用何种药物非常重要。应根据药物的分类、用药指征，以及需行操作的类型进行决策。以下列出的是最常用的药物。

　　·阿司匹林：除非出血风险高于益处，否则应继续使用。

　　·抗高血压药物：除了因低血压风险应停用血管紧张素转换酶抑制剂及血管紧张素受体拮抗剂外，所有的抗高血压药物应继续使用。

　　·降糖药：因低血糖风险，手术当天清晨应停用降糖药。

　　·抗血小板药物：除了计划行神经阻滞或需行有出血风险的手术时（术前停用 5~7 d），继续使用非常重要，特别是对多数近期行支架植入（＜12 月）等手术室外操作的患者，应咨询心脏科医生并尽早恢复用药。

　　·哮喘药物：继续使用。

　　·抗癫痫药物：继续使用。

　　·抗胃酸反流药物：继续使用。

　　·抗精神病及抗抑郁药物：继续使用，警惕药物与单胺氧化酶抑制剂的相互作用。

　　·镇痛药：麻醉剂应继续使用，如果有出血风险，非甾体类药物一般在术前 48h 停用。

　　·他汀类：继续使用。

- 营养补充剂及草药：一般停用。
- 甲状腺药物：应继续使用。
- 华法林：如果有出血风险应在术前5d停用。

在基于以上原则进行完整的术前评估之后，可对患者进行ASA分级[25]，形成麻醉计划，与患者或监护人讨论并签署知情同意书。

手术室外操作的患者选择

在美国外科医师学会的NSQIP数据库（2005—2010）中对244 397例日间手术患者进行了总结，有232例（约0.1%）患者在术后早期（72h内）出现了并发症和死亡。相关的危险因素有超重或肥胖、COPD、短暂性脑缺血/卒中病史、高血压、既往心脏介入手术及手术时间延长[26]。此信息可推广至手术室外操作患者的筛选和优化。与手术室内或门诊患者麻醉不同，并没有太多的研究来描述手术室外麻醉的风险及安全性[27]。可通过充分的术前患者评估、合适的患者筛选及采用目标干预措施改善预后来增强安全性。

（范倩倩　译　路志红　审校）

参考文献

[1] Metzner J, Posner KL, Domino KB. The risk and safety of anesthesia at remote locations: the US closed claims analysis. Curr Opin Anaesthesiol, 2009, 22（4）: 502-508.
[2] Cook TM, Woodall N, Harper J, et al. Major complications of airway management in the UK: results of the Fourth National Audit Project of the Royal College of Anaesthetists and the Difflcult Airway Society. Part 2: intensive care and emergency departments. Br J Anaesth, 2011, 106（5）: 632-642.
[3] Cook TM, Woodall N, Frerk C. Major complications of airway management in the UK: results of the Fourth National Audit Project of the Royal College of Anaesthetists and the Difflcult Airway Society. Part 1: anaesthesia. Br J Anaesth, 2011, 106（5）: 617-631.
[4] Apfelbaum JL, Connis RT, Nickinovich DG, et al. Practice advisory for preanesthesia evaluation: an updated report by the American Society of Anesthesiologists Task Force on Preanesthesia Evaluation. Anesthesiology, 2012, 116（3）: 522-538.
[5] Morris CK, Ueshima K, Kawaguchi T, et al. The prognostic value of exer-cise capacity: a review of the literature. Am Heart J, 1991, 122（5）: 1423-1431.
[6] Fleisher LA, Fleischmann KE, Auerbach AD, et al. 2014 ACC/AHA guideline on perioperative cardiovascular evaluation and management of patients undergoing noncardiac surgery: executive summary: a report of the American College of Cardiology/American Heart Association Task Force on Practice Guidelines. Circulation, 2014, 130（24）: 2215-2245.
[7] Roberts JD, Sweitzer B. Perioperative evaluation and management of cardiac disease in the ambulatory surgery setting. Anesthesiol Clin, 2014, 32（2）: 309-320.
[8] Fleisher LA, Fleischmann KE, Auerbach AD, et al. 2014 ACC/AHA guideline on perioperative cardiovascular evaluation and management of patients undergoing noncardiac surgery: a report of the American College of Cardiology/American Heart Association Task Force on Practice Guidelines. Circulation, 2014, 130（24）: e278-333.
[9] Mashour GA, Shanks AM, Kheterpal S. Perioperative stroke and associated mortality after noncardiac, non-

neurologic surgery. Anesthesiology, 2011, 114 (6): 1289-1296.
[10] Livhits M, Ko CY, Leonardi MJ, et al. Risk of surgery following recent myocardial infarction. Ann Surg, 2011, 253 (5): 857-864.
[11] Schiefermueller J, Myerson S, Handa AI. Preoperative assessment and perioperative management of cardiovascular risk. Angiology, 2013, 64 (2): 146-150.
[12] Garcia S, McFalls EO. Need for elective PCI prior to noncardiac surgery: high risk through the eyes of the beholder. J Am Heart Assoc, 2014, 3 (3): e001068.
[13] Garcia S, McFalls EO. Perioperative clinical variables and long-term survival following vascular surgery. World J Cardiol, 2014, 6 (10): 1100-1107.
[14] Crossley GH, Poole JE, Rozner MA, et al. The Heart Rhythm Society (HRS)/American Society of Anesthesiologists (ASA) Expert Consensus Statement on the perioperative management of patients with implantable deflbrillators, pacemakers and arrhythmia monitors: facilities and patient management this document was developed as a joint project with the American Society of Anesthesiologists (ASA), and in collaboration with the American Heart Association (AHA), and the Society of Thoracic Surgeons (STS). Heart Rhythm, 2011, 8 (7): 1114-1154.
[15] Joshi GP. Perioperative management of outpatients with implantable cardioverter deflbrillators. Curr Opin Anaesthesiol, 2009, 22 (6): 701-704.
[16] Smetana GW, Pfeifer KJ, Slawski BA, et al. Risk factors for postoperative pulmonary complications: an update of the literature. Hosp Pract (1995), 2014, 42 (5): 126-131.
[17] Qaseem A, Snow V, Fitterman N, et al. Risk assessment for and strategies to reduce perioperative pulmonary complications for patients undergoing noncardiothoracic surgery: a guideline from the American College of Physicians. Ann Intern Med, 2006, 144 (8): 575-580.
[18] Sweitzer BJ, Smetana GW. Identification and evaluation of the patient with lung disease. Med Clin North Am, 2009, 93 (5): 1017-1030.
[19] Kristensen SD, Knuuti J, Saraste A, et al. 2014 ESC/ESA Guidelines on non-cardiac surgery: cardiovascular assessment and management: The Joint Task Force on non-cardiac surgery: cardiovascular assessment and management of the European Society of Cardiology (ESC) and the European Society of Anaesthesiology (ESA). Eur J Anaesthesiol, 2014, 31 (10): 517-573.
[20] James PA, Oparil S, Carter BL, et al. 2014 evidence-based guideline for the management of high blood pressure in adults: report from the panel members appointed to the Eighth Joint National Committee (JNC 8). JAMA, 2014, 311 (5): 507-520.
[21] Howell SJ, Sear JW, Foex P. Hypertension, hypertensive heart disease and perioperative cardiac risk. Br J Anaesth, 2004, 92 (4): 570-583.
[22] Joshi GP, Chung F, Vann MA, et al. Society for Ambulatory Anesthesia consensus statement on perioperative blood glucose management in diabetic patients undergoing ambulatory surgery. Anesth Analg, 2010, 111 (6): 1378-1387.
[23] Benarroch-Gampel J, Sheffield KM, Duncan CB, et al. Preoperative laboratory testing in patients undergoing elective, low-risk ambulatory surgery. Ann Surg, 2012, 256 (3): 518-528.
[24] ASA-5things-List_ 102013. pdf. http://www.choosingwisely.org/wp-content/uploads/2015/01/Choosing-Wisely-Recommendations. pdf.
[25] American Society of Anesthesiologists-ASA Physical Status Classification System. pdf. http://www.asahq.org/resources/clinical-information/asa-physical-status-classiflcation-system#.
[26] Mathis MR, Naughton NN, Shanks AM, et al. Patient selection for day case-eligible surgery: identifying those at high risk for major complications. Anesthesiology, 2013, 119 (6): 1310-1321.
[27] Metzner J, Domino KB. Risks of anesthesia or sedation outside the operating room: the role of the anesthesia care provider. Curr Opin Anaesthesiol, 2010, 23 (4): 523-531.

第5章
禁食指南：需要不同的方案吗？

Pascal Owusu-Agyemang　Radha Arunkumar

摘　要　禁食指南的目的是减少麻醉诱导和维持期间的误吸发生率。虽然"8h 内不能入口任何东西"的传统教条多年来已经被接受，但这一做法缺乏科学依据。此外，已经证明术前禁食与一些意外、不良的代谢及心理并发症有关。因此，如果禁食指南能够从患者和（或）手术的特定角度着手处理可能会更好地服务于患者。禁食推荐意见各有不同应视为正常，而非特例。

关键词　禁食　术前　指南　代谢　误吸

引　言

由于新的文献不断出现，一些协会也在持续更新他们的禁食指南，因此推荐意见也在不断变化[1-2]。例如，美国麻醉医师协会（ASA）推荐麻醉前8h禁食煎炸或富含脂肪的食物，而斯堪的纳维亚麻醉医师协会并没有将此作为特例，而是推荐麻醉前6h应禁食所有的固体食物[2-3]。一项最新的对禁食指南的系统回顾得出的结论是，如果没有明显的禁忌证，应尽可能缩短术前禁食时间，且对于多数患者来说没有必要从午夜就禁食。这项综述也总结认为，患者可在麻醉前6h进食固体食物，麻醉前2h饮用清亮的液体或不限量的水[4]。尽管证据确凿，但研究显示，患者仍承受着较长的禁食时间，且多数的禁食指南并没有按推荐的禁食标准执行[5-6]。

本章将阐述因较长的术前禁食时间引起的一些意外并发症，并试图解释为什么禁食指南具有患者特异性或手术特异性能更好地服务于患者。

术前禁食的代谢后果

· 禁食超过10h会使基础代谢率大大增加[7]。

P. Owusu-Agyemang, MD (□) · R. Arunkumar, MD
Department of Anesthesiology and Perioperative Medicine, The University of Texas MD Anderson Cancer Center, 1400 Holcombe Boulevard, Unit 409, Houston, TX, USA
e-mail: poagyemang@mdanderson.org; rarunkum@mdanderson.org

© Springer International Publishing Switzerland 2017
B.G. Goudra, P.M. Singh (eds.), *Out of Operating Room Anesthesia*,
DOI 10.1007/978-3-319-39150-2_5

- 已经证明基础代谢率增加与术前分解代谢状态及糖原储备耗竭相关。
- 禁食时间≥8h 的患者术前应激水平较高,可由血浆皮质醇水平及 C-反应蛋白测得[8]。
- 一项针对择期手术儿童的前瞻性临床观察性研究显示,延长的禁食时间与较高的酮体浓度、较高的血浆渗透压及阴离子间隙,以及明显降低的碱剩余有关[9]。
- 遵循严格的禁食原则可能会使在较长的一段时间内需进行多次手术的患者出现营养不良。
- 营养不良与较差的预后相关,特别是对于癌症患者[10]。

术前禁食的精神后果

- 术前禁食时间延长会增加术前焦虑[11]。
- 术前禁食时间延长影响患者的舒适度及满意度。
- 在一项针对眼科手术患者的单中心前瞻性随机对照试验中,术前饮用 200ml 碳酸饮料的患者较禁食≥8h 的患者术后满意度评分更高[12]。

目前的证据建议

- 术前 6h 摄入固体食物是安全的[13]。
- 术前 2h 饮用清亮液体是安全的[2]。
- 已经证明肥胖的成人饮用清亮液体 2h 后有可接受的少量胃液[14]。
- 饮用清亮液体 2h 后,肥胖儿童与较低体重指数儿童的胃液量相同[15]。
- 没有证据显示门诊手术前超过 2h 饮用含糖饮料与并发症增加有关[16]。
- 目前没有证据显示与麻醉前 2h 允许随意饮用液体的患儿相比,禁液体 6h 以上对患儿的胃液 pH 值及胃液体量有益[17]。
- 已经证明麻醉诱导时呕吐与较高的 ASA 分级有关,与禁食时间无关[15]。
- 氯胺酮镇静时 2h 内口服造影剂可能有较高的呕吐发生率[18]。
- 异丙酚镇静时 2h 内口服造影剂对预后指标没有影响[19]。
- 已经发现内镜操作前咀嚼口香糖的患者胃液体量明显较高,但作者对如此小的差异的临床相关性产生质疑[20]。

虽然遵循"8h 内不能入口任何东西"的原则或许对 ASA 分级较高的患者,以及有较高误吸风险的患者较为安全,但目前的文献仍建议麻醉前 2h 饮用液体会使相对健康及低危的患者获益。例如：
- 术前2h允许经口饮用液体的患者能更好地调节术前应激反应[8]。
- 已经证明禁食少于8h及补充碳水化合物能够抑制术前应激反应[7,21]。
- 一项最新的Cochrane综述得出的结论是，术前2h饮用高糖液体进行治疗，可减轻术后胰岛素抵抗，且可明显缩短住院时间[22]。
- 为避免脱水，麻醉前2h自由饮用液体可使行择期手术的患儿获益。
- 对较小的患儿禁食时间越短越好，应不超过2h[9]。
- 对于可能在一段时间内需反复做手术的癌症患者而言，禁食时间短尤其重要。

鉴于目前缺乏共识，禁食指南也在不断更新。对伴有糖尿病及胃食管反流疾病等合并症的情况也鲜有关于禁食推荐意见的文献。考虑到较老的指南缺乏科学依据且不断有新的数据提示目前的禁食时间较长，因此，在决定术前禁食时间时，麻醉医生可能不得不依靠临床的判断。我们必须考虑到禁食时间会有个体差异，所以禁食推荐意见各有不同应视为正常，而非特例。

（范倩倩　译　路志红　审校）

参考文献

[1] Smith I, Kranke P, Murat I, et al. Perioperative fasting in adults and children: guidelines from the European Society of Anaesthesiology. Eur J Anaesthesiol, 2011, 28 (8): 556-569.
[2] American Society of Anesthesiologists C. Practice guidelines for preoperative fasting and the use of pharmacologic agents to reduce the risk of pulmonary aspiration: application to healthy patients undergoing elective procedures: an updated report by the American Society of Anesthesiologists Committee on Standards and Practice Parameters. Anesthesiology, 2011, 114 (3): 495-511.
[3] Soreide E, Eriksson LI, Hirlekar G, et al. Preoperative fasting guidelines: an update. Acta Anaesthesiol Scand, 2005, 49 (8): 1041-1047.
[4] Lambert E, Carey S. Practice guideline recommendations on perioperative fasting: a systematic review. JPEN J Parenter Enteral Nutr, 2015.
[5] Williams C, Johnson PA, Guzzetta CE, et al. Pediatric fasting times before surgical and radiologic procedures: benchmarking institutional practices against national standards. J Pediatr Nurs, 2014, 29 (3): 258-267.
[6] Buller Y, Sims C. Prolonged fasting of children before anaesthesia is common in private practice. Anaesth Intensive Care, 2016, 44 (1): 107-110.
[7] Yoshimura S, Fujita Y, Hirate H, et al. A short period of fasting before surgery conserves basal metabolism and suppresses catabolism according to indirect calorimetry performed under general anesthesia. J Anesth, 2015, 29 (3): 453-456.
[8] Zelic M, Stimac D, Mendrila D, et al. Preoperative oral feeding reduces stress response after laparoscopic cholecystectomy. Hepatogastroenterology, 2013, 60 (127): 1602-1606.
[9] Dennhardt N, Beck C, Huber D, et al. Impact of preoperative fasting times on blood glucose concentration, ketone bodies and acidbase balance in children younger than 36 months: a prospective observational study. Eur J Anaesthesiol, 2015, 32 (12): 857-861.
[10] Loeffen EA, Brinksma A, Miedema KG, et al. Clinical implications of malnutrition in childhood cancer patients-infections and mortality. Support Care Cancer, 2015, 23 (1): 143-150.
[11] Tosun B, Yava A, Acikel C. Evaluating the effects of preoperative fasting and fluid limitation. Int J Nurs

Pract, 2015, 21 (2): 156-165.

[12] Bopp C, Hofer S, Klein A, et al. A liberal preoperative fasting regimen improves patient comfort and satisfaction with anesthesia care in day-stay minor surgery. Minerva Anestesiol, 2011, 77 (7): 680-686.

[13] Brady M, Kinn S, Stuart P. Preoperative fasting for adults to prevent perioperative complications. Cochrane Database Syst Rev, 2003, (4): CD004423.

[14] Maltby JR, Pytka S, Watson NC, et al. Drinking 300 mL of clear fluid two hours before surgery has no effect on gastric fluid volume and pH in fasting and non-fasting obese patients. Can J Anaesth, 2004, 51 (2): 111-115.

[15] Cook-Sather SD, Gallagher PR, Kruge LE, et al. Overweight/obesity and gastric fluid characteristics in pediatric day surgery: implications for fasting guidelines and pulmonary aspiration risk. Anesth Analg, 2009, 109 (3): 727-736.

[16] Singh BN, Dahiya D, Bagaria D, et al. Effects of preoperative carbohydrates drinks on immediate postoperative outcome after day care laparoscopic cholecys-tectomy. Surg Endosc, 2015, 29 (11): 3267-3972.

[17] Brady M, Kinn S, Ness V, et al. Preoperative fasting for preventing perioperative complications in children. Cochrane Database Syst Rev, 2009, (4): CD005285.

[18] Teshome G, Braun JL, Lichenstein R. Ketamine sedation after administration of oral contrast: a retrospective cohort study. Hospital Pediatr, 2015, 5 (9): 495-500.

[19] Kharazmi SA, Kamat PP, Simoneaux SF, et al. Violating traditional NPO guidelines with PO contrast before sedation for computed tomography. Pediatr Emerg Care, 2013, 29 (9): 979-981.

[20] Goudra BG, Singh PM, Carlin A, et al. Effect of gum chewing on the volume and pH of gastric contents: a prospective randomized study. Dig Dis Sci, 2015, 60 (4): 979-983.

[21] Torgersen Z, Balters M. Perioperative nutrition. Surg Clin North Am, 2015, 95 (2): 255-267.

[22] Smith MD, McCall J, Plank L, et al. Preoperative carbohydrate treatment for enhancing recovery after elective surgery. Cochrane Database Syst Rev, 2014, (8): CD009161.

第6章
镇静室的规划：标准设定

Rajiv R. Doshi   Mary Ann Vann

摘　要　在美国，从联邦、州、地方到学术机构的指南均对专业麻醉师或非麻醉专业人员对远离手术室的患者进行镇静医疗做出了规定。美国麻醉医师协会就有关手术室外麻醉区域的建立及设备器械配置的最低要求提出了一个合理的框架，以确保镇静室的建立和维持。制订镇静室框架的安全标准可使在远离手术室区域进行镇静和手术时，最大限度地降低可预防的失误的发生。

关键词　镇静室　指南　政策　条例　美国麻醉医师协会　设备　空间布局　安全性　通讯　核查表　认知辅助　记录　职员发展

引　言

需在手术室外进行镇静的患者数量持续快速增加。有越来越多的重症疑难患者因需要使用一些设备进行复杂操作，从而被移出手术室，因此，需要为镇静室布局制定条例、保证设施需求，以确保手术室外医疗的一致性，并最大限度地保证患者安全。在美国，联邦、州、地方及学术机构的指南正在结合目前地方的政策，通过调控必需的设备、监测及医疗实践来改善医疗服务，保证安全，降低风险，为医疗实施者提供最佳的工作环境，并努力提高患者的满意度。

镇静室位置

・鉴于手术室外操作数量迅速增加，在过去10年内提供镇静服务的镇静室数量也不断增加。

・因技术进步不断改善患者医疗，需要在具有专业设备的远离手术室区域对患者进行操作的需求也在不断增加。

R.R.Doshi, MD (□) ・M.A.Vann, MD
Department of Anesthesia, Critical Care, and Pain Medicine, Beth Israel Deaconess Medical Center, 330 Brookline Avenue, Boston, MA 02215, USA
e-mail: rdoshi@bidmc.harvard.edu; mavann@earthlink.net

© Springer International Publishing Switzerland 2017
B.G. Goudra, P.M. Singh (eds.), *Out of Operating Room Anesthesia*,
DOI 10.1007/978-3-319-39150-2_6

- 远离手术室区域需要进行麻醉和镇静的数量及范围包括但不限于：
  - 放射学：CT/MRI室，介入性放射操作。
  - 心脏病学：心导管置入，起搏器/心内自动除颤器植入，心脏电复律，电生理操作。
  - 放射肿瘤学：PET，质子束，伽马刀。
  - 胃肠病学：结肠镜检查，上消化道内镜检查，内镜下逆行胰胆管造影术，超声内镜，小肠镜检查。
  - 精神病学：电休克治疗。
  - 妇产科：体外受精。
  - 整形外科手术。
  - 麻醉：疼痛介入治疗。
  - 口腔科：口腔操作。

患者选择

- 为手术室外操作提供镇静应基于操作需要、操作创伤性，以及需要更深度镇静的具体患者因素。此外，有些并存医疗问题可能使得仅靠清醒镇静或局部麻醉难以进行操作（但并非不可能），或者使得所需水平的镇静无法保证更专业的医疗和监护。
- 并非所有的患者均适合在手术室外进行镇静及麻醉。存在严重的系统性疾病、困难气道或者其他并存疾病，但没有现成的或有功能的抢救设备，以及术中或术后缺乏合适的监测时，需要在术前与操作者讨论，并应考虑术后转入有医院环境的地方。
- 在给予任何麻醉药物前需制订指南，具体的患者选择标准需经麻醉医生、手术医生及护理人员一致认同，并将不适合在手术室外进行操作的患者类型纳入机构的规章制度中。
- 若操作医生认为患者有特殊的安全考虑，则应在安排操作前尽早告知麻醉医生。
- 麻醉、护理人员及手术医生均有责任识别具有风险或需要更高标准服务而不应该在手术室外进行手术的患者。
- 一些已经在进行的操作可能需要紧急麻醉以避免患者损伤，如心导管置入。紧急麻醉时通常麻醉医生获取的病史有限，需谨慎进行。在这种非理想情况下，应尽可能地获取患者的病史、用药史包括镇静状态，以及临床操作过程。

镇静室最低标准指南

- 美国麻醉医师协会（ASA）标准和实践委员会发布了《非手术室内麻醉区域声明》，提出了在手术室外实施麻醉的最低准则[1]。表6.1概括了该指南。

表6.1 手术室外麻醉的最低准则

政策与程序

遵守此区域建筑规范、安全准则与设备标准，以及在此区域为患者提供安全医护的最低要求

空间

人员和设备有充足的空间，并能够快速接触患者、监护仪及麻醉机（需要时）

沟通

有足够的经过培训的人员来帮助麻醉医生，需要帮助时应当能够进行交流以寻求帮助

设备

氧源可靠，备用氧充足，可满足手术进程

吸引设备可靠

具有麻醉废气清除系统（适用时）

有简易呼吸囊能够进行持续正压通气并输送高浓度氧气

麻醉药物、麻醉设备及物资供给充分

患者监护设备充足（满足"基本麻醉监护标准"的最低要求），如果使用吸入性麻醉剂应当保持麻醉机符合当前手术室标准

麻醉机及监护仪有充足的电源插座

有充足的光线来监护患者、监护仪及麻醉机（适用时）。应当有备用的由电池供电的指示灯

能够很快使用急救车、除颤仪、急救药品及辅助急救设备

麻醉后照护

麻醉后管理应稳妥，具备合适的经过培训的人员和设备、方案及资源，以便转运到不同的恢复区域

改编自参考文献[1]

- 对镇静药物反应的个体差异与急性或慢性疾病、并存疾病或手术要求相关，可能会使患者无意中进入较深的麻醉状态，需要紧急干预[2]。
- 这些最低标准可确保当前的非手术室区域及未来的操作区域遵循镇静室应具备的基本要求。
- 这些最低标准并不能取代实施镇静的操作者娴熟的临床技能，以及对他们临床技能的定期评估，以评判其可否成为一名麻醉医生。

政策与程序

- 所有实施手术室外手术及操作的学（协）会均出台了政策来管理在操作室使用清醒镇静和适度镇静的需求。某些学（协）会的指南可能会提及全身麻醉的使用，包括需在这些区域使用全身麻醉时详细的麻醉指南（例如，在美国需遵从 ASA 指南）。这些指南也需要符合联邦、州及地方的法规[3]。
- 每个机构也需要建立自己的手术室或手术室外医护标准。这些标准需要定期审核以反映在设备、技术及人员配置上的改变，并去除过时的或有时间限制的信息。
- 院外机构应当由具备衡量能力的管理人员或医疗顾问来决定相关人员是否具有实施镇静管理的能力。此外，应制定风险降低策略及质量提高方法。
- 对于非麻醉专业人员实施镇静应该有明确的规章制度及资质要求。ASA 在这一方面的政策可作为范例[4]。这些指南详细阐述了建立持续运行的系统以核查教育培训、许可证、实践模式及绩效改善的重要性[3]。

空 间

- 如果可能，麻醉人员应参与需要镇静和（或）全身麻醉服务的新操作区域的规划及布局过程。
- 与手术室一样，房间设计时需要考虑的问题包括：①空间大小；②房间方位（手术台应当沿着屋子的纵轴）；③医用气体的位置；④电源插座及气体出口的位置及数量；⑤入口和出口；⑥操作间相对于其他设备（适用时）的位置[5]。
- 其他科室的许多非手术室麻醉设备具有操作台，但其移动性受到限制。对于一些操作，操作台的方位可能会妨碍医务人员方便地接近患者身体，也可能需要改变麻醉方案（在有大量操作设备的小房间将俯卧位的患者由全身麻醉改为深度镇静）。
- 许多操作间需要大量的设备，这些设备可能会放在移动车上，这会进一步减少紧急情况下可使用的地面空间（例如额外的人员，一张容易转换以进行心肺复苏或插管的床）。

沟 通

- 麻醉者需配备电话或其他双向通信设备，以备紧急情况下、设备故障时，或需要从镇静室外补充物资时寻求帮助。

- 如果实施镇静的人员不能进行直接的通信，室内的其他人员应当随时可使用这些设备。
- 应当有麻醉技术支持人员、药房或其他医疗辅助人员（紧急情况下）的电话号码，纸质版或电子版均可，这非常有用。

设 备[1]

- 麻醉设备、物资及患者监护的标准应当符合手术室内进行相同操作时的监护标准。
- ASA推荐，如果可能，墙上的氧气应当作为首选的氧供源。备用系统应当包含等同于一个满的氧气筒的氧气。
- 具备可靠且可用的墙上吸引设备，如果没有墙上吸引，应当配备功能便携式吸引设备。
- 如果镇静室有麻醉机或者监护仪，应确保此类特殊设备能够胜任工作。应当提供故障排查清单以使实施者能够处理常见的机器故障。
- 至少用于手术室外区域的麻醉机应符合手术室内麻醉机的同等标准，包括气体分析仪、呼气末二氧化碳监测、温度监测及储备氧气瓶。
- 进行镇静或全身麻醉前必须进行麻醉机核查及监护仪、喉镜、气道设备、简易呼吸囊等设备的核查。如果可能要插管，应当具备应对困难气道的设备。
- 设备的噪声和房间的声响效果可能会使对报警音的识别变得困难。必须很容易听到所有的监护报警音，且所有的音量应当调整至容易识别，盖过环境噪声。如果可能，可使用双向移动通信设备确保工作人员之间能够清晰地沟通。
- 麻醉物资车需具备基本的麻醉物资及紧急情况下的辅助物资，这取决于辅助支持的可用性及需要将这些物资转运至手术室外区域的时间。
- 应依据手术的类型及区域储存升压药、降压药、抗胆碱能药物及其他可能需要的药物，这些药物应当易于获取。
- 在手术室外区域时间超过 5 min 的手术首选可持续输注异丙酚或升压剂的输注泵，这样可解放麻醉实施者，使其集中注意力去监护并识别与患者、体位及操作相关的潜在问题。
- 如果手术室外区域需要全身麻醉，应当就特殊的麻醉紧急情况（例如恶性高热）的处理进行培训，并告知相关人员急救物资（例如丹曲林）在哪里放置。

- 应当标注并可清楚地识别电源插座是否已连接设备的备用电源（需要时）。多数市售麻醉机有至少 30 min 的备用电池来驱动机械通气的风箱，但可能不会提供所有的功能，工作人员应当熟悉这些受限制的功能。
- 狭小的空间及手术需要会降低房间的亮度，从而使患者、临床监护设备及操作的可视性存在困难。可通过便携式设备或增加房间内照明使房间光线充足来看清楚患者、监护仪及操作。应有备用的用电池供电的电灯以防断电。
- 在手术室外区域操作时，任何时间都应能无障碍地获取急救复苏设备包括除颤仪。应训练所有的工作人员掌握基础生命支持技能。强烈推荐对在手术室外区域照护患者的所有护士和医生进行高级心脏生命支持的培训。
- 应当由手术室外区域的医疗顾问、管理人员或认证机构定期举行对最常见的或预期最可能发生的急救情况的演习。

麻醉后照护

- 在手术室外区域应当有一定数量的经过培训的工作人员来复苏患者或辅助转运患者至术后恢复室。应当具备合适的转运设备，如转运监护仪。
- 提供镇静的人员（或麻醉实施者）应当清楚麻醉后照护的标准，并应记录从镇静或全身麻醉恢复的全过程。ASA 已发表了麻醉后照护标准的指南，提供了监护麻醉或全身麻醉后照护的基本框架[6]。

记　　录

- 在镇静室必须清晰准确（实时）地记录患者的生命体征及麻醉药物使用情况。镇静实施者应当专心进行患者监护、麻醉监测和记录，而不再承担其他职责。
- 如果有电子病例，应检查计算机系统及网络，确保患者入室进行手术前即可采集数据。
- 任何时候都应当有备用的纸质文件以防计算机故障或断电。

人员培训

- 非麻醉人员应当清楚麻醉实施者对围手术期的要求，且应当准备好能够随时帮助麻醉实施者。

- 当在手术室外区域与相关人员共同处理时，麻醉实施者应当冷静且有耐心，这些人员可能对常规的手术室操作都不熟悉，例如喉镜显露以插管等，这使得所有的参与人员面对复杂的麻醉操作感到压力很大。如果需要辅助人员，应当在进行麻醉前就讨论好各自的职责和工作。
- 因为由麻醉实施者管理病例可能需要较长时间，如果之前已经确定患者需要进行全身麻醉，应当在早些时候与镇静室人员及操作者讨论好预期的苏醒时间、转运至麻醉后监护室（post-anesthesia care unit，PACU）时间、交接时间及可能的麻醉周转时间。
- 应开展镇静和气道管理方面的讲座、模拟培训及资料更新，作为继续教育和提升临床水平的重要手段。

特殊的非手术室麻醉区域

- 放射肿瘤科：
  - 麻醉管理主要是针对儿童、不合作患者或焦虑引起的呼吸急促会干扰相关部位（如肝、肺）治疗的患者。
  - 镇静室的设置与手术室相同，不需要额外的设备。
  - 治疗时麻醉医生需离开房间，治疗时应当能够进行远距离监护及记录。
  - 当可使用异丙酚镇静方案时，处理潜在的气道梗阻可能会延搁放射治疗。许多中心会使用声门上通气装置来保证气道。
- MRI[7]：
  - 所有在 MRI 室使用的设备必须是非铁磁的（对磁场不敏感），这包括麻醉机、麻醉车及所有相关的物品。应当制订详细的设备、监护及急救程序方案，且室内所有工作人员可及时就位。
  - 磁性材料接近 MRI 时，磁铁会成为一枚射弹，有可能伤及患者、镇静实施者或辅助人员。
  - 所有参与储备麻醉车的人员都应当只使用 MRI 安全的物品。
  - 提供镇静服务的麻醉人员在给予任何麻醉药物之前都应当完成 MRI 教育。
  - 扫描时 MRI 机器有明显的噪声，几乎不可能听到麻醉机和患者监护仪的报警声。扫描时应当对实施者及患者进行耳部保护。为察觉到给予麻醉药物后的问题，必须在 MRI 机器外远距离观察患者及监护仪。
- 血管造影、X 线透视、CT：

- 在这些区域有大量的射线暴露。没有直接参与操作但由于空间限制不能移动的操作及麻醉实施者,应当穿射线防护服以保护胸部、性腺、甲状腺及眼睛(需要时)。
- 麻醉机通常与患者有一定的距离,应当具备麻醉回路延长管、电线延长线及输注装置延长管。
- 这些区域的监护仪通常也与其他非麻醉者共享。在给予麻醉前需确保可获取适当镇静水平的数据,特别是二氧化碳图。

· 心导管置入:
- 对于已经要求麻醉的病例,必须具有可给予升压药物的液体通路,最好有可工作的药物输注泵。
- 对于已要求麻醉的患者,其状况突然发生改变、过度体动或呼吸抑制,此时需要快速评估患者的状况。
- 插管设备可能只在急救设备车中,进一步的麻醉管理需要放置一个便携式的麻醉机和麻醉车,这需要额外的人员和设备。在确立正规的麻醉管理方案前可先采用临时的麻醉方案。

· 胃肠道操作:
- 接受深度镇静及全身麻醉的患者应当使用标准的监护及二氧化碳浓度监测,对伴有特定病况的患者如睡眠呼吸暂停者,即使接受中等深度的镇静也应当进行上述监护。

镇静室安全标准的设定[8]

· 美国大量备受关注的非手术室内操作中的死亡案例导致对传统手术室外操作展开了深入的审查[9]。

· 有数据显示,有经验的经常在手术室外区域进行操作的人员可降低不良事件的风险,甚至可改进这些区域的工作流程[10]。

· 提高镇静室的安全性,首先应当对麻醉实施者、操作者及辅助人员进行清楚的任务分工。

· 参与患者医护的所有实施者应当坦诚且不受限制地沟通,以降低由于缺乏信息引起不良事件的可能性。

· 患者的知情同意书上应当清楚明了地阐述将实施的手术或操作。

· 操作前应当"暂停一切进程"进行核查,以确认患者、手术信息正确及所需要的器械。此时还应共享如下信息:相关的医疗/设备存在何种问题,哪些措施可能提升患者的医疗或手术成功率。

·在手术室外区域使用安全核查单可增进信息交换,并可增进对非熟悉环境例如手术室外区域的了解,从而改善医疗结局[11]。这些核查单也应包含《非手术室麻醉区域声明》中的要点,以确保能使用最少的设备提供安全的麻醉。

·在手术室外区域,当出现常规情况下不能辨认的紧急或突发医疗问题(蓝色代码突发事件,局部麻醉药中毒)时,采用认知辅助器具可提供最新的信息以改善医疗结局。一项大样本可信度高的模拟培训研究显示,使用认知辅助器具可明显改善对手术室内紧急情况的管理[12]。

·完成手术和麻醉后,应当有一套质量评估和改善效能的系统以识别、监测并减少医疗失误,改善患者预后[13]。

(范倩倩 译 路志红 审校)

参考文献

[1] The American Society of Anesthesiologists. Statement on nonoperating room anesthetizing locations, last amended, 2013. [2015-12-01]. http://www.asahq.org/~/media/Sites/ASAHQ/Files/Public/Resources/standards-guidelines/statement-on-nonoperating-room-anesthetizing-locations.pdf.

[2] American Society of Anesthesiologists Task Force on Sedation and Analgesia by Non-Anesthesiologists. Practice guidelines for sedation and analgesia by non-anesthesiologists. Anesthesiology, 2002, 96 (4): 1004-1017.

[3] Revised Appendix A, Interpretive Guidelines for Hospitals, 42 C.F.R. § 482.52 (2011) [regula-tion on the Internet]. [2015-12-04]. https://www.cms.gov/Regulations-and-Guidance/Guidance/Transmittals/downloads/R74SOMA.pdf.

[4] The American Society of Anesthesiologists. Policies and Procedures Governing Anesthesia Privileging in Hospitals. Appendix A: Statement On Granting Privileges For Administration Of Moderate Sedation To Practitioners Who Are Not Anesthesia Professionals, last amended, 2013. [2015-12-01]. http://www.asahq.org/~/media/sites/asahq/files/public/resources/practice%20management/policies%20and%20procedures%20governing%20anesthesia%20privileging%20policy.pdf.

[5] Shine TSJ, Leone BJ, Martin DL. Specialized operating rooms//Block FE, Helfman S. Operating room design manual. [2015-12-02]. https://www.asahq.org/~/media/legacy/for%20members/practice%20management/ordm/or%20chapter%2013%20specialized%20operating%20rooms.pdf.

[6] The American Society of Anesthesiologists. Standards for Postanesthesia Care, (2014-10-15) [2015-12-02]. http://www.asahq.org/~/media/Sites/ASAHQ/Files/Public/Resources/standards-guidelines/standards-for-postanesthesia-care.pdf.

[7] Youn AM, Ko Y-K, Kim Y-H. Anesthesia and sedation outside of the operating room. Korean J Anesthesiol, 2015, 68 (4): 323-329.

[8] Mason KP, Mahmoud M (American Society of Anesthesiologists). Establishing and reinforcing a culture of safety in anesthesia outside of the O.R. ASA Newsletter [Internet]. (2015-08-01) [2015-12-08]. http://www.asahq.org/resources/publications/newsletter-articles/2015/august-2015/establishing-and-reinforcing-a-culture-of-safety-in-anesthesia-outside-of-the-or.

[9] Department of Health and Human Services Centers for Medicare & Medicaid Services. Statement of deficiencies and plan of correction: yorkville endoscopy. (2014-09-05) [2015-12-08]. http://documents.latimes.com/report-clinic-treated-joan-rivers.

[10] Goudra BG, Singh PM, Sinha AC. Anesthesia for ERCP: impact of anesthesiologist's experience on outcome and cost. Anesthesiol Res Pract, 2013, 2013 (1): 1-5.

[11] Thomassen Ø, BratebøG, Heltne J-K, et al. Checklists in the operating room: help or hurdle? A qualitative

study on health workers' experiences. BMC Health Serv Res BioMed Central, 2010, 10 (1): 342.
[12] Arriaga AF, Bader AM, Wong JM, et al. Simulation-based trial of surgical-crisis checklists. N Engl J Med, 2013, 368 (3): 246-253.
[13] Conditions for coverage—Quality assessment and performance improvement, 42 C. F. R. § 416. 43 (2015) [regulation on the Internet]. [2015-12-10]. http://www.ecfr.gov/cgi-bin/text-idx? node = pt42. 3. 416&rgn = div5#se42. 3. 416_125.

第3部分

内镜操作的麻醉
Anesthesia for Endoscopic Procedures

第7章
上消化道内镜操作的麻醉

Mary Elizabeth McAlevy　John M. Levenick

摘　要　实施手术室外麻醉频率最高的区域是内镜中心。据美国胃肠内镜学会统计，2009年美国约实施了690万例次上消化道内镜检查。从全美国范围看，麻醉下进行的这类操作上升至相关患者总数的30%~35%。麻醉医生实施的镇静治疗，对促进临床安全、效率、患者满意度及医疗生产力等均起了重要作用。麻醉实施者越来越多地被要求为新型、更复杂的内镜操作患者提供镇静。用于上消化道内镜筛查患者的麻醉前评估及准备的原则和指南，同样适用于这些更复杂的内镜操作。而且，麻醉实施者必须了解这些新的操作的指征、技术、复杂性和时间长短。知晓操作风险、并发症及患者的合并症是提供安全镇静的前提。上消化道内镜可用于诊断、判断预后和（或）治疗。本章所涉及的内容包括：标准内镜检查、超声内镜、内镜下囊肿肠造口术、胰腺坏死组织清除术和经口内镜下肌切开术。

关键词　标准内镜检查　超声内镜　胰腺坏死组织清除术　胰腺囊肿胃造口术　内镜下囊肿肠造口术　经口内镜下肌切开术　贲门失弛缓症　表面麻醉　苯佐卡因　二氧化碳气胸　二氧化碳纵隔积气　气体栓塞　穿孔

引　言

实施手术室外麻醉频率最高的区域是内镜中心。据美国胃肠内镜学会统计，2009年美国约实施了690万例次上消化道内镜检查。从全美国范围看，麻醉下进行的这类操作上升至相关患者总数的30%~35%[1]。麻醉医生实施的镇静治疗，对促进临床安全、效率、患者满意度及医疗生产力等均起了重要作用。

麻醉实施者越来越多地被要求为新型、更复杂的内镜操作患者提供镇静。用于上消化道内镜筛查患者的麻醉前评估及准备的原则和指南，同样适用于这

M. E. McAlevy, MD (✉) · J. M. Levenick, MD
Department of Anesthesiology and Perioperative Medicine, Penn State Milton
S. Hershey Medical Center, 500 University Drive – HU33, PO Box 850, Hershey, PA, USA
e-mail: mmcalevy@hmc.psu.edu; jlevenick@hmc.psu.edu

© Springer International Publishing Switzerland 2017
B. G. Goudra, P. M. Singh (eds.), *Out of Operating Room Anesthesia*,
DOI 10.1007/978-3-319-39150-2_7

些更复杂的内镜操作。而且，麻醉实施者必须了解这些新的操作的指征、技术、复杂性和时间长短。知晓操作风险、并发症及患者的合并症是提供安全镇静的前提。

上消化道内镜可用于诊断、判断预后和（或）治疗。本章所涉及的内容包括：标准内镜检查、超声内镜（endoscopic ultrasound，EUS）、内镜下囊肿肠造口术、胰腺坏死组织清除术和经口内镜下肌切开术（per oral endoscopic myotomy，POEM）。

食管、胃、十二指肠镜检查

将一可弯曲前视内镜经咬口放入，经过舌体，进入食管、胃及十二指肠进行直视检查。

通过工作通路，可以将设备经内镜管道置入，用来进行组织活检、止血，或者植入装置，如管腔内支架。标准内镜检查的常见适应证包括：

- 评估反流性疾病及其后遗症。
- 对吞咽困难、吞咽疼痛、急性食物嵌塞等病症进行评估并可能解除成因。
- 消化不良和消化性溃疡病。
- 缺铁性贫血。
- 评估腹腔疾病或其他近端小肠黏膜病理。
- 筛查和（或）治疗食管静脉曲张。
- 诊断并可能通过内镜对上消化道管腔内肿瘤进行姑息治疗。

超声内镜

与标准内镜检查一样，超声内镜是将一可弯曲前视内镜装置经口腔放入，经过舌体，进入食管、胃及十二指肠进行直视检查。超声内镜技术采用斜角的管腔照相机使得困难的管腔可视化。超声内镜具有两种不同的回声镜。

- 环形：提供垂直于镜端的360°超声图像。用于食管癌、上皮下包块等的检查。不能用于取活检。
- 线阵式：沿着所使用探头的通路，提供一个聚焦约170°的图像。可直接放置引导细针穿刺抽吸。

超声内镜主要用于前肠肿瘤局部分期判定，以及通过细针穿刺抽吸诊断肠腔外前肠肿瘤（胰腺、肝脏、腹部和纵隔淋巴结）和胰腺囊肿[2]。对胆总管结石及任何显像模式的胰腺小包块具有最高的诊断灵敏度。

内镜下囊肿肠造口术（囊肿胃造口术）

通常使用线阵式超声内镜引导细针穿刺囊腔抽吸。之后，在荧光透视下将丝线卷绕在囊肿中，将管腔逐渐扩大10～20mm，而后放置腔内支架以达到持续引流及形成肠道囊肿瘘的目的[2]。

在肠腔和囊肿之间进行经肠囊肿腔内造口术，通常适用于有症状的局限性胰腺坏死或假性囊肿，以利于充分引流和可能的坏死组织清除。

内镜下坏死组织清除术

当囊肿肠造口术建立或修复后，内镜通过肠腔进入囊腔，将坏死的固体组织直接清除。

坏死组织被轻轻地从囊壁中拉出，通常放置于胃或十二指肠中，但如果是大块物质，则可以通过内镜孔移除[3]。

通常这些操作比较费时（＞90 min，甚至＞120 min）。

经口内镜下肌切开术

使用标准的上消化道内镜经口腔向下行进，如同常规食管、胃、十二指肠镜检查。治疗适应证为贲门失弛缓症。

在距胃和食管交界处上方10～15cm处，切开黏膜进入食管黏膜下层，在内镜下进行分离，建立隧道直至胃和食管交界处下2～3 cm [4]。实施食管肌层切开，优先切开食管环形肌。切口延伸入胃内约2 cm，近端入食管7 cm [4]。

最后，采用多个夹子或缝合线将隧道的黏膜层切口关闭。

上消化道内镜操作患者的重点病史和体格检查

外科手术麻醉前评估的原则同样适用于胃肠镜操作前的评估，包括对就医史、麻醉史和用药史的回顾，并完善所有相关诊断的体格检查[5]。

- 需要制订一个明确的流程，以防止患者在手术当天准备不足。
- 大多数内镜中心在操作之前进行电话问询和分诊患者。相关信息会被标记，并由内科医生会诊，以确定是否进入下一步流程。
- 麻醉前评估中，确定执行操作的最合适场所（内镜中心还是手术室）至关重要。麻醉实施者必须考虑患者术中合并症和并发症的风险，以确保在出现更严重的麻醉并发症时能提供专业的监测、气道设备和额外的人员。

获取病史的相关途径

- 获得患者既往的麻醉史，以确定患者是否存在已知并发症、困难气道或恶性高热家族史。
- 上消化道内镜检查的诸多适应证包括与误吸风险增加相关的体征和症状。
- 提示误吸风险增加的过去史包括：严重胃食管反流疾病，胃排空延迟（糖尿病、慢性阿片类用药史、妊娠），吞咽困难，贲门失弛缓症，腹内压升高（腹水、肥胖）[6]。
- 误吸风险高提示需要采用气管内插管进行气道保护。
- 提示气道梗阻风险增加的过去史包括：打鼾，阻塞性睡眠呼吸暂停，白天嗜睡。
- 提示镇静过程中可能出现缺氧的过去史包括：阻塞性睡眠呼吸暂停，肥胖，吸烟史，呼吸急促，哮喘，慢性阻塞性肺疾病，家庭氧疗，反应性气道疾病或近期上呼吸道感染史[7]。
- 具有上述病史的患者可能表现为分泌物增多，在手术期间易出现咳嗽、支气管痉挛和喉痉挛。
- 提示出血风险增加的过去史包括：肝病，食管静脉曲张，胃肠道出血，抗凝治疗，已知的凝血系统疾病（如血友病）。

体格检查的相关方法

手术当天体格检查的重点是对增加梗阻或缺氧、误吸和心肺功能抑制风险的因素进行评估。有经验的麻醉医生将在手术之前记录以下所有内容。

- 生命体征。
- 体重指数。
- 气道检查：改良 Mallampati 评分，颈围，甲颏间距，颅面异常，颈部运动度。
- 肺部听诊，记录基础呼吸音和其他声音（如果存在）。
- 有肝病史的患者应进行腹部视诊和触诊，明确是否有腹水。如果因横膈受压引起呼吸道抑制，则可能需要进行穿刺引流。
- 心脏听诊，记录新的杂音或其他异常发现。
- 检查牙齿，查找松动牙齿，防止术中被咬口、内镜或气道仪器碰落。
- 既往有胃肠道出血史和贫血病史的患者，应获知目前的血红蛋白水平。

患者的优化

- 与任何术前评估一样，目的是确定患者的疾病状况是否在麻醉前得到优化。
- 这些原则同样适用于手术室外进行的内镜操作的麻醉。
- 需要权衡操作风险和患者合并症的严重程度。
- 食管、胃、十二指肠内镜检查被认为是低风险的微创操作。
- 超声内镜、胰腺囊肿胃造口术、坏死组织清除术和经口内镜下肌切开术是风险较高的操作。
- 紧急或危急操作可能没有时间进行全面的患者优化，因此被认为风险较高。
- 心脏功能优化应遵循2014年美国心脏病学会/美国心脏协会非心脏手术患者围手术期心血管评估及管理的指南。
- 已安装心脏植入电子设备（起搏器和植入式心律转复除颤器）的患者，应根据2011年7月由美国心律协会、美国麻醉医师协会、美国心脏协会和胸外科医师协会联合发布的共识指南进行优化。
- 呼吸系统症状应保持基础状态，近期无用氧需求的增加，无呼吸困难，无肺部疾病加重而住院治疗或急诊留观史。
- 抗凝管理和建议应遵循美国胃肠内镜学会的最新指南，指南是通过权衡出血风险与血栓栓塞风险来确定的。
- 确认和记录禁食状态。全身麻醉禁食标准依照美国麻醉医师协会禁食指南。
- 贲门失弛缓症患者实施经口内镜下肌切开术，应严格按照指南要求术前2 d食用无渣清饮，以减少误吸风险[4]。

标准及复杂上消化道内镜操作常用的麻醉技术和镇静治疗

适宜镇静水平的选择

- 上消化道介入治疗的镇静要求取决于患者的人口统计学数据和实际进行的操作。镇静方式可从轻度或中度镇静到全身麻醉[8]。全身麻醉可采用或不采用气管插管。
- 确定合适的镇静方式必须考虑到病史、镇静史、患者偏好及预期的操作不适程度。

- 食管、胃、十二指肠镜检查持续时间短、侵入性较小，通常不需要全身麻醉。
- 超声内镜更为复杂、刺激更大。超声内镜的内镜口径较大，采用针吸可进行组织活检，但操作时间较长。所有这些因素都要求深度镇静或全身麻醉来使患者舒适，为内镜医生创造最佳操作条件。
- 胰腺囊肿胃造口术和坏死组织清除术需要插管或不插管的全身麻醉。这些操作是时间最长、最复杂的。与食管、胃、十二指肠镜检查相比，它们具有更高的误吸和并发症发生风险。
- 经口内镜下肌切开术需要气管插管全身麻醉。贲门失弛缓症患者存在高误吸风险。气管插管全身麻醉是有利的，可保持患者术中不动，一旦发生气胸、纵隔积气或气腹，气道可控性更好。
- 食管、胃、十二指肠镜检查所需的中度镇静可以通过阿片类和苯二氮䓬类药物的组合应用来实现。这种镇静程度可由获取可执行中度镇静资格的医生来实现，他们可以不是受过训练的麻醉专业人员。
- 麻醉实施者可以根据上述标准选择中度镇静，或者根据患者复杂的病史进行商议。
- 食管、胃、十二指肠镜检查采用全身麻醉的适应证包括但不限于如下情况：中度镇静失败、患者偏好、操作需求及需要气管插管以保护气道等。
- 经过术前评估，存在上述具有较高误吸风险的患者，需要采用气管插管进行气道保护。全身麻醉时采用快速顺序诱导以防误吸。诱导药物要根据患者的病史进行选择。由于大多数内镜检查持续时间短，可以优先选择短效神经肌肉阻滞剂来进行气管插管。全身麻醉术中维持可以使用吸入性麻醉剂或静脉麻醉药物输注。
- 幸运的是，大多数情况下，上消化道内镜检查是不需要气管插管的，全身麻醉可以通过静脉给药和吸氧安全地进行。

监　测

所有患者均需要参照美国麻醉医师协会最低监测要求进行持续监测，监测脉搏血氧饱和度、动脉血压、连续心电图、体温和二氧化碳浓度。

许多氧气供应输送设备已得到改良，可以同时进行二氧化碳浓度监测。最常用于上消化道内镜操作的氧气输送装置是鼻导管或带有输氧装置的咬口。此外，已经开发了新型面罩，在输送氧气和二氧化碳取样的同时，提供允许内镜通过的通道。

镇静药物

- 最常用的中度镇静药物包括咪达唑仑和芬太尼。
- 可用于镇静的另一种阿片类药物是哌替啶,但在过去10年已不常用。也可考虑使用阿芬太尼代替芬太尼。当小剂量给药时,阿芬太尼起效更快、作用时间更短。
- 在内镜全身麻醉中使用最多的药物和技术是异丙酚输注[9]。
- 异丙酚可以单独使用或与苯二氮䓬类药物或阿片类联合使用,这取决于患者的镇静要求。
- 异丙酚可以间断推注,达到短时手术的要求,或持续输注用于较长时间的手术。
- 异丙酚全身麻醉的优点包括:快速起效达到所需的镇静水平,苏醒快,提高检查的质量;与中度镇静相比,异丙酚全身麻醉在更多的手术中被证实利于手术操作[9]。
- 其他已被研究并用于内镜检查的静脉用药包括右美托咪定、氯胺酮和瑞芬太尼。
- 右美托咪定注射液镇静的同时对呼吸抑制影响较小,已发表的其用于内镜镇静的结果存在冲突。其镇静质量、患者和内镜医生满意度与咪达唑仑和芬太尼相当[10]。潜在的担忧包括达到镇静水平起效慢、低血压、心动过缓及苏醒时间更长。
- 已研究氯胺酮单独使用或与其他镇静剂联合使用的情况,大多数已完成的研究针对的是儿童患者群。其优点包括,对于反抗或静脉通道建立困难的患者,可采用肌内注射的方式给药。氯胺酮不引起呼吸抑制,对血流动力学影响最小。应同时使用止涎剂以防止分泌物过多。如果上消化道内镜操作时分泌物增加,应增加吸引频率,以预防过度咳嗽和喉痉挛。
- 瑞芬太尼提供深度的镇痛和镇静作用,恢复时间非常短。然而,在评估其用于内镜操作的剂量以实现最佳镇静的研究中,发现其频繁地导致呼吸暂停并需要正压通气[11]。
- 对咽后壁的表面麻醉,可以作为镇静的辅助手段。表面麻醉可以通过抑制咽反射并减少患者咳嗽和紧张来帮助内镜通过[12]。苯佐卡因和利多卡因是最常用的局部麻醉药。要警惕苯佐卡因喷雾有引起高铁血红蛋白血症的风险。单次剂量的苯佐卡因喷雾剂有助于预防药物过量及高铁血红蛋白血症副作用。利多卡因的多种剂型均可用于表面麻醉,包括液体、啫喱和药膏。可使用雾化器或直接应用来实现利多卡因表面麻醉[13]。

预期的不良事件和操作并发症

内镜操作的麻醉并发症与手术室可能发生的麻醉并发症没有不同。无论操作类型和部位如何,中度镇静和全身麻醉的风险适用于所有患者。然而,上消化道内镜操作麻醉存在更为常见的特殊并发症。实施麻醉的人员应对这些事件提高警惕,包括误吸、气道梗阻、窒息、缺氧和喉痉挛。此外,了解可能由于操作本身直接导致的常见并发症是很重要的。

操作并发症

- 标准食管、胃、十二指肠内镜检查[14]
  - 误吸。
  - 诊断性食管、胃、十二指肠内镜检查的穿孔率为1/10 000~1/5000。
  - 出血。
  - 漏诊。
- 超声内镜(包括细针穿刺抽吸*)[2]
  - 和食管、胃、十二指肠内镜检查一样。
  - 因为镜头末端更坚硬、倾斜度更大,所以穿孔的风险稍微增加,特别是在口咽或十二指肠扫描时。
  - 胰腺炎*(胰腺活检中发生率为1%)。
  - 腹腔神经丛神经松解术/阻滞术期间的自主神经失调。
- 囊肿肠造口术/坏死组织清除术[3]
  - 和食管、胃、十二指肠内镜检查一样。
  - 空气/二氧化碳栓塞(高达2%)。
  - 穿孔(肠-囊肿瘘管)或囊壁裂开(5%)。
  - 大量出血。
- 经口内镜下肌切开术[15]
  - 和食管、胃、十二指肠内镜检查一样。
  - 二氧化碳纵隔气肿、气胸、气腹(多为轻度)。
  - 出血(1%~2%)。
  - 感染(纵隔炎,<1%)。

镇静并发症

没有放置明确气道通路条件下提供的镇静和全身麻醉使患者有误吸、上呼吸道梗阻、喉痉挛和呼吸暂停的危险。

许多有食管、胃、十二指肠内镜检查适应证的患者,具有与误吸有关的令人担忧的体征和症状,这些患者包括但不限于胃食管反流疾病、吞咽困难、贲门失弛缓症和胃轻瘫患者。

为达到适当的镇静水平而采用的药物,导致口咽组织松弛和塌陷,可引起上呼吸道梗阻。喉痉挛可能是由分泌物或内镜直接刺激引起。如果患者没有达到足够的镇静水平或表面麻醉不充分,则更为常见。上呼吸道梗阻、喉痉挛或过量镇静药物的副作用都可引起窒息。

即使不使用直接喉镜及气管插管,食管、胃、十二指肠内镜检查期间的牙齿损伤也会增加。为防止损坏内镜,将塑料咬口放置在患者的牙齿之间并用松紧带紧固在颈后部。在手术过程中,患者可能会因用力咬合或因内镜操作,引起塑料咬口致牙齿脱落或碎裂。

唇部的损伤和肿胀也有发生。嘴唇可能被夹在牙齿和咬合块之间,导致局部缺血或机械创伤。

不良事件的预防和管理

在上消化道内镜检查过程中,对上述常见不良事件的知识和意识使麻醉医生能够更好地做准备和管理这些潜在的并发症。这些并发症的处理原则与在手术室的处理没有区别,但是麻醉医生必须意识到,用于解决这些问题的资源在内镜中心较之手术室可能不易获得。在急性心肺衰竭患者的救治管理中,欠缺的不只是设备,还有经验丰富的专家。

在完成充分的术前评估并考虑到操作风险和镇静需求后,麻醉医生必须确定最适合操作的场所。对于有严重合并症和接受复杂操作的患者,手术室可能优于内镜中心。

气道梗阻

- 气道梗阻是上消化道内镜常见的并发症之一,如果管理不当,最终可能导致致命的心肺事件。
- 可以将患者置于左侧卧位进行手术,以尽量减少气道梗阻。
- 上呼吸道梗阻首先可以通过使颈部后仰和双手托颌法等简单的操作来

缓解。
- 如果气道继续梗阻可能需要置入鼻咽通气道，鼻咽通气道的放置必须小心谨慎，以免造成损伤或鼻出血。
- 如果通过以上尝试来解除有明确缺氧迹象的气道梗阻并不成功，则需要与内镜医生进行沟通，暂停操作，并实施有效的气道管理。
- 患者可能需要放置口咽通气道、面罩、声门上气道或进行气管插管行正压通气。
- 术前评估确认气道梗阻风险高的患者麻醉诱导时可能需要气管插管。

缺 氧

- 可能在没有气道梗阻的情况下发生。
- 它是镇静期间多种生理因素的结果，包含但不限于潮气量、功能残气量、每分通气量的变化，通气/血流比失调及镇静期间的呼吸暂停。
- 首先应增加氧气的供给，并排除其他原因，例如梗阻和误吸。如果缺氧没有改善，可能需要使用气管插管正压通气。

误 吸

- 可能导致缺氧的严重并发症，还可导致非计划入院。
- 依照美国麻醉医师协会的禁食指南，可以最大限度地减少误吸。
- 患者左侧卧位不仅可以降低梗阻的风险，还可以降低误吸风险。另外，应考虑将患者置于头高脚低卧位。
- 如果置入内镜后观察到胃内容物，有两种选择：①体积小而不黏稠的，通过内镜直视下直接吸出；②当胃内容物体积大且黏稠时，退出内镜，通过快速顺序诱导进行气管插管。
- 对于胃轻瘫、贲门失弛缓症和饱胃患者，应考虑通过快速顺序诱导进行气管插管全身麻醉。

空气栓塞

- 罕见，但属于上消化道内镜操作中可能致命的并发症。
- 使用二氧化碳气腹可降低空气栓塞风险，因为其溶解系数高、易于吸收。
- 空气栓塞风险较高的患者包括：既往胆管介入或手术、经颈静脉肝内门体分流术、消化系统炎症、术后胃肠瘘、胃肠肿瘤史，以及接受过某些介入技术[16]。
- 出现心肺和神经系统症状时，可能归因于镇静相关并发症而难以诊断。

- 对于突发性心肺系统不稳定和神经系统改变，尤其是行超声内镜、胰腺坏死组织清除术和囊肿胃造口术的患者，应考虑有无空气栓塞的可能。
- 在进行明确诊断的同时，进行简单的操作以减少空气栓塞的影响，包括：暂停手术，给予高流量100%氧气，启动高容量生理盐水输注，将患者置于头低脚高左侧卧位以最大限度地减少空气向脑部的迁移并限制右心室流出道的空气。
- 确诊需要行床旁超声心动图[16]。

出 血

- 可能发生在所有手术中，但最常见于内镜下坏死组织清除术。
- 在组织清除过程中发生，尤其是在透壁通道扩张期或直接清创坏死腔隙期间血管被误穿时[17]。
- 直接清创坏死组织期间，腹膜后血管（如门静脉）也可能出现出血，有时表现为急性、非常严重的并发症，可能需要急诊血管造影，甚至手术治疗。
- 确保充足的静脉通道，明确血液制品的类型并备血。

穿 孔

- 上消化道内镜检查中，最常发生于食管狭窄或贲门失弛缓症术中扩张、取出异物或应用食管内支架时[18]。
- 穿孔引起胃肠内容物渗漏到纵隔或腹膜，导致纵隔炎和严重脓毒症。
- 患者最常出现的情况是在恢复室发生疼痛。皮下气肿可被触诊发现，发热、脓毒症和气胸随后出现。任何经历了上消化道内镜检查或介入手术，术后疼痛恶化的患者都应评估穿孔情况。应通知胃肠科医生，并对患者进行钡餐检查。

二氧化碳气胸和纵隔积气

- 发生于经口内镜下肌切开术过程中食管注气时。
- 建议采用气管插管正压通气的全身麻醉[19]。
- 呼气末二氧化碳浓度突然升高可能是皮下气肿的标志，而吸气压力峰值的突然增加可能提示二氧化碳气胸。
- 严重的二氧化碳气胸导致心肺系统不稳定，可能需要进行穿刺减压。

首选技术

我们首选的用于上消化道内镜操作的镇静麻醉技术和推荐考虑了所有上述参考资料、术前评估/优化,以及麻醉风险和已知的操作并发症后做出。针对每名患者,制订麻醉方案需要考虑以下 3 个因素:①手术类型;②误吸风险;③患者合并症。

食管、胃、十二指肠内镜/ 超声内镜

- **用于误吸风险低,没有严重合并症的患者**
  - 可以在内镜中心,采用静脉镇静监护或静脉全身麻醉安全地实施操作。作者对该类患者人群的首推方案是静脉输注异丙酚全身麻醉。
  - 使用异丙酚静脉输注全身麻醉是最好的选择,因为与其他静脉镇静药如阿片类和苯二氮䓬类药物相比,它可为内镜检查提供最佳的条件,且苏醒更快。这在进行超声内镜期间尤其重要,因为这些操作时间更长,需要患者在穿刺活检过程中仍处于静止状态。另外,专用的超声内镜比标准的内镜更粗,置入时可能导致患者更多的不适,需要更深度镇静或全身麻醉。
  - 确保有足够的用品和药物,以备在需要气道保护或心肺衰竭时,紧急转换为气管插管全身麻醉。
  - 经过适当的术前评估后,患者被带到内镜检查室。连接标准监护,并通过带有二氧化碳传感器的鼻导管进行吸氧。
  - 可在后咽腔喷入单次定量的西地卡因喷雾剂,这有助于减弱咽反射,在超声内镜操作期间特别有益。
  - 另一个要考虑的辅助措施是术前给予 0.2 mg 格隆溴铵静脉注射,我们发现这有助于减少口腔分泌物,而口腔分泌物可能导致过度咳嗽、气道梗阻和喉痉挛。
  - 患者置于左侧卧位头部抬高的舒适体位,床保持轻度的头高脚低位。这种体位有助于进一步降低误吸风险。在给予镇静药物之前,小心放置保护性咬口,以免造成任何牙齿损伤。
  - 通过输注或逐渐增量推注异丙酚来实现预期的镇静水平,以使内镜易于从口咽后部进入食管。
  - 应持续监测气道梗阻和呼吸暂停情况,频繁吸引分泌物。
- **用于误吸风险低,有严重合并症的患者**
  - 确定实施这些手术的适当场所,如果在手术室或医院内的内镜中心实施

麻醉，患者的安全性会得到提升。
- 存在困难气道的患者，需要各种气道辅助装置及紧急情况下可以帮助麻醉医生的人员。
- 患有严重疾病，尤其是患者面临更高的心肺并发症风险时，需要在术中和术后进行更高水平的监测，这些在门诊内镜中心可能无法确保。
- 麻醉实施者必须根据其场所提供的可用资源来确定方案。
- 根据患者偏好、气道可控性及药物对血流动力学的影响可以对这类患者实施镇静监测或静脉全身麻醉（如针对前述的健康患者）。

● **用于误吸危险高，没有严重合并症的患者**
- 建议全身麻醉，置入气管导管保护气道。
- 增加误吸风险的常见病理学原因包括但不限于贲门失弛缓症、消化道异物和胃轻瘫。
- 应考虑快速顺序诱导。
- 只要有合适的气管插管全身麻醉管理和复苏的设备及人员，手术可以在任何地点进行。

● **用于误吸风险高，有严重合并症的患者**
- 推荐在可以立即使用侵入性监测手段的地点进行操作，经过培训的人员可以帮助麻醉医生进行严重的心肺并发症和困难气道管理。
- 保护气道的气管插管全身麻醉是必要的。

内镜下囊肿肠造口术（囊肿胃造口术）和胰腺坏死组织清除术

- 原发性囊肿肠造口术和坏死组织清除术具有最高的并发症风险。
- 来自胰腺的囊肿液和坏死碎片会排入胃中，并可能被内镜套住通过口腔排出。
- 推荐气管插管全身麻醉进行气道保护。
- 根据患者的合并症情况和手术的复杂程度，考虑在手术室或门诊内镜中心进行手术。
- 当首次通过内镜建立通路进行原发性坏死组织清除术时，出血风险升高。建议备血，并确保足够的静脉通道。
- 术前确认已停用抗血小板药物和其他抗凝药物。
- 通过感染的坏死性胰液和组织，诱发菌血症的风险增加。需监测低血压、心动过速和发热的情况。
- 如果不是住院患者，可能需要住院观察。
- 术后患者需要再次进行坏死组织清除术，仍需要气管插管保护气道。然而，与原发性坏死组织清除术相比，出血的风险较小。

经口内镜下肌切开术

·推荐快速顺序诱导气管插管全身麻醉以保护气道，避免由于贲门失弛缓症引起的误吸。气管插管允许控制通气，并可在切开和注气过程中密切监测呼气末二氧化碳分压。

·迄今为止还没有提示经口内镜下肌切开术术中使用麻醉药的临床意义的研究。使用异丙酚或七氟醚均可。

·患者仰卧位且需铺单，以方便紧急时气腹和气胸减压的腹部和胸部操作。

·建议使用正压通气，因为通过气管导管隔离呼吸系统的正压，可以最大限度地降低纵隔气肿的风险。

·监测皮下气肿体征和呼气末二氧化碳突然升高的迹象。

·绝大多数皮下气肿采取保守治疗。

·推荐在手术室实施，以便发生前述的严重操作并发症时进行快速手术治疗。

（成丹丹 译 聂 煌 审校）

参考文献

[1] Goulson DT, Fragneto RY. Anesthesia for gatrointestinal endoscopic procedures. Anesthesiol Clin, 2009, 27: 71-85.
[2] Wiersema MJ, Vilmann P, Giovannini M, et al. Endosonography-guided fine-needle aspiration biopsy: diagnostic accuracy and complication assessment. Gastroenterology, 1997, 112: 1087.
[3] Gardner TB, et al. Direct endoscopic necrosectomy for the treatment of walled-off pancreatic necrosis: results from a multicenter U. S. series. Gastroinstest Endosc, 2011, 73: 718-726.
[4] Ponsky JL, Marks JM, Pauli EM. How I do it: per-oral endoscopic myotomy (POEM). J Gastrointest Surg, 2012, 16: 1251-1255.
[5] Practice Advisory for Preanesthesia Evaluation An Updated Report by the American Society of Anesthesiologists Task Force on Preanesthesia Evaluation. Anesthesiology, 2012, 116: 1-17.
[6] Engelhardt T, Webster NR. Review article pulmonary aspiration of gastric contents in anaesthesia. Br J Anaesth, 1999, 83: 453-460.
[7] Smetana Gw: Preoperative pulmonary evaluation: Identifying and reducing risks for pulmonary complications. Clev Clin J Med, 2006, 73: 3646.
[8] Cohen LB, Wecsler JS, Gaetano JN, et al. Endoscopic sedation in the United States: results from a nationwide survey. Am J Gastroenterol, 2006, 101: 967-974.
[9] Trummel J. Sedation for gastrointestinal endoscopy: the changing landscape. Curr Opin Anaesthesiol, 2007, 20: 359-364.
[10] Demirarany, Korkut E, Tamer A, et al. The comparison of dexmedetomidine and midazolam used for sedation of patients during upper endoscopy: a prospective, randomized study. Can J Gastroenterol, 2007, 21: 25-29.
[11] Litman RS. Conscious sedation with remifentanil during painful medical procedures. J Pain Symptom Manage, 2000, 19: 468-471.
[12] Evans LT, Saberi S, Kim HM, et al. Pharyngeal anesthesia during sedated EGDs: is "the spray" beneficial?

A meta-analysis and systematic review. Gastrointest Endosc, 2006, 63: 761-766.
[13] Skoury A, Ayoub C, Abdul-Baki H, et al. Lidocaine lollipop as single-agent anesthesia in upper GI endoscopy. Gastrointest Endosc, 2007, 66: 786-793.
[14] Chirica M, Champault A, Dray X, et al. Esophageal perforations. J Visc Surg, 2010, 147, e117.
[15] Inoue H, Tianle KM, Ikeda H, et al. Peroral endoscopic myotomy for esophageal achalasia: technique, indication, and outcomes. Thorac Surg Clin, 2011, 21: 519-525.
[16] Donepudi S, Chavalitdhamrong D, Pu L, et al. Air embolism complicating gastrointestinal endoscopy: a systematic review. World J Gastrointest Endosc, 2013, 5 (8): 359-365.
[17] Giovannini M, Binmoeller K, Seifert H. Endoscopic ultrasound-guided cystogastrostomy. Endoscopy, 2003, 35: 239-245.
[18] Cotton PB. Outcomes of endoscopy procedures: struggling towards definitions. Gastrointest Endosc, 1994, 40: 514.
[19] Tanaka E, Murata H, Minami H, et al. Anesthetic management of peroral endoscopic myotomy for esophageal achalasia: a retrospective case series. J Anesth, 2013, 2.

第8章
结肠镜操作的麻醉

George A. Dumas　Gwendolyn L. Boyd

摘　要　每年全世界要为患者进行数百万次的结肠镜检查。结肠镜检查带来的不适和疼痛，给患者和内镜医生均造成困扰。大多数筛查性的结肠镜检查在门诊进行，麻醉科医生在场的情况不多。结肠镜介入治疗、逆行双气囊肠镜检查和需要深度镇静的结肠镜检查往往需在麻醉科医生的帮助下完成。具有多种合并症的患者、不合作的患者、儿科患者、有镇静困难史及有困难气道史的患者最好有麻醉科医生参与管理。本章将回顾镇静及患者管理策略。最终，根据患者状况、手术难度、操作持续时间、预期的镇静深度及根据情况变化修正方案的能力来确定最佳麻醉方案。

关键词　麻醉　结肠镜检查　镇静深度　异丙酚镇静　非异丙酚镇静　麻醉深度监测　中度镇静　结肠镜检查时误吸　面罩通气困难　结肠镜检查时清醒　深度镇静　氯胺酮镇静　困难结肠镜检查　镇静并发症

引　言

每年全世界要为患者进行数百万次的结肠镜检查。结肠镜检查带来的不适和疼痛，给患者和内镜医生均造成困扰。

・大多数筛查性结肠镜检查在门诊进行，麻醉科医生在场的情况不多。

・介入性结肠镜治疗、逆行双气囊肠镜检查和需要深度镇静的结肠镜检查往往需在麻醉科医生的帮助下完成。

・具有多种合并症的患者、不合作的患者、儿科患者、有镇静困难史及有

G. A. Dumas, MD (✉)
Department of Anesthesiology and Perioperative Medicine, University of Alabama at Birmingham, 619 19th ST S, JT 845, Birmingham, AL 35249-6810, USA
e-mail: gadumas@uabmc.edu

G. L. Boyd, MD
Department of Anesthesiology and Perioperative Medicine, University of Alabama at Birmingham, UAB Callahan Eye Hospital and University of Alabama Hospital, 619 S 19th Street, 945 JT, Birmingham, AL 35233, USA
e-mail: gboyd@uabmc.edu

© Springer International Publishing Switzerland 2017
B. G. Goudra, P. M. Singh (eds.), *Out of Operating Room Anesthesia*,
DOI 10.1007/978-3-319-39150-2_8

困难气道病史的患者最好有麻醉科医生参与管理。

本章将回顾镇静及患者管理策略。最终,根据患者状况、手术难度、手术持续时间、预期的镇静深度及根据情况变化修正方案的能力来确定最佳麻醉方案。

镇静深度定义

异丙酚镇静在结肠镜检查中普遍应用,麻醉科医生必须了解各种镇静深度的含义。美国麻醉医师协会(ASA)已经描述了连续的镇静深度(表8.1)[1]。

- 中度镇静和镇痛通常被称为清醒镇静。许多结肠镜检查是在清醒镇静下进行的。
- 麻醉实施者必须接受培训,从而有能力在患者处于比预期镇静更深的程度时进行抢救[1]。

表8.1 连续的镇静深度

	最浅镇静/抗焦虑	中度镇静/镇痛	深度镇静/镇痛	全身麻醉
反应性	对语言刺激反应正常	对触觉和语言刺激产生有目的的反应(对疼痛的逃避反射不属于有目的的反应)	对重复性及疼痛刺激产生有目的的反应(对疼痛的逃避反射不属于有目的的反应)	无意识,甚至对疼痛刺激无反应
气道	不受影响	不需要干预	可能需干预	通常需干预
自主呼吸	不受影响	充足	可能不足	经常不足
心血管功能	不受影响	基本正常	基本正常	可能受损

经美国麻醉医师协会(ASA)许可,摘录自《镇静深度的连续性:全身麻醉和镇静/镇痛水平的定义》,由 ASA 专家委员会于1999年10月13日通过,2014年10月15日最后修订。完整的文本可从 ASA(1061 American Lane Schaumburg, IL 60173-4973)或登录 www.asahq.org 获得

术前评估

误吸风险

- 结肠镜检查的患者可能会有误吸和吸入性肺炎的风险,特别是深度镇静时[2]。
- 深度麻醉会抑制上呼吸道保护性反射。

- 在一项结肠镜检查研究中，有0.16%的患者发生误吸[3]，这些患者大部分都采用异丙酚镇静。
- 吞咽障碍发生于更深度的镇静时。在通常以深度镇静为目标的异丙酚输注时，吞咽障碍可能引起误吸[4]。
- 应用异丙酚时，意识恢复约15 min后，吞咽反射完全恢复[5]。
- 在结肠镜检查期间使用咪达唑仑，意识恢复2 h后，吞咽反射才恢复[6]。
- 患者年龄和体重指数的增加是异丙酚引起吞咽障碍的额外危险因素[4]。

在结肠镜检查前，可以给予分次剂量的肠道准备液。只要肠道排空时间或最后一次口服肠道准备液的时间距离检查时间不超过5 h，用分次剂量方案就可获得更好的肠道准备效果[7]。

- 接受分次剂量肠道准备液的患者与检查前一天晚上接受单剂量肠道准备液的患者相比，胃残留量相似[8]。
- 对于大多数患者，服用第二剂肠道准备液后，禁食2 h已足够。

全面回顾病史可能发现患者反流误吸的易患因素。
- 有学者提出，结肠镜检查时被动性反流是导致误吸的一种机制[9]。
- 深度麻醉或全身麻醉患者误吸时，初步处理措施包括：在头低位采取主动吸引，并在通气前对气管导管内进行吸引[10]。
- 对于高风险患者，除严格遵守禁食指南外，可能需要应用质子泵抑制剂、H_2受体阻断剂、抗酸剂和（或）促胃动力药物进行药物治疗。
- 气管内插管对高风险患者具有气道保护作用。

面罩通气困难

- 随着镇静深度的增加，需要进行气道和通气干预的可能性相应增加。
- 筛查面罩通气困难的患者不容忽视。
- 对于面罩通气困难的患者，插管困难的风险可能增加4倍[11]。
- 表8.2列出了面罩通气困难的相关因素[11-13]。
- 超过一个预测指标即应该提高关注的程度[11]。
- 颈部放疗史是面罩通气困难最重要的预测指标[13]。
- 儿童患者存在面罩通气困难尤其应重视，因为其抢救时间有限[12]。

患者对镇静的期望

- 许多患者期望在结肠镜检查时完全无意识，而没有意识到他们在操作中的部分时间可能有意识。

- 从未接受过检查前镇静咨询的患者或过去从未接受过结肠镜检查的患者最有可能关注检查中意识是否清醒的问题[14]。
- 对结肠镜检查前的患者进行的一项调查表明，患者对检查中意识清醒的焦虑比对呼吸系统并发症、呕吐、结肠检查的不完全及术后嗜睡更严重[14]。
- 对结肠镜检查中患者意识问题的讨论将改善患者的预期和满意度[14]。

表8.2 面罩通气困难的预测因素

年龄超过55岁
体重指数（BMI） > 26 kg/m^2
牙齿缺损
留胡须
打鼾或睡眠呼吸暂停病史
Mallampati 气道分级Ⅲ级或Ⅳ级
下颌前突受限
男性
气道包块或肿瘤
颈部放疗史
颈围 > 40 cm

术中管理

监 测

- 在结肠镜检查时，应根据基础麻醉监测标准对患者进行监测。
- 应通过脉搏血氧仪及患者暴露部位颜色对患者氧合情况进行评估。
- 通过连续呼气末二氧化碳分析及其他定性临床体征，包括胸廓动度和呼吸音听诊，对通气状况进行评估。
- 通过连续的心电图/心率监测和至少每5min进行1次的血压监测对循环进行评估。
- 包括脑电双频指数（BIS）或患者状态指数（patient state index，PSI）在内的基于脑电的监护可能有助于确定镇静深度。尽管是非强制的，但是使用这些监护仪可能有助于减少深度镇静相关的并发症。
- 监护设备的放置应该简单。患者通常处于侧卧位，患者的气道通路不应受到内镜医生操作的影响。

镇静深度

选择结肠镜检查镇静深度时必须考虑几个因素,其中一些因素列在表8.3中。

表8.3 对镇静深度的考量因素

记忆
患者体动
低血压
气道事件
误吸
困难的结肠镜检查
认知功能恢复

在最近的一项研究中,监测了异丙酚和芬太尼用于结肠镜检查时的镇静深度[15]。"轻度"镇静指BIS为70~80,"深度"镇静为BIS<60。

- 深度镇静的患者记忆较少、体动较少,而低血压及气道梗阻发生较多。
- 接受轻度镇静的患者相比深度镇静,尽管记忆发生率较高(12% vs. 1%),但多数仍表示满意。
- 轻度镇静恢复较快,但出院时两组认知功能障碍发生率相似[15]。

通常情况下,使用异丙酚的镇静方案比非异丙酚镇静方案镇静程度更深[9]。

- 应用异丙酚的方案被定义为深度镇静,其误吸、脾损伤和结肠穿孔的风险增加[2]。
- 基于脑电图读数,采用异丙酚滴定的方法,可以帮助麻醉实施者减少患者在结肠镜检查期间深度麻醉的时间,这样可以降低深度镇静的风险(误吸、低血压、呼吸抑制等),同时仍能利用异丙酚的临床优点[9]。

传统药物

- 起效快、短效的苯二氮䓬类药物,如咪达唑仑,通常与起效快、短效的阿片类药物如芬太尼联合使用。
- 已知咪达唑仑具有抗焦虑、遗忘和镇静特性,它也会导致呼吸抑制。
- 苯二氮䓬类药物与阿片类药物有协同作用,可导致更深度镇静、呼吸抑制和血流动力学不稳定。
- 芬太尼和其他阿片类药物具有镇痛和镇静作用。

- 芬太尼会引起呼吸抑制和恶心，但是与咪达唑仑一样，可以使用拮抗剂。
- 哌替啶和吗啡与芬太尼相比起效更慢、作用持续时间更长，因此芬太尼更适用于结肠镜检查。

异丙酚

- 异丙酚越来越多地用于结肠镜检查中的镇静。
- 异丙酚的一个主要优点是起效迅速、代谢快。
- 异丙酚可以提供镇静和遗忘作用，然而，其镇痛作用极小。
- 苏醒时间短、认知功能恢复快及止吐作用是异丙酚非常有用的特性。
- 遗憾的是，异丙酚没有拮抗剂。
- 异丙酚麻醉期间，患者意识水平可能会迅速发生改变。
- 可能会出现意外的深度镇静，甚至是全身麻醉，伴有呼吸、心血管和神经功能的抑制，这可能是由于意识水平迅速变化引起的。因此，配备有资质的麻醉实施者至关重要。
- 与传统药物（苯二氮䓬类药物和麻醉药物）相比，异丙酚麻醉患者苏醒和代谢时间更短，患者的满意度也更高[16-17]。

结肠镜检查中，合理地使用咪达唑仑和（或）芬太尼对异丙酚进行补充，有助于获得更好的手术操作条件，操作时间更短[18]。

- 接受少量咪达唑仑的患者，其苏醒时间、患者满意度和记忆发生率与仅接受异丙酚注射的患者相似。
- 在结肠镜检查时，给予超过 2 mg 的咪达唑仑辅助异丙酚镇静时，可能预示着出院时有认知功能受损[18]。

氯胺酮

- 氯胺酮可作为结肠镜检查中镇静方案的辅助用药。
- 氯胺酮具有麻醉和镇痛作用。
- 小剂量使用时能保持呼吸道通畅，对通气和心血管影响最小。
- 接受结肠镜检查的患者，在咪达唑仑-芬太尼-异丙酚镇静方案中添加小剂量氯胺酮（0.3 mg/kg）可以改善镇静效果和血流动力学，减少异丙酚的用量及不良反应，包括减少气道支持[19]。

瑞芬太尼

- 瑞芬太尼是一种超短效阿片类受体激动剂。

- 在结肠镜检查中,与标准的咪达唑仑-哌替啶联合用药相比,仅使用瑞芬太尼,可以使患者苏醒更快、满意度更高,患者和内镜医生之间的交流得以加强[20-21]。
- 小剂量使用瑞芬太尼[0.4 μg/kg 负荷剂量,0.04 μg/(kg·min)输注剂量],可以降低其心肺系统副作用[21]。
- 仅使用瑞芬太尼麻醉的患者可能完全清醒,建议给予额外的镇静剂。

右美托咪定

- 右美托咪定是一种选择性 α_2 受体激动剂。
- 具有抗焦虑、镇静和镇痛作用,无明显呼吸抑制作用。
- 可能会造成低血压和心动过缓。
- 不易管理、费用高及血流动力学的不稳定,使一些人认为右美托咪啶在结肠镜检查中的价值有限[22],而另一些人则认为它可能有一些实用性[23]。

氧化亚氮

- 氧化亚氮(N_2O)的优点包括具有镇痛作用、药物半衰期短。
- 与大剂量使用的许多静脉制剂相比,其优点为心肺系统抑制作用最小。
- 系统性综述表明,结肠镜检查中使用氧化亚氮/氧气与常规镇静药相比,具有同等的镇痛和消除不适作用[24-25]。与传统的静脉镇静和镇痛药相比,使用氧化亚氮的患者苏醒更快,住院时间更短[24-25]。
- 使用氧化亚氮,患者苏醒更快,精神运动功能恢复更快,可以加快患者的周转。

挥发性麻醉药

- 七氟醚和氧化亚氮联合应用于门诊,具有精神运动功能快速恢复及加快出院周转的优点[26]。
- 与异丙酚麻醉相比,七氟醚麻醉在提供类似手术条件的情况下可减少老年结肠镜检查中的气道并发症(呼吸暂停、气道介入)的发生[27]。

困难结肠镜检查

困难结肠镜检查可以定义为无法到达盲肠,完成操作需延时,患者的不适加重,内镜医生操作困难。表 8.4 列出了部分困难结肠镜检查的危险因素[28-32]。

- 成襻和成角,特别是在乙状结肠,可能是最常见的困难来源。
  - 内镜控制变得困难,并可能导致不适。

表8.4 困难结肠镜检查的危险因素

结肠襻及成角
憩室病
肠道准备不佳
体质状况不佳
既往手术史
女性
有便秘或泻药使用史
年轻患者

- 通常需要充分的镇静。
- 成功到达盲肠的概率可能与镇静水平成正比[32]。
- 憩室病可能会导致结肠痉挛,导致注气和肠道准备困难[30,32]。
- 肠道准备不佳使可视化变得困难。
- 对于肥胖患者,应用腹部加压来减少结肠成襻可能难以实现。然而,体重低、腹腔容量小伴随内脏脂肪减少,可能会使结肠更难以折叠而影响操作[29]。
- 既往手术史,如腹式子宫切除术,也可能增加操作难度[28]。
- 女性结肠穿过骨盆时,其长度和角度可能更大,可能会造成困难[32]。
- 有便秘或使用泻药史的患者可能结肠冗长,使肠镜更难到达盲肠[31]。
- 年轻患者可能因牵拉紧绷的结肠系膜而感到不适[30]。

一些方法可能有助于内镜推进:
- 改变患者体位,从左侧卧位改为仰卧位、右侧卧位或俯卧位可能有助于内镜推进。在这种情况下,避免过度镇静是很重要的。
- 外力按压腹部可能有效。
- 指导患者深呼吸使膈肌下降,可能帮助内镜通过结肠弯曲的部位[32]。
- 硬度可变的肠镜可能有利于内镜医生操作。
- 异丙酚镇静往往程度较深,已被证明可增加内镜推进和撤回时轴向和径向力量,缩短检查时间[33]。深度异丙酚镇静下,内镜医生能够更容易通过结肠襻和成角部位。

并发症

- 镇静、结肠扩张和肠系膜牵拉可导致缺氧、通气不足、心律失常、血流动力学不稳定、腹部不适及血管迷走神经反射。

- 尽管深度镇静下内镜医生更容易完成结肠镜检查，但可能导致其他并发症，如吸入性肺炎等。
- 结肠镜检查中深度镇静的患者对结肠镜下结肠襻压迫结肠至脾脏附着物的耐受性增加，可致脾损伤增加[2]。
- 结肠镜检查中，结肠穿孔发生率为0.6‰~0.9‰[34-35]。深度镇静可能会使穿孔发生率增加，因为患者无法感受内镜克服阻力推进过程中的不适感[36]。

作者的技术

减少深度镇静时间这一总体目标将有助于降低误吸、缺氧、通气不足和内镜创伤的风险。结肠镜检查时应询问患者，观察患者的意识清醒状况。以异丙酚为基础的镇静方案可以根据需要进行快速滴定，深度镇静以促进内镜通过困难的结肠襻和成角部位，而在内镜通过不太困难的部位及结肠镜撤出时减轻镇静。合理地使用咪达唑仑和芬太尼可以补充异丙酚的镇静作用。氯胺酮应用的理想方法是小剂量使用，适用于难以镇静和镇痛需求较高的患者。吸入性麻醉药和管理复杂的静脉药物可能更适合罕见的情况。

（成丹丹 译 聂 煌 审校）

参考文献

[1] American Society of Anesthesiologists; Quality Management and Departmental Administration. Continuum of depth of sedation: definition of general anesthesia and levels of sedation/analgesia [Internet]. (2014-10-15) [2016-01-05]. http://www.asahq.org/~/media/Sites/ASAHQ/Files/Public/Resources/standards-guidelines/continuum-of-depth-of-sedation-definition-of-general-anesthesia-and-levels-of-sedation-analgesia.pdf.
[2] Cooper GS, Kou TD, Rex DK. Complications following colonoscopy with anesthesia assistance: a population-based analysis. JAMA Int Med, 2013, 173 (7): 551-556. doi: 10.1001/jamainternmed.2013.2908.
[3] Agostoni M, Fanti L, Gemma M, et al. Adverse events during monitored anesthesia care for GI endoscopy: an 8-year experience. Gastrointest Endosc, 2011, 74 (2): 266-275. doi: 10.1016/j.gie.2011.04.028.
[4] Marco G, Laura P, Alessandro O, et al. Swallowing impairment during propofol target-controlled infusion. Anesth Analg, 2015. doi: 10.1213/ane.0000000000000796.
[5] Rimaniol JM, D'Honneur G, Duvaldestin P. Recovery of the swallowing reflex after propofol anesthesia. Anesth Analg, 1994, 79 (5): 856-859.
[6] D'Honneur G, Rimaniol JM, el Sayed A, et al. Midazolam/propofol but not propofol alone reversibly depress the swallowing reflex. Acta Anaesthesiol Scand, 1994, 38 (3): 244-247.
[7] Bucci C, Rotondano G, Hassan C, et al. Optimal bowel cleansing for colonoscopy: split the dose! A series of meta-analyses of controlled studies. Gastrointest Endosc, 2014, 80 (4): 566-576.e2. doi: 10.1016/j.gie.2014.05.320.
[8] Huffman M, Unger RZ, Thatikonda C, et al. Split-dose bowel preparation for colonoscopy and residual gastric fluid volume: an observational study. Gastrointest Endosc, 2010, 72 (3): 516-522. doi: 10.1016/

j. gie, 2010. 03. 1125.

[9] Goudra B, Singh PM, Gouda G, et al. Propofol and non-propofol based sedation for outpatient colonoscopy-prospective comparison of depth of sedation using an EEG based SedLine monitor. J Clin Monit Comput, 2015. doi：10. 1007/s10877-015-9769-5.

[10] Engelhardt T, Webster NR. Pulmonary aspiration of gastric contents in anaesthesia. Br J Anaesth, 1999, 83 (3)：453-460.

[11] Langeron O, Masso E, Huraux C, et al. Prediction of difficult mask ventilation. Anesthesiology, 2000, 92 (5)：1229-1336.

[12] El-Orbany M, Woehlck HJ. Difficult mask ventilation. Anesth Analg, 2009, 109 (6)：1870-1880. doi：10. 1213/ANE. 0b013e3181b5881c.

[13] Kheterpal S, Martin L, Shanks AM, et al. Prediction and outcomes of impossible mask ventilation：a review of 50, 000 anesthetics. Anesthesiology, 2009, 110 (4)：891-897. doi：10. 1097/ALN. 0b013e31819b5b87.

[14] Chatman N, Sutherland JR, van der Zwan R, et al. A survey of patient understanding and expectations of sedation/anaesthesia for colonoscopy. Anaesth Intensive Care, 2013, 41 (3)：369-373.

[15] Allen M, Leslie K, Hebbard G, et al. A randomized controlled trial of light versus deep propofol sedation for elective outpatient colonoscopy：recall, procedural conditions, and recovery. Can J Anaesth, 2015, 62 (11)：1169-1778. doi：10. 1007/s12630-015-0463-3.

[16] McQuaid KR, Laine L. A systematic review and meta-analysis of randomized, controlled trials of moderate sedation for routine endoscopic procedures. Gastrointest Endosc, 2008, 67 (6)：910-923. doi：10. 1016/j. gie. 2007. 12. 046.

[17] Singh H, Poluha W, Cheung M, et al. Propofol for sedation during colonoscopy. Cochrane Database Syst Rev, 2008, (4)：Cd006268. doi：10. 1002/14651858. CD006268. pub2.

[18] Padmanabhan U, Leslie K, Eer AS, et al. Early cognitive impairment after sedation for colonoscopy：the effect of adding midazolam and/or fentanyl to propofol. Anesth Analg, 2009, 109 (5): 1448-1455. doi：10. 1213/ane. 0b013e3181a6ad31.

[19] Tuncali B, Pekcan YO, Celebi A, et al. Addition of low-dose ketamine to midazolam-fentanyl-propofol-based sedation for colonoscopy：a randomized, double-blind, controlled trial. J Clin Anesth, 2015, 27 (4)：301-306. doi：10. 1016/j. jclinane. 2015. 03. 017.

[20] Manolaraki MM, Theodoropoulou A, Stroumpos C, et al. Remifentanil compared with midazolam and pethidine sedation during colonoscopy：a prospective, randomized study. Dig Dis Sci, 2008, 53 (1)：34-40. doi：10. 1007/s10620-007-9818-0.

[21] Hong MJ, Sung IK, Lee SP, et al. Randomized comparison of recovery time after use of remifentanil alone versus midazolam and meperidine for colonoscopy anesthesia. Dig Endosc Off J Jpn Gastroenterol Endosc Soc, 2015, 27 (1)：113-120. doi：10. 1111/den. 12383.

[22] Jalowiecki P, Rudner R, Gonciarz M, et al. Sole use of dexmedetomidine has limited utility for conscious sedation during outpatient colonoscopy. Anesthesiology, 2005, 103 (2)：269-273.

[23] Dere K, Sucullu I, Budak ET, et al. A comparison of dexmedetomidine versus midazolam for sedation, pain and hemodynamic control, during colonoscopy under conscious sedation. Eur J Anaesthesiol, 2010, 27 (7)：648-652. doi：10. 1097/EJA. 0b013e3283347bfe.

[24] Welchman S, Cochrane S, Minto G, et al. Systematic review：the use of nitrous oxide gas for lower gastrointestinal endoscopy. Aliment Pharmacol Ther, 2010, 32 (3)：324-333. doi：10. 1111/j. 1365-2036. 2010. 04359. x.

[25] Aboumarzouk OM, Agarwal T, Syed Nong Chek SA, et al. Nitrous oxide for colonoscopy. Cochrane Database Syst Rev, 2011, (8)：Cd008506. doi：10. 1002/14651858. CD008506. pub2.

[26] Theodorou T, Hales P, Gillespie P, et al. Total intravenous versus inhalational anaesthesia for colonoscopy：a prospective study of clinical recovery and psychomotor function. Anaesth Intensive Care, 2001, 29 (2)：124-136.

[27] Syaed El Ahl MI. Modified sevoflurane-based sedation technique versus propofol sedation technique：a randomized-controlled study. Saudi J Anaesth, 2015, 9 (1)：19-22. doi：10. 4103/1658-354x. 146265.

[28] Cirocco WC, Rusin LC. Factors that predict incomplete colonoscopy. Dis Colon Rectum. 1995, 38 (9)：964-968.

[29] Anderson JC, Gonzalez JD, Messina CR, et al. Factors that predict incomplete colonoscopy：thinner is not always better. Am J Gastroenterol, 2000, 95 (10)：2784-2787. doi：10. 1111/j. 1572-0241. 2000. 03186. x.

[30] Waye JD. Completing colonoscopy. Am J Gastroenterol, 2000, 95 (10): 2681-2682. doi: 10.1111/j.1572-0241.2000.03172.x.
[31] Anderson JC, Messina CR, Cohn W, et al. Factors predictive of difficult colonoscopy. Gastrointest Endosc, 2001, 54 (5): 558-562.
[32] Witte TN, Enns R. The difficult colonoscopy. Can J Gastroenterol, 2007, 21 (8): 487-490.
[33] Korman LY, Haddad NG, Metz DC, et al. Effect of propofol anesthesia on force application during colonoscopy. Gastrointest Endosc, 2014, 79 (4): 657-662. doi: 10.1016/j.gie.2013.12.002.
[34] Levin TR, Zhao W, et al. Complications of colonoscopy in an integrated health care delivery system. Ann Intern Med, 2006, 145 (12): 880-886.
[35] Ko CW, Riffie S, Michaels L, et al. Serious complications within 30 days of screening and surveillance colonoscopy are uncommon. Clin Gastroenterol Hepatol Off Clin Pract J Am Gastroenterol Assoc, 2010, 8 (2): 166-173. doi: 10.1016/j.cgh.2009.10.007.
[36] Adeyemo A, Bannazadeh M, Riggs T, et al. Does sedation type affect colonoscopy perforation rates? Dis Colon Rectum, 2014, 57 (1): 110-114. doi: 10.1097/dcr.0000000000000002.

第9章
内镜逆行胰胆管造影的麻醉

Rajiv R. Doshi Mary Ann Vann

摘 要 即便是最有经验的麻醉医生,面对内镜逆行胰胆管造影的麻醉,也是一种不断的挑战。患者对舒适性及操作者对最佳操作条件的需求已经使这些操作的麻醉方式从清醒镇静转变为深度镇静甚至全身麻醉。目前关于选择深度镇静还是全身麻醉的争论取决于许多因素,包括患者疾病的严重程度、操作空间、辅助人员的可用性及患者的体位要求。针对患者评估及身体状况的优化情况、患者的体位、麻醉剂和气道辅助装置的详细讨论,将有助于麻醉实施者提供安全、舒适的麻醉。

关键词 内镜逆行胰胆管造影 深度镇静 监护麻醉 全身麻醉 二氧化碳图 异丙酚 俯卧位 误吸 阻塞性睡眠呼吸暂停

引 言

- 内镜逆行胰胆管造影(endoscopic retrograde cholangiopancreatography, ERCP)是一种复杂的有创内镜操作,需要结合活体透视成像的高度专业化的设备和仪器。
- ERCP 在胰胆管疾病的治疗中是不可或缺的,有时可替代手术治疗。
- 虽然诊断性 ERCP 大多被更好的无创性影像学方法所取代,但治疗性 ERCP 的数量仍在不断攀升。此外,借助更好的培训和技术的长足进步,那些病情更重、解剖结构更复杂的患者可以接受 ERCP 治疗。胆道脓毒症患者需急诊行 ERCP,以减轻梗阻并引流出感染性物质。
- 如何使这些复杂的操作取得成功,在满足患者舒适需求的同时最大限度地提高临床安全,优化 ERCP 操作条件,麻醉方面的考量至关重要。
- 目前 ERCP 的适应证分为三大类[1]:

- 结石相关疾病（黄疸，胆道痛，胆管炎，胆源性胰腺炎，胰管结石）。
- 壶腹/乳头异常（Oddi 括约肌功能障碍，壶腹癌）。
- 胆道和胰腺导管异常（泄漏、狭窄，恶性肿瘤）。

· 在充分讨论独特的空间限制性和患者体位后，再决定给予接受 ERCP 的患者的麻醉药是否合理。

ERCP 操作特有的程序性问题

ERCP 操作室布局

· 实施 ERCP 数量多的中心，大多数 ERCP 操作是在专门的荧光检查室进行的，布局结构紧凑。麻醉实施者位于患者的头端。

· 实施 ERCP 数量少的中心，操作可以在影像科或手术室使用便携式"C"型臂透视机进行。

· 房间布局紧凑，但必须能容纳 1~2 名内镜医生、1 名技术员、1~2 名护士和 1 名麻醉医生。此外，房间需有固定的放射设备和视频成像设备。实施麻醉通常需配备麻醉机和麻醉车。ERCP 设备存放在手术室内，那些术中不常用的设备存放在移动车内，也被推进手术室。

· 在给予任何麻醉药之前，需要将人员和设备的空间限制性考虑在内，因为进一步的干预时可能需要移走额外的人员或设备。

ERCP 的体位

ERCP 可以在 3 种体位下进行：俯卧位（最常见）、仰卧位和左侧卧位。

● **俯卧位 ERCP**

· 这是 ERCP 最常见的体位，因为它为内镜医生提供最佳的可视化效果和解剖通路。

· 俯卧位 ERCP 的禁忌证包括高误吸风险、晚期妊娠、张力性腹水、严重颈椎疾病，以及因连线、输液或所行治疗而不能翻身的重症患者。心肺功能处于临界状态的患者也不适合俯卧位。

· 清醒患者俯卧位时，需要患者配合趴着至少 5~10 min，直到充分镇静。

· 身体虚弱、老年患者的行动能力受限，可能需要更多帮助才能达成正确的体位。此外，为促进内镜的通过术中需要转动头部，而颈椎关节炎改变可能使头部转动困难。身体虚弱的老年患者受压和皮肤损伤也较为常见，因此在移动和摆放体位时必须格外小心。

- 胆囊切除术后患者或任何既往有腹部介入史（例如经皮经肝胆道引流）的患者在摆放体位前可能需要镇痛。
- 麻醉医生应确保静脉通道在移动患者和摆放体位过程中不会意外移位。如果在移动患者前进行镇痛或镇静，则应在移动前进行监测。应将俯卧位后对监测的干扰降至最低。

- **仰卧位 ERCP**
  - 为病情危重的患者所采用，这些患者体位改变可能导致通气或心血管状态发生不可接受的变化。呕吐活跃期、已知幽门梗阻（器质或功能性）的患者，以及误吸高风险的患者（例如活动性重症胰腺炎），均采用仰卧位进行操作。
  - 颈椎病、气道解剖结构改变或气道梗阻高风险患者可能仰卧位有益。
  - ERCP 时采用全身麻醉，通常将患者保持在仰卧位以保护气道。
  - 晚期妊娠和因病理状态（肿瘤、腹水）引起腹内压增高的患者可能受益于仰卧位和左侧卧位，以防止大动脉被压迫。

- **左侧卧位 ERCP**
  - 这种位体只能在荧光镜可以旋转获得前后视野的房间中进行。
  - 对于不能或不愿意俯卧的患者，这是一个可能的替代方案。
  - 内镜医生可能会发现这个位置不利于壶腹部的成像和胆管的插管，但在深度镇静患者，文献似乎不支持这一发现[2]。

ERCP 患者的既往史和体格检查

概　述

- 在麻醉咨询前，内镜医生已经对患者进行了评估。当确认患者需实施 ERCP 后，内镜医生需要根据患者的临床情况来确定病例的紧急程度（限期、急诊、急救）。
- 合适的麻醉实施人员在进行麻醉前，应对患者进行完整且不间断的评估。理想状况下，应该由麻醉实施者进行麻醉前评估。
- 应了解患者的身高、体重和体重指数。病态肥胖会给麻醉医生和内镜医生都带来许多管理困难。
- 应获知患者既往的药物过敏史，特别是碘造影剂过敏反应。
- 在开始操作之前应获知最新的用药清单。如果是住院患者，平时在家的用药清单也很重要。许多患者使用抗血小板药物、直接凝血酶抑制剂，或口服、静脉注射抗凝剂，这可能导致特定 ERCP 操作中过度出血。

- 应获知既往操作/手术史和麻醉相关问题。任何有面罩通气困难或气管插管困难的病史都应该明确，并且获得以前的记录。对于有睡眠呼吸暂停综合征的患者尤应如此。
- 应识别那些具有恶性高热或琥珀酰胆碱神经肌肉阻滞延迟家族史的患者。
- 应获知并记录患者当前的心肺状态和医疗状况。
- 存在肝脏或胰胆系统有关的器官系统功能障碍时，应通过成像和合适的实验室检查充分证实。
- 严重器官、系统功能障碍的患者可能伴有出血性疾病。应该确认那些使用抗凝剂/抗血小板药物的患者。如果计划行括约肌切开术或活检，则应在干预前及时评估凝血功能或血小板功能。
- 应该获知患者家族史、社会史，并进行系统评估。须确认慢性阿片类药物滥用患者或因疼痛治疗需长期服用阿片类药物的患者，因为对这些患者实施适当镇静可能很困难。

ERCP 术前的病理生理学考量（按器官或系统）

- **胃肠道**
  - 既往的肠道分流手术史（例如 Roux-en-Y 胃旁路术或胃空肠吻合术）可能会延长常规 ERCP 的手术时间，并需要改变麻醉计划。肿瘤的负荷，特别是如果延伸到幽门部或在腹腔内生长时会增加腹腔内压力，可能使患者处于误吸高风险状态。
  - 合并显著的肝功能不全时，ERCP 内镜置入过程中会出现静脉曲张出血的风险。此外，大量腹水而未行腹腔穿刺，显著增加了因腹腔内压力增高而导致的误吸风险。

- **心　脏**
  - 如果可能，应在 ERCP 之前评估和治疗难治性高血压或不明原因的低血压。因当前疾病引起吸收不良和（或）低白蛋白血症，可能需要调整慢性心血管用药。
  - 接受 ERCP 治疗的老年患者可能因心肌梗死病史而放置心脏支架，需要有效的抗血小板治疗，这可能在 ERCP 期间引起严重出血，特别是括约肌切开术。最常用的药物是氯吡格雷、普拉格雷和替格瑞洛。只有与心脏科医生直接沟通后，才能停止使用这些药物。ERCP 操作可以在不停药的情况下进行，但必须与所有团队成员进行深入讨论。
  - 充血性心力衰竭可以表现为急性发作或慢性状态的急性加重。急性失代偿性心力衰竭应在 ERCP 术前积极治疗。慢性充血性心力衰竭需氧量较大的患者可能需要全身麻醉和机械通气。

· 心律失常，特别是心房颤动，通常需要全身抗凝。必须在门诊处方医生（门诊患者）或病房医生（住院患者）的指导下停止抗凝。处方医生应与患者的心脏病专家协商进行桥接抗凝治疗。在 ERCP 之前应通过实验室检查值确认无残余抗凝作用。

· 曾植入心脏设备（如永久心脏起搏器、植入式心脏自动除颤器和心脏再同步治疗装置）的患者，麻醉管理应按照当地、国家和国际准则来进行[3]。曾放置左心室辅助装置的患者如需行 ERCP 介入治疗，应由心脏麻醉医生或与心脏麻醉医生沟通后熟悉这些设备的麻醉医生进行管理。如果医疗机构没有心脏麻醉医生，则应将这些患者转移到能够获得心脏麻醉医生或心力衰竭支持的医疗机构。

● 肺　脏

· 需要家庭氧疗的患者在 ERCP 镇静期间可能需要补充更多的氧气。此外，他们也可能需要气管插管和全身麻醉，以维持适当的氧合。

· 对既往有阻塞性睡眠呼吸暂停病史的患者，实施俯卧位深度镇静更加困难。STOP-BANG 评分系统等风险评分量表能够在 ERCP 术中识别不良事件风险较高的患者[4]。危险因素包括年龄 > 50 岁、体重指数 > 35 kg／m^2、男性、颈围 > 40 cm、高血压，以及有打鼾、疲倦/嗜睡及呼吸暂停史[5]。

● 血　液

· 严重的肝功能不全可能会影响凝血因子的合成，增加 ERCP 期间的出血风险。需要液体复苏的中度胰腺炎可能引起轻度至中度凝血功能紊乱。胰腺炎患者或胆管炎患者可能发生肾功能不全，导致急性尿毒症和血小板质量下降，进一步损害凝血功能。

· 在进行 ERCP 之前，需要确认口服或静脉使用的抗凝剂、抗血小板药物和直接凝血酶抑制剂的剂量和给药方式。

● 神经系统

· 与患者目前身体状况有关的痴呆或谵妄病史可能会使知情同意的获得很困难，甚至不可能。抑郁或感觉神经的改变可能使患者误吸风险增高，由此需要使用全身麻醉。

● 骨　科

· 身体虚弱及老年患者因退行性关节炎和骨质疏松症而使受伤的风险较高。患者可能因无法自行移动或不适当的移动而受伤。颈部关节炎因颈部活动受限，可能使得口腔插管困难，甚至在俯卧位时不可能完成。

- 在括约肌切开术时应识别下肢的硬物/瘢痕，以避免电刀的电极板置于其上。

● **内分泌**
- 糖尿病患者心血管并发症的风险较高。由于 β 细胞损伤和胰岛素产生减少，胰腺疾病患者可能出现高血糖。
- 菌血症或脓毒症的非糖尿病患者可能存在葡萄糖调节异常，出现高血糖或低血糖。

● **妇　科**
- 如果患者疑似怀孕，应在操作开始前及时确诊。

体格检查

- 在进行 ERCP 麻醉前，必须评估基线时的神经功能和意识水平。
- 应检查和记录生命体征，包括血压、心率、呼吸频率、吸氧及非吸氧（如果可能）状态下的血氧饱和度，还应该检测血糖。
- 在操作前应根据患者已知的活动性疾病状态进行有针对性的体检。
    - 心脏和肺脏的体格检查：
        - 在操作前应用 β 受体激动剂治疗支气管痉挛。
        - 操作前必须积极确定啰音的原因（例如心源性或非心源性）。
        - 当患者处于疾病（如肺炎）的巩固阶段，在启动巩固阶段的治疗后，需要权衡开始巩固阶段治疗后按期或延期操作的收益/风险比。
        - 显著的心脏异常，如新的收缩期或舒张期杂音，需要进一步检查。
- 应对患者进行完整的气道检查，并记录 Mallampati 评分，同时评估阻塞性睡眠呼吸暂停患者的风险。此外，确认鼻孔通畅对选择鼻咽通气道很重要。
    - 气道检查：
        - 需要全身麻醉时，Mallampati 评分高可能与面罩通气困难及插管困难相关。
        - 如果颈部活动受限，或因其他疾病或关节炎继发受限，则应考虑其他体位。
        - 识别口面异常很重要（如巨舌症、高腭弓），畸形的面部特征及合并颌畸形（如小颌畸形），可能提示镇静时通气困难或全身麻醉时气道管理困难。
- 所有患者应进行可提示肝功能不全（如巩膜黄染、扑翼样震颤等）的体征检查，以及查看是否有明显或隐匿性瘀伤。
    - 腹部应检查敷料（根据最近的外科手术）、引流管、吻合口及张力性腹水的存在。

患者是否处于麻醉前最佳状态

- 在 ERCP 之前应严格遵守最低限度的禁食时间。目前美国麻醉医师协会（ASA）建议健康的患者至少术前禁食 6 h，且最后一餐应为清淡饮食[6]。禁食期间适当的静脉补液可能对患者有益。
- 术前检查应服务于以下目的：①发现或鉴别可能影响围手术期麻醉监护的疾病或功能紊乱；②对可能影响围手术期麻醉监护的已知疾病、功能紊乱、医疗或替代疗法进行验证或评估；③制订围手术期麻醉监护的具体计划和备选方案[7]。
  - 接受 ERCP 的患者在到达操作区域之前将完成包括血小板计数在内的全血细胞计数、凝血检查及胰腺和肝功能检查（如果没有，则应该在操作前完成）。
  - 育龄期怀孕可能性高的患者或疑似怀孕者应进行妊娠试验。
- 接受 ERCP 这类低心脏风险操作的患者，心电图不是强制性的；但如果患者有心脏病史，则应在操作前完成心电图和其他检查。
- 如果存在可能影响麻醉管理的隐性肺部病理改变（如实变、过度肺不张、液体超负荷或心脏肿大），应做胸部 X 线片检查。
- 如果患者怀孕，在 ERCP 开始之前，妇儿医学专家应该参与确定在术前、术中和（或）术后胎儿监护中所需的最佳方案。
- 对胆总管进行器械操作或插管前，通常需要预防性应用抗生素，氟喹诺酮类药物是常用药物。应该由内镜医生来确定合适的预防性抗生素治疗方案，并在给药前进行过敏试验。
- 麻醉实施前，应依据 ASA 身体状况分类标准对所有患者进行评估。ASA 分级为Ⅲ级或更高的患者，镇静相关的并发症发生率较高[8]。

常用麻醉技术

全身麻醉与监护麻醉

- 虽然可对经过选择的患者在 ERCP 时实施清醒镇静麻醉，但最近的一项研究表明，1/3 ~ 1/2 的患者在 ERCP 术中和术后出现不适和疼痛[9]。术中和术后的疼痛风险因素包括年龄<45岁、生活质量评分不理想，以及需行治疗性ERCP[9]。一项关于清醒镇静与深度镇静/全身麻醉的系统性综述报道，二者的心脏或呼吸系统并发症无显著差异，异丙酚（深度镇静）总体苏醒较好[10]。

- 关于ERCP术中使用全身麻醉还是深度镇静/监护麻醉仍存在争议。
- 实施ERCP数量多的中心，通常在监护麻醉下可安全地进行这些操作，特别是对于健康、非肥胖患者。在一个ERCP中心的大样本回顾性观察研究中，89.7%的患者使用监护麻醉进行ERCP，只有3.7%的患者转为全身麻醉[11]。研究期间没有发生严重（不可逆转的）并发症。其他研究组报道甚至获得了更好的结果，无须转换为全身麻醉和气管插管[12]。
- ERCP操作的全身麻醉最常见为气管插管全身麻醉。但是，也有文献报道ERCP时使用喉罩，无气道并发症及术中操作困难[13]。
- 来自3个社区医院（$n=650$）的ERCP数据倾向于全身麻醉组在统计学上具有较低的心、肺并发症风险[14]，并发症包括缺氧（需要无创正压通气或气管插管通气）和心律失常。
- 选择全身麻醉或监护麻醉，取决于多种因素，包括：
  - 麻醉小组选择全身麻醉或监护麻醉的意向。应考虑共用气道、误吸风险增加和手术持续时间等因素。
  - 内镜医生个人的技能水平和该机构实施ERCP的总数。
  - 因心脏或肺部并发症需要进一步干预时（例如插管或高级心脏生命支持），空间/布局的限制。有些手术室太小，不能在ERCP床上移动患者，需要翻转到另一张床上。

监 测

- ASA监测标准包括：至少每隔5min进行一次无创血压测量、持续血氧饱和度监测、心电图、二氧化碳定量图和可用于监护麻醉或全身麻醉患者的温度监测。
- 使用鼻导管或专门用于ERCP的氧气输送装置来供氧。各种面罩和咬口具有内置的端口，在补充氧气、监测呼气末二氧化碳的同时也可置入内镜。此外，墙壁氧可以通过小导管连接并弯曲成鱼钩形状，置于嘴唇连合部和咬口之间。
- 监护麻醉中，二氧化碳分析仪采样口都内置在鼻导管中，以利于实时监控。
- 最近的一项对仰卧位健康患者的研究表明，鼻插管吸氧使用一个接口输送氧气，而另一个接口进行二氧化碳描记可能是最好的，有利于高浓度供氧和二氧化碳采样[15]。这在俯卧位患者或接受 ERCP 的患者中，尚未得到证实。

- 许多麻醉医生已经注意到，ERCP 期间呼气末二氧化碳采样困难，可能需要多次调整鼻导管的位置。此外，利用二氧化碳作为吹入气体时进行呼气末二氧化碳监测的准确性降低，可能因从胃肠道被动流出和无意地重复吸入二氧化碳，导致检测的呼出二氧化碳偏高。
- 监护麻醉期间应记录意识水平。麻醉深度的监测可能有助于管理既往有镇静困难史的患者。

单一药物与联合药物方案

- 异丙酚是 ERCP 监护麻醉中单一用药时的常用药物。
- 异丙酚起效迅速（30~60 s），作用时间短（4~8 min），对于肾功能不全或中度肝功能不全患者，其药代动力学相对稳定[16]。
- 单用异丙酚组与异丙酚平衡麻醉组（麻醉开始时，异丙酚与咪达唑仑和芬太尼联用）在镇静安全性、手术结果和并发症方面没有差异[17]。单用异丙酚组苏醒时间略有缩短。
- 至少有 2 项关于单用异丙酚作为麻醉用药方案的研究证实，患者在操作中和操作后经历更多疼痛[16,18]。
- 一些团队利用非阿片类辅助药而不是阿片类药物来改善镇痛效果。小剂量的氯胺酮（10~30mg）减少了异丙酚的维持用量，可提供额外镇痛作用而没有呼吸抑制。氯胺酮加入异丙酚与瑞芬太尼的组合避免了深度镇静，改善了镇痛，减少了术后恶心、呕吐的发生率[19]。
- 右美托咪定是一种静脉用选择性 α_2 肾上腺素能受体激动剂，在提供镇静作用的同时无呼吸抑制。右美托咪定用于 ERCP 的研究结果并不一致。一项研究表明右美托咪定方案在镇静质量上次于单用异丙酚或异丙酚联合用药方案[20]；而另一项研究表明，右美托咪定方案在苏醒时间和血流动力学稳定性方面优于异丙酚联合氯胺酮方案[21]。右美托咪定加入各种镇静方案可能延长苏醒时间[22]。
- 使用止涎剂最大限度地减少口腔分泌物，尤其是在俯卧或半俯卧位时有利于操作中口咽部的管理。
- 许多团队采用表面麻醉来减轻内镜放置时的不适和刺激，这是美国清醒镇静下进行上消化道内镜操作时的常规操作，用药包括利多卡因漱口液和喷雾剂及苯佐卡因局部喷雾剂，使用苯佐卡因喷雾剂存在发生高铁血红蛋白血症的风险。

预期的不良事件

- ERCP 相关的不良事件可以被定义为 ERCP 操作期间发生的与操作相关的特异性并发症和一般并发症。
- 操作相关特异性并发症包括胰腺炎、出血、穿孔、胆管炎/感染，根据对生理功能的干扰程度和恢复正常生理功能所需要的干预程度分为轻度、中度和重度[23]。麻醉医生应该与内镜医生保持沟通，并为可能引起的生理干扰做好准备，甚至可能需要突然停止操作进行治疗。
- 与麻醉相关的一般并发症包括镇静相关的问题，例如气道梗阻、氧饱和度降低和镇静过深。
- 接受包括 ERCP 在内的上消化道内镜操作的患者存在误吸和喉痉挛的风险。
- 肺部并发症主要与镇静有关，包括呼吸抑制、呼吸道梗阻、缺氧和肺部误吸。心血管并发症可能包括高血压、低血压、心律失常和心肌缺血/心肌梗死[24]。
- 来自 ASA 1990 年及其后已结案的索赔数据库提供的数据，证实呼吸不良事件特别是氧合和通气不足，是远离手术室区域医疗事故最常见的索赔原因[24]。请注意，有 15% 的索赔案件中有二氧化碳图监测，15% 未记录呼吸监测；其他呼吸不良事件包括插管误入食管、插管困难和胃内容物误吸[24]。这些数据是在常规使用二氧化碳图之前获得的。
- ASA > Ⅲ 级、肥胖和年龄 > 70 岁者发生并发症的风险高[8,25]。
- 对 12 年内 11 497 例 ERCP 的回顾性数据分析发现，严重或致命的并发症与以下因素有关：严重和致残的全身性疾病、肥胖、已知或疑似胆管结石、胰管测压（Oddi 括约肌测压术）和复杂的操作（3 级）[23]。
- 在纳入 799 例接受高级内镜操作的队列研究中，低氧血症是最常见的镇静相关不良事件，有 14.4% 需要气道干预（托下颌、使用改良的面罩或鼻通气道）[26]，没有患者需要气管内插管。其他问题包括低血压和过度镇静。

不良事件的预防和处理

处 理

- 紧急干预的时机至关重要。紧急事件发生之前对所有操作人员及相关人员的正确培训是必要的，以便明确角色和职责。此外，模拟紧急情况还可以发现危机处理方面的不足之处，如应急设备和药物的位置是否恰当等。

- 镇静相关并发症的管理要点在于当常见问题演变为更显著或严重之前，要先行治疗。

呼吸抑制

- 因镇静药物引起的呼吸抑制是最常见的不良事件。异丙酚治疗窗窄，会快速导致气道梗阻。在ERCP期间使用阿片类药物会抑制呼吸频率，并与异丙酚和苯二氮䓬类药物具有协同作用。
- 深度镇静时要求使用二氧化碳定量图监测，呼气末二氧化碳的逐渐升高可能提示通气不足。确诊前应确保吹入气体未使用二氧化碳，因为来源于上消化道的二氧化碳会污染鼻导管的二氧化碳取样口。
- 深度镇静病例几乎都需要吸氧。吸氧后发生通气不足的患者将出现氧饱和度下降延迟；深度镇静过程中氧饱和度的下降应快速被纠正，这可能需要气道干预，如托下颌或前推下巴来"刺激"患者，偶尔也可能需要面罩通气或气道装置。

气道梗阻

- 应在手术前确定气道梗阻高风险的患者，并确定备用的呼吸道干预计划和设备。
- 因气道梗阻导致的通气不足，在吸氧的情况下很难检测到，推荐使用二氧化碳定量图。呼气末二氧化碳图波幅突然降低或波形消失，高度提示呼吸道梗阻。
- 大多数气道梗阻是因舌后坠引起，可以通过托下颌或前推下巴来缓解。许多内镜咬口将舌体后推，造成气道梗阻。类似于口咽通气道的新内镜咬口已经可以解决这个问题。
- 对于梗阻风险较高的患者（肥胖、睡眠呼吸暂停、ASA高分级），可以给予连续气道正压。一个大型三级医疗学术中心的麻醉小组通过气管导管连接器将鼻咽通气道连接至麻醉回路，为高风险患者提供持续的正压以纠正呼吸道梗阻，这也可用于氧饱和度或通气突然下降可能导致严重后果的患者[27]。
- ERCP期间，喉痉挛或急性声门闭合可能由多种原因引起[28]。它可以在放置内镜时发生，特别是声带炎症或口腔分泌物刺激声带时发生。其他高危因素还包括患者特定的因素，如哮喘、反流和帕金森病。一旦通过二氧化碳图迅速识别梗阻，应中止手术，给予气道支持，气道管理通常需要托下颌和面罩加压通气。可同时给予异丙酚（30~50 mg），必要时，在气道干预过程中使用小剂量琥珀酰胆碱（10~20 mg），有助于缓解喉痉挛。如果需要，可以进行气管插管。

肺部误吸

- 上消化道内镜操作最常见的误吸危险因素包括[29]：
  - 呕吐风险增高时（胃内梗阻、胃潴留、放置内镜后意外发现液体/食糜）。
  - 老年患者。
  - 为了便于内镜置入，接受表面麻醉的患者。
  - 违反既定的术前禁食指南的门诊或住院患者。
- 可能将蛋白质物质释放到肠腔并可能发生误吸的操作，应直接考虑气管插管，如胰腺假性囊肿引流术[28]。
- 当患者持续咳嗽和干咳时，应考虑亚临床误吸。这通常发生在尝试插管的初始几分钟（可能因麻醉过浅而导致或恶化），加深镇静有时可以解决这一问题，但可能需要改为全身麻醉。其他方法包括在内镜插管前3~5 min使用阿片类药物（芬太尼25μg）或氯胺酮（10~20 mg）以减少刺激，并减少随后的气道分泌物。一些麻醉医生也用一种止涎剂对患者进行预处理（操作前5~15 min缓慢给予格隆溴铵0.2~0.4 mg）。

心血管并发症

- ERCP期间发生低血压最常见的原因是麻醉药物的血管舒张作用，以及因摄入减少或并发症（如脓毒症）导致的容量不足。依据患者的急、慢性疾病进行适当的补液是合理的。此外，可以使用小剂量的血管加压药［苯肾上腺素（50~100 μg）或麻黄碱（5~10 mg）］。另外，联合麻醉用药（异丙酚与阿片类或氯胺酮）可能会降低任何一种麻醉剂的总体降压作用。
- ERCP期间发生的高血压可能是因为麻醉过浅、疼痛和部分操作过程中的刺激所致。根据需要使用辅助镇痛药（芬太尼、氯胺酮），或瑞芬太尼［0.1 μg／（kg·min）或更小剂量］与异丙酚联合输注，可以减轻应激反应并控制高血压发作。
- 应严密监测心律失常。非恶性心律失常如果不引起低血压，则无须治疗。
- 如果在复杂的ERCP操作中发生血流动力学不稳定的心律失常，可能需要血管加压药支持，直到操作结束或中止。新发心律失常的患者应检查电解质，并应监测菌血症/败血症的发生。

· 在内镜插管经过食管时可能出现心动过缓,可以通过退出内镜和预先静脉推注格隆溴铵 0.2 mg 来治疗。

· 既往有心脏疾病或心率不宜快的瓣膜异常的患者(如主动脉瓣狭窄),如发生心动过速应积极治疗。

· 既往有心绞痛或通过核素扫描/药物应激试验确定的高危心肌病患者,应在 ERCP 操作前予以确认。避免低氧血症和维持血压是优化管理的关键。如患者新发 ST 段抬高或 T 波倒置,应尽快结束操作。

其他不良事件

· 抗生素和腔内造影剂给药可能导致过敏反应。在 ERCP 期间使用造影剂的过敏反应发生率很低。造影剂反应(过敏样反应)的治疗应遵循美国放射学会[30]的建议,类似于过敏反应治疗(气道支持、肾上腺素、液体治疗)。

· 恢复期恶心、呕吐的对症治疗可以使用 5-HT_3 受体拮抗剂。

首选技术

· 确定低氧血症和气道梗阻的危险因素,并确定可能影响监护(心脏疾病、肺部疾病、活动性呕吐)或对镇静药物反应的相关器官功能障碍。

· 获得相关体检结果,包括全气道检查和心肺听诊。

· 从患者本人(理想情况下)或患者的授权人员那里获得知情同意书。

· 青年患者(年龄 < 40 岁)、ASA Ⅰ级或Ⅱ级患者、慢性焦虑或精神疾病患者、目前滥用药物的患者及慢性阿片类药物治疗的患者,手术开始前静脉注射苯二氮䓬类药物(咪唑安定 1~2 mg)可能有益。俯卧位后,可静脉给予中等剂量的异丙酚输注 100~150 μg/(kg·min)进行程序镇静。可谨慎追加小剂量异丙酚(每 1~2 min 给予 20~30 mg)来增加镇静深度,直到经口抽吸无反应为止。加强异丙酚镇静的辅助措施包括给予利多卡因 40~100mg、氯胺酮 10~30mg 或芬太尼 25~50μg。

· 身体衰弱、老年患者的镇静方案包括静脉输注小剂量的异丙酚 80~100 μg/(kg·min),可以给予或不给予单次推注。镇静前摆放体位时,这些患者可能需要很多的帮助和关注以防压伤或皮肤损伤。口咽表面麻醉可能对他们有益(苯佐卡因喷雾剂或利多卡因喷雾剂/漱口剂),以防止内镜通过时引起刺激和心动过速/高血压。

- 良好润滑的鼻咽通气道早期置入对气道高风险患者（如阻塞性睡眠呼吸暂停患者和病态肥胖患者）特别有用。
- 即使在通常选择监护麻醉开展 ERCP 的医疗中心，对病态肥胖患者或最近接受了腹部手术的患者也通常选择气管插管，以获得最佳的患者安全性和舒适度。
- 鉴于作者机构实施的 ERCP 数量很多，且经常使用监护麻醉，我们并不经常使用麻醉深度监测仪。但是，对于其他正在进行 ERCP 监护麻醉实践的中心，麻醉深度监测仪可能更利于整体药物滴定。
- 气管插管全身麻醉被保留用于呼吸道异常、误吸高风险或需要深度麻醉来提高舒适度（例如近期腹部手术）的患者。Mallampati 气道评分较高、严重睡眠呼吸暂停或病态肥胖的患者，可以使用气道辅助装置（前述连接麻醉回路的鼻咽通气道，单独使用鼻咽通气道）。

（成丹丹　译　聂煌　审校）

参考文献

[1] Kim JK, Carr-Locke DL. Indications for ERCP//ERCP and EUS. New York：Springer, 2015, 19-35.
[2] Mashal B, Edwyn Harrison M, Ananya D, et al. Optimal positioning for ERCP：efficacy and safety of ERCP in prone versus left lateral decubitus position. ISRN Endoscopy. 2013, 2013, Article ID 810269：6. doi：10. 5402/2013/810269.
[3] Crossley GH, Poole JE, Rozner MA, et al. The Heart Rhythm Society（HRS）/American Society of Anesthesiologists（ASA）Expert Consensus Statement on the perioperative management of patients with implantable de?brillators, pacemakers and arrhythmia monitors：facilities and patient management this document was developed as a joint project with the American Society of Anesthesiologists（ASA）, and in collaboration with the American Heart Association（AHA）, and the Society of Thoracic Surgeons（STS）. Heart Rhythm. Elsevier, 2011, 8（7）：1114-1154.
[4] Coté GA, Hovis CE, Hovis RM, et al. A screening instrument for sleep apnea predicts airway maneuvers in patients undergoing advanced endoscopic procedures. Clin Gastroenterol Hepatol. Elsevier, 2010, 8（8）：660-661.
[5] Chung F, Yegneswaran B, Liao P, et al. STOP questionnaire：a tool to screen patients for obstructive sleep apnea. Anesthesiology：Am Soc Anesthesiol, 2008, 108（5）：812-821.
[6] Apfelbaum JL, et al. Practice guidelines for preoperative fasting and the use of pharmacologic agents to reduce the risk of pulmonary aspiration：application to healthy patients undergoing elective procedures. Anesthesiology, 2011, 114（3）：495-511.
[7] Apfelbaum JL, Connis RT, Nickinovich DG, et al. Practice advisory for preanesthesia evaluation：an updated report by the American Society of Anesthesiologists Task Force on Preanesthesia Evaluation. Anesthesiology, 2012, 116（3）：522-538.
[8] Frieling T, Heise J, Kreysel C, et al. Sedation-associated complications in endoscopy-prospective multicentre survey of 191142 patients. Z Gastroenterol, 2013, 51（6）：568-572.
[9] Jeurnink SM, Steyerberg EW, Kuipers EJ, et al. The burden of endoscopic retrograde cholangiopancreatography（ERCP）performed with the patient under conscious sedation. Surg Endosc, 2012, 26（8）：2213-2219.
[10] Garewal D, Powell S, Milan SJ, et al. Sedative techniques for endoscopic retrograde cholangiopancreatography. Cochrane Database Syst Rev, 2012, （6）：CD007274.

[11] Barnett SR, Berzin T, Sanaka S, et al. Deep sedation without intubation for ERCP is appropriate in healthier, non-obese patients. Dig Dis Sci, 2013, 58 (11): 3287-3292.

[12] Goudra B, Singh P, Sinha A. Outpatient endoscopic retrograde cholangiopancreatography: safety and efficacy of anesthetic management with a natural airway in 653 consecutive procedures. Saudi J Anaesth, 2013, 7 (3): 259-265.

[13] Osborn IP, Cohen J, Soper RJ, et al. Laryngeal mask airway—a novel method of airway protection during ERCP: comparison with endotracheal intubation. Gastrointest Endosc, 2002, 56 (1): 122-128.

[14] Sorser S, Fan D, Tommolino E, et al. Complications of ERCP in patients undergoing general anesthesia versus MAC. Dig Dis Sci, 2014, 59 (3): 696-697.

[15] Ebert TJ, Novalija J, Uhrich TD, et al. The effectiveness of oxygen delivery and reli-ability of carbon dioxide waveforms: a crossover comparison of 4 nasal cannulae. Anesth Analg, 2015, 120 (2): 342-348.

[16] Lichtenstein DR, Jagannath S, Baron TH, et al. Sedation and anesthesia in GI endoscopy. Gastrointest Endosc, 2008, 68 (2): 205-216.

[17] Lee TH, Lee CK, Park SH, et al. Balanced propofol sedation versus propofol monosedation in therapeutic pancreaticobiliary endoscopic procedures. Dig Dis Sci. US: Springer, 2012, 57 (8): 2113-2121.

[18] Haytural C, Aydinli B, Demir B, et al. Comparison of propofol, propofol-remifentanil, and propofol-fentanyl administrations with each other used for the sedation of patients to undergo ERCP. BioMed Res Int. 2015, 2015: 465.

[19] Fabbri LP, Nucera M, Marsili M, et al. Ketamine, propofol and low dose remifentanil versus propofol and remifentanil for ERCP outside the operating room: is ketamine not only a "rescue drug"? Med Sci Monit, 2012, 18 (9): CR575-580.

[20] Muller S, Borowics SM, Fortis EAF, et al. Clinical efficacy of dexmedetomidine alone is less than propofol for conscious sedation during ERCP. Gastrointest Endosc, 2008, 67 (4): 651-659.

[21] Abdalla MW, El Shal SM, El Sombaty AI, et al. Propofol dexmedetomi-dine versus propofol ketamine for anesthesia of endoscopic retrograde cholangiopancreatogra-phy (ERCP) (A randomized comparative study). E-gypt J Anaesth, 2015, 31 (2): 97-105.

[22] Goyal R, Hasnain S, Mittal S, et al. A randomized, controlled trial to compare the efficacy and safety profile of a dexmedetomidine-ketamine combination with a propofol-fentanyl combination for ERCP. Gastrointest Endosc, 2016, 83 (5): 928-933.

[23] Cotton PB, Lehman G, Vennes J, et al. Endoscopic sphincterotomy complications and their management: an attempt at consensus. Gastrointest Endosc, 1991, 37: 383-393.

[24] Metzner J, Domino KB. Risks of anesthesia care in remote locations. Anesthesia Patient Safety Foundation Newsletter. 2011 Spring-Summer. [2015-11-24]. http://www.apsf.org/newsletters/html/2011/spring/06_remotelocation.htm.

[25] Metzner J, Posner KL, Domino KB. The risk and safety of anesthesia at remote locations: the US closed claims analysis. Curr Opin Anaesthesiol, 2009, 22 (4): 502-508.

[26] Coté GA, Hovis RM, Ansstas MA, et al. Incidence of sedation-related complications with propofol use during advanced endoscopic procedures. Clin Gastroenterol Hepatol, 2010, 8 (2): 137-142.

[27] Goudra B, Singh PM. ERCP: the unresolved question of endotracheal intubation. Dig Dis Sci. 2013, 59 (3): 513-519.

[28] Gavel G, Walker RW. Laryngospasm in anaesthesia. Continuing education in anaesthesia, critical care & pain. Oxford University Press, 2013, 14 (2): mkt031 –51.

[29] Green J. Guidelines on complications of gastrointestinal endoscopy. British Society of Gastroenterology. British Society of Gastroenterology; Guidelines Index 2006. [2015-12-02]. http://www.bsg.org.uk/images/stories/docs/clinical/guidelines/endoscopy/complications.pdf.

[30] ACR manual on contrast media. Version 9, 2013. Reston, VA: American College of Radiology, ACR Committee on Drugs and Contrast Media; c2015. [2015-12-02]. http://www.acr.org/~/media/37D84428BF1D4E1B9A3A2918DA9E27A3.pdf.

第 10 章
支气管镜操作的麻醉

Mona Sarkiss

摘 要 诊断性纤维支气管镜操作，如气道检查、支气管肺泡灌洗及支气管活检，通常在中度镇静状态下进行。更复杂的诊断性支气管镜操作，即支气管超声细针穿刺，可在中度镇静或全身麻醉下进行。麻醉技术的选择基于患者的耐受力、并存疾病、预期操作时间，以及检查者的技术。治疗性支气管镜操作如中央气道肿瘤切除术、止血、中央气道支架植入等，一般都是在全身麻醉下通过硬支气管镜完成。小的手术可以在中度镇静下通过纤维（软）支气管镜进行。

关键词 纤维支气管镜 硬支气管镜 气道内超声 喷射式通气 全凭静脉麻醉 喉罩

引 言

· 诊断性纤维支气管镜操作，如气道检查、支气管肺泡灌洗和经支气管活检（transbronchial biopsies，TBB），经常在中度镇静下进行[1]。

· 更复杂的诊断性支气管镜操作，即支气管超声引导下细针穿刺（endobronchial ultrasound fine needle aspiration，EBUS-FNA），可在中度镇静或全身麻醉下进行。麻醉技术的选择基于患者的耐受力、并存疾病、预期操作时间，以及检查者的技术[2]。

· 治疗性支气管镜操作如中央气道肿瘤切除术、止血、中央气道支架植入等，一般都是在全身麻醉下通过硬支气管镜完成。小的手术可以在中度镇静下通过纤维（软）支气管镜进行[3]。

M. Sarkiss, MD, PhD
Department of Anesthesiology and Perioperative Medicine, University of Texas MD Anderson Cancer Center, 1400 Holcombe Blvd. Unit 409, Houston, TX 77030, USA
e-mail: msarkiss@mdanderson.org

© Springer International Publishing Switzerland 2017
B.G. Goudra, P.M. Singh (eds.), *Out of Operating Room Anesthesia*,
DOI 10.1007/978-3-319-39150-2_10

患者的病史和体检结果

上呼吸道评估

无论支气管镜操作中采用什么麻醉技术，下列内容对全面评估上呼吸道均是必要的。

- 患者在中度或深度镇静下维持呼吸道通畅的能力。
- 气管插管的容易程度，以及需要时插入硬支气管镜的难易程度。
- 放置喉罩的容易程度，达到开放声门周围足够的密封和通气的可能性。

麻醉医生和支气管镜操作医生应注意下列因素可能在操作过程中影响气道通畅性和可控性：

- 阻塞性睡眠呼吸暂停病史。
- Mallampati 气道评分分级高的患者。
- 甲颏距离过小和小下颌，预示在直接喉镜下呈现的是前喉部。
- 放疗后继发的上气道改变。
  - 水肿。
  - 纤维化。
  - 喉部活动度差和（或）喉部声响消失。
  - 张口受限。
  - 已知的声门、声门上或声门下肿瘤。

肺部合并症

回顾和了解气道病变的位置和通气效果，对于麻醉医生和支气管镜操作医生都非常重要。CT 图像、肺功能测试和流速 – 容量环是为特定的气道操作选择麻醉、设备和通气方式的基础。

- 氧流量需求高的患者需要补充供氧。
- 患者有反应性、阻塞性或限制性气道疾病。
- 上气道病理改变，如水肿和（或）占位性病变。
- 上、中段气管病理改变。
- 有球瓣效应的肿瘤。
- 已知的可能引起气道出血的肿瘤和（或）气道感染。

心脏合并症

心脏和循环的并存疾病可与肺部病理相关或无关。

- 与心脏和主要血管相邻的肺和（或）纵隔肿瘤可通过直接机械效应或由低氧血症和高碳酸血症间接导致患者血流动力学不稳定。
- 各种肺部病理改变可引起多种心律失常，如房颤、房性期前收缩、室性期前收缩、室上性心动过速和恶性室性心动过速。
- 纵隔病变可对心腔的流入和流出道产生压迫或阻塞性影响，如上腔静脉综合征、肺静脉闭塞、肺动脉血栓栓塞及栓子形成、心包积液、心包压塞等。
- 肺动脉高压和肺心病分别与限制性和阻塞性肺疾病有关。
- 在手术过程中选择合适的麻醉技术、监测仪器和药物以支持循环系统极为重要。

实验室检测

基线实验室检测可反映潜在的肺部病变的影响，指导麻醉医生制订麻醉计划。

- **全血细胞计数**
  - 白细胞计数升高可以反映潜在的肺部感染，或者目前在服用类固醇药物治疗慢性阻塞性肺疾病或自身免疫性肺疾病。
  - 急性贫血可能由咯血引起，相关指标可提示失血量的多少。
  - 支气管镜操作，特别是在咯血和（或）肺组织活检时，血小板减少提示麻醉医生应检测血型并准备好浓缩红细胞和（或）血小板以应对紧急出血。
- **电解质**
  - 低钠血症可能与肺癌患者出现副肿瘤综合征有关。
  - 高钾血症提示麻醉医生应避免使用琥珀酰胆碱作为肌肉松弛剂。
  - 碳酸氢根水平升高可能与继发于阻塞性睡眠呼吸暂停或其他通气病变所致的二氧化碳潴留有关。
- **凝血检测**
  - 简单的支气管镜操作，如纤维支气管镜气道检查和支气管肺泡灌洗，可在凝血系统障碍患者中安全地进行。
  - 针对呼吸道、纵隔淋巴结和肺实质的病理活检，以及用于中央型气道肿瘤和咯血的硬支气管镜操作，可能需要进行凝血功能检查，并调整凝血功能，保证操作安全。
- **肾脏和肝脏功能**

  考虑到药物代谢和清除过程，肾功能和肝功能检查对麻醉药物的选择是有帮助的。
- **血型鉴定**

  虽然在支气管镜中很少遇到大量出血，但在接受硬支气管镜操作，如中央气道减瘤和（或）咯血处理的患者中，最好进行血型鉴定。

适应证及最佳麻醉前状态

支气管镜检查通常被认为是诊断和（或）治疗呼吸道或肺部疾病的紧急操作。

- 诊断性纤维支气管镜的常见适应证包括：
  - 气道病理检查，如探查占位性病变、感染和咯血源。
  - 支气管肺泡灌洗从远端气道获得冲洗液，检测细菌和病毒感染，获得微生物培养样本。
  - 经支气管活检并非可视技术，通过细针穿刺气管支气管壁获得肺实质样本。常用于诊断传染性、恶性或自身免疫性肺疾病。
- 在根据分期制订纵隔肿瘤患者治疗计划时，更复杂的诊断性支气管镜检查或针对纵隔淋巴结的 EBUS-FNA 技术被认为是一种紧急操作。EBUS-FNA 亦可用于诊断不明病因的纵隔淋巴结病变。
- 硬支气管镜通常用于急诊手术处理气道阻塞和（或）咯血。

由于支气管镜操作的紧急性或突发性，调整患者处于最佳术前状态可能不是首要考虑的，但深入了解患者的气道病理对麻醉管理安全至关重要。

文献报道的常用麻醉及监测技术

2011 年美国胸科医师学会的共识指出，支气管镜诊治过程中建议使用表面麻醉、镇痛和镇静技术。这一共识是基于现有文献支持针对不同患者应用适合的药物可安全实施表面麻醉、镇痛和镇静技术提出的。

表面麻醉

- 在支气管镜操作中使用表面麻醉可减少咳嗽和不适。
- 利多卡因是最常用的药物，气道内给药的最大剂量为 8.2 mg／kg。对肝功能受损及老年患者建议减少用量[4]。
- 鉴于可卡因的成瘾性，丁卡因、苯佐卡因可引起高铁血红蛋白症，因此不建议使用这些药物。
- 在支气管镜操作前或过程中，局部麻醉药可在气道内喷入或直接施用，也可以经环甲膜及气管注射，或进行喉部神经阻滞[1]。

中度镇静

已有研究证明单一药物或不同的药物组合在支气管镜操作中可以安全、有效地减少不适、焦虑和咳嗽[1,3]。常用药物有苯二氮䓬类、阿片类、异丙酚、抗组胺和抗胆碱能药物。

·咪达唑仑：由于起效快速、达峰和持续时间短，因此是最常用的苯二氮䓬类药物。咪达唑仑会延长恢复时间，但不增加并发症发生率。苯二氮䓬类药物的副作用易于通过氟马西尼逆转。

·芬太尼：类似于咪达唑仑，由于快速起效、达峰和持续时间短，芬太尼也是一种用于支气管镜操作的优选药物。由于芬太尼和咪达唑仑具有协同效应，且芬太尼有额外的止咳作用，因此两者经常联合使用[5]。使用阿片类药物产生的呼吸抑制很容易通过纳洛酮逆转。

·异丙酚：与苯二氮䓬类药物具有相同的作用机制，但异丙酚起效时间更短，具有快速达峰、快速消退和快速恢复的特点[6]。可以单独使用，也可与其他镇静剂联合使用。

·抗胆碱能药物：理论上，阿托品和格隆溴铵等可减少气道分泌物，但实际上抗胆碱能药物无助于肺功能改善，也不能减少支气管镜操作的气道分泌物。美国胸科医师学会共识不提倡在支气管镜检查中常规使用抗胆碱能药物[1]。

全身麻醉

- 适应证

·全身麻醉主要用于硬支气管镜操作、长时间操作或患者对操作不耐受等情况。

·患者在镇静状况下依然不耐受检查操作可能是由于焦虑、氧需求高、严重气道病变[严重气道阻塞和（或）咯血]等所致。

- 技 术

可应用超短效药物的全凭静脉麻醉[7]。

·常用药物有异丙酚、氯胺酮、瑞芬太尼和右美托咪定。

·需谨慎使用肌肉松弛剂。肌无力和麻痹能够减少咳嗽和体动，从而使气道操作更准确、容易[3]。

·有些情况应避免肌肉麻痹，如气道瘘管通向纵隔或其相关结构，或者存在中央气道梗阻，无法行正压通气时[3]。

- **气道设备**

　　·行中度镇静时，可经鼻导管供氧，需要时也可给予高流量氧供。面罩（如改良的 POM 面罩）能够插入支气管镜，可用于高吸氧浓度（FiO_2）患者。此外，带有可插入支气管镜装置的无创正压（non-invasive positive pressure，NIPP）鼻罩或面罩，可用于睡眠呼吸暂停的患者[8]。

　　·全身麻醉需要喉罩和气管内插管等设备。喉罩的优点是可放置在中央气道的上面，便于利用支气管镜观察整个气道，在气道中的活动范围大。

　　·硬支气管镜非常适合某些介入治疗，如气道梗阻、出血和（或）受压的情况。

- **全身麻醉的通气方式**

　　·前文提到，自主呼吸对于有气道瘘管的患者非常重要，因为正压通气可以引发气体泄漏继而导致纵隔气肿、气胸和气腹。自主呼吸可以通过喉罩、气管内插管或硬支气管镜实现。硬支气管镜侧口可补充纯氧，以产生更高的吸氧浓度。

　　·根据肺部病理状况可选择容控模式或压控模式来控制通气。使用喉罩时，压力上线设定在 20~25 cmH_2O，以避免漏气。通过硬支气管镜控制通气时，需包住口、鼻减少泄漏。

　　·硬支气管镜检查中适宜使用喷射式通气模式[9-10]。注意保持硬支气管镜的侧口暴露于空气中，以避免气体潴留造成气压伤。

- **监　　测**

　　·所有情况下标准的监测如心电图、脉搏氧饱和度和血压监测都是必需的。

　　·其他可选的监测设备，如脑电双频指数（BIS）监测麻醉深度，特别是在使用全凭静脉麻醉技术的情况下考虑应用[11]。当气道病理，如大咯血、上腔静脉综合征等影响循环系统时，采用无创和有创动脉和血流动力学监测至关重要。

预期的不良事件

气道反应

- **原　　因**

　　任何接受支气管镜检查或手术的易感患者，均可能会出现气道反应或支气管痉挛，具体如下。

　　·有支气管哮喘或反应性呼吸道疾病史。

- 呼吸道感染。
- 慢性阻塞性肺疾病进展期。
- 因为支气管镜或其他器械操作导致出血引起的气道激惹。

● 处　理
- 术中雾化或吸入β受体激动剂，如沙丁胺醇。
- 使用吸入麻醉剂，如七氟醚。

气道出血

● 原　因
- 已有出血源，如中央或远端气道肿瘤、感染或支气管扩张。
- 医源性出血与下列情况相关：
  - 中央气道病变活检。
  - 经支气管镜肺活检。
  - 盲检或超声引导下的纵隔淋巴结活检。
  - 硬支气管镜行肿瘤缩减。

● 处　理

气道出血应及时处理，处理方式根据出血的位置和严重程度来决定。

- 浅表或轻到中度出血可在气道内局部注射冷生理盐水、稀释的肾上腺素、氨甲环酸或凝血酶。
- 预计大量出血可能导致气道阻塞和低氧时，最好是通过硬支气管镜来管理。可选择的技术如下：
  - 硬支气管镜直接压迫和填塞。
  - 氩等离子凝固（argon plasma coagulation，APC）、激光或电凝。

此外，用于肺隔离的工具如支气管封堵器和双腔气管导管等应提前准备好，便于合理应用于外科手术治疗时。

低氧血症

支气管镜操作时的低氧血症可定义为氧饱和度 < 90% 超过 1min。一些研究也定义过其他标准。虽然低氧血症在支气管镜检查中很少遇到，但应明确其发生原因及正确的处理方式。

● 原　因
- 基础氧需求高。
- 频繁吸痰。
- 在氩等离子凝固、电凝和激光时需使用较低的吸氧浓度。

- 气道出血。
- 支气管痉挛。
- 肿瘤、出血或手术器械阻塞气道。

● 处　理
- 治疗病因。
- 通过鼻导管增加氧流量。
- 通过使用面罩、无复吸面罩、无创双相气道正压或连续正压通气面罩来增加吸氧浓度。
- 对增加氧流量和氧浓度没有反应，仍持续低氧时，可应用喉罩或气管内插管，给予纯氧通气。

高碳酸血症

在支气管镜检查中，高碳酸血症常难以准确监测，除非患者有一个可以监测二氧化碳的气道装置，如气管内插管、喉罩。嗜睡、心动过速、高血压常提示出现高碳酸血症。

● 原　因
- 有基础肺部疾病，如慢性阻塞性肺疾病、肺栓塞或气道阻塞。
- 使用有呼吸抑制作用的药物进行深度镇静。
- 通气不足。
- 在使用大支气管镜（超声支气管镜的外径 6.2 mm）和（或）其他器械的过程中气道阻塞。

● 处　理
- 术前针对肺部合并症进行优化，如吸入支气管扩张剂、给予类固醇。
- 采用超短效麻醉药和镇静剂，如异丙酚、瑞芬太尼，以使术后最少残留或无残留呼吸抑制。
- 大多数有气道装置的患者可以耐受支气管镜操作中的高碳酸血症。然而，需要注意在患者出院之前，应通过药物或过度通气来纠正高碳酸血症。
- 在没有气道装置的患者中，高碳酸血症可能是由于气道阻塞和（或）呼吸暂停导致的。在这种情况下，利用药物逆转镇静剂作用和（或）插入气道装置，如喉罩或气管内插管是必要的。

气道阻塞

● 原　因
- 由良性或恶性占位性病变引起气道外压迫，如前纵隔肿块。

- 中央气道内的内生性生长物。
- 血凝块、黏液栓、真菌感染。

● **处理**

支气管镜可用于处理气道阻塞，同时也对麻醉医生提出了几项挑战。

- 气道装置的选择：喉罩适用于上、中气管的病变检查，以避免遮蔽和（或）损伤病变处。
- 当中央气道被外物压迫时，硬支气管镜是一种理想的装置，因为它能够扩张中央气道的内腔，改善通气。
- 由于球瓣效应，气管和主支气管的大阻塞会造成阻塞部位以下空气潴留的危险。如果空气潴留被无视或忽视，胸腔内压将增加，静脉回流的障碍会引起血流动力学不稳定。增加正压通气时的吸入:呼出（I:E）比可以降低空气潴留的风险，因为它延长了被动呼气的时间。

作者倾向选择的技术和理由

作者倾向于采用全凭静脉麻醉进行支气管镜检查（表10.1）。与吸入麻醉相比，无论在手术过程中上、下气道发生什么变化，全凭静脉麻醉都能保证充分的麻醉效果。

- 经常抽吸气道分泌物、血液和冲洗生理盐水会改变患者吸入麻醉剂的浓度。
- 在手术过程中经常改变气道装置，如喉罩、硬支气管镜、气管内插管等，可能中断麻醉药的传送，同时也会在更换气道装置时影响麻醉的深度。
- 通过气道装置多次插入、撤除支气管镜会导致吸入性麻醉剂泄漏于环境中，将医护人员暴露于麻醉剂中。

表10.1 麻醉管理的重点

药物治疗	使用短效或超短效麻醉药，如异丙酚、瑞芬太尼，以避免术后呼吸抑制
麻醉技术	大多数情况下采用全凭静脉麻醉，高反应气道患者采用吸入麻醉
通气	提高吸入氧浓度保持足够的氧饱和度，预测并管理高碳酸血症，采用激光和烧灼过程中降低吸入氧浓度
监测	采用标准监测。应用全凭静脉麻醉时采用脑电双频指数监测麻醉深度，硬支气管镜操作时应考虑有创或无创血流动力学监测
气道设备	喉罩、硬支气管镜，气管内插管不常用
复苏时间	使用超短效麻醉药物时为 30~45 min

但需要注意操作中发生支气管痉挛时，吸入性麻醉剂是一种强效的支气管扩张剂，使用它的益处可能大于风险。

作者推荐在支气管镜手术时采用喉罩和硬支气管镜。

·与气管内插管相比，喉罩可以对中央气道进行全面检查。气管内插管处于合适位置会阻碍上气道到中段气管的操作。

·插入喉罩可避免气管内插管对上段和中段气管病变的可能损伤。

·如果需要，可以很容易地通过喉罩进行气管内插管。

·大口径的硬支气管镜允许医生使用更多的仪器来处理气道病变。

·硬支气管镜可用于管理支气管镜操作过程中预期的并发症，如气管内填塞和支气管出血，以及去除阻塞中央气道的肿瘤。

（陈宇　译　聂煌　审校）

参考文献

[1] Wahidi MM, et al. American College of Chest Physicians consensus statement on the use of topical anesthesia, analgesia, and sedation during flexible bronchoscopy in adult patients. Chest, 2011, 140 (5): 1342-1350.

[2] Casal RF, et al. Randomized trial of endobronchial ultrasound-guided transbronchial needle aspiration under general anesthesia versus moderate sedation. Am J Respir Crit Care Med, 2015, 191 (7): 796-803.

[3] Sarkiss M. Anesthesia for bronchoscopy and interventional pulmonology: from moderate sedation to jet ventilation. Curr Opin Pulm Med, 2011, 17 (4): 274-278.

[4] British Thoracic Society Bronchoscopy Guidelines Committee, a. S. o. S. o. C. C. o. B. T. S. ́British Thoracic Society guidelines on diagnostic flexible bronchoscopy. Thorax, 2001, 56 (Suppl 1): i1-21.

[5] Fox BD, et al. Benzodiazepine and opioid sedation attenuate the sympathetic response to flberoptic bronchoscopy. Prophylactic labetalol gave no additional benefit. Results of a randomized double-blind placebo-controlled study. Respir Med, 2008, 102 (7): 978-983.

[6] Clark G, et al. Titrated sedation with propofol or midazolam for flexible bronchoscopy: a randomised trial. Eur Respir J, 2009, 34 (6): 1277-1283.

[7] Purugganan RV. Intravenous anesthesia for thoracic procedures. Curr Opin Anaesthesiol, 2008, 21 (1): 1-7.

[8] Clouzeau B, et al. Fiberoptic bronchoscopy under noninvasive ventilation and propofol target-controlled infusion in hypoxemic patients. Intensive Care Med, 2011, 37 (12): 1969-1975.

[9] Kraincuk P, et al. A new prototype of an electronic jet-ventilator and its humidiflcation system. Crit Care, 1999, 3 (4): 101-110.

[10] Fernandez-Bustamante A, et al. High-frequency jet ventilation in interventional bronchoscopy: factors with predictive value on high-frequency jet ventilation complications. J Clin Anesth, 2006, 18 (5): 349-356.

[11] Bruhn J, et al. Depth of anaesthesia monitoring: what's available, what's validated and what's next? Br J Anaesth, 2006, 97 (1): 85-94.

第11章
消化道内镜操作的气道装置

Basavana Goudra   Preet Mohinder Singh

摘　要　本章讨论了目前在深度镇静下接受上消化道内镜操作患者的气道管理方法。其中一些设备得到了美国食品与药品监督管理局（FDA）的批准，而另一些则在等待批准。虽然暂时还没有前瞻性随机对照试验讨论这些方法的安全性和有效性，但有足够的回顾性研究已经发表。希望应用所讨论的方法能提高胃肠镜检查的安全性。

关键词　异丙酚　内镜检查　内镜逆行胰胆管造影　咬口　气道　镇静

手术室外麻醉时气道管理的重要性

与手术室麻醉医生所面临的挑战不同，消化道内镜操作中麻醉医生所面临的挑战是独特的。研究反复证明，低氧血症是在手术室外操作中最常见也是最严重的不良事件。消化道内镜操作是造成这些不良事件的主要原因。

Metzner等是最先报道手术室外麻醉风险的团队之一[1-3]。他们的结论是，已结案的医疗索赔数据表明，在手术室外区域接受麻醉对患者是一个很大的风险，特别是在监护麻醉中会出现过度镇静和氧合/通气不足的问题。手术室外区域麻醉发生呼吸相关事件索赔的比例是手术室内麻醉的2倍（44% vs. 20%，$P < 0.001$），与氧合/通气相关的问题最常见。这些事故发生在手术室外区域的频率大约是手术室的7倍（21% vs. 3%，$P < 0.001$）。尽管这些事故似乎只占这些区域不良事件总数的一小部分，但我们要注意，并不是所有不良事件都向美国麻醉医师协会（ASA）报告而纳入分析。而且，许多未遂事故也从未被报道过。

B. Goudra, MD, FRCA, FCARCSI (✉)
Department of Anesthesiology and Critical Care Medicine,
Hospital of the University of Pennsylvania, 3400 Spruce Street,
5042 Silverstein Building, Philadelphia, PA 19104, USA
e-mail: goudrab@uphs.upenn.edu

P. M. Singh, MD, DNB, MNAMS
Department of Anesthesiology, Critical Care and Pain Medicine,
All India Institute of Medical Sciences, New Delhi, India

© Springer International Publishing Switzerland 2017
B. G. Goudra, P. M. Singh (eds.), *Out of Operating Room Anesthesia*,
DOI 10.1007/978-3-319-39150-2_11

最近两项单中心研究进一步证实了这些结论。Goudra 等发表了他们近 5 年为接受常规和诊断性胃肠道内镜操作的患者提供轻度、中度和深度镇静及全身麻醉的经验[4-5]。尽管数据是回顾性的，但所有事件的记录都是在操作当天完成。在使用异丙酚的患者中，心脏停搏和死亡（所有原因，直至出院）的总发生率为 6.07/万和 4.28/万，而没有使用异丙酚作为镇静剂的患者发生率则为 0.67/万和 0.44/万。在内镜操作过程中及操作完成后短时间内（发生在恢复室）心脏停搏的发生率为 3.92/万，其中 72% 与气道相关。在所有围手术期心脏停搏患者中，约有 90.0% 发生在使用异丙酚时，其中许多与低氧血症有关。尽管其他因素可能在这些不良事件的发生或最终结局中起到一定作用，但毫无疑问，低氧血症是主要原因。最近的荟萃分析进一步强调了深度镇静与低氧血症发生的关系，在该研究中，接受高级内镜操作或非麻醉目的应用异丙酚时，患者镇静相关并发症的发生率较低[6]。然而，在非麻醉目的的异丙酚组，患者和内镜医生的满意度都较低，可能与使用低剂量异丙酚的镇静程度较轻有关。最近 Wernli 等的研究证实了上述观点[7]，在接受结肠镜操作的患者中，异丙酚镇静使所有并发症的发生率增加 13%，包括与气道相关的并发症。

鉴于这些发现，在胃肠镜操作中，麻醉医生应熟悉现有的麻醉与深度镇静设备、改良设备和相关管路。

旧设备的新用途

现有的 Mapleson 呼吸系统可加以调整以适应胃肠镜操作患者的要求。

鼻咽通气道与便携式 Mapleson 呼吸系统相连

如图 11.1 所示，鼻咽通气道（在美国常被称为"鼻喇叭"）经鼻孔放置于下鼻甲[8]。插入前需适当镇静。建议通过密闭面罩给予纯氧，并缓慢注射异丙酚。睫毛反射消失后，移走面罩，并将足够的润滑剂注入适合插入的一侧鼻孔。术前评估要记录各种禁忌证[国际标准化比值（INR）高、息肉、出血]，根据情况谨慎操作或不要插入。不论有无禁忌证，插入时都不可使用强力。曾有很多灾难性出血的病例报道。任何黏膜的撕裂都可能迫使气道进入咽后空间。鼻甲的血供来自眼动脉，它是颈内动脉的一个分支，控制这种出血可能需要耳鼻喉科医生的帮助。如果在插入时遇到阻力，尝试插入另一个鼻孔，同时，可能需要额外剂量的异丙酚。

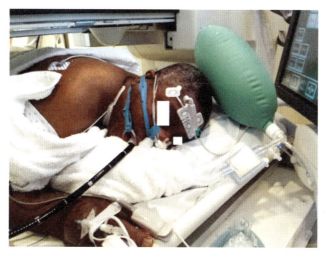

图 11.1　与 Mapleson C 呼吸系统相连的鼻咽通气道，图中也可以看到 SedLine 麻醉深度监视器的传感器

在插入鼻咽通气道之前，也要对气道进行准备，保证气道安全。借助多种方法可以实现这一目标。虽然可以使用胶带，但它可能固定不牢固。宾夕法尼亚大学医院的做法如图 11.2 所示。它有一个气管内插管接头，可单独购买，也可取自新的气管导管。依照图中的步骤，可将气管导管接头和鼻咽通气道连接在一起。通常情况下，成年女性使用 32 fr，成年男性使用 34 fr。较小的型号可能适合于身材娇小的成年人。

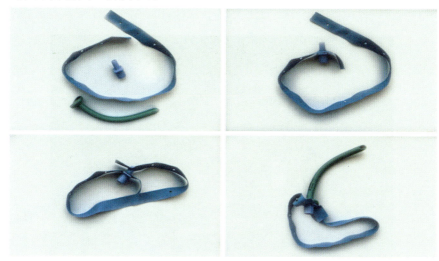

图 11.2　鼻咽通气道连接到 Mapelson C 呼吸系统的步骤

插入鼻咽通气道后，与预先准备好的 Mapleson 呼吸系统相连，使用该呼吸系统预给氧。通常使用 6~8 L 的氧流量，在有漏气时可增加流量补偿通气。维

持适当的镇静深度以保证患者自主呼吸非常重要。适当的镇静可方便一些侵入性操作，包括更复杂的内镜操作。虽然尚没有使用这项技术行异丙酚深度镇静下胃肠内镜操作的安全性和有效性的前瞻性对照研究，但已有足够的回顾性数据支持[9-11]。

除了在声门上提供高浓度的氧气外，还可以通过封闭另一个鼻孔和嘴提供一定程度的正压通气。但并不能保证提供良好的密封或允许间歇正压通气（intermittent positive pressure ventilation，IPPV）。在呼吸暂停引起的氧饱和度下降的情况下，如果尝试 IPPV 通气失败，应要求内镜医生取出内镜并开始正压通气。

异丙酚的深度镇静可致下颌肌肉松弛，舌后坠阻挡口咽，这与软腭回落到鼻咽后部引起的鼻咽空气通道阻塞有关。需要尽早实施仰颌、抬颏和口咽部吸痰，但这些步骤常被忘记。需要及时发现并适当处理喉痉挛，包括使用琥珀酰胆碱。

口咽通气道与便携式 Mapleson 呼吸系统相连

图 11.3 显示了在口腔插入的鼻咽通气道，目的与经鼻气道类似。固定方式与经鼻方式相似。同样，没有随机研究证实其安全性和有效性。

使用上述任何一种技术，都将限制对呼出气体进行采样的能力，影响呼气末二氧化碳图或数字的可靠性。这一局限性已被研究并报道[12]。使用替代的方法如肺阻抗图或基于呼吸音的呼吸监测具有合理性。前者的局限性在于无法检测到对抗声门封闭的呼吸气流，而后者则是价格昂贵且目前研究不够深入。

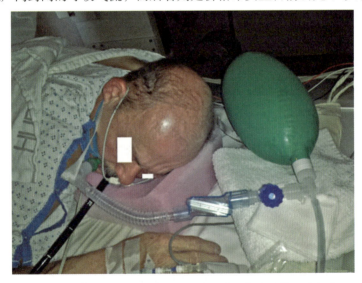

图 11.3　在口腔内与 Mapleson C 呼吸系统相连的鼻咽通气道

鼻咽通气道与喷射式呼吸机相连

在上消化道内镜检查时，偶尔也会使用声门上喷射式通气。如图11.4所示，鼻咽通气道连接到喷射式呼吸管的鲁尔接口。

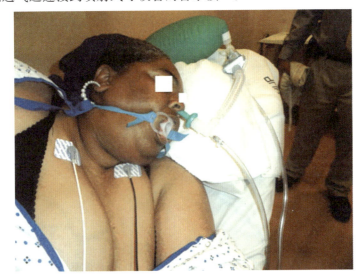

图11.4　与Mapleson C呼吸系统相连的鼻咽通气道。在呼吸机的弯头处鲁尔接口连接到一个手持喷射式呼吸机

高频喷射通气（high frequency jet ventilation，HFJV）采用高压气源短时喷射通气，应用于开放气道。可以用手握装置来实现（手动喷射式通气最初由Sanders描述），使用者可以根据胸部的起伏和氧饱和度来设置呼吸的速度和持续时间。另一方法是使用一种提供氧气或空气-氧气混合物的自动系统，其呼吸频率（60～300/min，通常被称为HFJV）远远高于生理频率。这使得手术视野几乎不会被干扰，也将麻醉医生在手术过程中从手控通气中解放出来。限制性肺疾病、胸壁顺应性较差、严重肥胖的患者不适合使用自动喷射式呼吸机。因为潮气量小和平均气道压力低，在长时间手术过程中，可能会发生肺不张。气道压力过高和气胸的产生是人工喷射通气的缺点。

不同于喷射式通气常用于硬支气管镜操作，在胃肠道内镜操作时仅有少数爱好者使用，内镜逆行胰胆管造影患者可以采用。重要的是保证鼻咽通气道末端与开放的声门口保持在一条直线，并确保导管末端不会被阻塞，后者可能导致空气进入软组织发生灾难性的气道阻塞（在鼻咽通气道或内镜插入时常发生咽部创伤）。病态肥胖是另一个能从喷射式通气中获益的潜在群体[13-14]。但喷射式通气在胃肠道内镜操作中应用的安全性和有效性尚待研究。

新设备

Goudra 咬口和 Goudra 通气面罩

GBB 咬口（Goudra bite block，GBB）结合了标准咬口和面罩的特点，GMA 通气面罩（Goudra mask airway，GMA）结合了标准咬口、面罩和气道的特点[15-16]。从图11.5和图11.6中可以看出，内镜可通过有密封隔膜的可伸缩开口插入。咬口外周凸缘是一可充气的密封圈。正确插入、固定和充气后可密封气道。正压通气时，须封闭双侧鼻孔，并偶尔按压面罩凸缘。通过15mm 接头与便携式或标准的麻醉呼吸系统相连。该设备正在等待美国 FDA 的批准。

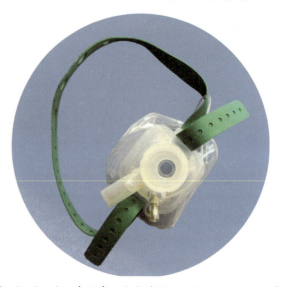

图11.5　Goudra 咬口中间有一个内镜插入口（goudra.com 上有详述）

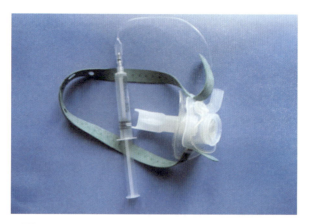

图11.6　Goudra 通气面罩（goudra.com 上有详述）

魏氏鼻咽通气道（Wei's Nasal Airway）

魏氏鼻腔喷气管（WEI nasal jet，WNJ）是现有标准鼻咽通气道的改良装置，可提供喷射式通气专用通道[17]。它还有另一专用采集呼气末二氧化碳的通道。具体细节见图 11.7。可能出现的问题与之前所述的标准鼻咽通气道相同。

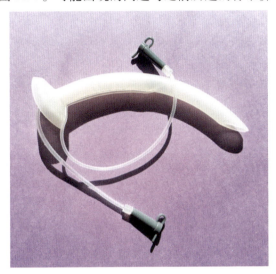

图 11.7　魏氏鼻腔喷气管。从鼻咽管近端延伸的细管来连接喷射式呼吸机，另一细管用来监测呼气末二氧化碳

总　结

在内镜操作过程中，虽然麻醉或深度镇静带来了独特的挑战，但对现有设备改良可显著降低这些风险。新设备应有助于规范监护和提高临床安全水平。

（陈　宇　译　聂　煌　审校）

参考文献

[1] Metzner J, Domino KB. Risks of anesthesia or sedation outside the operating room: the role of the anesthesia care provider. Curr Opin Anaesthesiol, 2010, 23 (4): 523-531.

[2] Metzner J, Posner KL, Domino KB. The risk and safety of anesthesia at remote locations: the US closed claims analysis. Curr Opin Anaesthesiol. 2009, 22 (4): 502-508.

[3] Metzner J, Posner KL, Lam MS, et al. Closed claims'analysis. Best Pract Res Clin Anaesthesiol, 2011, 25 (2): 263-276.

[4] Goudra B, Nuzat A, Sngh PM, et al. Association between type of sedation and the adverse events associated with gastrointestinal endoscopy: an analysis of 5 years' data from a tertiary center in the USA. Clin Endosc, 2016. doi: 10. 5946/ce. 2016. 019.

[5] Goudra B, Nuzat A, Singh PM, et al. Cardiac arrests in patients undergoing gastrointestinal endoscopy: a retrospective analysis of 73, 029 procedures. Saudi J Gastroenterol Off J Saudi Gastroenterol Assoc, 2015, 21

(6): 400-411.
[6] Goudra BG, Singh PM, Gouda G, et al. Safety of Non-anesthesia Provider-Administered Propofol (NAAP) sedation in advanced gastrointestinal endoscopic procedures: comparative meta-analysis of pooled results. Dig Dis Sci, 2015, 60 (9): 2612-2627.
[7] Wernli KJ, Brenner AT, Rutter CM, et al. Risks associated with anesthesia services during colonoscopy. Gastroenterology. [2016-01-03]. http://www.sciencedirect.com/science/article/pii/S0016508515018132.
[8] Ellis H, Lawson A. Anatomy for anaesthetists. 9th ed. Chichester: Wiley-Blackwell, 2013. 360 p.
[9] Goudra B, Singh P, Sinha A. Outpatient endoscopic retrograde cholangiopancreatography: safety and efficacy of anesthetic management with a natural airway in 653 consecutive procedures. Saudi J Anaesth, 2013, 7 (3): 259.
[10] Goudra B, Singh PM. ERCP: the unresolved question of endotracheal intubation. Dig Dis Sci, 2014, 59 (3): 513-519.
[11] Goudra BG, Singh PM, Penugonda LC, et al. Signiflcantly reduced hypoxemic events in morbidly obese patients undergoing gastrointestinal endoscopy: predictors and practice effect. J Anaesthesiol Clin Pharmacol, 2014, 30 (1): 71-77.
[12] Goudra BG. Comparison of acoustic respiration rate, impedance pneumography and capnometry monitors for respiration rate accuracy and apnea detection during GI endoscopy anesthesia. Open J Anesthesiol, 2013, 03 (02): 74-79.
[13] Levitt C, Wei H. Supraglotic pulsatile jet oxygenation and ventilation during deep propofol sedation for upper gastrointestinal endoscopy in a morbidly obese patient. J Clin Anesth, 2014, 26 (2): 157-159.
[14] Goudra BG, Penugonda LC, Sinha A. A novel way of anesthetizing and maintaining airway/ventilation in an ultra-morbidly obese patient presenting for upper GI endoscopy. J Clin Anesth, 2012, 24 (7): 604-605.
[15] Goudra B, Chandramouli M, Singh P, et al. Goudra ventilating bite block to reduce hypoxemia during endoscopic retrograde cholangiopancreatography. Saudi J Anaesth, 2014, 8 (2): 299.
[16] Goudra bite block for upper gastrointestinal endoscopy. PubMed-NCBI [Internet]. [2016-03-21]. http://www.ncbi.nlm.nih.gov/pubmed/25657763.
[17] Testing the efflcacy and safety of the WEI Nasal Jet-full text view. ClinicalTrials.gov [Internet]. [2016-03-21]. https://clinicaltrials.gov/ct2/show/NCT02005406

第4部分

心脏操作的麻醉
Anesthesia for Cardiac Procedures

第 12 章
心脏电生理操作中的麻醉和镇静策略概述

Anjan Trikha　Bharathram Vasudevan　Anuradha Borle

摘　要　在心脏电生理实验室可以进行许多操作，包括针对不同心律失常的导管消融术、起搏器及心律转复除颤器等设备的植入等。需要进行这些操作的患者对于麻醉医生来说具有特殊的挑战性，因为这些患者往往具有严重的心血管系统疾病，如不稳定性心律失常、冠状动脉疾病、心功能不良，左心室射血分数常常低于35%。许多治疗可以在局部麻醉下完成，由经过训练的护士给予清醒镇静。然而，对于合并症多及心血管疾病严重的患者，更推荐由经过训练的麻醉医生给予不同镇静水平的监护麻醉。对于某些人群如儿童患者、心功能较差不能平卧的患者，以及复杂导管消融术需要患者在长时间手术中无体动时，则需要采用全身麻醉。清醒镇静通常使用的药物是咪达唑仑和芬太尼。异丙酚、依托咪酯或氯胺酮常常用于深度镇静和全身麻醉。需要注意的是麻醉药物对心脏传导系统的作用，因为它们可能干扰电生理检查中对心律失常的判断。

关键词　麻醉　镇静　监护麻醉　心脏电生理　导管消融　心房颤动　起搏器　植入型心律转复除颤器　心脏再同步化治疗　咪达唑仑　芬太尼　异丙酚　氯胺酮　依托咪酯　高频喷射通气

引　言

过去几十年中，在心脏电生理实验室进行的操作数量有了大幅度增长。已经从简单的心脏传导异常的诊断性电生理检查，发展为处理不同心脏疾病的复杂的治疗性操作。例如，在美国，每个月有超过 12 500 个植入型心律转复除颤器（implantable cardioverter-defibrillators，ICD）被植入患者体内[1]。这些在心脏电生理实验室的治疗大部分可以在局部麻醉下完成，并通常由非麻醉专业人员

A. Trikha, MD, DA, FICA, MNAMS (□) · B. Vasudevan, MBBS A. Borle
Department of Anaesthesiology, Pain Medicine and Critical Care,
All India Institute of Medical Sciences, Ansari Nagar, New Delhi, Delhi, India
e-mail: anjantrikha@hotmail.com; drbharathram@yahoo.in; andromeda85@gmail.com

© Springer International Publishing Switzerland 2017
B. G. Goudra, P. M. Singh (eds.), *Out of Operating Room Anesthesia*,
DOI 10.1007/978-3-319-39150-2_12

实施浅镇静。一些复杂操作和特殊患者则需要深度镇静或全身麻醉，以及麻醉医生的介入。本章的重点是介绍心脏电生理实验室中麻醉和镇静策略的总体原则。

心律失常和心脏电生理实验室操作

深入了解心律失常机制及心脏电生理实验室进行的各种操作，对于安全和有效的麻醉管理至关重要。在心脏电生理实验室进行的介入治疗可以分为两大类：基于设备的介入治疗，基于导管的介入治疗。

基于设备的介入治疗

基于设备的介入治疗包括起搏器植入、安装ICD，以及包括或不包括安装ICD的双心室起搏电极心脏再同步化治疗（cardiac resynchronization therapy，CRT）。有症状的心动过缓患者如病态窦房结综合征、房室传导阻滞、双束支或三束支传导阻滞、颈动脉窦超敏及神经源性心动过缓，需要植入永久起搏器[2]。ICD是心源性猝死的一级预防和二级预防措施。既往有室颤或持续性室性心动过速导致心脏停搏病史的患者，需要使用ICD作为二级预防措施。一级预防的ICD植入适用于有心源性猝死和持续性室性快速型心律失常风险的患者（如既往有心肌梗死和缺血性心肌病病史，且左心室射血分数低于35%的患者）。CRT采用双心室起搏技术以改善心脏的同步性，增加左心室功能低下（左心室射血分数低于35%）且QRS间期大于0.12s患者的射血分数。CRT也可以和ICD联合使用以预防这类患者的心源性猝死。读者应参考美国心脏病学会基金会与其他相关学会联合颁布的合理使用标准，以明确植入这些设备的确切适应证[3]。这些设备经静脉途径植入（通常为锁骨下静脉），发生器放置于锁骨下区域的皮下袋中。

基于导管的介入治疗

基于导管的介入治疗包括诊断性电生理检查和针对多种快速型心律失常的导管消融术。导管消融可以治疗的心律失常包括房室折返性心动过速、房室结折返性心动过速、Wolff-Parkinson-White综合征、房性心动过速、心房扑动、心房颤动和室性心动过速。导管消融术适用于有症状和反复发作的快速型心律失常，且对药物治疗反应不佳的患者；或反复发作的室性心动过速需要已经植入的ICD进行多次除颤的患者[4-6]。对于消融后治愈率高的某些心律失常也可作为一线治疗方案。导管消融术的预后较好且患者生活质量得到提高[6]。

心脏电生理标测可以显示心脏电活动的空间和时间分布，从而发现心律失常的机制并确定消融的靶点。电生理测试时将电极导管放置于心脏内的多个预定位置，进行程序性起搏以获得心内电描记谱。经典的导管放置位置在右心房内、希氏束旁、右心室内及冠状窦。这些不同部位的激活顺序和两次电描记中的时间延迟有助于明确诊断，并将靶位置局限化。标测方法包括激动顺序标测、拖带标测、起搏标测和基质标测。在进行此类操作时，程序性电刺激、快速起搏或药物（注射儿茶酚胺类药物）可诱发心律失常。传统的标测技术使用X线定位电极导管的位置，新型的非X线导管导航系统（如CARTO和Ensite NAVx）可以提供心腔的三维电解剖标测，分别通过电磁和电阻抗技术进行导管定位和导航。它们的优势是提供三维立体模型并减少医患的X线暴露时间[7]。

确定位置后通常由导管尖端发出的射频能量在心内膜表面进行导管消融，通过电阻发热而灼烧异位起搏点。一些心律失常有明确的解剖起源，消融能量可以直接作用于这些部位，例如下腔静脉和三尖瓣之间的三尖瓣环峡部存在折返机制而导致心房扑动。

为了避免射频消融时引起过多的组织损伤，常使用生理盐水冲洗以降低导管尖端的温度，但在某些敏感患者中会造成液体超负荷[8]。也可以使用冷冻能量来进行冷冻消融，但并不常用。冷冻消融的优势在于通过控制温度而使损伤可逆，同时降低了血栓栓塞的风险[9]。

麻醉药物和心脏电生理操作

心脏电生理操作中的理想麻醉药物应该不干扰在此过程中对心律失常的判断。虽然所有的麻醉药物都影响心脏的传导系统，但有研究表明在开胸外科消融术中平稳的麻醉技术不影响对异常通路的识别[10]。在心脏电生理实验室中经常使用的麻醉药物及其药代动力学与药效动力学特征如下。

异丙酚是一种烷基酚，通过作用于GABA和NMDA受体起催眠作用。它通常用于镇静，也可以用作全身麻醉诱导和维持。异丙酚具有较强的心血管抑制作用，诱导剂量可以引起低血压，因为其降低外周血管阻力且对心肌有抑制作用。然而，并不伴随心率的增快，因为异丙酚可能抑制了压力感受器反射。这种效应可能导致血流动力学不稳定，尤其是在左心室功能不良（拟行CRT的患者）及老年患者中。使用小剂量异丙酚滴定给药在此类患者中比较安全。在心功能衰竭的患者中，异丙酚循环时间更长，因而其起效更慢，所以应推迟重复注射时间。尽管有许多研究表明异丙酚不影响窦房结、房室结或其他旁路的传导，但是有报道显示它影响了对室上性心动过速的诱发，特别是在儿童中，这一点在电生理检查中需要考虑[11-14]。

依托咪酯是咪唑类衍生物，作用于GABA受体。它是一类具有心血管稳定性的药物，因此是对心血管系统不稳定的患者进行麻醉诱导时的不错选择。它对呼吸系统的抑制较异丙酚弱，在需要短时间全身麻醉且气道操作很少的手术中具有优势。依托咪酯的主要缺点是肌阵挛的发生率高，以及在长时间输注后引起持续的肾上腺功能抑制。肌阵挛会影响心电图的记录，这在电生理操作中应该极力避免[15-16]。研究显示提前给予咪达唑仑可以减少肌阵挛的发生[17-18]。

氯胺酮是一种NMDA受体拮抗剂，具有非直接的拟交感作用，引起血压升高、心率加快和心排出量的增加。这种作用会增加心肌氧耗，对有冠状动脉疾病或肺动脉高压的心脏病患者具有不良效应。氯胺酮还有致幻效应，影响患者术后苏醒。提前给予咪达唑仑或右美托咪定可以减轻这些血流动力学变化和致幻作用[19]。应该注意的是，在儿茶酚胺耗竭的危重患者中，氯胺酮对心脏的直接作用可以引起心肌抑制。使用氯胺酮镇静的优势包括镇痛作用明显及呼吸抑制轻微。Wutzler等发现对曾经有心动过缓和低血压的患者进行室上性心动过速射频消融时，氯胺酮的血流动力学效应优于异丙酚[20]。

苯二氮䓬类药物通常用于镇静和抗焦虑。咪达唑仑尤其适合于静脉镇静，因为它起效更快，作用时间更短。尽管与其他苯二氮䓬类药物相比，咪达唑仑降低外周血管阻力和心排出量的作用更强一些，但它不会引起明显的心血管系统不稳定。咪达唑仑对心脏传导系统没有作用。在老年患者中可以见到过度镇静和心血管效应，因此需要滴定给药[7]。咪达唑仑有时会引起反常激惹，可以使用氟马西尼或异丙酚进行处理[21-22]。

短效阿片类药物如芬太尼、阿芬太尼、舒芬太尼和瑞芬太尼也可以用于此类患者的镇静和镇痛。在心脏电生理实验室进行的操作中最常用的镇静方案之一是芬太尼和咪达唑仑联合使用。当与其他镇静剂或诱导药物合用时，它们具有协同作用。与其他静脉或吸入性麻醉剂相比，以大剂量阿片类药物为基础的麻醉具有术中稳定的血流动力学。大剂量阿片类药物直接作用于细胞膜或通过阿片受体，可以引起心动过缓[23]。它们还与QT间期延长有关，据报道在进行电生理检查的儿童中，瑞芬太尼引起窦房结和房室结的传导减慢[24]。

右美托咪定是一个高选择性的 α_2 受体激动剂，通常用于镇静和监护麻醉，对呼吸影响轻微。在心脏电生理操作中，右美托咪定可以减缓窦房结和房室结的传导，这对有房室结传导阻滞和心动过缓风险的患者是不利的[25-26]。右美托咪定的交感阻滞作用可能会影响电生理检查中心律失常的诱导，因此妨碍诊断和治疗。

神经肌肉阻滞剂在心脏电生理实验室很少使用，因为绝大多数操作是在镇静下完成，且导管消融术中可能损伤膈神经，使用肌肉松弛剂可能会妨碍观察此种情况的发生。它们也会影响心脏传导系统。琥珀酰胆碱可能引起缓慢型心律失常，在极少数情况下也可引起快速型心律失常。它也会导致血钾升高，从而改变电生理反应。泮库溴铵因其消除迷走神经作用可以导致心动过速。阿曲库铵和米库氯铵的组胺释放作用会引起低血压和反射性心动过速。维库溴铵与强效阿片类药物合用时会引起心动过缓，而罗库溴铵的心血管稳定性相对较好[7,23]。

所有的吸入性麻醉剂都影响心脏传导系统。挥发性麻醉剂尤其是氟烷，使心肌对儿茶酚胺的致心律失常作用敏感性增加，因此可引起自主节律异常，导致期前收缩及心律失常[23]。所有的挥发性麻醉剂都会引起QT间期延长，可能导致尖端扭转型室速[27]。一项研究观察了进行室上性心动过速射频消融术的患儿，发现使用异氟烷和异丙酚都对治疗没有影响。而另一项研究提示，与异丙酚相比，在儿童患者中使用七氟烷会显著延长旁路的不应期[13,28]。

最后，要记住异丙酚和阿片类药物长时间输注后的时量相关半衰期，因此要滴定给药。时量相关半衰期是指持续输注某种药物一定时间后停药，血浆药物浓度降低50%所需要的时间。此数值取决于药物输注的时长，药物的半衰期随输注时间的延长而增加，消除半衰期特别短的药物如瑞芬太尼除外。

大部分的心脏电生理操作在局部麻醉下完成，因此充分了解相关局部麻醉药物的药理学特性是必要的。酯类或酰胺类局部麻醉药作用于轴突的电压门控钠离子通道，可逆性地阻滞神经传导。最常使用的药物包括利多卡因、丁哌卡因、左旋丁哌卡因和罗哌卡因。局部麻醉药同时也阻滞心脏组织的钠离子通道，呈剂量依赖性地延缓心脏传导和减弱心肌收缩力。心脏传导延缓表现为PR间期延长和QRS波增宽。然而，不同的局部麻醉药对心肌组织的作用明显不同。浦肯野纤维和心室肌的最大去极化速度被局部麻醉药抑制，丁哌卡因的作用强于利多卡因[29]。丁哌卡因的亲和力更强，从钠离子通道的解离速度更慢，因此在动作电位间期不能完全恢复。这些差异使丁哌卡因成为心脏毒性最强的局部麻醉药，而利多卡因却可以作为抗心律失常药物。罗哌卡因和左旋丁哌卡因的心脏毒性较丁哌卡因弱[30]。局部浸润或外周神经阻滞后的系统毒性是因为药物过量或局部麻醉药意外进入血管导致，血中浓度低时表现为中枢神经系统毒性，血中浓度高时出现心血管系统毒性。为了避免产生局部麻醉药的系统毒性，一定要遵守局部麻醉药物的最高推荐剂量：利多卡因为5 mg/kg，利多卡因加肾上腺素为 7 mg/kg，丁哌卡因、左旋丁哌卡因、罗哌卡因为 3mg/kg[23]。

综上所述，所有的麻醉药物都有其本身的优势和劣势。在选择药物时应根据患者个体差异和特定的操作要求进行仔细的考虑。

麻醉管理

心脏电生理实验室人员提供的麻醉或镇静

在心脏电生理实验室进行的多种操作所需要的麻醉，可以是局部麻醉同时由经过训练的护士实施轻度镇静，也可以是由麻醉医生给予监测麻醉和全身麻醉[31]。许多操作可以在局部麻醉下完成，同时在心内科医生监督下，由受过训练的护士给予清醒镇静。一些研究已经证实了由护士来实施镇静的安全性[32-33]。另一方面，一些研究也已证明由受过训练的麻醉专业人员实施麻醉的优势和益处，尤其是在一些复杂治疗和双心室植入设备的操作中[34-35]。这种情况下，心内科医生可以专注于操作，全身麻醉在房颤消融术等操作中可以改善患者的预后[36-37]。是否选择受过训练的麻醉专业人士（麻醉医生或注册麻醉护士）实施麻醉取决于进行的操作和患者的病情。

麻醉前访视

所有计划进行设备或导管介入治疗的患者，均应该由心脏电生理医生决定是否需要操作前的麻醉会诊。需要精细麻醉管理的情况包括：需要患者长时间无体动的操作如复杂的射频消融、复杂的导线拔除，血流动力学不稳定的患者，预期困难气道的患者，充血性心力衰竭左室功能不良且不能平卧的患者，患有阻塞性睡眠呼吸暂停、严重呼吸系统疾病或其他合并症的患者，正在服用的药物可能与镇静药物有相互作用的患者，需要双心室起搏，以及任何其他需要全身麻醉的患者[38]。

拟进行这些操作的患者与普通手术患者相比具有特殊性。在电生理实验室经常出现有严重收缩功能障碍（射血分数低于30%）、近期心肌梗死、心律失常致血流动力学不稳定，以及介入治疗失败的患者。对此类患者的评估应包括详细了解患者心血管病史和药物治疗史，通过心电图、超声心动图明确患者目前的临床和功能状态，以及完整的气道评估[39]。

心脏电生理实验室环境

心脏电生理实验室环境与普通手术室环境不同，它有许多大型仪器，如 X

线机和屏幕，可能妨碍麻醉医生在治疗中对患者的观察。因此需要延长的麻醉回路、静脉输液管道与监护仪导线。在有射线环境中的手术床也与普通手术床不同，头部不能单独抬高，使麻醉医生对患者的气道管理可能受限。电生理实验室常常远离主要手术室区域，因此需要储备足够的麻醉用品包括急救时所需的药物和仪器设备。另外一点需要注意的是，在这些区域工作的人员面临射线暴露，因此需要使用防护设备如铅衣、甲状腺保护罩及护目镜[38]。

麻醉技术

正如前面提到的，麻醉或镇静技术可以是局部浸润麻醉联合轻度或中度镇静，也可以是深度镇静或全身麻醉。大多数患者的轻度至中度清醒镇静可以由经过训练的护士完成，而像上文所提到的某些特殊患者可能需要监护麻醉。深度镇静或全身麻醉需要专业的麻醉医生或麻醉团队完成。

轻度至中度镇静中最常使用的药物是咪达唑仑联合芬太尼[40]。对于老年患者或心脏功能储备较差的患者需要使用滴定剂量。在某些患者可以使用小剂量氯胺酮来提供镇痛，因为它没有呼吸抑制作用[41]。当患者容易发生心动过缓和传导阻滞时，右美托咪定的使用受到限制。大多数诊断性电生理操作、导管消融、设备（起搏器、ICD、CRT）植入可以在浅到中度镇静辅助的局部浸润麻醉下完成[31]。设备植入需要有效的局部浸润麻醉，才能在皮下造囊。术中的电复律或进行 ICD 的除颤阈值测试需要一小段时间的深度镇静，这可以通过异丙酚、硫喷妥钠或依托咪酯的滴定给药实现[42]。小剂量的异丙酚滴定给药是安全的，即使是用于心功能不良的患者。通常可保留患者的自主呼吸，但使用异丙酚进行深度镇静时患者可能需要辅助通气。使用面罩进行辅助通气，给予或不给予口咽通气道或鼻咽通气道等辅助设备，直至患者的自主呼吸恢复[7]。

需要全身麻醉的患者包括不能平卧的充血性心力衰竭、合并相关瓣膜疾病或肺动脉高压的患者，儿童患者，镇静后易于发生气道梗阻或呼吸暂停的患者，以及焦虑不合作的患者。有一些治疗中也需要全身麻醉，如针对不稳定性心律失常（室性心动过速伴缺血性心脏病）实施的复杂导管消融术、房颤导管消融时需要患者长时间无体动，以及一些复杂的导线拔除可能会引起并发症或血流动力学不稳定时。已有报道在全身麻醉下行房颤肺静脉隔离的患者预后更好。全身麻醉诱导一般采用异丙酚或依托咪酯滴定给药，肌肉松弛剂选用起效快的非去极化肌肉松弛剂如罗库溴铵。导管消融术中应尽量避免使用肌肉松弛剂，因为可能需要测试膈神经的功能是否完好。麻醉维持可以使用全凭静脉麻醉或吸入麻醉，取决于患者的血流动力学状态及是否需要新型通气方式如高频喷射通气[7,39,41]。

有时需要多种麻醉方式的联合应用，如患者在清醒镇静下进行电生理的诊断，随后在深度镇静或全身麻醉下完成消融治疗。有时刚开始就需要全身麻醉，尤其是困难气道的患者，因为在术中由于体位的原因气道管理比较困难。

区域麻醉在心脏电生理实验室很少使用。有报道在1例安装ICD及激光导线拔除术中使用了胸椎旁神经阻滞联合镇静的方法[43]。相反，胸部硬膜外麻醉和星状神经节阻滞越来越多地在难治性室性心律失常中用作阻滞交感神经的治疗方式[44-46]。关于交感神经性心律失常治疗中的这些自主调节技术不在本章讨论范围内。

气道管理

在轻度镇静下保留自主呼吸的患者，当额外给予镇静剂或阿片类药物时可能发生气道梗阻。这些患者可能需要辅助气囊和面罩通气，但是由于头侧仪器阻碍可能存在困难。因此增加药物剂量时应谨慎滴定给药，并且所有的气道管理设备应该准备到位。咳嗽、打喷嚏或用力呼吸动作都会造成房间隔的过度运动，在需要穿刺房间隔的操作如房颤的肺静脉隔离时，这可能导致意外并发症的发生。全身麻醉中控制通气可以减少此类并发症。最近，在肺静脉隔离时使用高频喷射通气可以减少呼吸运动，因此导管稳定性和患者预后更好。高频喷射通气时，使用特殊的通气设备将通气频率设定为大于100/min，可能的缺点包括高碳酸血症、气压伤和肺不张。高频喷射通气时，吸入性麻醉剂的输送存在问题，因此需要采取全凭静脉麻醉[7,47-49]。

术中监测和管理

所有患者的术中监测都包括心电图、心率、血压和氧饱和度。所有电生理操作中都需要使用12导联心电图。所有患者应在治疗前粘贴除颤电极，以备术中紧急电转复或除颤。呼气末二氧化碳监测在全身麻醉时应为标准监测，镇静时也应监测，因为它可以提供呼吸频率和是否有呼吸暂停的有用信息。应该提供带有二氧化碳采样管的面罩，在镇静患者中使用时既可以供氧也可以监测呼气末二氧化碳。有血流动力学不稳定风险的患者和相关操作中应使用有创动脉血压监测。心内科医生经导管诱导心律失常和给予血管活性药物时，可以导致患者血流动力学状态的突然改变。还需要注意的是使用生理盐水冲洗导管会造成心脏功能不良患者严重的容量超负荷。经动脉或经房间隔行左心导管置入的患者，需要给予肝素，要监测活化凝血时间（activated clotting time，ACT），在治疗中保持在300s以上。食管温度监测是有益的，可以发现低体温，以及房颤肺静脉隔离术中过度的组织损伤和食管烧伤。经食管超声心动图（transesophageal echocardiography，TEE）可以提供心脏功能的有用信息，指导电生理医生确定导管位置，诊断左心耳血栓或诸如心包压塞等并发症。

术后处理及并发症

麻醉后恢复应平稳，并在血管穿刺部位完全止血后开始，这样可以避免因肢体随意运动而导致出血。接受全身麻醉的患者理想上应在术后恢复室观察。心脏电生理操作后最常见的并发症是血管穿刺部位相关并发症，如出血、血肿、假性动脉瘤、动-静脉瘘及感染。其他可能发生的并发症见表12.1[50]。体循环栓塞可以导致脑卒中，但其发生率较低（<1%）[51]。患者出现威胁生命的并发症时，需要立即给予处理并在术后转入ICU治疗。某些操作如复杂的导线拔除有更高的血管损伤风险，根据具体的病例需要，可能在杂交手术室进行操作，在那里可以很容易开始体外循环[38]。

表12.1 心脏电生理操作的并发症

血管穿刺部位并发症（血肿、假性动脉瘤、动-静脉瘘）
心包积液和心包压塞
心脏传导阻滞包括完全性房室结阻滞
新发的心律失常
脑卒中
膈神经损伤
食管损伤和心房-食管瘘
气胸
放射性灼伤
皮下发生器囊袋血肿或感染

结 论

手术室外麻醉对于麻醉团队来说是特殊的挑战。心脏电生理操作对麻醉的特殊要求是麻醉药物对心脏传导系统的影响最小化，同时要处理有严重心脏并发症的患者和治疗中可能出现的许多威胁生命的并发症，以及血流动力学不稳定状态。随着新兴技术的发展和操作的复杂化，心脏电生理实验室对麻醉医生的需求越来越强。

（张　慧　译　侯丽宏　校）

参考文献

[1] Kremers MS, Hammill SC, Berul CI, et al. The National ICD Registry Report: version 2. 1 including leads and pediatrics for years 2010 and 2011. Heart Rhythm Off J Heart Rhythm Soc, 2013, 10 (4): e59-65.

[2] Epstein AE, DiMarco JP, Ellenbogen KA, et al. ACC/AHA/HRS 2008 Guidelines for Device-Based Therapy of Cardiac Rhythm Abnormalities: Executive SummaryA Report of the American College of Cardiology/American Heart Association Task Force on Practice Guidelines (Writing Committee to Revise the ACC/AHA/NASPE 2002 Guideline Update for Implantation of Cardiac Pacemakers and Antiarrhythmia Devices) Developed in Collaboration With the American Association for Thoracic Surgery and Society of Thoracic Surgeons. J Am Coll Cardiol, 2008, 51 (21): 2085-2105.

[3] Russo AM, Stainback RF, Bailey SR, et al. ACCF/HRS/AHA/ASE/HFSA/SCAI/SCCT/SCMR 2013 appropriate use criteria for implantable cardioverter-defibrillators and cardiac resynchronization therapy: a report of the American College of Cardiology Foundation appropriate use criteria task force, Heart Rhythm Society, American Heart Association, American Society of Echocardiography, Heart Failure Society of America, Society for Cardiovascular Angiography and Interventions, Society of Cardiovascular Computed Tomography, and Society for Cardiovascular Magnetic Resonance. J Am Coll Cardiol, 2013, 61 (12): 1318-1368.

[4] Blomström-Lundqvist C, Scheinman MM, et al. ACC/AHA/ESC guidelines for the management of patients with supraventricular arrhythmias—executive summary: a report of the American College of Cardiology/American Heart Association Task Force on Practice Guidelines and the European Society of Cardiology Committee for Practice Guidelines (Writing Committee to Develop Guidelines for the Management of Patients With Supraventricular Arrhythmias). Circulation, 2003, 108 (15): 1871-1909.

[5] Aliot EM, Stevenson WG, Almendral-Garrote JM, et al. EHRA/HRS Expert Consensus on Catheter Ablation of Ventricular Arrhythmias: developed in a partnership with the European Heart Rhythm Association (EHRA), a Registered Branch of the European Society of Cardiology (ESC), and the Heart Rhythm Society (HRS); in collaboration with the American College of Cardiology (ACC) and the American Heart Association (AHA). Heart Rhythm Off J Heart Rhythm Soc, 2009, 6 (6): 886-933.

[6] Calkins H, Kuck KH, Cappato R, et al. 2012 HRS/EHRA/ECAS Expert Consensus Statement on Catheter and Surgical Ablation of Atrial Fibrillation: recommendations for patient selection, procedural techniques, patient management and followup, definitions, endpoints, and research trial design. Eur Eur Pacing Arrhythm Card Electrophysiol J Work Groups Card Pacing Arrhythm Card Cell Electrophysiol Eur Soc Cardiol, 2012, 14 (4): 528-606.

[7] Saksena S. Interventional cardiac electrophysiology: a multidisciplinary approach. Minneapolis: Cardiotext Publishing, 2015.

[8] Seiler J, Steven D, Roberts-Thomson KC, et al. The effect of openirrigated radiofrequency catheter ablation of atrial fibrillation on left atrial pressure and B-type natriuretic peptide. Pacing Clin Electrophysiol PACE, 2014, 37 (5): 616-623.

[9] Piccini JP, Daubert JP. Cryoablation of atrial fibrillation. J Interv Card Electrophysiol Int J Arrhythm Pacing, 2011, 32 (3): 233-242.

[10] Irish CL, Murkin JM, Guiraudon GM. Anaesthetic management for surgical cryoablation of accessory conducting pathways: a review and report of 181 cases. Can J Anaesth J Can Anesth, 1988, 35 (6): 634-640.

[11] Warpechowski P, Lima GG, Medeiros CM, et al. Randomized study of propofol effect on electrophysiological properties of the atrioventricular node in patients with nodal reentrant tachycardia. Pacing Clin Electrophysiol PACE, 2006, 29 (12): 1375-1382.

[12] Warpechowski P, dos Santos ATL, Pereira PJI, et al. Effects of propofol on the cardiac conduction system. Rev Bras Anestesiol, 2010, 60 (4): 438-444.

[13] Erb TO, Kanter RJ, Hall JM, et al. Comparison of electrophysiologic effects of propofol and isoflurane-based anesthetics in children undergoing radiofrequency catheter ablation for supraventricular tachycardia. Anesthesiology, 2002, 96 (6): 1386-1394.

[14] Owczuk R, Wujtewicz MA, Zienciuk-Krajka A, et al. The influence of anesthesia on cardiac repolarization. Minerva Anestesiol, 2012, 78 (4): 483-495.

[15] Hullander RM, Leivers D, Wingler K. A comparison of propofol and etomidate for cardioversion. Anesth Analg, 1993, 77 (4): 690-694

[16] Doenicke AW, Roizen MF, Kugler J, et al. Reducing myoclonus after etomidate. J Am Soc Anesthesiol, 1999, 90 (1): 113-119.

[17] Schwarzkopf KRG, Hueter L, Simon M, et al. Midazolam pretreatment reduces etomidate-induced myoclonic movements. Anaesth Intensive Care, 2003, 31 (1): 18-20.

[18] Hwang J-Y, Kim J-H, Oh A-Y, et al. A comparison of midazolam with remifentanil for the prevention of myoclonic movements following etomidate injection. J Int Med Res, 2008, 36 (1): 17-22.

[19] Levänen J, Mäkelä ML, Scheinin H. Dexmedetomidine premedication attenuates ketamine-induced cardiostimulatory effects and postanesthetic delirium. Anesthesiology, 1995, 82 (5): 1117-1125.

[20] Wutzler A, Huemer M, Boldt L-H, et al. Effects of deep sedation on cardiac electrophysiology in patients undergoing radiofrequency ablation of supraventricular tachycardia: impact of propofol and ketamine. Eur Eur Pacing Arrhythm Card Electrophysiol J Work Groups Card Pacing Arrhythm Card Cell Electrophysiol Eur Soc Cardiol, 2013, 15 (7): 1019-1024.

[21] Tae CH, Kang KJ, Min B-H, et al. Paradoxical reaction to midazolam in patients undergoing endoscopy under sedation: Incidence, risk factors and the effect of flumazenil. Dig Liver Dis Off J Ital Soc Gastroenterol Ital Assoc Study Liver, 2014, 6 (8): 710-715.

[22] Weinbroum AA, Szold O, Ogorek D, Flaishon R. The midazolam-induced paradox phenomenon is reversible by flumazenil. Epidemiology, patient characteristics and review of the literature. Eur J Anaesthesiol, 2001, 18 (12): 789-797.

[23] Miller RD, Eriksson LI, Fleisher LA, et al. Miller's anesthesia. 8th ed. Philadelphia: Elsevier, 2015.

[24] Niksch A, Liberman L, Clapcich A, et al. Effects of remifentanil anesthesia on cardiac electrophysiologic properties in children undergoing catheter ablation of supraventricular tachycardia. Pediatr Cardiol, 2010, 31 (7): 1079-1082.

[25] Ergul Y, Unsal S, et al, Guzeltas A. Electrocardiographic and elec-trophysiologic effects of dexmedetomidine on children. Pacing Clin Electrophysiol PACE, 2015, 38 (6): 682-687.

[26] Hammer GB, Drover DR, Cao H, et al. The effects of dexmedetomidine on cardiac electrophysiology in children. Anesth Analg, 2008, 106 (1): 79-83.

[27] Staikou C, Stamelos M, Stavroulakis E. Impact of anaesthetic drugs and adjuvants on ECG markers of torsadogenicity. Br J Anaesth, 2014, 112 (2): 217-230.

[28] Caldwell JC, Fong C, Muhyaldeen SA. Should sevoflurane be used in the electrophysiology assessment of accessory pathways? Europace, 2010, 12 (9): 1332-1335.

[29]. Moller R, Covino BG. Cardiac electrophysiologic properties of bupivacaine and lidocaine compared with those of ropivacaine, a new amide local anesthetic. Anesthesiology, 1990, 72 (2): 322-329.

[30] Groban L, Dolinski SY. Differences in cardiac toxicity among ropivacaine, levobupivacaine, bupivacaine, and lidocaine. Tech Reg Anesth Pain Manag, 2001, 5 (2): 48-55.

[31] Furniss SS, Sneyd JR. Safe sedation in modern cardiological practice. Heart Br Card Soc, 2015, 101 (19): 1526-1530.

[32] Al Fagih A, Al Shurafa H, Al Ghamdi S, et al. Safe and effective use of conscious sedation for defibrillation threshold testing during ICD implantation. J Saudi Heart Assoc, 2010, 22 (4): 209-213.

[33] Ichihara N, Miyazaki S, Taniguchi H, et al. Simple minimal sedation for catheter ablation of atrial fibrillation. Circ J Off J Jpn Circ Soc, 2015, 79 (2): 346-350.

[34] Trouvé-Buisson T, Arvieux L, Bedague D, et al. Anaesthesiological support in a cardiac electrophysiology laboratory: a single-centre prospective observational study. Eur J Anaesthesiol, 2013, 30 (11): 658-663.

[35] Sayfo S, Vakil KP, Alqaqa'a A, et al. A retrospective analysis of proceduralist-directed, nurse-administered propofol sedation for implantable cardioverter-defibrillator procedures. Heart Rhythm Off J Heart Rhythm Soc, 2012, 9 (3): 342-346.

[36] Malcolme-Lawes LC, Lim PB, Koa-Wing M, et al. Robotic assistance and general anaesthesia improve catheter stability and increase signal attenuation during atrial fibrillation ablation. Eur Eur Pacing Arrhythm Card Electrophysiol J Work Groups Card Pacing Arrhythm Card Cell Electrophysiol Eur Soc Cardiol, 2013, 15 (1): 41-47.

[37] Di Biase L, Conti S, Mohanty P, et al. General anesthesia reduces the prevalence of pulmonary vein reconnection during repeat ablation when compared with conscious sedation: results from a randomized study. Heart Rhythm Off J Heart Rhythm Soc, 2011, 8 (3): 368-372.

[38] Roberts JD. Ambulatory anesthesia for the cardiac catheterization and electrophysiology laboratories. Anesthesiol Clin, 2014, 32 (2): 381-386.

[39] Shook DC, Savage RM. Anesthesia in the cardiac catheterization laboratory and electrophysiology laboratory. Anesthesiol Clin, 2009, 27 (1): 47-56.

[40] Pachulski RT, Adkins DC, Mirza H. Conscious sedation with intermittent midazolam and fentanyl in electro-

physiology procedures. J Intervent Cardiol, 2001, 14 (2): 143-146.
[41] Kwak J. Anesthesia for electrophysiology studies and catheter ablations. Semin Cardiothorac Vasc Anesth, 2013, 17 (3): 195-202.
[42] Camci E, Koltka K, Sungur Z, et al. Implantable cardioverter-defibrillator placement in patients with mild-to-moderate left ventricular dysfunction: hemodynamics and recovery profile with two different anesthetics used during deep sedation. J Cardiothorac Vasc Anesth, 2003, 17 (5): 613-616.
[43] Tsai T, Rodriguez-Diaz C, Deschner B, et al. Thoracic paravertebral block for implantable cardioverter-defibrillator and laser lead extraction. J Clin Anesth, 2008, 20 (5): 379-382.
[44] Hayase J, Patel J, Narayan SM, et al. Percutaneous stellate ganglion block suppressing VT and VF in a patient refractory to VT ablation. J Cardiovasc Electrophysiol, 2013, 24 (8): 926-928.
[45] Tan AY, Abdi S, Buxton AE, et al. Percutaneous stellate ganglia block for acute control of refractory ventricular tachycardia. Heart Rhythm, 2012, 9 (12): 2063-2067.
[46] Bourke T, Vaseghi M, Michowitz Y, et al. Neuraxial modulation for refractory ventricular arrhythmias: value of thoracic epidural anesthesia and surgical left cardiac sympathetic denervation. Circulation, 2010, 121 (21): 2255-2262.
[47] Goode JS, Taylor RL, Buffington CW, et al. High-frequency jet venti-lation: utility in posterior left atrial catheter ablation. Heart Rhythm Off J Heart Rhythm Soc, 2006, 3 (1): 13-19.
[48] Hutchinson MD, Garcia FC, Mandel JE, et al. Efforts to enhance catheter stability improve atrial fibrillation ablation outcome. Heart Rhythm Off J Heart Rhythm Soc, 2013, 10 (3): 347-353.
[49] Raiten J, Elkassabany N, Mandel JE. The use of high-frequency jet ventilation for out of oper-ating room anesthesia. Curr Opin Anaesthesiol, 2012, 25 (4): 482-485.
[50]. Haines DE, Beheiry S, Akar JG, et al. Heart Rhythm Society expert consensus statement on electrophysiology laboratory standards: process, protocols, equipment, personnel, and safety. Heart Rhythm Off J Heart Rhythm Soc, 2014, 11 (8): e9-51.
[51] Haeusler KG, Kirchhof P, Endres M. Left atrial catheter ablation and ischemic stroke. Stroke J Cereb Circ, 2012, 43 (1): 265-270.

第13章
心脏电复律的麻醉

Michele L. Sumler　McKenzie Hollon

摘　要　心脏电复律是一类需要手术室外麻醉的操作。心脏电复律使用电流治疗心律失常，是一种短时但痛苦的操作。麻醉方式可以多种多样，但最常使用全身麻醉，可以给予或不给予气道控制。心脏电复律的术前评估、优化和麻醉计划的准备有其特殊要求。此外，对此类操作及患者潜在病理生理状态的了解有助于麻醉医生对不良事件的处理做出预案。

关键词　同步电复律　房颤　心律失常　手术室外麻醉

引　言

心脏电复律使用电流治疗心律失常，是一种短时但痛苦的操作。直流电复律可以治疗除室颤外的异常心脏节律，无论是稳定性的还是不稳定性的。电复律的适应证包括室上性心动过速、房颤、房扑、有脉搏的室性心动过速及伴有窄或宽QRS波的任何折返性心动过速（伴血流动力学不稳定）。心脏电复律最常被用来治疗房颤[1]。

需要复律的情况千变万化，可以是择期操作、手术室外麻醉，或者是血流动力学不稳定患者的急诊操作。大多数情况下，这是一种门诊治疗，很少需要患者在医院过夜[2]。除了常规的麻醉原则外，麻醉管理的基本要素还包括对心律失常的生理影响及心脏电复律的了解。熟悉除颤仪器与相关操作，以及心脏电复律潜在的并发症，是此类操作麻醉实施的重点。

直流电复律通过感知心脏自身信号，在心电图QRS复合波的R波时同步放电。同步化的目标是保证电刺激不和心室易损期重叠。与QRS波的早期阶段同步，可以避免在不应期的末期放电，因为此时相邻的心肌纤维处于去极化的不同时期，有诱发室颤的可能。心脏电复律的成功取决于多种因素，包括患者的

M. L. Sumler, MD (□) · M. Hollon, MD
Department of Anesthesiology, Emory University Hospital,
1364 Clifton Road, Atlanta, GA 30322, USA
e-mail: msumler@emory.edu; mmayo2@emory.edu

© Springer International Publishing Switzerland 2017
B. G. Goudra, P. M. Singh (eds.), *Out of Operating Room Anesthesia*,
DOI 10.1007/978-3-319-39150-2_13

基础疾病，以及使电流有效传导至心房肌等。电流可以由胸部电极经皮传递，或者少数情况下经心内电极传播。所释放的电流强度的影响因素包括除颤器电容器电压、输出波形、电极的位置和大小，以及电极和目标心肌间的电阻抗[3]。输出波形影响能量传递。有两种输出波——单向波和双向波，见表13.1。

表 13.1 单向波和双向波的比较

	单向波	双向波
电流方向	单向	双向
波形	正弦波	直线波
常用能量	200～300 J	100～200 J
房颤电复律的平均有效能量	200 J	100 J

与单向波相比，双向波所使用的能量更低而电复律的成功率更高。目前双向波是房颤电复律的标准选择[4]。其他预测电复律能否成功的独立因素包括胸阻抗和心律失常的持续时间[5]。美国心脏协会（AHA）制订的心律失常电复律所需能量指南中，房颤双向波电复律的起始能量为120～200 J[6]。为了避免心肌损伤，一些研究建议连续电击间隔至少1min[7]。

心脏自主节律性增强的心律失常是电复律的禁忌证，例如洋地黄中毒和儿茶酚胺导致的心律失常。不仅仅因为电复律对这种自主节律性增强的心律失常无效，而且在电击后容易出现室性心动过速和室颤。此外，电复律对于多源性房性心动过速也是禁忌，因为它并不能处理此类心律失常的潜在原因。

择期电复律患者的病史和体格检查

患者的评估从传统的术前麻醉评估开始，应非常关注心血管系统的评估。要特别注意患者是否有晕厥、一过性黑蒙、眩晕、胸痛、心悸症状，是否有已知的心动过缓或心动过速病史。还应包括心电图的评估以明确患者现在的心脏节律，以及任何已知的心律失常触发因素。另外，了解患者心律失常既往的药物和非药物治疗，以及既往电复律治疗的细节是很重要的。

房颤患者对自身的发病时长也许并不清楚，这取决于患者是否出现症状，此类患者应着重于血栓和抗凝治疗的评估。此外，应确认患者是否有植入的心脏节律调控设备、起搏器、植入式心脏复律除颤器或双重设备。对植入这些设备的患者进行不适宜的电复律可能会损害设备或起搏系统，导致设备无法工作或无法捕获患者的心脏节律。为了保证这些设备的正常工作，在电复律前后都应对其功能进行确认[8]。

患者是否处于麻醉前最佳状态

电复律之前,应该评估患者心脏疾病的管理情况包括心律失常、充血性心力衰竭、心肌缺血和高血压等。患者的用药史应特别注意β受体阻滞剂、抗高血压药物、抗心律失常药物和他汀类药物的应用。如果患者正在使用地高辛,应明确其用药剂量,判断患者是否有洋地黄中毒表现,但在电复律前不必常规停药。许多拟行电复律的患者正在服用抗凝药物以预防体循环血栓栓塞,重要的是应保证电复律之前抗凝作用足够。对所有的电复律患者检测电解质水平是必要的。患者的实验室检查和病史十分重要,因为对于洋地黄中毒或低血钾患者直流电复律属禁忌[1]。

依据患者的表现及现行指南,可能需要更进一步的检查,包括心脏超声评估是否有血栓、导管介入检查,以及应激测试。所有的择期治疗患者都应遵循禁食指南。如果需要进行急诊电复律,应将患者按饱胃处理,包括预氧合和气管插管。琥珀酰胆碱不是此类情况的禁忌,但是可能会发生心动过缓性心律失常和高钾血症加重。偶尔,需要对妊娠患者进行电复律,研究证明电复律对此类患者是安全的,但可能会引起胎儿的心律失常[9]。在胎儿可能存活的情况下,整个电复律过程中监测胎心十分必要。

麻醉前准备和常用麻醉技术

此类操作通常在手术室外进行,麻醉所面临的挑战包括不熟悉的设备、对麻醉不熟悉的工作人员,以及无法及时得到额外的麻醉支持。手术室外的麻醉准备,务必要确保抢救药物和气道设备到位。美国麻醉医师协会(ASA)制订的标准监测及电复律术最低监测指南包括连续心电图、脉搏血氧饱和度、血压监测,可能的条件下监测连续呼气末二氧化碳[10]。氧气源、吸引器及正压通气设备应能即刻到位。

许多麻醉药物都已经成功用于电复律术。虽然体表电复律术时间很短,但电刺激强度等同于外科切皮刺激。理想的麻醉应能提供满意的镇痛、镇静,血流动力学影响最小且恢复迅速。所需的镇静程度取决于操作和患者的状态,满意的镇静可以避免对不愉快经历的记忆。最重要的是避免或减轻儿茶酚胺介导的应激反应,因为这可能导致此类高危患者发生心肌缺血。择期电复律所需的最低麻醉深度可能是深度镇静,但经常还需要全身麻醉[1]。

基于多种原因,例如此类操作经常在手术室外,很少需要进行气管插管等,因此并不经常使用吸入性麻醉药。对于电复律而言,没有完美的静脉麻醉药,但是有一些小型研究比较了不同静脉麻醉药的效果，包括依托咪酯、异丙酚、芬太尼和苯二氮䓬类药物。苯二氮䓬类药物作用时间更长，患者的反应变异性也更大[11]。异丙酚可导致低血压，呼吸暂停发生率高于其他静脉麻醉药，但是患者恢复时间更短。依托咪酯会引起肌阵挛和注射痛，但血压降低程度更小，因此对严重心脏疾病患者是更好的选择[12]。有研究对依托咪酯和芬太尼联合应用与异丙酚和芬太尼联合应用做了比较，发现依托咪酯和芬太尼联合应用诱导时间更短，血流动力学更稳定[13]。2015年的一项系统回顾查阅了所有的文献，结论是现有的证据并不能证明任何一种药物更有优势，额外给予镇痛药物也不一定改善患者的结局[14]。对个体患者而言，无论哪种药物最适合，小心地滴定给药，避免高危患者血流动力学不稳定才是至关重要的。

有时在电复律前需进行经食管超声心动图（TEE）检查以排除血栓的存在。在这种情况下，整个治疗可能需要 30 min。鼻导管吸氧通常已足够，但有时可能需要进一步的气道管理来保证患者在治疗中的舒适性。一项研究证明静脉给予异丙酚进行的深度镇静联合喉罩，可以提供满意的麻醉而不必移除 TEE 探头[15]，这对于适度镇静与气道维持有困难的患者不失为一个好的选择。

预期的不良事件

与所有的操作一样，不良事件总是可能发生的。不良事件的预防和处理应纳入术前的计划，包括有效的静脉通道以满足复苏的需要，使用监测以早期发现不良事件，以及为最可能发生的不良事件制订处理计划。

根据所需的麻醉深度不同，当对患者实施深度镇静而没有安全的人工气道时，气道管理可能成为一个特殊问题。气道管理应包括有效的监测如呼气末二氧化碳，以及为气道不通畅时做好预案。如果患者没有潜在肺部疾患、禁食水时间足够、气道检查没有发现异常，在此类短时操作中可以使用手控面罩通气。如果患者血流动力学不稳定，或有误吸风险，采用气管插管较为明智。

最常出现的并发症是心律失常，例如房性、室性、交界性期前收缩。其他心律失常也可能一过性出现，包括心动过缓和短时间的窦性停搏，这些通常会自动消失[14]。动物实验已经证明，房颤电复律的电击能量和心肌抑制的能量之间有很宽的安全范围。即使没有明显的心肌损害，电复律后心电图也可能出现一过性的 ST 段抬高，麻醉医生应该知道这是正常的改变[16]。少数情况下，高能量的电击可能导致心肌坏死，表现为心电图上立即出现 ST 段抬高并持续 1~2 min。心电图改变持续超过2min 时一般提示为与电击无关的心肌损伤。然而，可能出现更严重的心律失常如室颤,原因包括严重的心脏疾病、不恰当的再同步化治疗、电击能量过高、电解质紊乱或洋地黄中毒。长时间房颤的患者可能有潜在的窦房结功能异常或内在传导异常,这些可被电复律所诱发。这些患者在电复律前应由心内科医生全面评估,如果需要,应经静脉或经皮植入起搏器[17]。

血流动力学不稳定经常出现,能够导致心功能异常。需要进行电复律的患者都是高风险患者,通常伴有潜在的心脏疾病,冠状动脉即使经历短时间的低灌注都可能导致心肌缺血。患者可能出现一种"心肌顿抑"现象,在最初的24～48h可以恢复。为了避免不正确的评估,心脏功能的评估应至少延迟至电复律后48 h[18]。少数情况下,有瓣膜性心脏病或左心室收缩功能不良的患者,可能出现一过性肺水肿。

栓塞性和缺血性脑卒中也是可能出现的并发症,所以有血栓史的患者电复律是禁忌。血栓栓塞并不少见,这与1%～7%的患者在房颤电复律前没有预防性给予抗凝治疗有关[19]。鉴于上述原因,电复律前必须评估凝血状态,并保证足够的抗凝治疗。择期电复律的患者,房颤持续时间大于48 h的,应进行超声心动图检查以排除心腔内(左心房)血栓的存在。美国心脏病学会和美国心脏协会(ACC/AHA)指南推荐,电复律前后抗凝治疗应持续3～4周。完成电复律后,应对患者进行神经系统功能评估[1]。

电复律后可能发生皮肤灼伤,大部分是因为电极放置不正确。使用双向除颤仪和用凝胶涂抹除颤板后,皮肤灼伤较少发生。有些人建议预防性使用激素类软膏和(或)局部使用布洛芬以减轻疼痛和炎症反应。

(张 慧 译 侯丽宏 审校)

参考文献

[1] American College of Cardiology/American Heart Association Task Force on Practice Guidelines; European Society of Cardiology Committee for Practice Guidelines (Writing Committee to Revise the 2001 Guidelines for Management of Patients With Atrial Fibrillation); European Heart Rhythm Association; Heart Rhythm Society. Circulation, 2006, 114: e257-354.
[2] Lesser MF. Safety and efficacy of in-office cardioversion for treatment of supraventricular arrhythmias. Am J Cardiol, 1990, 66: 1267-1268.
[3] Ewy GA. The optimal technique for electrical cardioversion of atrial fibrillation. Clin Cardiol, 1994, 17: 79-84.
[4] Page RL, Kerber RE, Russell JK, et al. Biphasic versus monophasic shock waveform for conversion of atrial fibrillation: the results of an international randomized, double-blind multicenter trial. J Am Coll Cardiol, 2002, 39: 1956-1963.
[5] Mittal S, Ayati S, Stein KM, et al. Transthoracic cardioversion of atrial fibrillation: comparison of rectilinear biphasic versus damped sine wave monophasic shocks. Circulation, 2000, 101: 1282-1287.
[6] Atkins DL, Passman RS, Halperin HR, et al. Part 6: electrical therapies: automated external defibrillators,

defibrillation, cardioversion, and pacing: 2010 American Heart Association Guidelines for Cardiopulmonary Resuscitation and Emergency Cardiovascular Care. Circulation, 2010, 122 (18 Suppl 3): S706-719.

[7] Dahl CF, Ewy GA, Warner ED, et al. Myocardial necrosis from direct current countershock. Effect of paddle electrode size and time interval between discharges. Circulation, 1974, 50: 956-961.

[8] Gould L, Patel S, Gomes GI, et al. Pacemaker failure following external defibrillation. Pacing Clin Electrophysiol, 1981, 4 (5): 575-577.

[9] Schroeder JS, Harrison DC. Repeated cardioversion during pregnancy. Am J Cardiol, 1971, 27: 445-446.

[10] Statement on nonoperating room anesthetizing locations committee of origin: standards and practice parameters (Approved by the ASA House of Delegates on October 19, 1994, and last amended on October 16, 2013).

[11] Canessa R. Anesthesia for elective cardioversion: a comparison of four anesthetic agents. J Cardiothorac Vasc Anesth, 1991, 5 (6): 566-568.

[12] Desai PM, Kane D, Sarkar MS. Cardioversion: what to choose? Etomidate or propofol. Ann Card Anaesth, 2015, 18 (3): 306-311.

[13] Kalogridaki M. Anaesthesia for cardioversion: a prospective randomised comparison of propofol and etomidate combined with fentanyl. Hellenic J Cardiol, 2011, 52 (6): 483-488.

[14] Rabbino MD, Likoff W, Dreifus LS. Complications and limitations of direct current counter-shock. JAMA, 1964, 190: 417-420.

[15] Ferson D, Thakar D, Swafford J, et al. Use of deep intravenous sedation with propofol and the laryngeal mask airway during transesophageal echocardiography. J Cardiovasc Vasc Anesth, 2003, 17: 443-446.

[16] Lewis SR, Nicholson A, Reed SS, et al. Anaesthetic and sedative agents used for electrical cardioversion. Cochrane Database Syst Rev, 2015, (3): CD01082.

[17] Mancini GB, Goldberger AL. Cardioversion of atrial fibrillation: consideration of embolization, anticoagulation, prophylactic pacemaker, and long-term success. Am Heart J, 1982, 104: 617-621.

[18] Kern KB, Hilwig RW, Rhee KH, et al. Myocardial dysfunction after resuscitation from cardiac arrest: an example of global myocardial stunning. J Am Coll Cardiol, 1996, 28 (1): 232-240.

[19] Bjerkelund CJ, Orning OM. The efficacy of anticoagulant therapy in preventing embolism related to D. C. electrical conversion of atrialfibrillation. Am J Cardiol, 1969, 23: 208-216.

第14章
心脏消融术的麻醉

Igor O. Zhukov Yuriy O. Zhukov

摘　要　心脏电生理实验室的消融术对麻醉医生是特殊的挑战。患者的潜在病理状态可能因为诱发心律失常而变得更加复杂,由于电生理标测设备的敏感性需要患者完全无体动,且可能难以接近患者的气道和血管,这些细微差别使得电生理实验室与手术室环境有所不同。和操作者讨论过上述问题后,在保证患者安全和操作成功的基础上,可以使用常规麻醉技术,同时需要额外的监测技术,预测潜在并发症,并进行谨慎的围手术期管理。

关键词　全身麻醉　镇静　监护麻醉　电生理　消融　心律失常　房颤　室性心动过速　肺静脉　心房–食管瘘　经食管超声心动图　左心室辅助设备　Impella系统

引　言

在心脏电生理实验室可以进行大量操作,它们可以作为创伤性更高的外科手段的替代治疗,或者是患者特殊疾病的唯一解决方式。这些操作绝大部分不需要麻醉医生参与,可以单独在局部麻醉下完成,或者由电生理实验室医务人员提供轻度、中度甚至是深度镇静。然而有时候一些消融术需要麻醉医生的介入,这些操作或患者病情多较为复杂,在轻度或中度镇静下难以完成消融治疗。

I. O. Zhukov, MD (✉)
Division of Cardiothoracic Anesthesiology, Emory University,
1364 Clifton Rd NE, Atlanta, GA 30322, USA
e-mail: izhukov@emory.edu

Y. O. Zhukov, MD
Department of Cardiothoracic Surgery, University Hospitals Elyria Medical Center,
Elyria, OH, USA
e-mail: Yuriy.Zhukov@UHHospitals.org

© Springer International Publishing Switzerland 2017
B. G. Goudra, P. M. Singh (eds.), *Out of Operating Room Anesthesia*,
DOI 10.1007/978-3-319-39150-2_14

镇静和麻醉

美国麻醉医师协会（ASA）对轻度、中度和深度镇静给出了明确的定义。在患者的反应性、是否需要气道设备、是否存在自主呼吸和心血管状态方面，镇静与全身麻醉有所不同（表14.1）[1]。

表14.1 不同镇静程度的特点

	轻度镇静/抗焦虑	中度镇静/镇痛（清醒镇静）	深度镇静/镇痛	全身麻醉
反应性	对语言刺激反应正常	对语言或触觉刺激存在有目的的*反应	对反复的或疼痛刺激存在有目的的*反应	对疼痛刺激无反应
气道	不受影响	不需要气道干预	可能需要气道干预	通常需要气道干预
自主呼吸	不受影响	充分	可能不充分	通常不充分
心血管功能	不受影响	通常能够维持	通常能够维持	可能受到抑制

*对疼痛刺激有退缩反应不构成有目的的运动。经许可，引自参考文献[1]

实施深度镇静和（或）全身麻醉时通常需要麻醉医生在场。美国麻醉医师协会指南明确指出，实施镇静的操作者必须在患者意外进入更深程度镇静时能够急救患者。例如，实施中度镇静时必须能将患者从深度镇静中恢复过来，而实施深度镇静时能将患者从全身麻醉的状态逆转[1]。Bubien 等发布了北美起搏和电生理协会（North American Society of Pacing and Electrophysiology，NASPE）共识，赞成在深度麻醉和全身麻醉时需要麻醉医生在场[2]。与操作者的资质如心脏高级生命支持培训、认证、操作限制的范围，以及允许非麻醉医生使用的镇静药物清单等有关的其他指南，通常由各自的学会制订。

全身麻醉的利与弊

有意见认为择期消融术由麻醉医生实施镇静或全身麻醉可能会增加医疗总费用[3-4]。这些增加的费用可能直接来自麻醉操作，也可以是在特定区域进行麻醉后恢复、麻醉接台时产生手术延迟等所致。这些与麻醉相关的困难与非麻醉医生成功实施的轻度和中度镇静形成了鲜明对比[3-4]；此外，由非麻醉医生实施的异丙酚深度镇静在欧洲十分常见且非常安全[5]。因此，只有当患者获益明显、治疗的并发症风险增加，或患者由于生理、社会心理原因不能耐受镇静时，才准予进行麻醉医生实施的麻醉。另一方面，有研究表明在房颤消融术中使用全身麻醉，X线暴露时间和总手术时间都大大缩短，且房颤治愈率更高，这些获益抵偿了全身麻醉费用的增加[6]。

难以决定是否实施全身麻醉的另一个难题是，研究发现全身麻醉消融患者发生食管热灼伤的比率更高[7]。然而此项研究也显示，镇静和全身麻醉组都没有心房-食管瘘的发生，热灼伤可自行缓解，没有任何后遗症。

设备和监测

美国麻醉医师协会详细描述了外科手术全身麻醉患者的最低监测要求，这同样适用于全身麻醉、深度镇静及监护麻醉的消融治疗[8]。

脉搏血氧饱和度是一种快速、定量、可靠的评估患者氧合状态的方法。它需要透射组织，通常用于指尖、耳垂或鼻孔，至少使用两种波长的光计算出氧合血红蛋白与还原血红蛋白的浓度。当与可变音高的音频输出相结合时，这种监测可以提供患者心率和血氧浓度的连续信息，因此脉搏血氧饱和度是美国麻醉医师协会推荐的全身麻醉和深度镇静时的基本监测之一[8]。

机械通气时的通气监测常规包括由麻醉机电路系统提供的潮气量、回路完整性和气道压监测。此外，吸入和呼出气光谱监测除了产生连续二氧化碳波形，还可以监测吸入气组分和挥发性麻醉剂浓度[9]。即使没有人工气道，二氧化碳波形仍然是监测自主呼吸的有用工具，因为它可以比单独使用脉搏血氧饱和度更早地发现呼吸暂停。

循环功能可能是最为被过多监测的生命体征，因为连续心电图和脉搏血氧饱和度都可以提供患者的心率信息。此外，多导联心电图监测是检测心肌缺血的有用工具。Ⅱ和V_5导联最常使用，对心肌缺血的检测灵敏度至少可达80%，而现代的遥测仪器可以自动监测5个甚至更多的导联，在ST段波形改变时将发出警示。

美国麻醉医师协会推荐无创血压监测至少每5min进行一次，甚至在有创血压监测的患者中也推荐使用。无创血压监测比较可靠，不容易出现压力传感器相关的校准错误。有时动脉血压通过与消融治疗共用的鞘管进行监测，因此可能会受到消融设备导致血栓、移位或阻塞的影响。此外，血流动力学不稳定时专门的血压监测至关重要，因为此时这些鞘管可能被更换为主动脉内球囊反搏或体外循环的外周动脉管道。

全身麻醉下消融术需要体温监测，因为这些操作通常超过30min，经常为3~6h或更长。麻醉诱导前应放置被动和主动的保温设施，并在整个治疗过程中持续使用，包括保温毯、保温袜、保温头套、加压空气加温、液体加温器、气道湿化及其他部位特异性的措施，以维持正常体温。

心脏后表面的射频消融可能使患者的食管受到热灼伤，可能发展为心房-食管瘘，这是左心房消融术一种可怕的严重并发症。食管温度可以使用标准的食管温度探头进行监测，也可以使用带有多个热敏电阻的特殊设计仪器沿着左心房的长度监测食管温度。通常这些仪器在X线引导下放置到位，以保证最佳的灵敏度[10]。一旦食管温度达到预先设定的温度，消融即暂停或者降低消融探头的能量，以减少热灼伤的风险。值得一提的是，射频消融和食管监测探头可能受到潜在干扰。Deneke等提出假说认为，食管热灼伤可能发生于放置了食管温度探头的患者，因为探头可以作为射频能量的接收器，进而转化为热能。这种形式的食管溃疡在没有食管温度监测的对照组中没有见到[11]。

虽然经食管超声心动图（TEE）未被推荐为手术室或心脏电生理实验室的常规监测，但它在房颤的患者中有特殊意义。据报道，10%~15%的房颤患者伴有左心房血栓[12]，出现血栓栓塞并发症的风险增加3.5倍，因此TEE筛查尽管不普遍[13]，但也经常在消融或电复律术前进行。长期接受抗凝治疗的患者也不能完全预防左心房血栓的形成。最近发表的一篇荟萃分析中，Di Minno等发现在100%接受抗凝治疗的房颤患者中左心房血栓的发生率为3.5%。TEE的总体安全性需要与患者进行单独的讨论，尤其是那些有相对或绝对禁忌证的患者，例如有食管或胃肠道病变、胸部放疗史或因静脉曲张有胃肠道出血风险的患者[14]。虽然食管穿孔的总体风险为1‰甚至更低[14]，消融术中食管损伤的报道也有限[15]，但是在衰弱的或易于发生此类并发症的患者中，需要仔细权衡射频消融和TEE探头放置导致食管损伤的联合风险。

麻醉：术前评估

如上所述，如果消融治疗的难度较大或患者有特殊的伴随疾病，在非麻醉医生实施的镇静下难以成功完成操作时，才需要使用全身麻醉。通常这种需求由主诊的电生理医生提出，随后进行麻醉前评估。负责麻醉的麻醉医生根据患者的心肺系统伴随疾病、肥胖及潜在的阻塞性睡眠呼吸暂停、肾功能不全、血液系统疾病、抗凝状态、既往麻醉中出现的问题、过敏史及相关的慢性用药史等，对患者进行危险分层。

许多消融术需要标测心律失常起源点，通过化学刺激或电刺激诱发心律失常而获得。这些增加心率的操作会增加心肌氧供需平衡的额外负担，可能会恶化此前存在的冠状动脉疾病症状。因此，全面的心脏疾病病史和体格检查是麻醉前评估的核心。

美国麻醉医师协会、美国心脏协会和美国心脏病学会联合发布的最新指南将危险分层由原来的 3 组简化为 2 组：主要心脏不良事件低风险组与主要心脏不良事件中等或高风险组。需要全身麻醉的操作通常归于后一组，因此应该记录患者的功能状态（>4METs），或者必须对患者进行心血管功能评估[16]。

麻醉：术中管理

在监护麻醉或全身麻醉二者中选择镇静策略，需要心内科医生和麻醉医生讨论并达成一致。上述提到的患者的特殊伴随疾病或操作因素，如需要患者长时间无体动、杂交心内/心外消融、需要有创监测或 TEE 评估等，都会影响实施全身麻醉的决定。使用肌肉松弛剂以实现患者完全无体动时，则需要放置气管内导管，这与使用或不使用喉罩来维持患者的自主呼吸不一样。如果决定使用喉罩来保护气道，就要考虑到一旦 X 线设备就位，接近患者的气道会有困难；如果在消融操作中进行气管插管导致患者移动，就可能意外丢失标测的心律失常起源点。

已知困难气道或者气道检查结果并不乐观的患者最好在消融前就进行气管插管，可以联合视频喉镜、纤维支气管镜及最佳的插管体位等方法。有 X 线机的手术床无法常规移动，因此抬高、摆动患者或使用反 Trendelenburg 体位（头高脚低）都可能较困难；因此当患者在更灵活的转运床上时，进行麻醉诱导和插管可能是更好的选择。

麻醉诱导药物的选择多由患者的特殊因素及伴随疾病决定，而不是消融术的类型。大多数麻醉诱导药物的作用时间短暂，不影响心律失常的标测。在选择深度镇静的药物上，Wutzler 及其同事证明与异丙酚相比，氯胺酮具有可预测的拟交感作用，但不影响心律失常的诱发或消融效率，却可预知地增加患者的心率和血压[17]，这种效应可以用于需要避免异丙酚心脏抑制作用的患者。依托咪酯是另一种可用于心血管疾病患者的良好麻醉诱导药物，因为它对心肌收缩力和外周血管阻力的影响很小。

麻醉维持是个有争议的话题，支持吸入麻醉或是静脉麻醉技术的相关数据都很少。Sharpe 等证明常用的静脉麻醉药和吸入性麻醉药对窦房结、房室传导或 Wolf-Parkinson-White 综合征中的旁路都没有明显影响[18-21]。同样，在室上性心动过速患儿中给予异丙酚或异氟烷麻醉，两组的消融成功率也没有差异[22]。因此，在选择静脉麻醉药还是吸入性麻醉药时，影响诱发心律失常之外的其他因素更为重要。对高频喷射通气的需要、术后恶心和（或）呕吐的风险及恶性高热易感等问题，使得全凭静脉麻醉更为合适。

在进行心律失常标测时，操作者可能需要诱导心律失常的发生，这通常在手术开始前核查时进行讨论，可能需要给予腺苷、异丙肾上腺素或进行快速起搏。这一阶段需要麻醉医生和实施消融术的心内科医生特别注意，以保证患者血流动力学稳定、大脑灌注充足、心肌氧供不受影响。

消融术的并发症

据估计，心律失常消融术的死亡风险为 0.1%，其中心包压塞、脑卒中、心房-食管瘘分别占死亡原因的 25%、16% 和 16%[13]。并发症发生率取决于消融术的术式（射频消融 vs. 冷冻消融）、操作者的经验及患者的伴随疾病。虽然每个中心不同，但常见的并发症发生率见表 14.2[13,23]。

表 14.2 心脏消融术的并发症发生率

任何严重并发症	6%
心包压塞	1.5%
脑卒中	0~7%
心房-食管瘘	0.1%~0.25%
食管损伤	0~17%
血管损伤	0~13%
膈神经损伤	1%~6.5%
肺静脉狭窄	1.3%~3.4%
心包积液	2.9%
迷走神经损伤	1%

心包压塞是最常见的严重并发症，发生率约为 1.5%。可以通过测量中心静脉压、使用 TEE 或经胸超声心动图或 X 线透视进行快速诊断。治疗通常是在剑突下使用 Seldinger 技术进行引流，并逆转抗凝药物[13]。同时，麻醉医生通过给予静脉输液、血液制品、开始或增加肾上腺素、去甲肾上腺素或血管加压素的使用来缓解心包压塞的症状。极端情况下需要进行外科引流，这时需要心脏麻醉医生在场，可以管理多种血管加压药物、评估 TEE 数据并指挥复苏治疗。

脑卒中是导致死亡的第二大原因，有多种病因。通常，在消融术之前要暂停抗心律失常药物的使用，这可能会增加脑血管意外的风险。而且，如果消融术中左心房或左心室内有植入物，损伤的内皮可能是导致脑血管意外的血栓的来源。此外，术后几周内患者仍然有迟发性血栓性脑血管意外的危险。管道使用前充分排气可以避免空气栓塞，而来源于消融设备血栓形成的血栓性并发症可以在操作中使用全身抗凝药物进行预防。肝素是最常使用的抗凝药物，目标是活化凝血时间（ACT）达到 300～400s；抗凝策略通常在手术开始前核查时进行确认[13]。

膈神经损伤是相对常见的不危及生命的并发症，经常是在进行右上肺静脉冷冻消融时发生。现在多建议使用上腔静脉起搏和横膈监测来避免膈神经损伤。在这种情况下，肌肉松弛剂的使用需要和操作医生进行讨论，在上腔静脉起搏过程中，麻醉医生应严密监测气道压力波形，以发现横膈运动[13]。

不稳定的室性心动过速消融术

在精确的麻醉管理和仅使用血管加压药纠正血流动力学不稳定状态的措施下，室上性心律失常消融术多数可以成功实施。而顽固性室性心动过速与之不同，它的标测需要使患者更长时间处于不能良好耐受的心律下，尤其是对既往有心肌损伤的患者。

在这些病例中，心脏麻醉医生在场更为有利，他们可放置有创监测，谨慎滴定使用多种血管加压药物，行 TEE 检查，在一些病例中放和管理经皮左心室辅助装置。及早使用 Impella™ 左心室辅助装置，可以使患者耐受更长时间的室性心动过速，而不会有明显的大脑或冠状动脉灌注不良，因此消融术的成功率更高，甚至在本来不合适此类操作的患者中也可进行消融[24-25]。这种设备通常经皮经股动脉置入，进入左心室，并经过主动脉瓣。经过主动脉瓣后的定位通过设备的流入和流出端的压差感受器、X 线机或 TEE 而确定。这种小型的（9Fr）轴向流动左心室辅助装置可以保证高达 5L/min 的流量，支持时间长达 6 h，可用于情况不稳定的患者，或者用于可能需要体外循环的消融治疗[26]。

麻醉后恢复

消融术后患者的恢复有其特殊性。常规消融和心导管操作区域的术前/术后恢复病房设备齐全，能够处理经皮路径相关问题、偶发的心律失常，以及过多的降温液体注入消融系统或冲洗管道导致的容量过负荷等。然而，全身麻醉后恢复的患者还需要监测通气和氧合状态、是否有肌肉松弛剂残留及术后恶心、呕吐的问题。这些患者传统上在专门的麻醉后监护室（PACU）进行恢复，并遵循特定的离室指南[27]。

考虑到全身麻醉多在更具挑战性的患者和操作中实施，术后恢复最好在 PACU 进行。这样患者可以做到标准的麻醉恢复，避免对患者处理不当的情况，但是这样的确延长了接台时间,因为 PACU 通常设计在手术室而不是电生理实验室附近。但是,避免患者出现并发症在经济上和伦理上都抵消了接台时间延长的不足。

结 论

电生理消融术的麻醉具有挑战性和成就感。这类麻醉需要麻醉医生和心内科医生制订最充分的预案,以确保患者的权益和安全。在手术前核查时确认核心任务,例如建立有创监测的必要性、心律失常时间延长或不稳定的可能性、是否避免肌肉松弛剂的使用、进行术中 TEE 或食管温度监测,以及抗凝目标等,这些都可以消除不必要的误解并可能防止并发症的发生。

使用麻醉医生认为适合于患者的药物进行全身麻醉诱导,如异丙酚、依托咪酯、氯胺酮或以上药物的联合。如果操作不需要长时效的肌肉松弛剂,气管插管时可以使用琥珀酰胆碱或小剂量中等时效的非去极化肌肉松弛剂。另一种是在给予诱导药物和镇痛药物后进行气管插管,气管内额外使用利多卡因可使插管更加顺利。

气管内插管比喉罩有优势,因为它易于进行食管温度监测和 TEE 探头放置。

不使用非去极化肌肉松弛剂而要求患者无体动时所需要的麻醉深度、患者伴随疾病、治疗中患者的心脏功能等因素,决定了术中是否使用血管加压药。根据每个患者的特殊情况,苯肾上腺素、去甲肾上腺素、血管加压素和肾上腺素都可作为血管活性药物的选择。

拔管过程必须有效控制并周密计划,以保证患者无躁动,不会在拔除血管鞘后反射性地弯曲腿部。如果患者的气道没有问题也没有反流误吸的风险,可以考虑在深麻醉下拔管。PACU 的工作人员必须警惕腹股沟血肿的形成,这需要更严密的监护。此外,其他的操作相关问题、抗凝药物残留和最后一次检测的 ACT 值、术后心律失常的可能性,以及任何可能掩盖脑血管意外的既往神经系统病史,都需要进行清晰的交接。

(张 慧 译 侯丽宏 审校)

参考文献

[1] Continuum of depth of sedation: definition of general anesthesia and levels of sedation/analgesia. ASA Quality Management and Department Administration, 2009, 1-2.

[2] Bubien RS, Fisher JD, Gentzel JA, et al. NASPE expert consensus document: use of IV (conscious) sedation/analgesia by nonanesthesia personnel in 14 Anesthesia for Cardiac Ablation Procedures188patients undergoing arrhythmia specific diagnostic, therapeutic, and surgical procedures. Pacing Clin Electrophysiol, 1998, 21 (2): 375-385.

[3] Kezerashvili A, Fisher JD, DeLaney J, et al. Intravenous sedation for cardiac procedures can be administered safely and cost-effectively by non-anesthesia personnel. J Interv Card Electrophysiol, 1998, 21 (1): 43-51.

[4] Conway A, Page K, Rolley JX, et al. Nurse-administered procedural sedation and analgesia in the cardiac catheter laboratory: an integrative review. Int J Nurs Stud, 2011, 48: 1012-1023.

[5] Kottkamp H, Hindricks G, Eitel C, et al. Deep sedation for catheter ablation of atrial fibrillation: a prospective study in 650 consecutive patients. J Cardiovasc Electrophysiol, 2011, 22: 1339-1343.

[6] Di Biase L, Conti S, Mohanty P, et al. General anesthesia reduces the prevalence of pulmonary vein reconnection during repeat ablation when compared with conscious sedation: results from a randomized study. Heart Rhythm, 2011, 8 (3): 368-372.

[7] Di Biase L, Saenz LC, Burkhardt DJ, et al. Esophageal capsule endoscopy after radiofrequency catheter ablation for atrial fibrillation documented higher risk of luminal esophageal damage with general anesthesia as compared with conscious sedation. Circ Arrhythm Electrophysiol, 2009, 2 (2): 108-112.

[8] Standards for basic anesthetic monitoring. ASA Standards and Practice Parameters, 2010, 1-3.

[9] Anesthesia gas monitoring: evolution of a de facto standard of care. ProMed Strategies, 2009: 1-10.

[10] Liu E, Shehata M, Liu T, et al. Prevention of esophageal thermal injury during radiofrequency ablate on for atrial fibrillation. J Interv Card Electrphysiol, 2012, 35: 35-44.

[11] Deneke T, Bunz K, Bastian A, et al. Utility of esophageal temperature monitoring during pulmonary vein isolation for atrial fibrillation using duty-cycled phased radiofrequency ablation. J Cardiovasc Electrophysiol, 2011, 22 (3): 255-261.

[12] Di Minno MN, Ambrosino P, Dello Russo A, et al. Prevalence of left atrial thrombus in patients with nonvalvular atrial fibrillation. A systematic review and meta-analysis of the literature. Thromb Haemost, 2016, 115 (3): 663-677.

[13] Calkins H, Kuck KH, Cappato R, et al. 2012 HRS/EHRA/ECAS expert consensus statement on catheter and surgical ablation of atrial fibrillation: recommendations for patient selection, procedural techniques, patient management and follow-up, definitions, endpoints, and research trial design. Europace, 2012, 14: 528-606.

[14] Hahn RT, Abraham T, Adams MS, et al. Guidelines for performing a comprehensive transesophageal echocardiographic examination: recommendations from the American Society of Echocardiography and the Society of Cardiovascular Anesthesiologists. J Am Soc Echocardiogr, 2013, 26 (9): 921-964.

[15] Kim MY, Ng FS, Ariff B, Hanna GB, et al. Extensive intramural esophageal hematoma after transesophageal echocardiography during atrial fibrillation ablation. Circulation, 2015, 132 (19): 1847-1849.

[16] Fleisher LA, Fleischmann KE, Auerbach AD, et al, 2014 ACC/AHA guideline on perioperative cardiovascular evaluation and management of patients undergoing noncardiac surgery. J Am Coll Cardiol, 2014, 64 (22): e77-137.

[17] Wutzler A, Huemer M, Boldt LH, et al. Effects of deep sedation on cardiac electrophysiology in patients undergoing radiofrequency ablation of supraventricular tachycardia: impact of propofol and ketamine. Europace, 2013, 15 (7): 1019-1024.

[18] Sharpe MD, Dobkowski WB, Murkin JM, et al. Alfentanil-midazolam anaesthesia has no electrophysiological effects upon the normal conduction system or accessory pathways in patients with Wolff-Parkinson-White syndrome. Can J Anesth, 1992, 39 (8): 816-821.

[19] Sharpe MD, Dobkowski WB, Murkin JM, et al. The electrophysiologic effects of volatile anesthetics and sufentanil on the normal atrioventricular conduction system and accessory pathways in Wolff-Parkinson-White syndrome. Anesthesiology, 1994, 80 (1): 63-70.

[20] Sharpe MD, Dobkowski WB, Murkin JM, et al. Propofol has no direct effect on sinoatrial node function or on normal atrioventricular and accessory pathway conduction in Wolff-Parkinson-White syndrome during alfentanil/midazolam anesthesia. Anesthesiology, 1995, 82 (4): 888-895.

[21] Sharpe MD, Cuillerier DJ, Lee JK, et al. Sevoflurane has no effect on sinoatrial node function or on normal atrioventricular and accessory pathway conduc-tion in Wolff-Parkinson-White syndrome during alfentanil/midazolam anesthesia. Anesthesiology, 1999, 90 (1): 60-65.

[22] Erb TO, Kanter RJ, Hall JM, et al. Comparison of electrophysiologic effects of propofol and isofiuranebased anesthetics in children undergoing radiofre-quency catheter ablation for supraventricular tachycardia. J Am

Soc Anesth, 2002, 96 (6): 1386-1394.
[23] Andrade JG, Khairy P, Guerra PG, et al. Efficacy and safety of cryoballoon ablation for atrial fibrillation: a systematic review of published studies. Heart Rhythm, 2011, 9: 1444-1451.
[24] Abuissa H, Roshan J, Lim B, et al. Use of the Impellafimicroaxial blood pump for ablation of hemodynamically unstable ventricular tachycardia. J Cardiovasc Electrophysiol, 2010, 21 (4): 458-461.
[25] Miller MA, Dukkipati SR, Chinitz JS, et al. Percutaneous hemodynamic support with Impella 2. 5 during scar-related ventricular tachycardia ablation (PERMIT 1). Circ: Arrhythm Electrophysiol, 2012: CIRCEP-112.
[26] Abiomed. com. Danvers, massachusetts. [2015-12-06]. http://www. abiomed. com/products/impella-5-0/.
[27] Apfelbaum JL, Silverstein JH, Chung FF, et al. Practice guidelines for postanesthetic care: an updated report by the American Society of Anesthesiologists Task Force on Postanesthetic Care. Anesthesiology, 2013, 118 (2): 1-17.

延伸阅读

1. Bhatt HV, Syros G, Greco M, et al. Ablation therapy for atrial fibrillation: implications for the anesthesiologist. J Cardiothorac Vasc Anesth, 2015, 29 (5): 1341-1356.
2. Calkins H, Brugada J, Packer DL, et al. HRS/EHRA/ECAS expert consensus statement on catheter and surgical ablation of atrial fibrillation: recommendations for personnel, policy, procedures and follow-up. Heart Rhythm, 2007, 4 (6): 816-859.
3. Gerfiak B, Zembala MO, Müller D, et al. European experience of the convergent atrial fibrillation procedure: multicenter outcomes in consecutive patients. J Thorac Cardiovasc Surg, 2014, 147 (4): 1411-1416.
4. Mountantonakis SE, Elkassabany N, Kondapalli L, et al. Provocation of atrial fibrillation triggers during ablation: does the use of general anesthesia affect inducibility? J Cardiovasc Electrophysiol, 2015, 26 (1): 16-20.

第15章
通气策略

Alexander Bailey　*Michael Duggan*

摘　要　需要麻醉的手术室外诊断和治疗性操作的数量在过去几十年内增加了几倍。随着医学研究的深入、新技术的发展及复杂高龄患者生存率的提升，对麻醉医生提供手术室外麻醉的需求也日益增加。近来非传统通气技术的研究和进展，包括肺保护性通气、喷射通气和无创通气，在目前和将来的手术室外麻醉中有很好的应用前景。为患者提供与手术室内麻醉相同标准的麻醉处理将继续成为麻醉医生的职责，包括监测二氧化碳浓度、评估通气量是否足够，以保证高风险患者手术室外操作的安全性。

关键词　高频喷射通气　低频喷射通气　手术室外麻醉　肺保护性通气　呼吸机相关性肺损伤　房颤　肺静脉隔离　射频导管消融　二氧化碳描记　监护麻醉　无创通气

引　言

需要麻醉的手术室外诊断和治疗性操作的数量在过去几十年内增加了几倍。随着医学研究的深入、新技术的发展及复杂高龄患者生存率的提升，对麻醉医生提供手术室外麻醉的需求也日益增加。现在和未来，需要麻醉医生的领域包括影像诊断、心脏介入操作、介入放射学及胃肠道和泌尿外科诊室。尽管有日益增长的需求，但该类患者的麻醉应与手术室内麻醉标准相同。容易被麻醉医生忽略的一点是通气策略及其在手术室外麻醉中的作用。近来包括喷射通气等非传统通气技术的研究和进展，在目前和将来的手术室外麻醉中有很好的应用前景[1-2]。

A. Bailey，MD
Department of Anesthesiology，Emory University Hospital，Atlanta，GA，USA

M. Duggan，MD（□）
Division of Cardiothoracic Anesthesiology，Department of Anesthesiology，
Emory University Hospital，1364 Clifton Rd NE，Atlanta，GA 30322，USA
e-mail：mjdugga@emory.edu

© Springer International Publishing Switzerland 2017
B.G. Goudra，P.M. Singh（eds.），*Out of Operating Room Anesthesia*，
DOI 10.1007/978-3-319-39150-2_15

手术室外麻醉的环境挑战

需要手术室外麻醉的操作大多比较复杂，可能需要较长时间，通常患者的病情也较重。这些因素需要麻醉医生在患者的治疗与安全中全面发挥作用[1]。管理患者的最大挑战来自实施手术室外麻醉的物理环境，包括空间受限、气体供应、吸引和电力供应的能力。一些简单的事情如环境照明问题可能会被忽视[3]。与标准手术室相比，手术室外仪器设备可能是移动的、不熟悉的或与常规放置位置不同，这需要适应性强、警惕性高的麻醉医生来管理。

- 在手术室外环境中，可能不能提供管道气源，唯一的气体来源可能是安装于麻醉机上的气缸。由于这种气体供应有限，取决于气缸的容量和所使用的总新鲜气体流量，因此麻醉医生必须了解气缸能够供气的时间[3]。
- 附近区域通常没有麻醉储备间，鉴于有紧急需要物品的可能性，因此任何手术室外区域都应该储备额外的设备和药品，这样麻醉医生可以常规用来处理血流动力学不稳定、意外事件或者困难气道[1]。
- 一旦操作开始，就很难接近患者，尤其是在有造影设备的心导管室或放射介入治疗室。操作台和 X 线机的移动可能难以预料，因此需要使用延长的静脉输液管路和呼吸回路[1]。
- 麻醉前的沟通非常重要，因为不同于手术室内环境，手术室外医生可能不习惯于预测下一步操作及麻醉医生在场。在手术室外区域，大部分操作进程只能从透视屏幕上获得，因此沟通合作对患者的处理和安全至关重要[1]。

手术室外麻醉的标准通气策略

全身麻醉采用经典的间断正压通气时，手术室和手术室外区域使用的大多数麻醉机都具备容量控制或压力控制通气模式。较新的麻醉机可以提供其他模式如压力控制－容量保证通气及多种压力支持模式。

- 根据患者的情况，潮气量设定为 6~8 ml/kg，体重应按照预测体重而不是实际体重计算。
- 预测体重计算公式。男性：$50 + 2.3 \times （身高 - 60）$；女性：$45.4 + 2.3 \times （身高 - 60）$[4]［注：公式中身高的单位为英寸(in)，1 in = 2.54 cm。计算出的预测体重单位为 kg］。
- 必须注意在肥胖、矮小和女性患者中不要过度通气。
- 对于一般患者，600~800 ml 潮气量可以引起胸廓、肺、心脏和腹部的运动[5]。

近年来保护性肺通气策略得到广泛研究和发展，目的是使危重患者由机械通气引起的呼吸机相关肺损伤的风险最小化。这些通气策略鼓励麻醉医生对于目前没有损伤但易于损伤的肺考虑使用保护性肺通气，尤其是在病情复杂需要在手术室外进行诊断或治疗性操作的患者中。呼吸机相关肺损伤是复杂的多因素相互作用，包括过度膨胀（容量伤）、跨肺压增加（气压伤）、肺泡反复的打开和闭合（肺不张损伤），以及炎性介质（生物损伤）[6]。

- 保护性肺通气通常包括：根据患者预测体重和其他因素计算的潮气量6~8 ml/kg，呼气末正压（PEEP）≥5 cmH_2O，以及肺复张手法。这种做法在手术室外通气策略中发挥积极作用[4]。
- 保护性肺通气可以改善肺的呼吸力学与气体交换，降低术后肺部并发症的发生率，例如既往无肺损伤患者出现急性肺损伤/急性呼吸窘迫综合征、肺部感染和肺不张[7]。
- 保护性肺通气需要麻醉医生根据患者肺部危险因素、性别和身高来谨慎设定术中潮气量[4]。

手术室外麻醉的喷射通气

高频喷射通气（high-frequency jet ventilation，HFJV）是一种经常用于ICU和手术室内气道及咽部手术的通气技术，但最近开始在ICU和手术室之外使用该技术。

- 手术室内HFJV通常用于气管切除和复杂重建术。
- 在ICU中用于急性呼吸窘迫综合征的成年患者[8]。
- 在儿童，HFJV被证实对新生儿顽固性肺高压具有优势[9]。

当清醒镇静不能提供给患者足够舒适、安全及最佳操作条件时，手术室外麻醉可以使用HFJV进行机械通气。在全身麻醉下提供对胸廓和腹部影响最小的机械通气，对于那些自主呼吸或间歇正压通气引起的轻微运动也会显著影响操作时间和成功率的病例非常有吸引力。小潮气量高频率通气可以保持胸部和腹部相对不动，同时又提供了足够的氧合和通气[5]。应该评估每例患者是否适合HFJV，但是任何血流动力学稳定、足够耐受麻醉诱导和间歇正压通气的全身麻醉患者，都可能是HFJV的适用者[2]。

喷射通气的种类

喷射通气可以是高频或低频，两者的基本原则相似，都是使用间断气流装置控制的高压源所产生的喷射气流，可以手控或电控。呼气依靠被动的肺部和胸壁回缩。低频喷射通气（low-frequency jet ventilation，LFJV）时大部分的气体交换由对流或整体流动获得；HFJV 时由于所采用的潮气量更小，因此，它的气体交换中其他机制的贡献相对更大。不同于传统通气，HFJV 时潮气量通常比解剖和机械死腔更小，因此其他的通气机制在发挥作用，包括层流、Taylor 型散流、Pendelluft 或旁路通气、分子扩散或心源性混合[10]。

- LFJV 通常由手动触发装置实施，常仅限用于短时间的诊断性操作，例如喉镜或支气管镜检查，或作为困难气道患者"无法插管、无法通气"时的重要处理策略[10]。

- 在 LFJV 时，每分钟 8~10 次的喷射频率使肺和胸廓被动回缩的呼气时间足够长，从而预防小气道的空气滞留和压力聚积[10]。

- HFJV 由商品化的喷射通气机实施，机器释放的持续压缩气流被高频气流断续阀调整为喷射气流[10]。

- 所有的通气机都应该有气道压力报警和自动关闭装置，当出现气道压意外升高时可以停止气流输送[10]。

高频喷射通气

在美国等国家有一些商品化的 HFJV 通气机，包括 Monsoon 喷射通气机（Acutronic Medical Systems，Fabrik im Shiffli，Switzerland）和 Life Pulse 高频喷射通气机（Bunnell Incorporated，Salt Lake City，UT，USA）。可设置的参数包括呼吸频率、吸气时间和驱动压[2]。氧气的输送取决于设置的吸氧浓度（FiO_2）及室内空气的滞留程度。潮气量不是设置好的，而是驱动压、管道/气道阻力、吸气时间、滞留容量及呼吸系统阻抗的综合结果[10]。

- **呼吸次数/频率**

  - 呼吸频率可以设置为每分钟 120~150 次。

  - 通常开始设置为每分钟 120 次，因为临床观察发现这样可以保证足够的二氧化碳排出。

  - 不同于传统的通气模式，当呼吸频率增加时，二氧化碳清除效率会降低[2]。

- **吸气时间**
  - 通常开始时设置为吸气:呼气 = 30% ~ 40%[11]。
  - 随着吸气时间增加，肺容量通常增加[2]。

- **驱动压**
  - 呼吸机在吸气时产生的压力称为驱动压[2]。
  - 范围在 0 ~ 45 磅/平方英寸（即 psi，1 psi = 6.895 kPa)[2]。
  - 驱动压是二氧化碳清除的最大影响因素，驱动压增加通常导致潮气量和气道压增加[10]。
  - 开始可以经验性地设置为 15 ~ 20psi，为维持正常二氧化碳水平可以增加[11]。

- **气道问题**
  - HFJV 机可以与气管导管或喉罩相连，在环路中有一个弯头适配器，当 APL 阀打开时允许通气模式由间歇正压通气（IPPV）改变为 HFJV[2]。
  - HFJV 机也可以与气管导管内放置的管道相连，以帮助增加二氧化碳排出。
  - 如果气管导管的气囊没有充气，就产生了一个开放系统，可以减少气压伤的产生。但是，开放的系统也可以使室内空气滞留，通常会减少肺容积。
  - Monsoon 喷射通气机在每一次呼吸开始前持续监测暂停压（pause pressure，PP）。该压力限值可以调节，由使用者进行设置，有助于降低气压伤的风险。通常的暂停压界限是 24 cmH_2O。
  - 这个系统也可以加装湿化装置，尤其是在长时间操作中，以防止发生气道干燥和坏死性气管炎。
  - 通气效果可以由动脉血二氧化碳评估（如果建立了有创动脉血压监测），或者当需要时将 HFJV 转换为 IPPV 后监测呼吸末二氧化碳[2]。
  - 当调整驱动压和吸气时间后仍有顽固性高二氧化碳血症或低氧血症时，可能就要彻底转变为传统的通气模式，但这种情况很少见[2]。

- **麻醉相关问题**
  - 全凭静脉麻醉仍然是麻醉维持的主要方法，因为在 HFJV 时无法做吸入麻醉。异丙酚和（或）瑞芬太尼输注经常与 HFJV 联合使用[2]。
  - 通常不需要肌肉松弛剂，除非为了便于气管插管。通常避免使用长效肌肉松弛剂，因为在心脏消融术前会影响高输出起搏器对膈神经的定位。此外，HFJV 会抑制化学因素的心律失常诱发作用[2,12]。

- 除非有必要，心脏消融术中通常需要将麻醉诱导推迟至心脏标测完成后，这样电生理医生才最可能检测到心房触发点，因为目前麻醉药物对心房触发点的影响尚不完全清楚。同时也可以在经房间隔穿刺后对神经功能进行评估，以排除左侧栓塞[2,13]。
- 可以使用食管温度探头以避免可能发生的食管热损伤，尤其是对左心房后壁进行射频消融时[13]。

高频喷射通气有优势的操作

- **心律失常消融**
  - 心脏电生理学的进展表明肺静脉隔离和消融是治疗某些类型房颤的有效手段，成功的治疗需要对心房触发点进行精确的定位和消融[5]。
  - 肺静脉隔离是沿着肺门周围产生环形射频消融损伤，以将它们与左心房其他区域进行电学隔离[13]。
  - 房颤的肺静脉隔离和消融需要消融导管和肺静脉的持续接触以提高成功率[2]。
  - IPPV 引起胸廓运动及左心房和肺静脉轮廓的改变，可能会降低导管稳定性[2]。
  - 全身麻醉可以避免镇静患者的不适感，也可以在超过 6h 的操作中避免过度镇静造成的呼吸道梗阻问题[2]。

- **放射介入操作（CT 引导下的肿瘤消融术）**
  - 影像学技术及微创方法的进步使得肿瘤的射频消融治疗日益增多，这类操作通常需要治疗过程中腹部和胸部制动[5]。
  - 射频消融治疗经常需要患者在几分钟内相对不动，这远远长于自主呼吸或机械通气患者的屏气时间，但是在使用 HFJV 时可以实现[5]。
  - CT 引导下行肝或肾肿瘤的经皮射频消融时，使用 HFJV 可以减少横膈和腹部的运动，患者可能因此而获益，因为可以提供更为准确的操作，射频消融导管对周围正常组织的损伤也更少[5]。

- **体外冲击波碎石**
  - 体外冲击波碎石依赖于精确地使用冲击波以打碎肾结石，同时要求对周围组织的附带损伤最小[5]。
  - 与传统通气模式相比，HFJV 可以减少治疗肾结石时的碎石次数，同时碎石所需能量也更小[5]。

喷射通气优越性的证据

- Goode 等回顾性和前瞻性地比较了 IPPV 和 HFJV 在房颤患者左心房后导管消融中的应用，结果发现 HFJV 组因为射频电极移位发生率较低，因而消融损伤更小。入组的 72 例患者中，完成消融的平均时间从 260min 显著降低至 170min。HFJV 组患者在左心房容量、压力及肺静脉血流速度、左心房后壁运动等方面的波动也更小，这些均有利于消融治疗[11]。

- Hutchinson 和 Garcia 等进行的一项观察性研究证明，现代的整合性技术，包括 HFJV 的使用，增强了解剖和消融导管稳定性，改善了房颤消融患者的 1 年预后。使用 HFJV 的患者除了 X 线暴露时间更短、消融损伤更小、肺静脉隔离时间更短之外，肺静脉重新连接的比率也更低[12]。

- 成人患者使用 HFJV 发生严重并发症的概率相对较低，包括气压伤、气胸、纵隔气肿。一些研究已经证实了这项技术的实用性及其相对安全性，但其他研究建议该项技术最好应用于正常气道及肺组织与胸壁顺应性正常的患者[13-14]。

- 支持使用全身麻醉而不是清醒镇静的证据来源于 2011 年 Di Biase 等的随机研究。他们发现与清醒镇静相比，全身麻醉下肺静脉隔离患者的房颤治愈率更高（88% *vs.* 69%），此外操作时间也更短（2.4 h *vs.* 3.6 h）[14]。

- 一项小样本可行性研究分析了 19 例行 CT 引导下肝脏或肾脏病变射频消融的患者，结果显示 9 例 HFJV 的患者没有出现并发症，而且所使用的射频能量比 10 例 IPPV 患者更低[15]。

- 早期的研究已经显示了使用 HFJV 与肾结石治疗中所需冲击波能量更小的相关性。Mucksavage 等回顾性分析了 112 例肾结石体外冲击波碎石的患者，发现与 IPPV 相比，HFJV 组碎石所需的冲击波次数与能量更少[16-17]。

辅助通气下的监护麻醉

使用呼气末二氧化碳监测的重要性

尽管二氧化碳图早已成为手术室的标准监测，但是它在手术室外镇静中的应用有限，尤其是非麻醉医生实施镇静时。随着手术室外麻醉的增多，麻醉医生应该有责任告知其他内科医生，二氧化碳图是保证患者安全至关重要的工具。自从美国麻醉医师协会（ASA）发布了修订指南，即不论操作地点在哪里，镇静下的患者都应该用二氧化碳图监测通气功能后,这一点变得尤为重要。同样,美国医疗保险和医疗补助服务中心也修订了指南,要求镇静、镇痛操作要在麻醉团队的指导下实施[18-19]。

· 详细分析 ASA 的结案索赔数据库后证实,呼吸抑制是镇静最明显的不良事件,即使脉搏氧饱和度监测为正常氧合状态,仍可以发生严重的呼吸障碍[19]。

· 一些研究显示了二氧化碳图的重要性,使用二氧化碳图时低氧的发生率更低,并可以预警因低氧而即将发生的呼吸抑制[19]。

· 二氧化碳图可以触发早期干预,减少镇静操作中严重低氧血症的发生率[18]。

· 从二氧化碳图可以得到 3 个临床信息:呼吸末二氧化碳的数值、二氧化碳波形的形状,以及呼吸末二氧化碳与动脉二氧化碳分压($PaCO_2$)的差值[18]。

· 呼气末二氧化碳的基线值、波形或呼吸频率的任一改变,都应该警示实施镇静的医生要严密观察患者是否有呼吸抑制或气道梗阻的发生[18]。

· 使用二氧化碳图监测通气是否足够,指导麻醉医生制订实施镇静的策略和程序,其中包括对非麻醉医生实施镇静人员的最低资质要求和培训,这些能够增加手术室外麻醉的安全性[19]。

辅助通气的无创通气策略

因血流动力学波动和有创机械通气风险而考虑避免全身麻醉和正压通气的患者,无创通气可能更适合。欧洲几项小的回顾性研究和病例研究探索了在手术室外心脏操作中需要镇静和最低程度通气支持时,使用无创通气的经验。尽管数据有限并需要进一步研究,但是在深度镇静下行房颤导管消融的患者,以及在最低程度镇静下,端坐呼吸的患者行经皮主动脉瓣植入或主动脉瓣成形时,无创通气的安全性都得到了证实[20-21]。

· 推荐采用 ASA 术前禁食指南,即禁液体至少 2 h,禁固体至少 6 h,以使肺误吸风险最小化。

· 镇静深度应根据患者病情、记录的镇静评分和操作要求滴定给药,在整个操作过程中保持患者的自主呼吸和合作性。

· 在操作过程中应该调整吸气相气道正压(inspiratory positive airway pressure,I-PAP)、呼气相气道正压(expiratory positive airway pressure,E-PAP)和吸氧浓度

（FiO_2）以保证动脉血氧饱和度（SaO_2）>92%、$PaCO_2$ < 50 mmHg[21]。

- I-PAP 保持在 8~12 cmH_2O，E-PAP 保持在 4~6 cmH_2O，FiO_2 保持在 35%~50%，可以维持合适的 SaO_2 和 Pa 二氧化碳水平[21]。
- 尚未见面罩通气相关的困难、无创通气不适、显著的呼吸或血流动力学并发症的报道[21]。
- 但是，在镇静下操作时接受无创通气的患者存在限制。
- 因为气道没有受到保护，所以必须严密监测患者的镇静程度，必须充分评估误吸的风险[21]。
- 患者的合作必不可少[21]。
- 必须在整个操作过程中严密监测患者的生命体征，包括血氧饱和度和二氧化碳水平[21]。
- 预测每例患者对某种镇静剂的反应是困难的，因此，镇静应该由麻醉工作者实施。

在以上这些研究中，无创通气可以有效预防镇静导致的呼吸衰竭，同时保持了患者的自主呼吸。在不需要全身麻醉或由于患者自身风险难以耐受全身麻醉时可以使用此项技术[21]。

结 论

需要麻醉医生介入的手术室外麻醉和手术室外操作日益增多，新的治疗方法和操作也对麻醉工作者不断提出挑战，需要他们不断更新技能和技术。提供与手术室内患者同等标准的麻醉是麻醉医生的职责，包括使用二氧化碳图和评估通气水平，以确保在不熟悉的环境中，使病情更为复杂、风险更大的患者安全地度过围手术期。新兴的通气技术，尤其是喷射通气，在手术室外麻醉中也可以发挥作用，特别是当清醒镇静不能提供给患者足够的舒适、安全，也不能为操作医生和手术医生提供最满意的工作条件时。手术室外麻醉和通气仍然是麻醉学一个活跃的领域，并与其他的内科学和外科学领域有很多重叠，值得进一步的学习和研究。

（张 慧 译 侯丽宏 审校）

参考文献

[1] Shook DC, Gross W. Offsite anesthesiology in the cardiac catheterization lab. Curr Opin Anaesthesiol, 2007,

20 (4): 352-358.
[2] Raiten J, Elkassabany N, Gao W, et al. Medical intelligence article: novel uses of high frequency ventilation outside the operating room. Anesth Analg, 2011, 112 (5): 1110-1113.
[3] Feldman JM, Kalli I. Equipment and environmental issues for nonoperating room anesthesia. Curr Opin Anaesthesiol, 2006, 19 (4): 450-452.
[4] Bender SP, Paganelli WC, Gerety LP, et al. Intraoperative lung-protective ventilation trends and practice patterns: a report from the multicenter perioperative outcomes group. Anesth Analg, 2015, 121 (5): 1231-1239.
[5] Raiten J, Elkassabany N, Mandel JE. The use of high-frequency jet ventilation for out of operating room anesthesia. Curr Opin Anaesthesiol, 2012, 25 (4): 482-485.
[6] Kilpatrick B, Slinger P. Lung protective strategies in anaesthesia. Br J Anaesth, 2010, 105 Suppl 1: i108-116.
[7] Sutherasan Y, Vargas M, Pelosi P. Protective mechanical ventilation in the non-injured lung: review and meta-analysis. Crit Care, 2014, 18 (2): 211.
[8] Chan KP, Stewart TE, Mehta S. High-frequency oscillatory ventilation for adult patients with ARDS. Chest, 2007, 131 (6): 1907-1916.
[9] Konduri GG, Kim UO. Advances in the diagnosis and management of persistent pulmonary hypertension of the newborn. Pediatr Clin North Am, 2009, 56 (3): 579-600.
[10] Evans E, Biro P, Bedforth N. Jet ventilation. Contin Educ Anaesth Crit Care Pain, 2007, 7 (1): 2-5.
[11] Goode Jr JS, Taylor RL, Buffington CW, et al. High-frequency jet ventilation: utility in posterior left atrial catheter ablation. Heart Rhythm, 2006, 3 (1): 13-19.
[12] Hutchinson MD, Garcia FC, Mandel JE, et al. Efforts to enhance catheter stability improve atrial fibrillation ablation outcome. Heart Rhythm, 2013, 10 (3): 347-353.
[13] Elkassabany N, Garcia F, Tschabrunn C, et al. Anesthetic management of patients undergoing pulmonary vein isolation for treatment of atrial fibrillation using high-frequency jet ventilation. J Cardiothorac Vasc Anesth, 2012, 26 (3): 433-438.
[14] Di Biase L, Conti S, Mohanty P, et al. General anesthesia reduces the prevalence of pulmonary vein reconnection during repeat ablation when compared with conscious sedation: results from a randomized study. Heart Rhythm, 2011, 8 (3): 368-372.
[15] Abderhalden S, Biro P, Hechelhammer L, et al. CT-guided navigation of percutaneous hepatic and renal radiofrequency ablation under high-frequency jet ventilation: feasibility study. J Vasc Interv Radiol, 2011, 22 (9): 1275-1278.
[16] Warner MA, Warner ME, Buck CF, et al. Clinical efficacy of high frequency jet ventilation during extracorporeal shock wave lithotripsy of renal and ureteral calculi: a comparison with conventional mechanical ventilation. J Urol, 1988, 139 (3): 486-487.
[17] Mucksavage P, Mayer WA, Mandel JE, et al. High-frequency jet ventilation is beneficial during shock wave lithotripsy utilizing a newer unit with a narrower focal zone. Can Urol Assoc J, 2010, 4 (5): 333-335.
[18] Kodali BS. Capnography outside the operating rooms. Anesthesiology, 2013, 118 (1): 192-201.
[19] Metzner J, Domino KB. Risks of anesthesia or sedation outside the operating room: the role of the anesthesia care provider. Curr Opin Anaesthesiol, 2010, 23 (4): 523-531.
[20] Sbrana F, Ripoli A, Formichi B. Safety and utility of noninvasive ventilation during deep sedation for catheter ablation of atrial fibrillation. J Cardiothorac Vasc Anesth, 2014, 28 (1): e6-8.
[21] Guarracino F, Cabrini L, Baldassarri R, et al. Non-invasive ventilation-aided transoesophageal echocardiography in high-risk patients: a pilot study. Eur J Echocardiogr, 2010, 11 (6): 554-556.

第5部分

神经放射学麻醉
Anesthesia for Neuroradiology

第 16 章
MRI 和 CT 扫描的麻醉

Gregory E. R. Weller

摘 要 现代复杂的影像学技术具有独特的诊断和治疗优势。MRI 和 CT 均在非手术室区域进行，给患者的安全与护理带来很大挑战。过去 10 年中，影像检查时对麻醉的需求急剧增加。本章分析了与 MRI 和 CT 检查相关的复杂情况及危害，如铁磁导弹效应、热损伤、强电磁环境下患者监测困难、电离辐射，以及需要使用不透磁和不透 X 线的造影剂；介绍了在这些区域实施镇静和麻醉监护的方法及原则，以及发现和处理影像检查中出现的相关危害和挑战的方法；同时也介绍了患者和医护人员的安全问题。麻醉医生应该熟悉这些内容，因为在这些独特的环境中，对保障医护人员自身安全和高效服务的临床需求正在不断增长。

关键词 MRI MRI 区域 MRI 安全性 磁场 CT 成像 对比度 钆 失超 辐射 铁磁物体 心血管植入式电子设备

引 言

现代复杂成像技术的进步为临床诊断提供了独特的优势。MRI 和 CT 检查都是在非手术室区域实施，这对于患者的安全护理是一个重大挑战。过去的 10 年中，在这些检查实施过程中对麻醉的需求急剧增加。MRI 和 CT 检查有很多临床适应证，如表 16.1 所示。

除了手术室外麻醉的常规风险外，MRI 和 CT 检查对麻醉医生和患者还存在一些特殊的复杂情况和危险，包括电离辐射、强磁场、制冷剂、难以靠近患者（麻醉医生需要远离患者，但同时要提供一些烦琐而又必要的安全措施）等。所有麻醉医生都应该接受有关 MRI 和 CT 检查时特有的安全性教育[1]。表 16.2

G. E. R. Weller, MD, PhD
Department of Anesthesiology & Perioperative Medicine,
Penn State Hershey Medical Center, 500 University Drive,
PO Box 850, Hershey, PA 17033, USA
e-mail: gweller@hmc.psu.edu

© Springer International Publishing Switzerland 2017
B. G. Goudra, P. M. Singh (eds.), *Out of Operating Room Anesthesia*,
DOI 10.1007/978-3-319-39150-2_16

列出了一些相关网站。

物理原理

CT

- X线是高频、高能的电磁辐射，携带足够的能量使电子脱离原子核（电离）。
- 电离辐射可以直接或间接损害DNA，造成辐射诱导的细胞损伤或死亡，导致广泛的问题，包括白内障、不育、辐射烧伤、致畸和癌症。
- CT扫描的辐射剂量远远高于普通的X线片（表16.3）。由于CT扫描增加了白血病和脑肿瘤的风险，在小儿患者中高辐射暴露特别受到关注[2]。
- 辐射暴露与距辐射源距离的平方成反比（平方反比定律）。
- CT采用一个可以绕患者纵向轴线旋转的X线管，发出的射线通过患者后由一个探测器检测。

表16.1 影像检查的常见临床指征

MRI	CT
癫痫	头部或躯体创伤
肌张力低下	疑似颅内出血
发育停滞	癫痫
发育迟缓	精神状态改变/脑病
脑积水，疑似分流障碍	局灶性神经系统检查
感觉神经性听觉障碍	眩晕、失用症、头痛、视野缺损
肿瘤及其分期	颅内压增高
骨骼异常	脑积水，疑似分流障碍
代谢性疾病	肿瘤及其分期，占位效应
血管异常（动脉瘤、血管畸形、血管瘤）	实性、囊性、炎性、血管性和脂肪性病变的鉴别
耳鼻喉科问题	骨病变
神经损伤	纵隔肿块
脊髓压迫	胸腔和腹部肿块或积液，脓肿和囊肿
脊髓脊膜膨出	脊髓疾病，例如脊髓脊膜膨出
脊髓栓系综合征	异物定位
背痛	
骨坏死	
心脏或主动脉疾病	

- CT 通过测量电子密度以鉴别区分高密度组织（钙、骨、铁和对比增强区域）和低密度组织（空气、肌肉、脂肪和水）。

表 16.2　相关学习网站

名称	网址	说明
ASA 关于手术室外麻醉场所的声明	http://www.asahq.org/quality-and-practice-management/standards-and-guidelines	为手术室外的麻醉监护设定的基本指南
APSF 临床安全——MRI	http://www.apsf.org/resources_safety_suite.php	麻醉患者安全基金会（APSF）关于 MRI 安全性的信息
联合委员会预警事件警告	http://www.jointcommission.org/sentinel_event.aspx	旨在对目前国家进口方面相关安全和关注的具体问题进行预警（见 SEA#38 和#47）
MRISafety.com	http://www.mrisafety.com	包含 MRI 环境大型设备和装置的数据库
简明物理学	http://simplyphysics.com	许多 MRI 信息，包括 MRI 领域重大事件的照片
MRI 安全操作的 ACR 指导文件	http://www.acr.org/Quality-Safety/Radiology-Safety/MR-Safety	美国放射学会（ACR）制订的 MRI 安全操作指南
OSHA 电离辐射网站	https://www.osha.gov/SLTC/radiationionizing/index.html	美国劳工部职业安全与卫生管理局（OSHA）的健康影响及标准信息

表 16.3　电离辐射剂量

来源	暴露（辐射）剂量（mrem）
野外飞机飞行	3
口腔科 X 线检查	0.5~5
胸部 X 线检查	5~15
腹部 X 线检查	40~60
乳房 X 线检查	70
头部 CT	200
胸部 CT	800
腹部 CT	1000
经皮冠状动脉腔内成形术	500~5000
年吸烟量（1 包/天）	20
自然环境来源的年剂量	300

mrem：毫雷姆，$1\text{rem} = 10^{-2}\text{Sv}$（希）

MRI

- 磁共振是指暴露于磁场的原子核吸收并发射电磁辐射的现象。
- MRI 扫描仪具有 3 个相互作用的电磁场（静态、梯度和射频场），其可以干扰氢核的方向和磁偶极矩，使它们释放出能够被 MRI 扫描仪检测的能量[3]。
- 静磁场主要是由放入超导低温流体中的导线环路中流动的大电流产生的。
- 目前临床上，MRI 扫描仪使用 1.5T 或 3T 的静态磁场。这些磁铁大约是地球自然磁场强度的 5 万倍。换言之，这是非常强大的磁场！3T 扫描仪具有非常高的灵敏度和分辨率。
- 临床上，MRI 扫描仪可以用于测量组织样本至少 3 种不同的特性：T1 弛豫、T2 衰减和质子密度。
- 由于 MRI 信号具有复杂空间编码，任何患者体动都会显著降低图像质量，因而为患者实施麻醉有利于避免扫描时体动。
- 在扫描仪内部，最常见的制冷剂液态氦通常被用来冷却线圈至超导温度。
- "失超"是指制冷剂以气体形态从 MRI 扫描仪中快速释放出来。失超可以快速消除静磁场（1~3 min），且仅用于紧急情况。当液态氦沸腾成气体时，容积膨胀比例为 750：1，因此必须通过特殊的排气阀和通风系统将其排到外面。如果膨胀的氦气泄漏到检查室，可能导致缺氧和窒息。失超仅在紧急情况下使用，以利将患者或设备移出磁场。
- MRI 血管造影和静脉造影是研究血管和血流的影像技术，特别适用于评估血管狭窄或动脉瘤。
- 与 X 线平片或 CT 不同的是，MRI 30 年的临床应用未显示其对机体产生任何已知的生理学影响。
- 几乎没有任何临床体外或体内研究证据显示暴露于静态 1.5 T 或 3 T 磁场会产生任何有害的生物学影响[4-5]。

设施布置

CT

- CT 扫描室墙内衬铅，以限制电离辐射外泄。
- 控制室内的巨大防护铅玻璃窗可以直接观察患者和扫描仪中的监测仪。
- 对于接受麻醉的病例，CT 室内应该配备吸氧装置（最好是墙体内置气体管道）、负压吸引装置和电源插座。

MRI

- MRI 扫描室的设计需基于 MRI 扫描仪及其强大的磁场，最重要的一点是严格限制外界对扫描室和其中电磁场的干扰。
- 法拉第笼是指在 MRI 扫描室的墙壁覆盖金属（铜或铝）护罩，可以在扫描仪周围形成一个完整的防护罩，以防止外部射频干扰。
- 控制室墙上的大窗口可以直接观察扫描仪中的患者，其上配有精细的铜网，以保持法拉第笼的连续性。
- 美国放射学会（American College of Radiology，ACR）制订了关于 MRI 扫描室设计和使用，以及 MRI 环境中的安全操作标准[6]。最重要的是要确保筛选和控制有关物体进入强磁场，尽量减少携入铁磁物致意外伤害或磁场对体内植入式医疗设备的不利影响。
- 美国放射学会的指导文件将 MRI 扫描室划分为 4 个区域[6]（表 16.4）。
  - 由于强磁场中铁磁物体的危害，进入Ⅲ区和Ⅳ区受到严格的控制。
  - 只有经过培训、获得批准的人员和经过正确筛选的患者才能进入Ⅲ区和Ⅳ区。
- 扫描室应配备有墙体气源（氧气、空气和氧化亚氮）和负压吸引管道，可用于患者护理。

表 16.4　MRI 的区域划分

区域	场所	说明
Ⅰ	MRI 扫描室以外的区域	免费向公众开放 无限制
Ⅱ	接待区 护士站 接待和等候区	Ⅰ区和Ⅲ区之间的缓冲区 患者接待和筛查 患者由护士监护 麻醉诱导的理想场所
Ⅲ	MRI 控制室 ± 相邻的空间和走廊	严格控制出入 只有筛选后的患者和人员才可以进入 只有筛查后的设备才可以进入 必须设置障碍或上锁以限制出入
Ⅳ	MRI 扫描室	危险的环境 严格控制出入 只有筛选的患者和人员可以进入 铁磁物品禁止进入 MRI 工作人员全程监管

基于 MRI 安全实践的美国放射学会指导文件[6]

- 在 MRI 扫描过程中，对患者的直接观察必不可少。控制室里麻醉医生的工作站应设置于对患者和麻醉监测设备最佳的观察位置。
- 所有 4 个区域内均应能够实施监护麻醉。
- 最好在 Ⅱ 区内设置"麻醉诱导室"，以便患者在麻醉诱导和苏醒时，可以远离并免受 Ⅲ 区和 Ⅳ 区的磁场伤害。

增强扫描

CT

- 在 CT 扫描中经常使用放射性造影剂来增强组织的差异和血管结构的显影。
- CT 造影剂通常是含碘造影剂。
- 使用 CT 造影剂的不良事件发生率高达 5%[7-8]，包括过敏反应/类过敏反应、全身性过敏、甲状腺功能障碍和肾损伤。
- 早期的高渗造影剂不良反应最常见。新型的低渗和等渗造影剂相对安全。
- 不良反应处理：酌情寻求援助。必要时给予监测、吸氧、液体复苏、抗组胺药、支气管扩张剂、类固醇激素、肾上腺素、高级气道管理和高级生命支持或儿童高级生命支持。
- 放射性造影剂可能是肾毒性的，可以导致医源性急性肾衰竭，即造影剂肾病，特别是对于既有肾脏疾病[肾小球滤过率(GFR) < 30 ml /(min · 1.73 m^2)]的患者。应在术前进行肾功能检查。
- 使用泛影葡胺类口服造影剂如胃加芬液，亦可以达到增强目的。

MRI

- 基于钆的造影剂通常用于 MRI 增强扫描（或造影）。
- 造影剂是经肾脏清除的，因此可以预计新生儿和婴儿的清除率会较低。
- MRI 造影剂可能是肾毒性的。在肾损伤患者中，钆造影剂可引起肾源性系统性纤维化[9]。肾功能严重不全的患者进行 MRI 增强扫描后应考虑接受透析治疗。
- 钆造影剂的其他不良反应包括皮疹、荨麻疹、恶心、呕吐、头痛和过敏反应。
- 很少使用口服造影剂来增强腹部扫描时的胃肠道成像。

安全性

CT

通常，对麻醉医生而言，CT扫描的安全风险明显小于MRI扫描。其中主要的安全问题是患者和医务人员可能面临电离辐射的风险。2011年，联合委员会发布了有关影像诊断中辐射风险的预警事件警告[10]，指出医生应确保"正确的检查"（如果可能的话，考虑非电离辐射的检查，如超声或MRI）和"合适的剂量"（尽量减少辐射剂量）。

MRI

2008年，联合委员会发表了关于MRI安全性的预警事件警告[11]，引用了前10年里398例MRI相关的不良事件，其中9例死亡。联合委员会关于MRI安全性的声明作为国家层面关注的事项，有助于促进MRI环境中患者和医务人员的安全。此外，2013年最新的美国放射学会关于MRI安全操作的指导文件[6]制订了提升MRI扫描室安全性的指南，包括界定MRI区域、患者筛查建议，以及设备和医疗器械标签等问题。

需要注意的是磁体作用始终处于开启状态！即使在进行患者切换时，强大的静态磁场仍然存在。在强磁场存在的情况下，任何含有铁磁物质的物体都将被吸引到场源，并可能成为危险的高速弹丸（"导弹"效应）。2001年发生了一起著名的悲剧事件，一名6岁男孩在进行MRI扫描时，被一个意外带入扫描室的氧气瓶（成为变向的高速导弹）击中导致颅脑损伤而死亡[12]。易受影响而成为"导弹"的物体包括医用气体瓶、椅子、通风器、担架、轮椅、静脉输液架、听诊器、喉镜、显示器、止血钳等止血器械、电话、传呼机、水桶、剪刀、证件徽章、首饰和钥匙等。

目前的MRI安全术语是基于美国试验与材料协会（American Society for Testing and Materials，ASTM）F2503-13的标准规范，该规范旨在针对MRI环境中的医疗设备和其他方面的安全性而提出（2005年，2013年修订）[13]。表16.5总结了当前的安全术语。

MRI安全协议要求MRI环境中使用的所有设备都需进行标识，将易识别的有颜色的安全图标永久性地贴在相关设备或物品上，或附在文档（说明书、包装插页或用户手册）中[13]。

- MR-安全：字母"MR"位于绿色方框内。

表 16.5　用于设备、植入物和标签的 MRI 安全术语

MR-安全	在任何 MRI 环境下，物品都不会造成已知的危害
MR-特定条件下安全	在规定的条件、规定的 MRI 环境下使用，物品不会造成已知的危害。条件参数可能包括静态磁场强度、梯度和射频场变量及物品配置
MR-不安全	在所有的 MRI 环境中，物品都会造成不可接受的危害

基于 ASTM F2503-13[13]MRI 环境下医疗设备与其他方面的安全性标准规范

· MR-特定条件下安全：字母"MR"位于黄色三角形内。

· MR-不安全：字母"MR"外用红色圆圈圈住，并带有对角红线（典型的"禁止"标志）。

对接受扫描的患者必须进行严格筛查，必须仔细、有条理地逐一检查是否携有铁磁金属物体和植入式医疗设备[1]，并可使用手持式和穿行式探测器协助筛选。植入式医疗设备在 MRI 环境中具有潜在的危险性。对医疗设备的威胁包括加热和燃烧、移动或移位、干扰、功能失常或永久性损坏。许多常见的医疗植入设备已经经过 MRI 安全测试，但并非所有设备都在所有扫描条件下进行过测试[14]。在 MRI 扫描中会产生问题的器械包括：颅内动脉瘤夹、程控 VP 分流器、脊髓刺激器、硬膜外导管、金属异物、人工耳蜗、正畸矫治器、心脏瓣膜和支架。

包括心脏起搏器和植入式心脏自动复律除颤器在内的心血管植入电子设备可能会变热、脱落、抑制或功能失常[15]。通常，带有心血管植入电子设备的患者不宜接受 MRI 扫描[1]。然而，一些较新的设备被归类为 MR-特定条件下安全的一类，而 MR-安全设备正在开发中[16]。任何需要 MRI 扫描的带有心血管植入电子设备的患者必须经过仔细筛查，彻底调查装置的 MRI 安全性，并通过多学科检测来权衡风险-收益。在心血管植入电子设备扫描前后，可以向安装该设备的科室对患者的状况进行咨询和重新制订方案。

MRI 扫描时噪声很大，并随着磁场强度的增加而增加，可以高达 100 分贝。曾有患者进行 MRI 扫描后丧失听力的报道。因此所有患者检查时必须有听力保护措施（耳罩或耳塞）。

温度是 MRI 检查时的一个难题。扫描室通常都较凉爽（20~21.1℃）以保持图像质量，但其有造成体温过低的风险，尤其是新生儿和婴儿。对于麻醉病例，在关闭扫描仪中的患者冷却风扇时需要慎重，可考虑使用毯子保暖，也可以使用 MRI 兼容的光纤温度探头。相反，MRI 扫描仪也可以增加患者的体温或引起灼伤，这一部分占 2008 年预警事件警告中的 70%[11]。而射频和梯度场可以在任何导电材料中感应出电流，特别是在环路时，因此，需避免任何监控电缆或电线扭曲、缠绕、磨损或接触到患者的身体（在所有电线/电缆和患者之间放置毛巾）。

医疗呼救不得在Ⅳ区（MRI扫描仪室）进行。由于急救设备（手推车、监视器、除颤器）不是MR-安全的，并且在强磁场下可能发生故障或造成伤害，所以必须将患者紧急转移回Ⅱ区。

孕妇进行MRI检查似乎不会导致不良的生殖结果[6,17]。然而，出于安全考虑，怀孕妇女应尽可能避免MRI检查，特别是在胎儿器官形成的过程中。

麻醉设备

CT

- CT扫描中可以使用标准监测仪、麻醉机、输液泵和其他设备，并不会造成电磁干扰或伤害风险。
- 推荐使用高质量的铅屏蔽设备，包括环绕式铅裙、夹克、甲状腺防护罩、含铅眼镜和辐射剂量计。

MRI

- 在Ⅱ区，可以自由使用常规麻醉设备（MR-不安全），Ⅲ区应谨慎使用。在Ⅳ区域中只能使用MR-特定条件下安全或MR-安全的麻醉设备。
- 监测：
  - MR-安全的脉搏血氧仪通常是光纤、无线的。
  - 用于MRI的心电监护系统通常是有色金属的（非铁或钢）、无线的，并可将射频干扰降至最低。电磁场可能导致心电图中的伪波形，妨碍缺血和心律失常的可靠监测。心脏MRI可能需要使用心电门控，以利扫描成像频率与患者的心脏周期同步。
  - 使用传统传感器和延长管可以进行有创血压监测。
  - Invivo Expression患者监护系统（Gainesville，FL）属于MR-特定条件下安全的设备，采用无线、电池供电技术监测心电图和脉搏血氧饱和度。
- 输液泵：
  - 医院常见的输液系统对于MRI都是不安全的。
  - 也有罕见的MR-特定条件下安全或MR-安全的输液泵，如MRidium 3860+泵（IRadimed，Winter Springs，FL）和哈佛设备公司（Holliston，MA）生产的远程遥控MRI注射泵。
  - 对于MR-不安全的输液泵，可以将它们放在Ⅲ区中，连接长静脉管通过波导管延伸到Ⅳ区。
- 其他：
  - 可以使用 MR-安全的塑料喉镜。
  - 可以使用 MR-安全的铝制医用气瓶。
  - 气管导管和喉罩可在 MRI 中安全使用。
  - Bivona 气管切开管包含金属纤维，进行 MRI 扫描时应该换成 Shiley 管。
- 麻醉机：
  - MR-特定条件下安全的麻醉机的应用显著提高了麻醉在 MRI 检查中的应用。
  - DrägerFabius MRI（Dräger Medical, Telford, PA）。
  - GE/Datex-OhmedaAestiva 5 MRI（GE Healthcare, Waukesha, WI）。
  - MR-特定条件下安全的麻醉机的所有维修都应该在Ⅳ区外进行，包括挥发罐更换、气瓶更换和维修。
  - 如果没有 MR-特定条件下安全的机器，亦可以使用标准的 MR-不安全级机器，但仅限于Ⅲ区，并利用延长管通过波导管延伸到Ⅳ区。

麻醉适应证

由于 CT 扫描持续时间相对 MRI 要短得多，因而需要麻醉的患者相对较少，尽管如此，MRI 和 CT 检查具有相似的麻醉指征。
- 幽闭恐惧症（简单 CT 扫描时通常不需考虑）。
- 疼痛（简单 CT 扫描时通常不需考虑）。
- 明显焦虑。
- 运动障碍。
- 自闭症。
- 发育延迟。
- 胃食管反流性疾病控制不佳或呕吐。
- 不稳定气道（如颅面畸形、纵隔肿块、扁桃体周围脓肿）。
- 没有呼吸支持无法平躺。
- 无法维持足够时长制动的婴幼儿（MRI ＜10 岁，CT ＜3 岁）。

麻醉技术

一般注意事项

- 在扫描过程中，麻醉医生需要远离患者。
- 单次 MRI 扫描（一个身体部位）需要 20~45 min。
- 单次 CT 扫描需要 1~10 min。
- CT 和 MRI 扫描时进行麻醉的目的是：患者安全、制动、抗焦虑或遗忘，可能还有止痛。理想状态包括快速诱导和快速恢复。
- 应该使用完整的 ASA 监测设备[18]。
- 在 MRI 扫描过程中，需要进入扫描室完成的麻醉简单操作（如改变静脉输注速度、调整呼吸机设置或重新调整鼻插管位置）应该与 MRI 技术专家进行讨论。如果问题不紧急，可以在明确的下一个扫描暂停时间点，进入扫描室调整患者体位时同时完成，以免丢失已完成的扫描序列。对于紧急情况，如患者发生体动或监测信号消失，需与技术人员沟通，确定后进入并监护处理患者。
- 如果 MRI 或 CT 扫描需要口服造影剂，可采取以下措施：
    - 全身麻醉之前口服造影剂，然后进行快速顺序诱导麻醉。
    - 麻醉诱导后气管插管建立可靠气道并留置胃管，造影剂经胃管给药。
- 对于 CT 扫描，麻醉医生应在扫描期间退到控制室。如果留在扫描室，麻醉医生应该佩戴全套铅制护具，包括含铅的眼镜，并尽可能远离扫描仪核心（平方反比定律）。
- Vacuum papoose 系统，例如 Med-Vac 婴儿制动模具（CFI Medical，Fenton，MI），模拟传统制动，避免了镇静或麻醉[19]。这套装置最适合于 3 个月内的婴儿，在喂食后 30~45 min 使用最佳。
- 术后患者应该接受与手术室术后类似的护理[1]。将患者安置在放射室中的专门恢复区是最理想的，如果不可能，则应该考虑将患者转移到麻醉后监护室。

镇静或全身麻醉

- 对于任何给定的操作，关于采用镇静还是全身麻醉存在争议。
- 对大部分患者，作者更倾向于全身麻醉。
- 虽然镇静通常是成功的，但其可能会导致缺氧、呼吸抑制、躁动、体动过多和操作失败[20-21]。
- 对以下患者，强烈推荐使用全身麻醉：
    - 先前尝试镇静失败。

- 阻塞性睡眠呼吸暂停或中枢性呼吸暂停。
- 最近患有呼吸系统疾病（肺炎、哮喘加重、支气管炎、上呼吸道感染）。
- 已知或疑似困难气道、颅面缺陷、气道肿块。
- 胃食管反流疾病控制不佳，呕吐或误吸风险。
- 复杂或不稳定的心脏疾病。
- 多种合并症。
- 年轻患者。

· 目前没有令人信服的数据可以证明，在 MRI 和 CT 中，任何特定的麻醉技术相对于其他麻醉技术具有优越性，也没有严格的麻醉药选择的指南。

· 许多麻醉技术已经成功地在临床中使用[21-26]，且不同机构和麻醉医生所采用的策略差异很大。

镇静/监护麻醉

· 麻醉剂的选择有很多（表 16.6）。

表 16.6 麻醉剂的特性

药物	常规剂量	起效和有效时间	说明
水合氯醛	30~100 mg/kg 口服（最大剂量 1~2 g）	起效：10~20 min 维持：1~6 h	可长时间镇静（2~8 h） 可引起气道阻塞 镇静失败率高
右美托咪定	负荷量：0.5~2 μg/kg，静脉推注不少于 10 min；滴注维持：0.5~2 μg/(kg·h)	起效：负荷量 10 min	保留自主呼吸，可引起心动过缓
依托咪酯	0.1~0.3 mg/kg 静脉注射	起效：30~60 s	可引起肾上腺抑制 血流动力学稳定
芬太尼	1~3 μg/kg 静脉注射	起效：1~3 min 维持：15~60 min	显著的呼吸抑制
氯胺酮	1~2 mg/kg，单次静脉推注 10~30 μg/(kg·min) 静脉输注 3~7 mg/kg 肌内注射 6~10 mg/kg 口服	起效： 静脉注射 30~60 s 肌内注射 3~5 min 口服 20~30 min	保留自主呼吸 有镇痛作用 可引起分泌物增多 可引起幻觉/噩梦 颅内压增高者应避免使用
咪达唑仑	0.025~0.25 mg/kg 静脉注射 0.5 mg/kg 口服	起效： 静脉注射 1~3 min 口服 10~20 min	反常反应的风险

续表 16.6

药物	常规剂量	起效和有效时间	说明
异丙酚	1~4 mg/kg 静脉推注 100~300 μg/(kg·min) 持续输注	起效:30~60 s	可引起呼吸抑制 具有时量相关半衰期 具有抗呕吐功效

- 警惕呼吸抑制和(或)气道保护性反射丧失。
- 口服和肌内注射麻醉,起效时间及麻醉深度较难预料。
- 水合氯醛以往被大量使用,但由于不良反应和不良事件而渐渐被淘汰[26-27]。

全身麻醉

- 儿童 CT 或 MRI 首选麻醉药:
  - 异丙酚采用全凭静脉麻醉模式实施全身麻醉,鼻导管吸氧。
  - 这种方法可靠、高效、易于滴定、可保留自主呼吸。
  - 备用措施:异丙酚或七氟醚麻醉,喉罩或气管导管维持通气。
- 成人 CT 或 MRI 首选麻醉药:
  - 对于健康、非肥胖的患者采用异丙酚全凭静脉麻醉实施全身麻醉,鼻导管吸氧。
  - 对于伴有合并症的患者采用喉罩或气管插管全身麻醉。
  - 在成人中,使用喉罩或气管导管的阈值低。
- 选择麻醉方法时应考虑患者的合并症(特别是气道风险)、扫描持续时间(较长时间的扫描需要更多的气道支持),以及麻醉医生的经验。
- 目前没有令人信服的数据证明任何特定的技术具有独特优越性。
- 异丙酚全凭静脉麻醉加鼻导管吸氧最常见的问题是在扫描期间出现轻微气道梗阻,通常可以通过调整体位或放置口腔或鼻腔通气道来解决。
- 扫描时需要屏气的(部分心脏、胸腔和腹腔扫描),可以应用喉罩或气管导管。
- 气道压迫风险增加的患者应使用喉罩或气管导管。
- 表 16.6 列出了可选用的特定静脉麻醉药。
- 异丙酚是主要的静脉麻醉药,右美托咪定[25,28]和七氟醚是常用备选药物。
- 通常不需要使用镇痛药,除非患者事先存在严重的疼痛。

(田莉 译 朱正华 审校)

参考文献

[1] Practice advisory on anesthetic care for magnetic resonance imaging: an updated report by the American Society of Anesthesiologists Task Force on Anesthetic Care for Magnetic Resonance Imaging. Anesthesiology, 2015, 122: 495-520.

[2] Pearce MS, Salotti JA, Little MP, et al. Radiation exposure from CT scans in childhood and subsequent risk of leukaemia and brain tumours: a retrospective cohort study. Lancet, 2012, 380: 499-505.

[3] Pooley RA. AAPM/RSNA physics tutorial for residents. Radiographics, 2005, 25: 1087-1099.

[4] International Commission on Non-Ionizing Radiation Protection//Vecchia P, Hietanen M, Ahlbom A, et al. Guidelines on limits of exposure to static magneticfields. Health Phys, 2009, 96: 504-514.

[5] Hartwig V, Giovannetti G, Vanello N, et al. Biological effects and safety in magnetic resonance imaging: a review. Int J Environ Res Public Health, 2009, 6: 1778-1798.

[6] Expert Panel on MR Safety; Kanal E, Barkovich AJ, Bell C, et al. ACR guidance document on MR safe practices: 2013. J Magn Reson Imaging, 2013, 37: 501-530.

[7] Andreucci M, Solomon R, Tasanarong A. Side effects of radiographic contrast media: pathogenesis, risk factors, and prevention. Biomed Res Int. 2014, 2014: 741018.

[8] Davenport MS, Cohan RH, Ellis JH. Contrast media controversies in 2015: imaging patients with renal impairment or risk of contrast reaction. AJR Am J Roentgenol, 2015, 204: 1174-1181.

[9] Marckmann P, Skov L. Nephrogenic systemicfibrosis: clinical picture and treatment. Radiol Clin N Am, 2009, 47: 833-840.

[10] The Joint Commission. Radiation risks of diagnostic imaging. Sentinel Event Alert, Issue 47, 2011. [2015-12-17]. http://www.jointcommission.org/assets/1/18/SEA_47.pdf.

[11] The Joint Commission. Preventing accidents and injuries in the MRI suite. Sentinel Event Alert, Issue 38, 2008. [2015-12-18]. http://www.jointcommission.org/assets/1/18/SEA_38.pdf.

[12] Martinez J, Ferraro S, Siemaszko C. Freak MRI accident kills W'Chester boy. New York Daily News, 2001.

[13] ASTM International. Standard practice for marking medical devices and other items for safety in the magnetic resonance environment. Designation: F2503-13. West Conshohocken, 2013.

[14] Shellock FG. Reference manual for magnetic resonance safety, implants and devices: 2015 Edition. Los Angeles: Biomedical Research Publishing Group, 2015.

[15] Levine GN, Gomes AS, Arai AE, et al. Safety of magnetic resonance imaging in patients with cardiovascular devices: an American Heart Association scientific statement from the Committee on Diagnostic and Interventional Cardiac Catheterization, Council on Clinical Cardiology, and the Council on Cardiovascular Radiology and Intervention. Circulation, 2007, 116: 2878-2891.

[16] Harden SP. MRI conditional pacemakers: the start of a new era. Br J Radiol, 2011, 84: 773-774.

[17] Kanal E, Gillen J, Evans JA, et al. Survey of reproductive health among female MR workers. Radiology, 1993, 187: 395-399.

[18] ASA Standards on basic anesthetic monitoring. Approved by the ASA House of Delegates on October 21, 1986, last amended on October 20, 2010, and last affirmed on October 28, 2015. Schaumburg: American Society of Anesthesiologists.

[19] Golan A, Marco R, Raz H, et al. Imaging in the newborn: infant immobilizer obviates the need for anesthesia. Isr Med Assoc J, 2011, 13: 663-665.

[20] Sanborn PA, Michna E, Zurakowski D, et al. Adverse cardiovascular and respiratory events during sedation of pediatric patients for imaging examinations. Radiology, 2005, 237: 288-294.

[21] Malviya S, Voepel-Lewis T, Eldevik OP, et al. Sedation and general anaesthesia in children undergoing MRI and CT: adverse events and outcomes. Br J Anaesth, 2000, 84: 743-748.

[22] Bryan YF, Hoke LK, Taghon TA, et al. A randomized trial comparing sevofiurane and propofol in children undergoing MRI scans. Pediatr Anesth, 2009, 19: 672-681.

[23] De Sanctis Briggs V. Magnetic resonance imaging under sedation in newborns and infants: a study of 640 cases using sevofiurane. Pediatr Anesth, 2005, 15: 9-15.

[24] Pershad J, Wan J, Anghelescu DL. Comparison of propofol with pentobarbital/midazolam/fentanyl sedation for magnetic resonance imaging of the brain in children. Pediatrics, 2007, 120: e629-636.
[25] Mason KP, Fontaine PJ, Robinson F, et al. Pediatric sedation in a community hospital-based outpatient MRI center. AJR Am J Roentgenol, 2012, 198: 448-452.
[26] Merola C, Albarracin C, Lebowitz P, et al. An audit of adverse events in children sedated with chloral hydrate or propofol during imaging studies. Pediatr Anesth, 1995, 5: 375-378.
[27] Coté CJ, Karl HW, Notterman DA, et al. Adverse sedation events in pediatrics: analysis of medications used for sedation. Pediatrics, 2000, 106: 633-644.
[28] Mahmoud M, Mason KP. Dexmedetomidine: review, update, and future considerations of paediatric perioperative and periprocedural applications and limitations. Br J Anaesth, 2015, 115: 171-182.

第17章
神经介入治疗室中的麻醉

Arne O. Budde　Sprague W. Hazard Ⅲ

摘　要　神经介入治疗室的操作可分为开放性操作和闭合性操作，如卒中的血管成形术、脑动-静脉畸形的栓塞治疗或脑动脉瘤的线圈栓塞治疗。对于不同类型的操作，有不同的设备和药物可供选择，但也可能产生独特的副作用和并发症。麻醉方案必须考虑患者和麻醉医生自身的安全，包括辐射安全。血流动力学管理目标可能因操作和患者的不同而差异很大，应根据需要进行设定和调整。神经生理监测需要使用对信号传导影响最小的药物。应考虑神经保护策略。抗凝也常属必要，有多种抗凝和逆转方法可供选择。

关键词　神经介入　脑卒中　脑血管畸形　神经保护　神经监测　抗凝　血流动力学监测　辐射安全

环　境

放射技术[1]

- 神经放射学诊断和治疗的操作通常是在高分辨率透视下或与数字减影血管造影（digital subtraction angiography，DSA）结合下完成的。
- 对于DSA，首先进行影像拍摄，再应用计算机去除所有骨骼结构的影像。
- 由此产生的图像仅显示注入造影剂的血管，称为路线图。
- 路线图有助于将微导管放入远端血管。
- 为确保这种技术的准确性，患者不能移动，制动是先决条件。

A. O. Budde, MD, DEAA (✉)
Anesthesiology and Perioperative Medicine, Penn State Milton S Hershey Medical Center,
Center for Perioperative Services, 500 University Drive, Hershey, PA 17033, USA
e-mail: abudde@hmc.psu.edu

S. W. Hazard Ⅲ, MD
Anesthesiology and Perioperative Medicine, Penn State Milton S Hershey Medical Center,
500 University Drive, Hershey, PA 17033, USA
e-mail: shazard@hmc.psu.edu

© Springer International Publishing Switzerland 2017
B. G. Goudra, P. M. Singh (eds.), *Out of Operating Room Anesthesia*,
DOI 10.1007/978-3-319-39150-2_17

辐射安全

- 电离辐射可造成细胞死亡而导致组织损伤，尤其是引起晶状体混浊、皮肤损伤和不孕不育。辐射暴露还可能诱发癌症、肿瘤。对于诱发组织损伤和癌症的辐射剂量限制有不同建议[2]。
- 受影响最大的器官是眼睛，辐射暴露可能导致白内障。另外值得关注的是妊娠子宫，电离辐射会导致胎儿畸形，甚至死亡[3]。
- 应使用含铅保护装置，包括围裙、护罩围脖等。
- 应戴防护铅眼镜，以防止白内障形成。
- 铅眼镜能够提供比透明护罩更好的保护，特别是当麻醉师需要非常靠近患者的情况下[4]。
- 具有玻璃镜片的专用眼镜能够提供一些保护作用，而塑料透镜的保护作用则很弱。

材料和设备

用于栓塞性手术的材料（如动脉瘤线圈栓塞或动-静脉畸形栓塞术）

- 针对闭塞某一病变或异常结构（如脑动脉瘤或动-静脉畸形）的手术，有不同的栓塞材料可供选择[1]。
- 固体栓塞材料包括线圈（通常为钛）、聚乙烯醇（PVA）颗粒、可脱性球囊和含明胶的海绵（明胶海绵）。
- 液体栓塞材料[5]包括高黏性N-羟丁基氰基丙烯酸酯（NBCA）和非黏性乙烯-乙烯醇共聚物EVOH（Onyx）。

用于开放手术的药物（如蛛网膜下腔出血后的血管痉挛治疗）

蛛网膜下腔出血引起的脑血管痉挛的血管内治疗包括以下方式和药物[6]。

- 经皮腔内球囊血管成形术（percutaneous transluminal baloon angioplasty，PTA）：通常限于直径大于2mm的近端血管。
- PTA可能的并发症：再灌注损伤、栓塞、血栓形成、手术夹移位和血管破裂。

动脉内药物治疗的最终效果是血管舒张和血管扩张，但这种治疗可能会导致低血压和颅内压升高。下列药物可组合使用。

- 罂粟碱：罂粟碱是一种有效的非选择性血管扩张剂，动脉内应用可逆转脑血管痉挛。罂粟碱可改善脑血流、脑循环时间和脑氧合。罂粟碱动脉给药期间常引起颅内压的升高，建议实施过程中进行颅内压监测。其他并发症包括心脏副作用、血小板减少症、低血压、神经功能受损、失明、瞳孔散大和血管痉挛反常恶化。
- 磷酸二酯酶Ⅲ抑制剂（氨力农、米力农）：增加细胞内cAMP水平，具有正性肌力和扩血管作用。全身影响很少，仅见于病例报道，包括心率增加和1例需要多巴胺给药的低血压患者。氨力农和米力农均可导致脑血流增加。
- 钙通道拮抗剂（维拉帕米、尼莫地平、尼卡地平）：钙通道拮抗剂抑制钙离子流入血管平滑肌细胞导致血管舒张效应。动脉内给予钙通道拮抗剂可导致血压降低和颅内压升高，特别是大剂量使用时；停止给药后，血压通常能恢复正常；手术当中，可能需要应用缩血管药维持血流动力学稳定。
- 盐酸法舒地尔：法舒地尔是一种对脑动脉具有相对特异性的强效血管舒张剂，可能发生全身性低血压及颅内压轻度升高。
- 盐酸考福辛达罗帕特：通过激活腺苷酸环化酶增加细胞内cAMP水平，具有心肌正性变时、变力效应和血管舒张作用。已被成功用于治疗血管痉挛，可导致心率和血压的短暂性变化。

脑血流量增加策略

- NeuroFlo导管、主动脉内球囊反搏：主动脉内球囊导管可用于增加脑血流量；同样，NeuroFlo导管在脑血管痉挛患者中的应用也已经在最近的多项试验中得到证实。

缺血性卒中的血管再通[7]

- 目前，唯一被美国FDA批准的用于缺血性卒中后血管再通的疗法是在症状发作4.5 h内给予静脉内组织型纤溶酶原激活剂（tPA）。
- 解决长达8 h的窗口期的其他方法包括动脉内溶栓、机械性取栓，以及这些技术的组合。
- 用于动脉内溶栓的药物包括尿激酶原和tPA。这些应在急性缺血性卒中发作6 h内，在大的近端血管内给药或在急性基底动脉闭塞发作后24 h内使用。
- 已有研究显示使用血管内超声——超声溶栓——可以增加再通率，特别是与tPA同时使用时。

机械装置

当静脉或动脉内治疗失败或禁忌溶栓时,可使用机械装置。禁忌证包括出血倾向、使用华法林、国际标准化比值(INR)升高、14d 内的大手术、血小板减少症、泌尿生殖道或消化道出血,以及由卒中引起的相关创伤。机械性取栓术的策略如下。

- 远端凝血块清除:将取栓装置通过微型导管推进穿过凝块,然后撤回。
- 近端凝血块抽吸:近端血块移除多使用抽吸方法或超声波。
- Stentrievers 技术:将凝血块临时用支架附在血管壁上,以实现快速的再灌注。再将支架和凝血块一起移除,也可以将支架长期保留。

麻醉方案

- 与手术室内布置不同,患者体位的摆放与麻醉机监护仪和放射设备相关,需要灵活处理。
- 麻醉工作站往往在患者头部的左侧,与传统右侧的布置相反。
- 这给麻醉诱导操作带来不便,因为麻醉机通气环路需要从麻醉医生左侧引出。
- "C"型臂靠近患者头部,不便于接近患者。
- X线透视设备围绕患者头部、气道、呼吸回路、静脉及动脉管路等频繁"运行",可能会导致麻醉和监测的整体实施受到威胁。
- 应使用静脉和动脉延长管并妥善固定。操作过程中应严防这些管路被意外拔出。
- 呼吸回路也一样,应有合适的延长管并小心保护。
- 在患者和麻醉医生之间加装防护罩可以防止辐射暴露,但也成为需要直接接触患者时的障碍。各种管路和麻醉回路绕着防护罩周围,不便于快速操作。
- 生命体征监视器和设备通常与手术者共享。
- 动脉血压测量可以从股动脉导引鞘的侧端口连接。但是,在全身麻醉诱导期间,应考虑采用单独的动脉管路进行密切的血压监测。
- 常常需要同时测量两个肢端的脉搏血氧饱和度。额外监测动脉穿刺侧肢端的脉搏血氧饱和度有助于发现因血栓形成或血管离断导致的灌注不足。
- 包括气道管理工具在内的各种应急设备须到位,不能依赖手术室的备用设备。
- 患者的恢复应该在操作区内或靠近操作区。通过医院的地下室远距离运送刚刚拔管的患者可能导致灾难性后果。

血流动力学目标和麻醉目标

缺血性卒中

· 保持血氧饱和度 > 94%[8]。

· 维持正常体温：使用退热药物和（或）物理降温治疗发热（温度 > 38 ℃）[8]。

· 适合实施急性再灌注治疗的患者，在灌注恢复之前、期间和之后血压必须控制在 <185/110 mmHg。

· 降血压的策略包括以下几点：

– 拉贝洛尔 10~20 mg，1~2 min 静脉注射完，可重复使用。

– 尼卡地平 5 mg/h 静脉输注，每 5~15 min 增加 2.5 mg/h，最大剂量为 15 mg/h。

– 如果血压未控制或舒张压 > 140 mmHg，可以静脉输注硝普钠。

· 大剂量白蛋白输注尚无明确指征。

· 急性缺血性脑卒中后药物性高血压有无临床意义尚不清楚。

· 不推荐进行扩容血液稀释。

· 许多研究推荐对急性卒中患者进行血管内治疗期间使用清醒镇静而不是全身麻醉，但无随机试验证据[9]。

· 血管内治疗期间麻醉方案应因人而异：考虑因素包括患者合并症、平卧的能力、对手术操作的耐受性等。

脑出血

· INTERACT2 —— 一项迄今为止最大规模的随机临床试验：对 2839 例收缩压为 150~220 mmHg 的脑出血患者在发病后 6 h 内严格控制降压的研究[10]。

· 脑出血患者早期将收缩压控制在 <140 mmHg，可显著改善患者的功能恢复[11]。

蛛网膜下腔出血

· 严格控制动脉瘤修复过程中的低血压程度和持续时间[12]。

· 不推荐动脉瘤修复期间常规使用诱导性低体温。

- 避免术中高血糖。
- 避免给予大量的低渗液体。
- 避免血管内容量下降。
- 在动脉瘤性蛛网膜下腔出血急性期,保持正常体温(采用标准或高级的温度调控系统)。
- 对于有脑缺血危险的动脉瘤性蛛网膜下腔出血患者,理想的血红蛋白目标值尚不确定。
- 不常规推荐动脉瘤修补术中维持低体温[12]。

神经功能监测

- 脑电图:由头皮电极接收的脑皮层细胞的电活动信息。
- 皮层细胞电活动的幅度和频率会受到脑代谢异常(全脑和局部)的影响[13]。
- 脑电图波形变平与脑血流降低高度相关[14]。
- 躯体感觉诱发电位(somatosensory evoked potentials,SSEP):诱发电位更具特异性,脑电图则呈被动性、更泛化。
- 刺激周围神经(如正中神经):诱发电位即从正中神经传导到臂丛、脊髓,终止于脑皮层[13]。
- 局部脑血流和SSEP的关系:大约从20 ml/(min·100 g)开始变化,15~18 ml/(min·100 g)则消失[15]。
- 在血管内手术期间,SSEP监测可用于明确以下情况:①侧支循环是否充足;②对暂时性血流阻断试验的反应;③平均动脉压/脑灌注压是否足够。
  - 上肢来源的SSEP由大脑中动脉(颈内动脉/大脑中动脉的动脉瘤线圈)供血。
  - 下肢来源的SSEP由大脑前动脉供血。
- 运动诱发电位(motor evoked potentials,MEP):测量运动皮层的经颅刺激及评估皮质脊髓束对神经支配肌肉群的下行反应[16]。
- 运动和感觉皮层的血管神经支配完全不同,因此可以根据感兴趣的区域独立使用或组合使用。
- MEP可更快速地检测缺血,灰质(对代谢要求更高)对缺血更敏感[17]。

肾脏保护

- 造影剂导致的肾脏病的发生率在普通人群中约为2%。

- 高危患者（糖尿病、充血性心力衰竭、慢性肾功能不全、高龄）的发病率可增加到20%~30%[18]。
- 造影剂肾病的确切机制尚不清楚。
  - 造影剂肾病后腺苷、内皮素和自由基引起的血管收缩增加。
  - 一氧化氮和前列腺素引起的血管舒张减少。
  - 造影剂对肾小管细胞具有直接毒性作用（空泡化、线粒体功能障碍和细胞凋亡）[19]。
- N-乙酰半胱氨酸可增加一氧化氮（有效的血管扩张剂）的产生和谷胱甘肽（自由基清除剂）的浓度[18]。
- 对于造影剂肾病风险增加的患者，推荐口服N-乙酰半胱氨酸和静脉输注等渗晶体液[20]。
- 生理盐水比0.45%的盐水能更有效地预防造影剂肾病[21]。
- 生理盐水也比单独饮用大量清水更有效[22]。
- 生理盐水可增加肾小管流量（可降低造影剂的浓度），引起肾小管中pH值的轻微增加和活性氧的减少[19]。
- 为了确保有益效果，必须在肾脏排出造影剂期间持续输注生理盐水。
- 在自由基存在的情况下，低pH值可加速细胞凋亡[22]。
- 输注碳酸氢钠可增加肾小管内碳酸氢盐阴离子浓度，从而起到肾保护作用。

神经保护

- 关于急性脑卒中神经保护治疗的研究报道已有超过1000篇文献和超过100项临床试验[23]。
- 迄今为止，尚无任何具有神经保护作用的药物被证明可以有效改善缺血性脑卒中的最终结局[8]。
- 不推荐常规使用低温治疗缺血性卒中患者[8]。

抗凝/逆转

抗 凝

- 对于既往有卒中、短暂性脑缺血发作或CHA2DS2-VASc评分≥2分的非瓣膜病性房颤患者，推荐使用口服抗凝剂。

- 药物包括华法林（INR 2.0~3.0）或新型口服抗凝剂（new oral anticoagulants，NOAC），如达比加群、利伐沙班或阿哌沙班[24]。
- 超过 250 万美国人长期使用抗凝剂，适应证包括静脉血栓栓塞、心脏机械瓣膜及房颤[25]。
- NOAC 的使用显著增加，约 1/3 的房颤患者用其预防卒中[26]。
- 房颤患者的年卒中发生率差别很大，根据 CHADS2 风险评分，为 1.9%~18.2%[27]。
- 将 INR 保持在 2.0~3.0 可将卒中发生率降至每年 1.6%~2.2%[28]。
- 所有 NOAC 在功效方面至少不逊于华法林，可将年卒中发生率降至 1.2%~1.7%[28-30]。
- 严重出血方面（颅内和其他），NOAC 也至少和华法林一样安全[28-30]。
- 凝血级联反应：血管壁受损，组织因子暴露。组织因子与因子Ⅶ反应，激活凝血级联反应。一系列酶原产生凝血酶，凝血酶将纤维蛋白原转化为纤维蛋白；激活因子 V、Ⅷ和Ⅵ（产生更多的凝血酶激活血小板）。因子Ⅷ-交联纤维蛋白稳定凝血块[31]。因子Ⅹa 作用于凝血级联反应中的凝血酶上游，是内源性和外源性凝血途径的汇合点。抑制因子Ⅹa 可以防止凝血酶的扩增，1 个因子Ⅹa 分子可以将 1000 个凝血酶原分子裂解为凝血酶[32]。
- 达比加群酯（PRADAXA）通过血清酯酶转化为活性形式，于 2010 年 10 月由美国 FDA 批准上市。其作用机制是与凝血酶的活性位点结合。
- 利伐沙班（拜瑞妥）：美国批准的第一个口服剂型凝血因子Ⅹa 直接抑制剂。其作用机制是选择性地抑制游离的及与血栓结合的因子Ⅹa，以及因子Ⅹa-凝血酶原酶复合物，防止凝血酶形成。不需要辅因子（如抗凝血酶Ⅲ）进行活化。
- 阿哌沙班（艾乐妥）为口服剂型，是直接的凝血因子Ⅹa 抑制剂。

实验室检查

- 凝血酶原时间（prothrombin time，PT）和 INR 无助于判定是否存在达比加群的抗凝作用[8]。
  - 利伐沙班延长 PT，并呈浓度依赖性，但治疗浓度对 PT 的影响较弱。
  - PT 的显著变化取决于凝血活酶试剂。
  - 阿哌沙班延长 PT，呈浓度依赖性，治疗浓度对 PT 的影响不大。
  - 利伐沙班、阿哌沙班延长活化部分凝血活酶时间（activated partial thromboplastin time，aPTT）（程度有所不同），且呈剂量依赖性。

- 结论：PT 和 aPTT 对判定口服Ⅹa 抑制剂的作用不敏感[8]。可以使用专门用于测定抗Ⅹa 因子活性的方法。

·Ecarin 凝血时间（Ecarin clotting time，ECT）（来源于锯鳞蝰蛇：Echis carinatus）：Ecarin 激活凝血酶原（蛋白水解），产生 meizothrombin——一种不稳定的凝血酶前体。直接凝血酶抑制剂能抑制 meizothrombin 的凝血酶样活性。ECT 测试提供了一个直接测量（整个浓度范围内呈线性关系）直接凝血酶抑制剂活性的方法。

·凝血酶时间（thrombin time，TT）：直接测量达比加群酯的活性，在整个治疗浓度范围内呈剂量-效应线性关系。

逆　转

·INR 值约有 70% 的时间维持在治疗范围内。

·抗凝剂相关颅内出血中脑出血是最常见的（70%）（其次是硬膜下出血）。

·抗凝剂相关颅内出血的年发生率为 0.25%~1.1%，当 INR > 2.0 时，可达 2%。

·抗凝相关颅内出血死亡率为 60%（40% 与抗凝无关）[33]。

·急性硬膜下出血由凝血障碍所致（INR > 1.2 是预测院内死亡的独立风险因素）[33]。

- **华法林的拮抗剂**

·维生素 K：

- 起效缓慢。

- 静脉输注快于口服。

- INR 基础值为 6~10 时，静脉输注或口服维生素 K 后 6h 时 INR 达到治疗范围的比例分别为 11/24 *vs.* 0/23，12h 后为 16/24 *vs.* 8/23[34]。

- 静脉输注可引起过敏反应。

- 过敏源不是植物甲萘醌，而是溶媒载体（聚乙氧基化蓖麻油）。

- 6572 次单剂量静脉注射植物甲萘醌，2938 例患者发生过敏反应，发生率为 3 例/10 000 次单剂量。

- 静脉注射植物甲萘醌引起的过敏反应，发生率总体上与所有已知可引起过敏反应的其他药物相当或略低。

- 单剂量为 10 mg，30 min 静脉输注完[35]。

·重组因子Ⅶa（rⅦa，Novoseven）：

- 因子 rⅦa 不能代替所有的凝血因子，INR 可能低，体内凝血可能无法恢复。
- 不推荐将因子 rⅦa 作为颅内出血中逆转维生素 K 的拮抗剂[8]。
- 新鲜冷冻血浆：
  - 大容量（15~20 ml/kg）。
  - 较长的输注时间。
  - 输血相关急性肺损伤。
  - 解冻需 15~45 min。
  - 涉及 ABO 分型。
  - 传染性疾病的传播。
- 凝血酶原复合物（prothrombin complex concentrate，PCC）：
  - 4 种因子浓缩物中富含大量的维生素 K 依赖性因子Ⅱ、Ⅶ、Ⅸ和Ⅹ（Beriplex®，Octaplex®，Proplex T®，Kcentra®）。
  - 3 种因子浓缩物中因子Ⅶ的含量显著降低（不到因子Ⅸ的 1/3）（Prothrombinex-HT®，Profilnine®，Bebulin®）。
  - 活化的 PCC 为因子Ⅷ旁路活性抑制剂（FEIBA）。
    - PCC 包含至少一种活化因子。
    - FEIBA 是美国唯一批准使用的活化的 PCC。
    - FEIBA 中含活化的Ⅶ因子。
    - 因子Ⅸ复合物为人源性蛋白。
    - 包含因子Ⅱ、Ⅶ、Ⅸ、Ⅹ。
    - 非治疗剂量的因子Ⅶ（3 种因子的浓缩物）。
    - 剂量基于因子Ⅸ组分。
    - 由于只有短暂效应，维生素 K 应始终与 PCC 一起使用[11]。
    - 没有必要应用新鲜冷冻血浆[11]。
    - PCC 的并发症可能较少，并且比新鲜冷冻血浆能更快地纠正 INR[18]。
  - PCC 的剂量：
    - 初始 INR 为 2.0~3.9、4.0~6.0 和 >6.0 时，剂量分别为 25 U/kg、35 U/kg 和 60 U/kg[36]。
    - 逆转达比加群、阿哌沙班或利伐沙班时，采用 FEIBA 时的剂量为 50~80 U/kg。
    - 如果没有活化的 PCC，可用 50 U/kg 的未激活的 4 种因子或 3 种因子 PCC 替代[37]。
    - 如果最近一次使用达比加群、阿哌沙班或利伐沙班的时间 <2 h，可

以应用活性炭。

·血液透析可用于逆转达比加群[11]。

·依达赛珠单抗（Praxbind®）是一种人源化单克隆抗体片段，可与达比加群（Pradaxa®）结合；2015年10月16日美国FDA批准上市，可以用于达比加群的逆转。

·适应证：需要急诊手术的患者或紧急手术患者出现危及生命的或难以控制的出血时。

（田　莉　译　朱正华　审校）

参考文献

[1] Varma MK, Price K, et al. Anaesthetic considerations for interventional neuroradiology. Br J Anaesth, 2007, 99 (1): 75-85.

[2] Miller DL, Schueler BA, et al. New recommendations for occupational radiation protection. J Am Coll Radiol, 2012, 9 (5): 366-368.

[3] Dagal A. Radiation safety for anesthesiologists. Curr Opin Anaesthesiol, 2011, 24 (4): 445-450.

[4] Anastasian ZH, Strozyk D, et al. Radiation exposure of the anesthesiologist in the neurointerventional suite. Anesthesiology, 2011, 114 (3): 512-520.

[5] Loy Y, Duckwiler GR. A prospective, multicenter, randomized trial of the Onyx liquid embolic system and N-butyl cyanoacrylate embolization of cerebral arteriovenous malformations. Clinical article. J Neurosurg, 2010, 113 (4): 733-741.

[6] Dabus G, Nogueira RG. Current options for the management of aneurysmal subarachnoid hemorrhage-induced cerebral vasospasm: a comprehensive review of the literature. Interv Neurol, 2013, 2 (1): 30-51.

[7] Raphaeli G, Mazighi M, et al. State-of-the-art endovascular treatment of acute ischemic stroke. Adv Tech Stand Neurosurg, 2015, 42: 33-68.

[8] Jauch EC, Saver JL, et al. Guidelines for the early management of patients with acute ischemic stroke: a guideline for healthcare professionals from the American Heart Association/American Stroke Association. Stroke, 2013, 44 (3): 870-947.

[9] Powers WJ, Derdeyn CP, et al. 2015 American Heart Association/American Stroke Association Focused Update of the 2013 Guidelines for the Early Management of Patients With Acute Ischemic Stroke Regarding Endovascular Treatment: A Guideline for Healthcare Professionals From the American Heart Association/American Stroke Association. Stroke, 2015, 46 (10): 3020-3335.

[10] Anderson CS, Heeley E, et al. Rapid blood-pressure lowering in patients with acute intracerebral hemorrhage. N Engl J Med, 2013, 368 (25): 2355-2365.

[11] Hemphill 3rd JC, Greenberg SM, et al. Guidelines for the management of spontaneous intracerebral hemorrhage: a guideline for healthcare professionals from the American Heart Association/American Stroke Association. Stroke, 2015, 46 (7): 2032-2060.

[12] Connolly Jr ES, Rabinstein AA, et al. Guidelines for the management of aneurysmal subarachnoid hemorrhage: a guideline for healthcare professionals from the American Heart Association/american Stroke Association. Stroke, 2012, 43 (6): 1711-1737.

[13] Loftus CM, Biller J, et al. Intraoperative neuromonitoring. New York: McGraw-Hill Education, 2014.

[14] Sundt Jr TM, Sharbrough FW, et al. Correlation of cerebral blood flow and electroencephalographic changes during carotid endarterectomy: with results of surgery and hemodynamics of cerebral ischemia. Mayo Clin Proc, 1981, 56 (9): 533-543.

[15] Branston NM, Symon L, et al. Recovery of the cortical evoked response following temporary middle cerebral artery occlusion in baboons: relation to local blood flow and PO_2. Stroke, 1976, 7 (2): 151-157.

[16] Macdonald DB. Intraoperative motor evoked potential monitoring: overview and update. J Clin Monit Comput, 2006, 20 (5): 347-377.

[17] Krieg SM, Shiban E, et al. Predictive value and safety of intraoperative neurophysiological monitoring with motor evoked potentials in glioma surgery. Neurosurgery, 2012, 70 (5): 1060-1070; discussion 1070-1071.
[18] Golshahi J, Nasri H, et al. Contrast-induced nephropathy: a literature review. J Nephropathol, 2014, 3 (2): 51-56.
[19] Persson PB, Hansell P, et al. Pathophysiology of contrast medium-induced nephropathy. Kidney Int, 2005, 68 (1): 14-22.
[20] Lameire N, Kellum JA, et al. Contrast-induced acute kidney injury and renal support for acute kidney injury: a KDIGO summary (Part 2). Crit Care, 2013, 17 (1): 205.
[21] Murphy SW, Barrett BJ, et al. Contrast nephropathy. J Am Soc Nephrol, 2000, 11 (1): 177-182.
[22] Burgess WP, Walker PJ. Mechanisms of contrast-induced nephropathy reduction for saline (NaCl) and sodium bicarbonate ($NaHCO_3$). Biomed Res Int. 2014, 2014: 510385.
[23] O'Collins VE, Macleod MR, et al. 1,026 experimental treatments in acute stroke. Ann Neurol, 2006, 59 (3): 467-477.
[24] January CT, Wann LS, et al. 2014 AHA/ACC/HRS guideline for the management of patients with atrial fibrillation: a report of the American College of Cardiology/American Heart Association Task Force on Practice Guidelines and the Heart Rhythm Society. J Am Coll Cardiol, 2014, 64 (21): e1-76.
[25] Wysokinski WE, McBane 2nd RD. Periprocedural bridging management of anticoagulation. Circulation, 2012, 126 (4): 486-490.
[26] Lauffenburger JC, Farley JF, et al. Factors driving anticoagulant selection in patients with atrial fibrillation in the United States. Am J Cardiol, 2015, 115 (8): 1095-1101.
[27] Gage BF, Waterman AD, et al. Validation of clinical classification schemes for predicting stroke: results from the National Registry of Atrial Fibrillation. JAMA, 2001, 285 (22): 2864-2870.
[28] Connolly SJ, Ezekowitz MD, et al. Dabigatran versus warfarin in patients with atrial fibrillation. N Engl J Med, 2009, 361 (12): 1139-1151.
[29] Giugliano RP, Ruff CT, et al. Edoxaban versus warfarin in patients with atrial fibrillation. N Engl J Med, 2013, 369 (22): 2093-2104.
[30] Granger CB, Alexander JH, et al. Apixaban versus warfarin in patients with atrial flbrillation. N Engl J Med, 2011, 365 (11): 981-992.
[31] Di Nisio M, Middeldorp S, et al. Direct thrombin inhibitors. N Engl J Med, 2005, 353 (10): 1028-1040.
[32] Laux V, Perzborn E, et al. Direct inhibitors of coagulation proteins-the end of the heparin and low-molecular-weight heparin era for anticoagulant therapy? Thromb Haemost, 2009, 102 (5): 892-899.
[33] Bershad EM, Suarez JI. Prothrombin complex concentrates for oral anticoagulant therapy-related intracranial hemorrhage: a review of the literature. Neurocrit Care, 2010, 12 (3): 403-413.
[34] Lubetsky A, Yonath H, et al. Comparison of oral vs intravenous phytonadione (vitamin K1) in patients with excessive anticoagulation: a prospective randomized controlled study. Arch Intern Med, 2003, 163 (20): 2469-2473.
[35] Riegert-Johnson DL, Volcheck GW. The incidence of anaphylaxis following intravenous phytonadione (vitamin K1): a 5-year retrospective review. Ann Allergy Asthma Immunol, 2002, 89 (4): 400-406.
[36] Preston FE, Laidlaw ST, et al. Rapid reversal of oral anticoagulation with warfarin by a prothrombin complex concentrate (Beriplex): effl cacy and safety in 42 patients. Br J Haematol, 2002, 116 (3): 619-624.
[37] Liotta EM, Levasseur-Franklin KE, et al. Reversal of the novel oral anticoagulants dabigatran, rivaroxaban, and apixaban. Curr Opin Crit Care, 2015, 21 (2): 127-133.

第6部分

其他手术室外操作的麻醉
Anesthesia for Other Out of Operating Room Procedures

第18章
门诊口腔操作的麻醉

Carolyn Barbieri Meghan Whitley

摘　要　尽管很多门诊口腔操作可以在局部麻醉下由口腔科医生在诊室内完成,但一些有合并症的患者常需要额外的监护,并需要提供比普通门诊操作更深的镇静深度。因此,口腔科操作需要的镇静程度包括从口腔科医生提供的轻度镇静到麻醉医生提供的全身麻醉。本章介绍了人体牙体解剖学、牙位记录、镇静程度、常用的镇静药和麻醉方法、不良事件和口腔科麻醉的指南。

关键词　口腔科麻醉　人类齿系　牙位记录　美国麻醉医师协会非麻醉医生实施镇静和镇痛指南　自发性细菌性心内膜炎指南　局部麻醉药　氧化亚氮　氯胺酮　水合氯醛　口腔科手术导致的心律失常

引　言

美国疾病预防与控制中心数据显示,尽管现代医学发展迅速,但口腔疾病仍是儿童和成人最常见的慢性病。

- 儿童中因细菌导致的龋齿和龋洞的发病率是哮喘的4倍。龋齿也影响成人,20岁以上的成年人中90%都有不同程度的牙齿或牙根损坏[1]。
- 47.2%的30岁及以上成年人与70.1%的65岁及以上成年人都患有牙周疾病,以及牙龈或牙槽骨的炎症或感染[2]。

人类齿系

牙体解剖学

人体牙齿分为两个主要部分——牙冠和牙根。牙冠是牙齿在口腔内的可见部分，负责切开、撕裂和研磨食物（分别为切牙、尖牙和磨牙）。牙根则负责给牙齿和周围的组织提供强度和稳定性。前牙、切牙和尖牙都是单根牙，呈圆锥形。后牙、前磨牙和磨牙则是多根牙，通过多个牙根及牙根植入的方向来提供稳定性。

人体每颗牙齿都由4层不同的组织构成，各自提供不同的功能。最外层的组织是牙釉质，给牙冠提供保护层。下一层是牙本质，构成了牙齿内表面的大部分结构。只能在X线下看到牙本质。牙髓是牙齿的核心层（最内层），其中有神经和血管。牙髓延伸到牙冠和牙根中。最后，牙骨质构成了牙根的表面，组织比牙釉质柔软[3]。

牙周组织是包围牙根的结构。牙周组织包括3种结构：牙龈和牙槽黏膜、牙周韧带及牙槽骨。牙龈和牙槽黏膜包括所有覆盖牙周结构的软组织。牙周韧带连接了牙根的最外层和牙槽骨，在咀嚼过程中起到了锚和缓冲的作用。牙槽骨是包含牙槽的增厚骨脊。牙槽骨易于重塑，因此便于正畸牙齿移动。牙槽骨邻接下颌骨和上颌骨的深层支撑基底或骨骼。在缺齿的患者中，当牙齿缺失或者被移除，牙槽骨退化，基质骨显现出来，为全部或者部分齿列提供骨质支撑。

牙位记录

有两种通用的牙位记录系统，通用编号系统和帕默记录系统。在这两个系统中，乳牙都用字母记录，恒牙都用数字记录。

- **通用编号系统**

在美国口腔院校中最常用的系统是通用编号系统。通用编号系统从最远端的右上齿开始记录，经过上颌骨直到最远端的左上齿，然后到下颌骨的左下端，直到最后一颗右下方的牙齿[4]。

·表18.1所示，乳牙列使用字母A到T记录，从右上方的第二磨牙开始，直到右下方的第二磨牙结束。

·表18.2所示，恒牙列使用数字1~32记录，从右上方的第三磨牙开始，直到右下方的第三磨牙结束。

表 18.1　通用编号系统——乳牙列

上右									上左
A	B	C	D	E	F	G	H	I	J
T	S	R	Q	P	O	N	M	L	K
下右									下左

表 18.2　通用编号系统——恒牙列

上右															上左
1	2	3	4	5	6	7	8	9	10	11	12	13	14	15	16
32	31	30	29	28	27	26	25	24	23	22	21	20	19	18	17
下右															下左

- **帕默记录系统**

在英国广泛使用的是帕默记录系统,也是牙齿正畸医生首选的记录方法。帕默记录系统将整个牙弓分为 4 个分区,从中切牙开始向远端和后方延伸,所有 4 个分区采用一种符号(⌐ ¬ └ ┘)来记录[5]。

- 如表 18.3 所示,4 个分区的乳牙列使用字母 A 到 E 记录,从中切牙开始向远端排序或记数。
- 如表 18.4 所示,4 个分区的恒牙列使用数字 1~8 记录,从中切牙开始向远端排序或记数。

表 18.3　帕默记录系统——乳牙列

				上右	上左				
E|	D|	C|	B|	A|	A |B |C |D |E
E|	D|	C|	B|	A|	A |B |C |D |E
				下右	下左				

表 18.4　帕默记录系统——恒牙列

							上右	上左							
8		7		6		5		4		3		2		1		1	2	3	4	5	6	7	8
8		7		6		5		4		3		2		1		1	2	3	4	5	6	7	8
							下右	下左							

口腔操作

大部分口腔操作在口腔科医生的诊室进行,且局部麻醉复合或者不复合镇静均能满足大部分操作的需求。然而，还有很多患者的身体状况及手术方式需要额外的监护及更深的镇静，这些在门诊无法实施。

特殊的临床情况包括[6-8]：

- 缺血性心脏病。
- 先天性心脏病。
- 需要氧疗的肺部功能损害。
- 出血性疾患。
- 颅面畸形。
- 颌面创伤。
- 精神发育迟滞或者严重的行为障碍。
- 恶性高热或者高危患者。

镇静深度

接受口腔操作的患者需要不同程度的镇静、镇痛，包括从轻度镇静（抗焦虑）直至全身麻醉。

轻度镇静（抗焦虑）

- 患者对语言指令仍有正常应答。
- 认知功能和协调性可能受影响。
- 心肺功能不受影响。
- 不需要监测生命体征，只需要目测观察。
- 镇静应由另一位有资质者（获得BLS资质）实施。

中度镇静（清醒镇静）

- 患者意识受到抑制，但对语言指令能做出有目的的反应。
- 认知功能受到影响，但术中应持续保持意识。
- 保持自主呼吸。
- 心血管功能维持正常。
- 监测生命体征（心率、氧饱和度、血压和呼吸频率）。
- 镇静应由另一位有资质者（获得BLS和ACLS资质）实施。

深度镇静（镇痛）

- 患者意识受到抑制，不易被唤醒，但反复多次语言或者疼痛刺激仍可唤醒。
- 认知功能受到抑制。
- 呼吸受到抑制，可能需要辅助呼吸，反射部分或者全部消失。
- 心血管功能维持正常。
- 监测生命体征（心率、氧饱和度、血压和呼吸频率）。
- 镇静应由另一位有资质者（获得 BLS 和 ACLS 资质）实施。

全身麻醉

- 患者意识丧失，无法被唤醒。
- 认知功能丧失。
- 呼吸可能会受到抑制，可能需要呼吸支持；反射部分或者全部消失。
- 心血管功能受影响。
- 需配备美国麻醉医师协会（ASA）标准的监护。
- 全身麻醉必须由麻醉医生、麻醉住院医生或者麻醉护士来实施。

口腔科麻醉药理学

很多药物可用于口腔操作患者的抗焦虑、镇静和镇痛。根据患者的配合程度、预期效果和作用时长不同，这些药物可以有多种给药途径。以下将重点介绍一些口腔科诊室常用的药物。

咪达唑仑

- 可口服、舌下含服、静脉注射、经鼻给药、肌内注射或者经直肠给药。
- 口服给药时 15~30 min 起效，作用持续 60~90 min。
- 经鼻给药会有些刺激。
- 与阿片类药物合用（推荐咪达唑仑用量减少25%）或者单独使用时均有呼吸道梗阻或者呼吸抑制的风险[9-10]。
- 初次使用后产生逆行性遗忘作用有利于提高对再次口腔操作的依从性。
- 氟马泽尼可以用来拮抗苯二氮䓬类药物，但由于其半衰期较短，可能需要再次给药。

水合氯醛

- 用于刺激较小的口腔操作的镇静药，可在新生儿至 3 岁以下的幼儿中使用[10]。

- 可口服或者经直肠给药，但是存在吸收不完全的风险。
- 30~60 min 起效，作用持续 60~120 min。
- 给药剂量为 50~100 mg/kg，最大给药量为 2 g。
- 较大剂量（75~100 mg/kg）时可能有呼吸道梗阻或者呼吸抑制的风险。
- 药物半衰期随年龄不同有显著差异。幼儿中的半衰期为 10 h，早产儿中可长达 40 h，因此其苏醒时间也可能相应延长[9-10]。

哌替啶（德美罗）

- 可口服、静脉注射、经皮或肌内注射给药。
- 口服给药起效时间为 30~60 min，作用持续为 2~4 h。
- 给药剂量为 1~2 mg/kg，最大给药量为 50 mg。
- 其活性代谢产物去甲哌替啶可产生呼吸抑制和惊厥[10]。

氯胺酮

- 可静脉注射或肌内注射，也有推荐可口服给药[10]。
- 单独使用时给药剂量为 3~10 mg/kg，与咪达唑仑合用时剂量应减为 3~6 mg/kg[11]。

羟　嗪

- 可口服或者肌内注射给药。
- 第一代 H_1 受体拮抗剂，镇静是其副作用。
- 给药剂量为 1~2 mg/kg，最大给药量为 100 mg。
- 15~30min 起效，持续 2~4 h。
- 存在 QT 间期延长的风险[12]。

氧化亚氮

- 与氧气按 50∶50 比例使用可产生轻度镇静。
- 无论是否合并使用镇静药或镇痛药，当氧化亚氮与氧气的比例大于 50∶50 时，可产生中度镇静。
- 5 min 内起效，可快速消除。
- 联合其他口服或者静脉药物时，低氧的风险显著增加。合并使用水合氯醛时，即使氧化亚氮低至 30% 亦可引起低氧血症[11]。

- 需要专门的给药设备,包括鼻罩、吸入氧浓度监测和废气清除系统[10]。
- 有研究显示,没有配备废气清除系统时,长期暴露在氧化亚氮的环境中可导致自发流产的风险增加及怀孕率下降,然而配备该系统时则没有相关风险的报道[13]。

局部麻醉药

- 根据患者病史、精神状态、操作时长和其他辅助药的使用情况来选择局部麻醉药[17-18]。
- 表18.5为口腔操作常用的局部麻醉药,包括其最大药量和预期的作用持续时间。

表18.5 口腔科麻醉常用局部麻醉药

局部麻醉药	联合肾上腺素时的最大药量(mg/kg)	不联合肾上腺素时的最大药量(mg/kg)	持续时间(min)
阿替卡因	–	7	60~230
丁哌卡因	2	3	240-480
利多卡因	5	7	60~240
甲哌卡因	5	7	60~240
丙胺卡因	7	10	60~120

并发症

亚急性细菌性心内膜炎

- 65%的拔牙患者和16%的牙体修复患者及经鼻气管插管患者可出现一过性(15min后出现)的菌血症。最常见的致病菌为草绿色链球菌和金黄色葡萄球菌[16]。
- 尽管用牙线清洁牙齿等普通的口腔维护均存在一定的风险,但存在黏膜/牙龈组织穿孔或者涉及牙齿根尖周围组织的口腔操作风险更大[17]。
- 2007年美国心脏协会(AHA)指南指出,亚急性心内膜炎的预防措施只能针对心内膜炎并存高危并发症风险的人群[18]。
- **需要预防亚急性细菌性心内膜炎的患者**[19]
  - 既往有感染性心内膜炎的病史。
  - 在瓣膜修复手术中使用了人工心脏瓣膜或其他假体材料。

- 有分流或导管的发绀型先天性心脏病。
- 修复后 6 个月内的非发绀型（已修复的）先天性心脏病，因假体材料尚未充分内皮化。
- 非发绀型（已修复的）先天性心脏病患者假体材料附近仍有残余缺陷，导致内皮化进程受阻。
- 移植心脏合并瓣膜疾病患者。

● **亚急性细菌性心内膜炎的预防用药**
- 理论上应于术前 30~60 min 给予抗生素；然而，如果需要，最晚术后 2 h 内使用抗生素[14-15]。
- 预防亚急性细菌性心内膜炎的标准用药为口服阿莫西林（50 mg/kg，最多 2 g）。但是，美国心脏协会也为无法接受口服或者青霉素过敏的患者提供了另外的药物选择[20]。
- 如果需要预防亚急性细菌性心内膜炎的患者正在使用另一种抗生素，美国口腔学会推荐使用另一类的抗生素来预防亚急性细菌性心内膜炎[17]。
- 口腔操作不会造成人工关节感染率的增加，对植入人工关节的患者无须进行预防性亚急性心内膜炎治疗[20]。

口腔操作导致的心律失常

- 与口腔操作相关的心律失常已有很多病例报道。
- 致病因素包括医源性肾上腺素使用，以及疼痛和焦虑等应激状态下儿茶酚胺大量释放（可高达 40 倍）等[21]。
- 其他因素包括低氧、高碳酸血症和吸入麻醉剂等引起的相关的心律失常。
- 刺激三叉神经也可导致心律失常的产生，但局部麻醉浸润第 V 对脑神经或者停止手术刺激可使其减少或消除[16]。

口腔操作的全身麻醉

口腔操作可实施常规全身麻醉，或者持续镇静后意外达到全身麻醉。对于无法配合的患者、预计有困难气道或者拟接受长时间、较大口腔手术的患者，全身麻醉可能是必需的。

全身麻醉技术

- 全身麻醉可通过吸入麻醉药或者全凭静脉麻醉来维持。
- 异丙酚合并阿片类或氯胺酮等镇痛药可以减少术后恶心、呕吐，而且不需要废气清除系统[22]。

- Konig 等研究表明，异丙酚和七氟醚用于麻醉维持时，两者在苏醒期谵妄躁动和术后疼痛方面没有差别[11,23]。

气管插管技术

- 考虑到术中气管导管移位、手术器械压迫造成的潜在梗阻，以及导管移动有可能造成支气管内插管等问题，经鼻气管插管优于经口气管插管。
- 需要了解患者近期是否有鼻出血或者近期鼻腔或头部创伤等，如有，应避免使用经鼻气管插管。
- 应告知患者经鼻气管插管有可能引起鼻出血、黏膜损伤、感染或假性窦道。
- 为了减少鼻出血和黏膜损伤的风险，可以应用羟甲唑啉（阿氟林）等血管收缩药。2~5岁的儿童推荐用量为 0.025% 的溶液 2~3 滴[11]。
- 尝试插管之前可以使用逐次连续鼻腔扩张，以适应鼻腔插管。
- 可通过减少管号尺寸 0.5~1、给气管插管的导管加热，以及插管时覆盖导管尖端的方法来减少出血[11]。
- 可用 Magill 管钳辅助插管或纤维支气管镜可视下引导气管内插管。
- 对长时间的口腔操作，应采取特殊的方法来固定气管导管，以防止鼻翼损伤。

（李 真 译　朱正华 审校）

参考文献

[1] Hausman L, Rosenblatt M. Office-based anesthesia//Barash P, Cullen B, Stoelting R, et al. Clinical anesthesia. 7th ed. Philadelphia: Lippincott Williams & Wilkins, 2013.
[2] Gertler R, Miller-Hance W. Essentials of cardiology//Coté C, Lerman J, Anderson B, et al. Coté and Lermans' practice of anesthesia for infants and children. 1st ed. Philadelphia: Elsevier, 2013.
[3] Anderson B, Lerman J, Coté C. Pharmacokinetics and pharmacology of drugs used in children//CotéC, Lerman J, Anderson B, et al. Coté and Lermans' practice of anesthesia for infants and children. 1st ed. Philadelphia: Elsevier, 2013.
[4] Dougherty N, Romer M, Lee RS. Trends in special care training in pediatric dental residencies. ASDC J Dent Child, 2001, 68 (5-6): 384-387, 303.
[5] Ferguson J. The Palmer notation system and its used with personal computer applications. Br Dent J, 2005, 198: 551-553.
[6] Sakaguchi T, Itoh H, Ding W, et al. Hydroxyzine, a first generation H (1)-receptor antagonist, inhibits human ether-a-go-go-related gene (HERG) current and causes syncope in a patient with the HERG mutation. J Pharmacol Sci, 2008, 108 (4): 462-471.
[7] Oral Health Topics A-Z "Tooth Numbering Systems" American Dental Association, 2014. [2015-12-20]. // web. archive. org/web/20061102074427/http://www.ada.org/public/topics/tooth_number.asp.

[8] Lin Y, Liu S. Local anesthetics//Barash P, Cullen B, Stoelting R, et al. Clinical anesthesia. 7th ed. Philadelphia: Lippincott Williams & Wilkins, 2013.
[9] Wilson W, Taubert K, Gewitz M, et al. Prevention of infective endocarditis: guidelines from the American Heart Association. J Am Dent Assoc, 2008, 139 Suppl 1: S3-9, S11-24.
[10] Kaplan R, Cravero J, Yaster M, et al. Sedation for diagnostic and therapeutic procedures outside the operating room//Cotê C, Lerman J, Anderson B, et al. Cotê and Lermans' practice of anesthesia for infants and children. 1st ed. Philadelphia: Elsevier, 2013.
[11] Herlich A, Martin B, Vecchione L, et al. Anesthesia for pediatric dentistry. In: Davis P, Cladis F, Motoyama E, et al. Smith's anesthesia for infants and children. 8th ed. Philadelphia: Elsevier, 2011.
[12] Konig M, Varughese A, Brennen K, et al. Quality of recovery from teo types of general anesthesia for ambulatory dental surgery in children: a double-blind, randomized trial. Paediatr Anaesth, 2009, 19 (8): 748-755.
[13] Wright JT. Normal formation and development of defects of the human dentition. Pediatr Clin North Am, 2000, 47 (5): 975-1000.
[14] Manani G, Facco E, Casiglia E, et al. Isolated atrial flbrillation (IAF) after local anaesthesia with epinephrine in an anxious dental patient. Br Dent J, 2008, 205 (10): 539-541.
[15] Waldman HB, Perlman SP. Children with both mental retardation and mental illness live in our communities and need dental care. ASDC J Dent Child, 2001, 68 (5-6): 360-365.
[16] Olutoye O, Watcha M. Eyes, ears, nose and throat surgery//Gregory G, Andropoulos D, et al. Gregory's pediatric anesthesia. 1st ed. Oxford: Wiley-Blackwell, 2012, 777-809.
[17] Eke PI, Dye B, Wei L, et al. Prevalence of periodontitis in adults in the United States: 2009 and 2010. J Dent Res, 2012, 91 (10): 1-7.
[18] Katz J, Holzman R. Occulational health//Barash P, Cullen B, Stoelting R, et al. Clinical anesthesia. 7th ed. Philadelphia: Lippincott Williams & Wilkins, 2013.
[19] Guideline on antibiotic prophylaxis for dental patients at risk of infection. American Academy of Pediatric Dentisty: Clinical Guidelines, 1990. [2015-12-20]. http://www.aapd.org/media/policies_guidelines/g_antibi-oticprophylaxis.pdf.
[20] Sollecito T, Abt E, Lockhart P, et al. The use of prophylactic antibiotics prior to dental procedures in patients with prosthetic joints. J Am Dent Assoc, 2015, 146 (1): 11-16.
[21] Guideline on use of local anesthesia for pediatric dental patients. American Academy of Pediatric Dentisty: Clinical Guidelines, 2005. [2015-12-20]. http://www.aapd.org/media/policies_guidelines/g_localanesthesia.pdf.
[22] Shenkin JD, Davis MJ, Corbin SB. The oral health of special needs children: dentistry's challenge to provide care. ASDC J Dent Child, 2001, 68 (3): 2001-2005.
[23] Dye BA, Tan S, Smith V, et al. Trends in oral health status: United States, 1988-1994 and 1999-2004. Vital Health Stat Ser, series 11, 2007, (248): 1-92.

第19章
电休克疗法的麻醉

Nicole Jackman   Jonathan Z. Pan

摘　要　电休克疗法常用于治疗严重的抑郁症和其他精神疾病。尽管这项疗法的原理尚不清楚，但是合理使用电休克疗法是安全有效的。用尽可能小的电流诱发出来的癫痫长发作最有可能提供最佳的疗效，且副作用很少。电休克疗法可以导致重要的生理反应，包括心血管方面（如高血压和心动过速）和中枢神经系统方面（如升高颅内压、增加脑血流）。因此，麻醉术前评估应该鉴定出高危患者，并提前给予合适的护理方案。电休克疗法操作通常需要全身麻醉。尽管有多种麻醉方案可供选择，但首要的目标还是要保证麻醉因素对电休克疗法产生的影响尽量最小化，保证适宜的麻醉深度，并确保患者的生命安全。在很多医院，电休克疗法都在远离麻醉科的地方实施。麻醉医生应该时刻注意紧急事件的发生，并准备好相应的应急措施。

关键词　电休克疗法　抑郁症　精神疾病　癫痫　全身麻醉　手术室外麻醉　不良反应　麻醉药物　术前评估　患者安全

电休克疗法

电休克疗法（electroconvulsive therapy，ECT）常被用来治疗药物治疗失败的精神疾患，或者是极度衰弱患者人群的紧急疗法[1]。尽管对药物治疗失败或者治疗抵抗尚无明确统一的定义，但临床治疗无效、不能耐受副作用及心理状况的急剧恶化，都应该考虑启用电休克疗法。电休克疗法的指征包括：原发性的单相和双相抑郁、狂躁，以及精神分裂症、分裂情感性精神障碍、混合性情感障碍和紧张症[2-3]。其他应用包括继发于多发性硬化和强迫症等神经系统疾病的抑郁症，尽管在这些疾病中的疗效还有待验证。一般经过数次治疗后可以出现显著的临床疗效，这对有严重自杀倾向和严重紧张症的重度情感障碍人群具有重要意义。重要的是，美国心理学会（American Psychiatric Association，APA）指出"电休克疗法不应该作为最后才诉诸的手段。这样做会使患者失去一种有效的治疗，推迟了起效时间，增加了患者的痛苦[1]。"

历史回顾

在进行了无数次的电刺激诱发狗产生癫痫的实验之后，1938年Cerletti和Bini首次在罗马报道了将电休克疗法用于治疗人类[4-5]。首例患者是一名精神分裂症和妄想症的男性，他接受了双侧颞部刺激之后，诱发了癫痫，出现呼吸停止、发绀、心动过速，48s后发出了深深的叹息，发绀消失，心率也逐渐正常。该患者先后接受了11次治疗，出院时身体健康，情绪稳定。在将近30年的时间里，在美国及其他国家进行电休克疗法是不使用全身麻醉和神经肌肉阻滞剂的，然而现在这些已经变为常规[6-7]。神经肌肉阻滞剂的使用最早始于1951年，20世纪60年代初开始使用镇静药巴比妥酸盐美索比妥。现在认为在全身麻醉下常规实施电休克疗法风险低、死亡率低，与短时全身麻醉死亡率相近（0.01%~0.1%），并发症发生率为0.3%[1]。

作用机制

电休克疗法的作用机制目前尚不明确，推测心理疾患症状改善可能是通过以下机制：诱发癫痫时释放了神经递质（尤其是多巴胺、5-羟色胺和γ-氨基丁酸）或者是癫痫诱发后神经递质水平的重建（例如体温系统的重新校准）；大脑糖代谢和脑血流改变；"下丘脑—垂体—肾上腺"轴的调节作用，突触传递和可塑性的变化；以及细胞增殖[8]。

癫痫发作的特性

电刺激单侧或双侧大脑以诱发癫痫。重要的是，癫痫必须持续足够的时间（20~60s）才能产生最佳疗效，且总发作时间达到400~700s后才会产生明显的治疗获益。每周2~3次电休克疗法，坚持2~3周后才会达到这种效果[9]。癫痫持续时间短预示效果不佳。由精神科医生决定电刺激的模式、强度和持续时间，诱导出临床典型癫痫和次佳癫痫状态所采取的麻醉方案可能有所不同。以下方法可强化产生足够持续时间的癫痫状态：如单侧电极改为双侧电极，增加刺激强度，或者利用药物来促使癫痫发作[10-11]。尽可能使用最小强度的电流刺激来产生足够时间的癫痫发作，这样可减少意外的副作用。可使用脑电图和肌肉活动度来监测癫痫持续时间，超过120s即为发作时间过长，需要麻醉医生给予药物来终止癫痫发作。

心血管作用

癫痫的特征首先是强直期，表现为副交感神经系统兴奋引起的心率变慢（心脏停搏较为罕见）、房性和室性期前收缩、低血压和唾液分泌，这一阶段可能仅持续 10～15 s；接着是肌阵挛期，表现为交感神经兴奋，伴有心率增快（心率大于 130/min）、高血压（收缩压增高 30～70 mmHg、舒张压增高 10～50 mmHg）、室性期前收缩，而室性心动过速及 ST 段压低和 T 波倒置等心电图改变则较少见。有已知或潜在心血管疾病的患者，约有10%会发生短暂的房性和室性快速性心律失常。有报道称电休克疗法导致的心血管疾病死亡率约为 0.03%。电刺激后 1～2 min 心动过速达到峰值，高血压则在 1～3min 后达到最高水平，并且有可能持续到苏醒期和术后[7,12]。

大脑作用

电刺激使得脑血流大量增加，从而使颅内压升高[13]。据报道，电刺激诱发癫痫后，脑血流量可增加约300%，脑代谢率可增加约200%。此外，还有证据显示血脑屏障的血管通透性也有一过性增高。因此，合并下列疾病的患者，如脑动脉瘤、动-静脉畸形、颅内病变或肿瘤及未知原因的颅内压增高等，实施电休克疗法时必须考虑上述变化。这些变化使颅内压增高的患者有脑疝甚至死亡的风险。但是，并不是所有的颅内病变危险程度都一样。与体积大、血运丰富、浸润性生长且影像学或临床显示有水肿和占位效应的颅脑损伤相比，体积小、生长慢且没有水肿的颅脑损伤风险更低。

其他作用

电休克疗法及注射司可林后可导致眼内压增高，因此，有眼内压增高和视网膜脱离高风险的患者需要多加注意[14]。电休克疗法的患者术后糖代谢稳态也常常受到影响，表现为应激后的血糖升高。此变化的临床重要性尚待进一步研究。在术前准备时，患者需要减少家用长效胰岛素的用量，术前当天需要准备口服降糖药及短效胰岛素[15]。

患者因素的考量

正如所有的麻醉流程一样，术前评估需要着重了解病史和生命体征，了解心血管、神经系统或脑血管及气道或肺部合并症，来决定患者身体状况是否可以进行短时的全身麻醉。此外，可能还需要请心脏内科医生、神经内科医生和其他专科医生共同在治疗实施前用药物调整患者的状态，并明确电休克疗法的潜在获益是否超过其风险。所有60岁以上的患者都需要做12导联心电图检查[7]。

根据美国心理学会的研究报告，电休克疗法没有绝对的禁忌证。较强的相对禁忌证包括：已确诊的嗜铬细胞瘤，近期发生的心肌梗死（3个月内）或者卒中（1个月内），以及任何原因导致的颅内压增高。其他的相对禁忌证包括：心绞痛、控制不良的心力衰竭、严重的心脏瓣膜疾病，血压升高时易导致破裂的主动脉和脑动脉瘤或者其他血管畸形，骨折及严重的骨质疏松症，高危妊娠（推荐请产科医生会诊，并监测胎儿生命体征），眼内疾病包括青光眼和视网膜脱离，以及严重的肺部疾病包括哮喘/慢性阻塞性肺疾病。所有ASA Ⅳ级患者都应进行全面的术前评估，且在手术室内实施电休克疗法可能会更加安全，因为麻醉医生在发现危及生命的情况时，可以获得更多的急救相关设备、药品及资源[1]。

特殊患者人群

装有起搏器或植入式心律自动转复除颤器（ICD）的患者

装有起搏器或者ICD的患者可以进行电休克疗法，因为这些装置远离治疗中的电流刺激区域，因此只有很少量的电流通过这些装置。一项回顾性研究表明，146例装有起搏器的患者接受电休克疗法时，麻醉过程均平稳，没有出现任何起搏器故障。ICD患者需要自备一块磁铁使其功能暂时关闭，或必要时用磁铁给起搏器设定一个固定的起搏频率。有严重心脏疾病的患者，如果条件允许，最好在电休克疗法之前应用药物调整至最佳状态。需要纠正电解质紊乱，高血压也应该完全控制稳定[16]。

妊娠患者

2001年美国心理学会声明支持电休克疗法用于妊娠患者，因为被忽视的心理疾病会对胎儿发育、分娩时的胎龄及出生体重造成负面影响[17]。电休克疗法对妊娠患者是安全有效的，甚至有人认为比药物治疗更加安全[18]。大部分的麻醉药物及所有的诱导用药是美国FDA分级为B类和C类的药物；美索比妥、硫喷妥钠、依托咪酯、异丙酚、氯胺酮和七氟醚都可以用于妊娠患者。只有苯二氮䓬类药物分级为 D 类（尽管有阳性证据证明其对胎儿有风险，但其潜在获益可能要超过其风险）。可卡因是唯一一种分级为 X 类的麻醉药物（禁止使用）。理想的情况是，应该在妊娠中期和妊娠晚期实施电休克疗法，因为妊娠早期胎儿器官正处于快速生长发育阶段。开始电休克疗法之前，应对孕妇进行产科检查，并书面记录胎儿的心率。实施电休克疗法之前需要充分的预充氧，因为妊娠子宫向上移位引起孕妇功能残气量减少，导致孕妇的氧饱和度与未怀孕的同龄人相比下降更快。从妊娠第 12 周开始，孕妇就应被视为饱胃状态，存在反流误吸的风险。因此要考虑应用非颗粒型的抗酸剂［双柠檬酸/柠檬酸钠（双枸橼酸/枸橼酸钠）30 ml］，或者 H_2 受体抑制剂（雷尼替丁 50 mg 操作前 30～60 min 静脉推注）。妊娠 20 周以后，右髋部需要垫置一个楔形物，使得子宫向左倾移以减轻对主动脉和下腔静脉的压迫。妊娠 24 周后，为了保护气道，应采取快速顺序诱导联合环状软骨按压手法完成气管插管，并用七氟醚维持麻醉，可减少子宫收缩的风险。妊娠中期和妊娠晚期进行电休克疗法后，建议进行无创胎心监测。并发症包括由于电休克疗法后催产素升高导致的早产和自然流产，因此有早产病史的孕妇在进行电休克疗法时需要使用预防性保胎疗法。其他并发症包括子宫收缩、阴道出血、胎儿心律不齐（尤其是胎儿心动过缓）及胎盘早剥。保证产科患者麻醉安全最谨慎的方法是，在接受电休克疗法的前后及过程中，对孕妇和胎儿进行严密的监护。最后，应根据妊娠时间选择在有条件实施紧急剖宫产的区域实施电休克疗法。当然，电休克疗法并非完全没有风险，应该优先用于那些有重度功能障碍和对药物治疗无效的精神障碍患者。

接受抗凝治疗的患者

一项小型回顾性研究发现，对于长期服用华法林的患者，电休克疗法没有副作用[19]。然而，有一则病例报道称，一名服用抗凝药物的患者在接受电休克疗法后出现了血尿[20]。推测其产生的可能机制为，患者合并有血管畸形，且该疗法诱发产生了高血压。

儿童和青少年

电休克疗法一般很少用于儿童和青少年，除非青少年抑郁症或紧张型分裂症出现对抗抑郁药物或抗精神药物没有效果的极罕见情况。一项最近的文献综述指出，一些应用于儿童和青少年的其他形式的无创性大脑刺激是安全的，副作用小而短暂，很少有严重的不良事件，然而这些研究中并不包括电休克疗法[21]。鉴于在大脑发育期应用此项干预措施所带来的相关伦理和其他潜在问题，人体研究保护机构很有可能不允许将电休克疗法应用于儿科患者。

大脑动脉瘤和颅内肿块

诱发癫痫后产生的交感神经冲动会增加动脉瘤壁的压力，从而增加了瘤体增大或者破裂的可能。硝普钠和β受体阻滞剂可减弱血压升高。颅内压升高一直是电休克疗法的绝对禁忌证（尤其是在报道患者经电休克治疗病情恶化后更是如此）。值得注意的是，早期报道的不良事件均伴随之后发现的颅内改变。然而，在考虑脑血流变化的情况下，对非占位效应引起的颅内压增高的患者可以谨慎应用电休克疗法。以下措施对患者有利：术前口服地塞米松等激素可减少瘤体周围水肿渗出，应用呋塞米等利尿剂，以及必要时过度通气[22]。

操作注意事项

通常情况下，电休克疗法的操作如下。按照麻醉指南常规禁食水后进行治疗。如果日常口服的药物对癫痫的产生及持续无影响（苯二氮䓬类、茶碱类应根据需要保留或停药），患者应该在治疗当日早晨常规服用药物[23]。要重视药物之间的相互作用。服用单胺氧化酶抑制剂的患者使用麻黄素等间接兴奋拟交感神经的药物可引起高血压危象。锂剂则会延长琥珀酰胆碱的作用时间。由于术后尿失禁比较常见，建议患者在术前排空膀胱。由于咪达唑仑等镇静药可能会干扰癫痫产生，导致苏醒延迟及术后认知清除，因此应避免使用。术前给予格隆溴铵或者其他抗胆碱能药物可减少腺体分泌及减弱副交感神经的早期兴奋。标准监护（如心电图、无创血压、脉搏血氧饱和度）应常规使用。刺激电极可同时放置在双侧颞顶部，或者一个电极放在颞顶部，另外一个电极放在身体的同侧（单侧）。在单侧电休克疗法中，血压袖带应该放置在电极的同侧，以保证诱发双侧癫痫[7]。

首先注射静脉诱导药物，通常是美索比妥，接着是琥珀酰胆碱用于肌肉松弛（注意：并不需要完全的肌肉松弛）[6]。重要的是，应在注射琥珀酰胆碱之前将置于上臂或者下肢的血压袖带充气并高于收缩压。吸入100%氧气，用面罩实施过度通气（低碳酸血症，呼气末二氧化碳为30~35mmHg），可延长癫痫持续时间[24]。麻醉诱导以后，在患者口腔内放置咬口以减少口腔损伤，然后实施电刺激。不同的患者癫痫诱发阈值也不同，应使用最低电流来诱发充分的癫痫。癫痫监测是必需的，可以使用脑电图来监测，或者通过"血压袖带"的方法，即利用袖带充气阻止神经肌肉阻滞剂向袖带远端扩散，从而可以观测远端肢体的运动功能。实施电刺激后可用面罩通气，在患者清醒之前需要维持气道通畅和通气支持以防止气道梗阻[1,7]。

药物注意事项

诱导药物

电休克疗法中适宜的癫痫持续时间应超过 30 s，因此充分认识到哪些药物可以改变癫痫发作阈值和持续时间是非常重要的[6,25]。一项成功的治疗（应用最小振幅的刺激、最小数量的电刺激以达到临床水平癫痫，以及尽量减少副作用）需要充分的准备。Miller 认为，美索比妥（0.5~1.5mg/kg）被公认为是电休克疗法术前诱导的金标准药物，因其可以在不影响癫痫持续时间的情况下减弱电休克疗法带来的心血管反应。美索比妥自身抗癫痫的效应很微弱，与硫喷妥钠、异丙酚和依托咪酯相比，被公认为是比较好的药物[26-27]。异丙酚（0.75~2.5 mg/kg）和硫喷妥钠（1~2.5 mg/kg）都可以减弱电休克疗法的心血管反应，但同时也使癫痫持续时间缩短的程度最低[28]。值得重视的是，有研究发现异丙酚剂量超过 1.0 mg/kg 会导致癫痫持续时间变短。然而，由于其效果良好，仍可继续使用。与异丙酚和硫喷妥钠相比，使用依托咪酯（0.15~0.3 mg/kg）时其持续时间稍长。然而，应用依托咪酯会导致肌阵挛、术后恶心呕吐及比美索比妥更长的苏醒时间，且依托咪酯不能有效减弱电休克疗法时交感神经兴奋导致的高血压和心动过速。有趣的是，氯胺酮（0.7~3 mg/kg）和吸入性麻醉剂（七氟醚诱导时浓度为 6%~8%，维持时为 1~2 MAC）都可以增加癫痫持续时间，有可能是由于麻醉诱导时需要的药量较少[29]。七氟醚应用于妊娠患者最有优势，妊娠患者使用的其他大部分药物为静脉药物。首先，所有的药物剂量都应根据患者的体重来计算，但应根据其对前次电休克疗法的反应来相应调整。所有的药物都可以应用，在选择诱导药物时，苏醒和恢复时间不应成为唯一的决定因素。

神经肌肉阻滞剂

在 20 世纪 50 年代麻醉医生参与到电休克疗法之前，最常见的相关损伤包括椎体压缩性骨折、强直阵挛发作后继发的肢体损伤，以及直接电刺激咬肌之后造成的牙齿断裂。由于不需要完全的神经肌肉阻滞（因而很少需要气管插管），0.5 mg/kg 的去极化肌肉松弛剂琥珀酰胆碱就能够为这种短时手术提供满意的神经肌肉阻滞[6]。几乎很少使用更大的剂量（最大剂量为 1.5 mg/kg，用于严重骨质疏松症或事先有骨骼损伤的患者）。如果存在琥珀酰胆碱的禁忌证，可以考虑使用短效非去极化肌肉松弛剂如米库氯铵（0.15~0.2 mg/kg）或者阿曲库铵（0.3~0.5 mg/kg）。如果肌肉松弛剂作用时间过长，应准备维持气道通畅和保障通气的相关设备。米库氯铵的组胺释放作用可导致严重的低血压，而且米库氯铵通过假性胆碱酯酶代谢，因此合并假性胆碱酯酶缺乏的患者有肌肉松弛作用时间延长的风险。如果使用阿曲库铵，需用阿托品和依酚氯胺来拮抗其神经肌肉阻滞作用。使用琥珀酰胆碱之前，不能常规使用罗库溴铵或者维库溴铵以减少肌颤搐或箭毒化，但在备有舒更葡萄糖钠的情况下可以单独使用。

血流动力学调节

β 受体阻滞剂可以用来减弱电休克疗法的交感神经作用[30]。阿替洛尔常用于术前，而拉贝洛尔（0.05~0.4 mg/kg）和艾司洛尔（1~2 mg/kg）则在电休克疗法治疗中使用。有证据提示拉贝洛尔和艾司洛尔可能会减少癫痫持续时间。然而，硝苯地平（0.1 mg/kg 静脉注射，10 mg 舌下含服）和尼卡地平（2.5~5 mg，约 40 μg/kg）等钙离子通道阻滞剂对癫痫的产生或持续时间没有影响[31-32]，因而亦可使用，尼卡地平因其作用时间短而首选。地尔硫䓬可能会减少癫痫持续时间。硝酸甘油、硝普钠和可乐定（诱导前 60~90min 给予 0.05~0.3mg）可以减弱电休克疗法导致的心血管反应，可用于有心肌缺血或脑血管损伤高风险的患者。需要注意的是，术前注射 α_2 肾上腺素能受体激动剂右美托咪定可以加深镇静，但是并不能减弱交感神经兴奋导致的血流动力学变化[33]。使用硝普钠或硝酸甘油时，建议使用连续有创动脉血压监测。

辅助用药

抗胆碱能药物在减弱初始的副交感神经反应方面有着重要的作用[34]。注射格隆溴铵或阿托品可以减少窦性心动过缓的发生率及减少口腔分泌物。与阿托品相比，格隆溴铵抗腺体分泌作用更好，因为它不作用于中枢，且术后窦性心动过速更少见。不推荐常规使用阿托品。

镇痛药（阿片类和非甾体类抗炎药）

阿片类药物可以减少诱导药物的用量，因此苏醒更加迅速，如果使用异丙酚或者硫喷妥钠，诱导药物药量会相应减少。由此而论，瑞芬太尼（1μg/kg，持续 30~60 s）、阿芬太尼（10~25 μg/kg）和芬太尼（1.5μg/kg）等阿片类药物与依托咪酯以外的药物合用，可以通过剂量节约效应来增加癫痫持续时间[35]。非甾体类抗炎药，尤其是口服布洛芬或者静脉注射酮咯酸都可以减少术后头痛的发生率和严重程度[36]。

降低癫痫产生阈值的药物和方法

过度通气可以延长癫痫持续时间，从而增加电休克疗法的作用[24]。静脉注射咖啡因、茶碱和氨茶碱（黄嘌呤）都是增加癫痫持续时间的有效方法，但是其临床效应尚需证实[37]。应用咖啡因确实有可能给合并心脏疾病的患者带来一些副作用，但是所有增加癫痫强度的方法都有延长癫痫或者造成癫痫持续状态的风险。有经验的麻醉医生可以应用苯二氮䓬类或者异丙酚来及时终止过长的癫痫状态。

并发症/副作用

电休克疗法并不导致永久性的大脑损伤，最常见的副作用包括短暂性的认知改变和记忆损伤[38]。因为电休克疗法诱发了癫痫，所有患者在发作后都可出现意识模糊，持续数分钟到数小时。这个阶段需要给予安慰、支持和再定位，苏醒期躁动可以用咪达唑仑等短效苯二氮䓬类药物来处理。记忆缺失比较常见，患者可能会出现逆行性遗忘（无法回忆起术前发生的事情）、顺行性遗忘（无法记住新发生的事情），或者两者皆有。尽管某些患者出现记忆能力无法恢复到术前水平，但通常多数逆行性遗忘和顺行性遗忘都会在几天或几周后消失。躯体上的不适（如头痛、恶心、肌肉酸痛）也很常见。其他副作用包括对麻醉药和神经肌肉阻滞剂的不良反应，以及尽管使用了咬口仍对牙齿和口腔造成的损伤。右美托咪定可治疗发作后或苏醒期谵妄[39-40]。

结 论

电休克疗法被认为是手术室外的"低风险"操作。所有的术者都应该综合评估和优化（如果允许）患者的慢性病况，按手术室标准安全实施麻醉，配备充足的人员和设备以应对和处理各种可能的并发症。

（李真 译 朱正华 审校）

参考文献

[1] Rasmussen K. The practice of electroconvulsive therapy: recommendations for treatment, training, and privileging (second edition). J ECT, 2002, 18 (1): 589.
[2] Lisanby SH. Electroconvulsive therapy for depression. N Engl J Med, 2007, 357 (19): 1939-1945.
[3] Agarkar S, et al. ECT use in unipolar and bipolar depression. J ECT, 2012, 28 (3): e39-40.
[4] Endler NS. The origins of Electroconvulsive Therapy (ECT). Convuls Ther, 1988, 4 (1): 5-23.
[5] Khan A, et al. Electroconvulsive therapy. Psychiatr Clin North Am, 1993, 16 (3): 497-513.
[6] Wagner KJ, et al. Guide to anaesthetic selection for electroconvulsive therapy. CNS Drugs, 2005, 19 (9): 745-758.
[7] Ding Z, White PF. Anesthesia for electroconvulsive therapy. Anesth Analg, 2002, 94 (5): 1351-1364.
[8] Rosenquist PB, Miller B, Pillai A. The antipsychotic effects of ECT: a review of possible mechanisms. J ECT, 2014, 30 (2): 125-131.
[9] Segman RH, et al. Onset and time course of antidepressant action: psychopharmacological implications of a controlled trial of electroconvulsive therapy. Psychopharmacology (Berl), 1995, 119 (4): 440-448.
[10] Loo C, Simpson B, MacPherson R. Augmentation strategies in electroconvulsive therapy. J ECT, 2010, 26 (3): 202-207.
[11] Sackeim HA, et al. Effects of electrode placement on the efficacy of titrated, low-dose ECT. Am J Psychiatry. 1987, 144 (11): 1449-1455.
[12] Swartz CM. Physiological response to ECT stimulus dose. Psychiatry Res, 2000, 97 (2-3): 229-235.
[13] Saito S, et al. Regional cerebral oxygen saturation during electroconvulsive therapy: monitoring by near-infrared spectrophotometry. Anesth Analg, 1996, 83 (4): 726-730.
[14] Edwards RM, et al. Intraocular pressure changes in nonglaucomatous patients undergoing electroconvulsive therapy. Convuls Ther, 1990, 6 (3): 209-213.
[15] Ghanizadeh A, et al. The effect of electroconvulsive therapy on blood glucose, creatinine levels, and lipid profile and its association with the type of psychiatric disorders. Neurochem Int, 2012, 61 (7): 1007-1010.
[16] MacPherson RD, Loo CK, Barrett N. Electroconvulsive therapy in patients with cardiac pacemakers. Anaesth Intensive Care, 2006, 34 (4): 470-474.
[17] Mander AJ, Norton B, Hoare P. The effect of maternal psychotic illness on a child. Br J Psychiatry, 1987, 151: 848-850.
[18] Spodniakova B, Halmo M, Nosalova P. Electroconvulsive therapy in pregnancy—a review. J Obstet Gynaecol, 2015, 35 (7): 659-662.
[19] Mehta V, et al. Safety of electroconvulsive therapy in patients receiving long-term warfarin therapy. Mayo Clin Proc, 2004, 79 (11): 1396-1401.
[20] Blevins S, Greene G. Hematuria with electroconvulsive therapy: a case report. J ECT, 2009, 25 (4): 287.
[21] Krishnan C, et al. Safety of noninvasive brain stimulation in children and adolescents. Brain Stimul, 2015, 8 (1): 76-87.
[22] Patkar AA, et al. ECT in the presence of brain tumor and increased intracranial pressure: evaluation and reduction of risk. J ECT, 2000, 16 (2): 189-197.
[23] Rasmussen KG, Zorumski CF. Electroconvulsive therapy in patients taking theophylline. J Clin Psychiatry, 1993, 54 (11): 427-431.
[24] Sawayama E, et al. Moderate hyperventilation prolongs electroencephalogram seizure duration of the first electroconvulsive therapy. J ECT, 2008, 24 (3): 195-198.
[25] Lihua P, et al, Different regimens of intravenous sedatives or hypnotics for electroconvulsive therapy (ECT) in adult patients with depression. Cochrane Database Syst Rev, 2014, (4): CD009763.
[26] Avramov MN, Husain MM, White PF. The comparative effects of methohexital, propofol, and etomidate for electroconvulsive therapy. Anesth Analg, 1995, 81 (3): 596-602.
[27] Singh PM, et al. Evaluation of etomidate for seizure duration in electroconvulsive therapy: a systematic review and meta-analysis. J ECT, 2015, 31 (4): 213-225.
[28] Rasmussen KG. Propofol for ECT anesthesia a review of the literature. J ECT, 2014, 30 (3): 210-215.
[29] Rasmussen KG, Jarvis MR, Zorumski CF. Ketamine anesthesia in electroconvulsive therapy. Convuls Ther,

1996, 12 (4): 217-223.
[30] Castelli I, et al. Comparative effects of esmolol and labetalol to attenuate hyperdynamic states after electroconvulsive therapy. Anesth Analg, 1995, 80 (3): 557-561.
[31] Avramov MN, et al. Effects of nicardipine and labetalol on the acute hemodynamic response to electroconvulsive therapy. J Clin Anesth, 1998, 10 (5): 394-400.
[32] Zhang Y, et al. The use of nicardipine for electroconvulsive therapy: a dose-ranging study. Anesth Analg, 2005, 100 (2): 378-381.
[33] Fu W, White PF. Dexmedetomidine failed to block the acute hyperdynamic response to electroconvulsive therapy. Anesthesiology, 1999, 90 (2): 422-424.
[34] Kramer BA. Anticholinergics and ECT. Convuls Ther, 1993, 9 (4): 293-300.
[35] Recart A, et al. The effect of remifentanil on seizure duration and acute hemodynamic responses to electroconvulsive therapy. Anesth Analg, 2003, 96 (4): 1047-1050, table of contents.
[36] Leung M, Hollander Y, Brown GR. Pretreatment with ibuprofen to prevent electroconvulsive therapy-induced headache. J Clin Psychiatry, 2003, 64 (5): 551-553.
[37] Stern L, et al. Aminophylline increases seizure length during electroconvulsive therapy. J ECT, 1999, 15 (4): 252-257.
[38] Mander AJ, et al. Cerebral and brain stem changes after ECT revealed by nuclear magnetic resonance imaging. Br J Psychiatry, 1987, 151: 69-71.
[39] Cohen MB, Stewart JT. Treatment of post-electroconvulsive therapy agitation with dexmedetomidine. J ECT, 2013, 29 (2): e23-24.
[40] O'Brien EM, et al. Dexmedetomidine and the successful management of electroconvulsive therapy postictal agitation: a case report. J ECT, 2010, 26 (2): 131-133.

第20章
疼痛介入治疗的麻醉与镇静

Jonathan Anson　Bunty Shah

摘　要　为接受疼痛介入治疗的慢性疼痛患者实施麻醉，对麻醉医生是一种独特的挑战。这类患者常伴有严重的精神心理疾病，如焦虑、痛觉过敏、幽闭恐惧症等，并服用多种药物，使得对这些患者的麻醉管理更加困难。疼痛介入治疗常需要患者保持意识清醒及对治疗的一些特殊反射和反应能力，以免造成严重的并发症。不恰当或者不合时机的镇静会增加并发症的发生风险。因此，对于每一项计划实施的治疗，麻醉医生都必须详细掌握其关键步骤和潜在风险。本章着重阐述了一系列疼痛介入治疗的术前评估及优化、重要的术中事件和可能产生的并发症。

关键词　慢性疼痛　射频消融　椎间孔注射　脊髓电刺激　内侧支阻滞　鞘内泵　疼痛介入治疗　交感神经阻滞

引　言

为接受疼痛介入治疗的慢性疼痛患者实施麻醉和镇静，对麻醉医生是一种独特的挑战。这些患者可能伴有潜在的严重精神心理疾病，包括焦虑和抑郁，需要苯二氮䓬类药物和抗抑郁药等进行治疗。此外，这些患者常服用大剂量的阿片类镇痛药，可能合并有痛觉过敏。以上导致的结果是这些患者具有复杂的服药史、较低的疼痛阈值，且对常规用于麻醉和镇静的药物产生抵抗。麻醉方案还要考虑在操作中一些特定步骤时所需要的患者的配合及反应。因此，患者与麻醉实施者之间的沟通十分重要。产生药物毒性等并发症的危险极大，需要及时识别并处理，以免造成严重的并发症。

J. Anson, MD (✉)　B. Shah, MD
Anesthesiology and Perioperative Medicine, Penn State Milton S. Hershey Medical Center,
500 University Drive, P. O. Box 850, Hershey, PA 17033, USA
e-mail: Janson@hmc.psu.edu; bshah@hmc.psu.edu

© Springer International Publishing Switzerland 2017
B. G. Goudra, P. M. Singh (eds.), *Out of Operating Room Anesthesia*,
DOI 10.1007/978-3-319-39150-2_20

关注病史和体格检查

对拟接受疼痛介入治疗的患者进行麻醉和镇静之前，麻醉医生需要重点关注病史和体格检查。需要获得患者的既往史、吸烟史及药物滥用史。要翻阅患者的病历及既往麻醉记录。这些患者常经过多次介入手术，回顾之前的麻醉记录有助于指导之后的术中管理。低风险患者不推荐进行常规实验室检查。如果存在高危出血倾向的可疑临床表现，应进行凝血试验等选择性实验室检查。需要回顾患者的用药史，着重关注患者是否服用抗凝药、抗血小板药及苯二氮䓬类、阿片类和抗抑郁药。体格检查应至少包括气道评估、心肺功能检查和有侧重的神经学检查（与拟行的介入手术相关）以排除可能存在的神经系统缺陷。

患者是否处于麻醉前最佳状态

与其他手术一样，在实施镇静之前需要确定患者的禁食水状态，筛出由镇痛剂引起的胃轻瘫患者。这些患者常服用大剂量的阿片类药物，或者其他可能会影响患者意识和镇静状态的药物。此外，这些患者中的一部分人有可能会滥用处方药中的药物作为消遣性药物。手术当天应该密切观察患者的意识状态，以确定他们足够清醒，可以参与到知情告知的过程中来。

需要镇静的操作

- 腰椎间硬膜外类固醇注射。
- 腰椎诊断性内侧支阻滞。
- 内侧支射频消融。
- 腰椎椎间孔硬膜外类固醇注射。
- 鞘内注射泵和导管系统植入。
- 脊髓刺激冲动发生器和电极植入。

麻醉或深度镇静相对禁忌的操作

- 颈椎和胸椎硬膜外类固醇注射。
  - 存在潜在的脊髓损伤和瘫痪的风险，尤其是当患者处于去抑制状态，有自主活动时。

- 在上述情况下，为确保安全，患者宜接受轻度镇静以便可以配合指令或者直接全身麻醉。

患者体位

很多疼痛介入治疗需要在俯卧位下完成，这种体位给麻醉医生造成了额外的挑战。由于俯卧位下患者不能看到手术操作，可能会导致焦虑程度加重。患者的面部置于枕头里，并在头上覆盖手术单可能会导致患者产生幽闭恐惧，与患者沟通是减轻这些焦虑的关键。患者身体受压部位需要衬垫好，并将患者摆放于比较舒适的体位，以减少术中体动。俯卧位增加了直接控制气道的难度，因而此体位下过度镇静导致的气道梗阻或呼吸暂停给麻醉医生带来了挑战。

常用的麻醉技术

疼痛介入治疗最常用的麻醉技术是在配备有美国麻醉医师协会（ASA）规定的标准监测设备的条件下实施的监护麻醉。可选择短效阿片类药物和苯二氮䓬类药物作为麻醉用药。由于术中要保持和患者交流，以及防止俯卧位下患者过度镇静，常常避免使用异丙酚和氯胺酮这类麻醉诱导用药。除了遵守适用于各种手术类型的常规监护麻醉管理原则，还应考虑个体化疼痛介入操作可能的一些特殊要求（表20.1）。

表20.1 特定疼痛介入操作的麻醉主要注意事项

手术	麻醉类型	患者体位	对患者参与的要求	潜在并发症
硬膜外类固醇注射	监护麻醉	俯卧位	注射利多卡因试验剂量后必须移动下肢	动脉内注射类固醇继发瘫痪
内侧支阻滞	监护麻醉	俯卧位	感觉和运动神经监测时配合十分关键	注射到鞘内或硬膜外
射频消融	监护麻醉	俯卧位	感觉和运动神经监测时配合十分关键	运动神经热损伤
鞘内泵	监护麻醉、脊髓麻醉，或全身麻醉	侧卧位	过度镇静或脊髓麻醉可能会掩盖新的神经系统障碍	神经系统损伤、巴氯芬的毒性
脊髓刺激器	监护麻醉	侧卧位或俯卧位	能交流感觉异常及影响范围	硬膜外穿刺后头痛、心律失常

内侧支射频消融术

患者处于俯卧位,射频消融探针的尖端被定位至横突与上关节突的外侧颈连接处并与神经支平行的方向。可视化影像确认探针的位置后,进行感觉和运动神经功能监测。感觉神经功能监测包括应用电流刺激诱发出患者的疼痛基线,并明确诊断。运动神经功能监测时应确保针尖远离运动神经纤维,以避免无意间造成的损伤。在感觉神经和运动神经监测时,确保患者能够与操作者沟通十分重要。在此操作过程中,患者过度镇静会造成极其严重的后果。如果患者不能对感觉和运动神经监测做出有效的反应,运动神经的热损伤可能会造成永久性的运动神经功能丧失。术前需要告知患者感觉和运动神经监测时轻度镇静的重要性,术中细心的交流沟通和抚慰也十分重要。确定合适的体位之后,经套管注射利多卡因,然而由于热消融疼痛明显,因此在这一步操作时可能需要更深的镇静。

在对胸椎、腰椎或颈椎的内侧支神经正式进行射频消融之前,常规做法是先进行两组诊断性的内侧支神经阻滞。如果两组结果均为阳性,就有充分的证据证明,此关节面即为疼痛的发生点,对这些神经进行热损伤即可极大地缓解患者的疼痛。诊断性的内侧支神经阻滞通常使用相对短时效的局部麻醉药,如利多卡因和丁哌卡因。注射药物以后,要求患者做一些平时诱发疼痛的动作[1]。如果对患者进行过度镇静,局部麻醉药物作用期间患者就无法正确评价他们的疼痛水平,导致患者因镇静药的作用获得较低的疼痛评分,而并不是局部麻醉药起的作用。依赖于这些诊断性神经阻滞结果来实施射频消融的医生,可能无法让患者获得预期的疼痛缓解效果。

腰椎椎间孔硬膜外类固醇注入

此方法主要用于治疗特定皮肤区域的疼痛。在透视引导下,脊髓穿刺针沿着椎弓根、椎弓内侧进至椎弓峡部,在此点注射局部麻醉药加类固醇。胸、腰椎脊髓前部供血主要依赖于脊髓前动脉,而脊髓前动脉高度依赖于广泛大量分布的根髓动脉(大前根动脉)。微粒状类固醇误注入该动脉可导致截瘫。因此,在注入任何微粒状类固醇之前,都要试验性注射1%的利多卡因,观察有无局部麻醉药中毒的征象,除外血管内注射。重要的是,即使过度镇静也不能抑制或影响这种试验剂量的反应。在注射试验剂量之前,麻醉医生和疼痛科医生应该明确适宜的镇静深度,并告知患者。

脊髓电刺激

　　脊髓刺激器（又被称为脊髓背柱刺激器）通过低压电刺激脊髓中的神经束以抑制疼痛信号向大脑传递，引起相应外周表皮区域感觉异常，由此达到用感觉异常来覆盖疼痛区域的目的，这样患者以前感觉到疼痛的部位就会变成轻微的刺痛感。门诊患者使用经皮疗法，在透视下将硬膜外电极引导至正确的位置，并连接到外部装置中。试验 3~10 d，如果有效，即可移除硬膜外电极，给患者植入永久性的脊髓电刺激器。

　　该操作技术需要切开皮肤，因此应在术前 1h 内预防性输注抗生素。首先，在硬膜外腔置入 Tuohy 针直到椎板层，可能会有些痛。然而即使这样，麻醉医生也不能对患者进行过度镇静。过度镇静的患者当穿刺针到达硬膜外间隙时，可能会突然受惊和移动，从而导致意外穿破硬脊膜，出现继发头痛，并需要采用硬膜外自体血充填法。穿破硬脑膜可导致患者的感染风险增加，一旦发生应暂停手术。防止这类意外发生的最好方法就是避免对患者过度镇静。与患者的细心交流和安慰，可以起到很大的作用。

　　脊髓刺激器的最终位置通常在 T8~T9 节段，移动或误置入 T1~T4 后，会导致心脏加速神经受刺激，从而使心率和节律紊乱。进行该操作时，需要严密关注心电图变化，如果出现了心动过速需要退出电极。

　　手术结束时，脊髓刺激器采用射频信号来编程控制。这一信号可能会被重新设定或者与患者体内原有的其他植入设备（如起搏器、除颤器或者深部脑电刺激器）相互干扰。鉴于此类风险的存在，手术患者出院之前，体内所有植入设备都应由专业人士进行查看、设置。

鞘内泵植入

　　鞘内泵通过程序设定好的速率，将药物直接注入脊髓腔内，常用于严重的疼痛或肌痉挛。麻醉方法主要取决于患者的个人因素，因为这项手术可以在监护麻醉、脊髓麻醉或全身麻醉下进行。操作中最痛的阶段是经皮放置套管针（trocar），与鞘内泵袋相连接。这项手术在侧卧位下进行，用防压疮垫将受压处妥善垫好。患者术后需要密切观察，以防止新的神经功能障碍或者鞘内给药过量。在鞘内泵植入过程中，应该避免通过泵注射局部麻醉药，因为这样会延误神经系统并发症的诊断。脊髓麻醉下也会出现类似的风险。鞘内注射巴氯芬过量会导致一系列的并发症：癫痫、嗜睡、呼吸抑制、意识丧失和进行性肌张力减退。鞘内注射巴氯芬过量需要呼吸支持。尽管没有特异性的巴氯芬拮抗剂，但毒扁豆碱或许可以拮抗其部分中枢效应。在一些严重的病例中，腰椎穿刺时回抽 30~40 ml 脑脊液可以起到稀释巴氯芬的作用。

预期的不良事件

血管迷走性反射

8.7% 的脊髓介入手术会发生血管迷走性反射[2]，高危因素包括男性、术前疼痛评分高和年龄小于 65 岁。中度镇静（1~4 mg 咪达唑仑和 25~100 μg 芬太尼）可能对有血管迷走性反射病史的患者有预防作用[2]。一项大型回顾性综述对行疼痛介入操作时有血管迷走反射发作病史的患者进行了分析，研究发现，未接受镇静的 90 例患者在进行手术时有 21 例再次发生了血管迷走性反射，而 44 例接受轻度镇静的患者，则无人发生迷走神经反应[2]。

静脉肾盂造影/造影剂过敏

造影剂常用于 X 线引导的疼痛介入操作，以确定穿刺针的位置。严重的过敏会导致气管痉挛和心血管性虚脱等过敏反应。鉴于以上原因，筛选出对碘化造影剂有过敏高风险的患者十分重要。此外，在进行任何有可能用到碘化造影剂的手术之前，需要详细了解患者对碘化造影剂过敏的类型和严重程度。

在一些轻微反应（包括皮疹或荨麻疹）的病例中，术前使用类固醇激素合并苯海拉明足以预防这些并不危及生命的不适反应。另一方面，有明确对碘化造影剂过敏病史（如气管痉挛和心血管性虚脱）的患者，应在术前就被筛选出来，这样可以引起患者护理团队的高度重视，从而避免碘化造影剂的误注。在一些需要用到造影剂的病例中（如椎间盘和椎间孔硬膜外类固醇注射），疼痛科医生可以选择使用不含碘的造影剂，如钆类造影剂。

有一种常见的误解是，对海鲜类过敏的患者有对造影剂介质过敏的倾向。然而，与其他过敏源相比，并没有证据显示对贝壳类海鲜过敏的患者对注射用造影剂的过敏风险增加[3]。钆类造影剂并不像碘化造影剂那样容易在 X 线下显影。因此，不恰当的避免使用碘化造影剂，将导致无法及时监测到错误的穿刺位置。

高位脊髓/硬膜外麻醉

颈椎间隙或椎间孔内硬膜外注射有类固醇的情况下，在鞘内注射局部麻醉药物时，有可能出现全脊髓麻醉。这时需要气道支持、血流动力学管理，并立即停止操作。如果患者在术中处于俯卧位，需要立即变为仰卧位，以便于通气支持和血流动力学监测。为了避免这种情况发生，疼痛介入医生常常在采集到前后位和侧位影像图片并确认正确的穿刺针位置后，才注射造影剂。而且，注射造影剂及造影剂的分布模式，可以显示鞘内或硬膜外的药物分布及血管内药物的再摄取。尽管有这些预防措施，但造影剂分布的模式是多样的，对其判别与操作者有关，并不能完全依赖其提醒疼痛介入医生避免错误的鞘内药物注射。椎间孔内硬膜外类固醇注射之前，应预先注射试验剂量的局部麻醉药；在腰椎水平注射试验剂量后，如果没有出现下肢运动阻滞，则可排除鞘内误注。

动脉内注射

局部麻醉药经动脉注射入高压力的动脉血管系统，会导致癫痫或惊厥。局部麻醉药注射之前，可在实时 X 线影像下注射造影剂，并观察其血管再摄取模式。如有必要，需调整穿刺针尖的位置，使造影剂分布与所需的硬膜外药物分布达到一致。尽管如此，注射到血管内仍有可能发生，麻醉医生必须做好生命支持准备，以保证气道通畅和血流动力学平稳，包括使用气管内插管和正压通气、气囊面罩通气或者注射血管收缩剂（肾上腺素、去甲肾上腺素）。注射局部麻醉药物之前，手术医生和麻醉医生团队间的沟通对完善术前准备十分重要。

局部麻醉药物中毒

局部麻醉药物中毒（local anesthetic toxicity，LAST）会导致心血管性虚脱，常发生于局部麻醉药误注入血管内。在疼痛介入治疗中，也可发生于装有丁哌卡因等局部麻醉药的鞘内输注泵编程错误时。局部麻醉药物中毒会导致即刻或延迟的气道梗阻、惊厥和心跳、呼吸骤停。麻醉医生需要及时辨别出局部麻醉药物中毒导致的心脏停搏，因其可能对常规救治方法无效。脂肪乳剂输注是治疗丁哌卡因相关心脏毒性的首选治疗方法[4]。美国区域麻醉和疼痛医学协会发布了输注20%脂肪乳剂治疗局部麻醉药物中毒的相关指南[4]。该指南有几个显著特点，包括避免使用某些药物如异丙酚、局部麻醉药、钙离子通道阻滞剂、血管收缩剂和β受体阻滞剂（一些在其他心跳、呼吸骤停病例中会使用的药物）[4]；推荐肾上腺素的初始剂量低于 1 μg/kg，因为肾上腺素会降低脂肪乳剂的效果；还应准备可以提供心肺转流术的设备[4]；单次注射大剂量脂肪乳剂后仍应继续持续输注，直至心律失常消失。

交感神经阻滞造成的低血压

交感神经阻滞常用于患者存在交感神经系统异常活动或交感神经相关的疼

痛治疗，一种常见的适应证即复杂性区域疼痛综合征。在这项操作中，穿刺针放置于上腰椎椎体的前外侧，以阻滞同侧的腰交感神经链。穿刺针距离主动脉十分近，注射造影剂可以尽量减少血管内注射的风险。交感神经阻滞成功后，可能会立即发生低血压，尤其是术前充分禁食水的患者。麻醉医生必须记录患者的术前血压，必要时进行容量复苏或者注射血管收缩剂。注射局部麻醉药之前最好先静脉输注晶体溶液。尽管很多患者都可以耐受此手术继发的低血压，因其产生的临床症状轻微或没有；但对于术前合并冠状动脉疾病或狭窄性心脏瓣膜病变的患者，如果术中没有及时发现并合理处理，可因心脏功能无法代偿而继发心脏缺血。

结 论

术前方案、准备和交流是保证患者接受疼痛介入操作时安全麻醉和确保手术效果的重要因素。本章旨在使麻醉医生了解疼痛介入手术的特殊注意事项，以及与这些手术相关的潜在并发症。然而，需要引起高度注意的是上述方法应结合实际情况来考虑，镇静方案也应根据不同患者的个体需求来调整。当术前评估出现问题，需要决定是否继续手术时，应充分考虑到大部分的疼痛介入操作都是择期的。随着疼痛介入操作的持续发展，麻醉医生也需要进一步理解这些操作的需求和安全注意事项。

（李 真 译　朱正华 审校）

参考文献

[1] Bogduk N. International spine intervention society practice guidelines for spinal diagnostic and treatment procedures. 2nd ed, 2013, 3.
[2] Kennedy DJ, Schneider B, Smuck M, Plastaras CT. The use of moderate sedation for the secondary prevention of adverse vasovagal reactions. Pain Med, 2015, 16：673-679.
[3] Schabelman E, Witting M. The relationship of radiocontrast, iodine, and seafood allergies: a medical myth exposed. J Emerg Med, 2010, 39（5）：701-707.
[4] Weinberg GL. Lipid emulsion infusion: resuscitation for local anesthetic and other drug over-dose. Anesthesiology, 2012, 117（1）：180-187.

第7部分

特殊情况下的手术室外麻醉
Special Situations

第21章
儿科手术室外麻醉

Kara M. Barnett　　Mian Ahmad　　Todd Justin Liu　　Rayhan Ahmed Tariq

摘　要　儿科患者在手术室外接受治疗和检查时对镇静需求越来越多。总体而言，如果麻醉从业者接受过抢救训练，给予镇静是安全的。其中，常见的并发症包括呼吸暂停和气道阻塞。应提供完善的监测，包括二氧化碳监测。准备好所有急救用品和药物也至关重要。多数情况下，异丙酚对于需要镇静的患儿是安全的。其他可能具有镇静作用的方式包括麻醉药氯胺酮和咪达唑仑，以及采用喉罩或气管插管的全身麻醉。

关键词　儿科　儿科麻醉　儿科镇静　喉痉挛　MRI　CT　核医学　放射　胃肠操作　眼科操作　急诊室操作　异丙酚　氯胺酮　恶性高热　肿瘤学　骨髓　腰椎穿刺　唐氏综合征　气道　智力发育障碍

引　言

- 儿科患者的镇静需求有所增加[1]。
- 镇静用来控制行为，一旦出现并发症，麻醉医生必须具备抢救能力[2]。
- 儿科患者手术室外麻醉的目标是：

K. M. Barnett, MD (✉)
Department of Anesthesiology and Critical Care Medicine, Memorial Sloan Kettering Cancer Center, 1275 York Avenue, New York, NY 10065, USA
e-mail: barnettk@mskcc.org

M. Ahmad
Drexel University College of Medicine, Hahnemann University Hospital,
245 N. 15th St, Philadelphia, PA 19102, USA
e-mail: mian.ahmad@drexelmed.edu

T. J. Liu, BA, MD
Anesthesiology and Critical Care Medicine, Memorial Sloan Kettering,
1275 York Avenue, New York, NY 10065, USA
e-mail: liut@mskcc.org

R. A. Tariq, MD
Department of Anesthesiology and Perioperative Medicine, Drexel University College of Medicine, 245 N. 15th NCB. MS310, Philadelphia, PA 19102, USA
e-mail: rayhan.tariq@gmail.com

© Springer International Publishing Switzerland 2017
B. G. Goudra, P. M. Singh (eds.), *Out of Operating Room Anesthesia*,
DOI 10.1007/978-3-319-39150-2_21

- 为操作/扫描检查提供充分的麻醉。
- 尽可能少或完全没有体动（特别是在放射和核医学扫描时）。
- 起效迅速。
- 半衰期短，可快速被唤醒和恢复。
- 尽可能少的呼吸抑制或气道阻塞。
- 最轻微的恶心、呕吐。
- 能够通过逐渐增加剂量达到效果。
- 经济有效。

· 大多数手术室外儿科患者镇静是用于放射性检查或治疗。镇静也被用于手术室外的其他操作，如血液科、肿瘤科、外科和消化系统的诊治操作[3-4]。

· 总体来说，在手术室外为儿科患者施行麻醉是安全的[4]。

患儿评估

· 患儿适合监护麻醉、喉罩麻醉还是气管插管麻醉？下面是在制订麻醉计划时要考虑的问题。

- 扫描和操作需要什么程度和多长时间的制动？
- 患儿实际年龄多少，发育状况如何？
- 患儿是否禁食？是否有误吸的风险如频繁呕吐、肠梗阻或胃轻瘫？
- 患儿是否有气道阻塞的风险，如睡眠呼吸暂停或类似遗传性 Hurler 综合征的疾病？患者是否有潜在或已知的困难气道？你将准备何种有效的麻醉设备？
- 患儿是否有反应性气道疾病或近期有上呼吸道感染？你是否担心喉痉挛、支气管痉挛或喘鸣？
- 患儿是否有其他如先天性心脏病或神经肌肉疾病等需要注意的并存疾病？
- 患儿是否有药物或食物过敏史，可能影响麻醉（如对异丙酚过敏）？
- 患儿当前有外周或中心静脉通道吗？是否需要建立静脉通道？

儿科人群的挑战

儿童不是"小号"的成人

● 药物和代谢

· 儿童的肾脏和肝脏没有发育成熟，但是儿科患者需要更多的麻醉剂。儿童的最低肺泡有效浓度（MAC）更高，水溶性药物分布容积更大，如琥珀酰胆碱。

- 呼　吸
  - 儿童的呼吸频率相对成人更高，随着年龄的增长逐渐下降。
  - 年龄越小，肺泡越不成熟，呼吸道更小，阻力更高。
    - 儿童功能残气量较小，耗氧量增加。在呼吸暂停期间，儿童的氧气储备有限，相较于成人，儿童的氧饱和度下降发生得更快。
  - 儿童更容易发生支气管痉挛和喉痉挛。
  - 早产儿的呼吸动力可能会降低。矫正胎龄（胎龄＋出生后周龄）小于60周的患儿在麻醉后可能需要更长时间的呼吸监测。
- 循　环
  - 儿童的心率比较快，随着年龄的增长而下降。血压相对较低，并随着年龄的增长而上升。
  - 年幼的孩子有着活跃的副交感神经系统。心动过缓可能与缺氧同时出现。治疗缺氧是非常必要的，因为心排出量取决于心率。
- 体　温
  - 儿童更容易出现低体温，需要尽可能使用加热毯。

儿童更易出现困难气道

- 儿童头部较大，颈部自然弯曲。
- 儿童舌头更大，扁桃体和腺样体较为突出，会厌大而松弛。
- 小儿的喉头较靠前且偏向头侧。新生儿的喉头平齐C4而成人的喉头平齐C6。
- 儿童的颈部短，气管短而窄。颈部屈曲易于出现对右主支气管插管的需要。
- 5岁之前，环状软骨是小儿气道最狭窄的部分。对于成人而言，气道最狭窄部位位于声门。尽可能准备3种不同型号的气管导管。
- 气道狭窄时，气管导管更容易出现阻塞和嵌顿。
- 依情况轻托下颌，或者在患儿的肩膀下放一卷毛巾或床单，自发通气时能缓解气道阻塞。

可能的并发症

- 随着手术室外儿童镇静数量的增加，并发症的问题日益引起关注。掌握这些并发症的治疗和预防对镇静提供者至关重要。
- 近期一篇论文通过对 49 836 例病例的研究，讨论了不良事件的发生率。未出现死亡病例，但有 2 例需进行心肺复苏，4 例出现误吸。非计划性插管发生率为 11.4/万[3]。

呼吸道并发症

- **喉痉挛**
  - 喉痉挛是儿童镇静最显著的并发症之一。
  - 当血氧饱和度低于 90% 超过 30s 时，发生率为 20.7/万[3]。
  - 它被定义为声门开放时发生的反射性关闭，导致通气困难。
  - 可能表现为上呼吸道的呼吸音高尖，但重度喉痉挛可能因为没有气流而发不出任何声音。
  - 在高反应性气道/哮喘、镰状细胞贫血、早产/支气管肺部发育不良、低钙血症、不满 1 岁及暴露于烟草烟雾的儿童中症状更严重。
  - 有上呼吸道感染的儿童发生喉痉挛的风险会增加。感染第 1 周的风险最大，在此后的 6~8 周风险仍会增加。对最近有上呼吸道感染的儿童，麻醉提供者必须权衡实施麻醉的利与弊[5-7]。
  - 与面罩麻醉相比，包含气管插管在内的气道操作或声门上气道操作（如喉罩或口咽通气道）可能会增加喉痉挛的风险。然而，当气管导管在气管内放置正确时能够防止喉痉挛，但拔管时喉痉挛风险会增加。
  - 喉痉挛的治疗包括：给予 100% 浓度的吸氧，开放气道（托下颌，上提下巴，开放口腔、鼻腔气道），减少可加重痉挛的刺激，连续轻柔的正压通气有助于缓解喉痉挛，可考虑用异丙酚加深镇静来弱化气道反射；如果其他治疗无效，可考虑使用琥珀酰胆碱以达到短时肌肉麻痹的作用；降低麻醉平面也有助于恢复正常呼吸力和呼吸反射。
  - 负压性肺水肿是喉痉挛后可能的并发症之一[8]。
- **支气管痉挛**
  - 支气管痉挛为支气管收缩引起的过度肺反射，从而导致气道阻塞。
  - 相关的风险因素和注意事项与喉痉挛相似。
  - 治疗药物包括 $β_2$ 受体激动剂、类固醇或抗组胺药，以及具有支气管扩张作用的挥发性麻醉剂和肾上腺素。氯胺酮和异丙酚也是支气管扩张剂。
  - 能够引起呼吸中断的严重哮鸣发生率为 9.5/万[3]。
- **误　吸**
  - 管理中最关键的是预防，应根据美国麻醉医师协会（ASA）指南指导患者术前禁食。

- 胃内容物或异物误吸入呼吸系统将导致发病率和死亡率显著上升。
- 误吸的表现通常是咳出呕吐物或分泌物，导致支气管痉挛、低氧血症，还可能表现为呼吸急促、心动过速和肺顺应性下降。
- 治疗包括吸引和去除误吸物，防止进一步误吸，患者体位可采取 Trendelenburg 卧位，并将头向侧面倾斜。给予100%浓度的吸氧。为了保护气道，防止进一步误吸，以及维持呼吸状态，必要时可进行气管插管。环状软骨压迫也许是有用的。如果需要移除气道内异物，可考虑使用纤维支气管镜。放置胃管以排空胃。可考虑给予支气管扩张剂。通常不需要使用抗生素来预防肺炎。
- 胸片通常不能反映误吸的临床情况。在早期，临床症状通常比影像学的表现更严重；而在后期，临床的严重程度比影像学表现要轻[9]。
- 误吸的发生率为0.9/万，而镇静期间呕吐的发生率为10.6/万[3]。
- 儿科镇静研究联合会最近的一项包含139 142项病例的研究表明，禁食状态无法预测误吸。禁食患者发生误吸的概率为0.97/万，非禁食患者发生误吸的概率为0.79/万[4]。

- **阻塞性睡眠呼吸暂停**
- 儿科患者的阻塞性睡眠呼吸暂停通常与扁桃体肥大有关。阻塞性睡眠呼吸暂停患儿更易出现组织水肿，组织脆性也增高，对二氧化碳和镇静药的反应也会改变[10]。
- 年龄小于3岁的儿童风险更高[11]。
- 如果症状比较严重，有必要进行扁桃体和腺样体切除。
- 气道阻塞发生率为93.2/万[3]。

心血管系统并发症：心动过缓

- 儿科患者迷走神经张力增高，比老年患者更容易出现心动过缓。
- 相比每搏输出量，儿童心排出量更易受心率的影响。因此，儿童患者对心动过缓耐受性较差。
- 病因包括缺氧、高碳酸血症、低血压、低血容量、迷走神经张力增高和手术刺激[12]。
- 病因的诊断和治疗是治疗心动过缓的关键。首先处理潜在诱因或停止刺激，必要时可以考虑给予格隆溴铵、阿托品或肾上腺素等药物，并给予100%吸入氧浓度的支持治疗。

恶性高热

- 恶性高热是一种由琥珀酰胆碱和挥发性麻醉剂等药物触发的、遗传性、危及生命的情况。
- 触发诱因可以过度激活雷诺丁受体（ryanodine receptor）引起骨骼肌收缩失去控制，这将导致酸中毒和高热，最终导致循环系统衰竭。
- 恶性高热与中央轴空病及多微小轴空病相关。考虑恶性高热时应警惕有"严重麻醉反应"或神经肌肉疾病家族史的患者[13]。
- 相关症状包括咬肌痉挛、横纹肌溶解、高钾血症、高碳酸血症和高热[14]。
- 怀疑有恶性高热或有恶性高热家族史的患者，最好避免接触诱发因素。如果正在使用呼吸机，则应立即更换二氧化碳吸收剂，呼吸机需用氧气长时间"冲洗"。麻醉挥发罐应移除或停用，以免意外给予吸入性麻醉剂。
- 恶性高热的治疗包括寻求救助，避免所有的触发因素（包括卸除回路和麻醉机）、过度换气并给予100%浓度的吸氧。静脉给予丹曲林钠，2.5 mg/(kg·5min)，最大剂量为10 mg/kg。依情况给予碳酸氢钠、升压药，治疗高钾血症，给患者降温。提供支持性治疗并避免使用钙通道阻滞剂[13]。

早产儿

- 肺：
  - 早产儿往往有支气管肺发育不良（bronchopulmonary dysplasia，BPD）或呼吸系统发育不全，增加了肺部并发症的风险[15]。
  - 早产儿接受镇静后发生术后呼吸暂停的风险增高。矫正胎龄越小，风险越高。
- 矫正胎龄在60周以下的患儿在镇静操作后至少需要观察12 h。
- 尽管早产儿可能在镇静后立即恢复正常呼吸，但仍存在数小时后出现窒息发作和猝死的危险[16]。
- 眼睛：
  - 早产儿视网膜病变可引起严重的并发症。
  - 危险因素包括低出生体重、暴露于氧气、机械通气、输血和脓毒症。
  - 麻醉者应控制高危患儿的氧疗，逐步提高氧气浓度至脉搏血氧饱和度约95%[17]。

过敏反应

- 儿科患者可能之前没有接触过触发因素，他们可能第一次接触就会出现过敏反应。
- 反应症状可能差异很大，包括荨麻疹、红斑、支气管痉挛和高反应性、面部和（或）喉头水肿，以及过敏性休克。

- 治疗方法包括苯海拉明、类固醇激素、肾上腺素、H_1受体阻滞剂、$β_2$受体激动剂和支持治疗。
- 过敏反应发生率为3/万[3]。

静脉通道

- 除了静脉穿刺可能有困难的患儿外，儿科患者经常在镇静前抵抗进行静脉置管。
- 一些麻醉者提倡使用吸入诱导镇静，而不是静脉注射，因为这对儿童来说创伤性较小，但在选择时，必须权衡风险和利弊。
  - 在制订麻醉计划时应考虑患者和可用设备的情况。
  - 在没有静脉通道的情况下进行麻醉，如果发生紧急情况，可能会阻碍某些药物的使用。肌内注射的生物利用度不可预计，而且起效缓慢。
  - 减少患者痛苦可以预防支气管痉挛、喉痉挛、血流动力学改变，以及可能会导致患者伤害自己或工作人员的不受控制的躁动。
  - 在门诊儿童中，异丙酚麻醉后的术后呕吐及气道阻塞发生率较吸入麻醉低[18]。

儿科手术室外麻醉的主要挑战和准备

- 对儿科患者实施手术室外麻醉是很有挑战性的，因为需要在远离手术室的地方处理一个有挑战性的患者。例如，接受放射治疗的儿童可能还并发多种疾病，而在几周或几个月的时间里他们会反复进行治疗。
- 有时在扫描或放射治疗过程中，无法直接观察到患者。
- 麻醉者可能需要与那些对儿科麻醉了解甚少或完全不熟悉的人员一起工作。
- 手术室外意味着远离专家的帮助。
- 如果发生紧急情况，如何迅速地将患者转移到手术室内？
- 需要在一个小型手术室或治疗室里照顾患者，而不是在麻醉间。
- 使用不熟悉的或过时的麻醉设备。
- 确保并检查所有急救、气道、监测和吸引装置。表21.1是儿科手术室外麻醉推车物品详单。
- 儿科手术室外麻醉核查清单见表21.2。
- 麻醉医生是儿科手术室外麻醉的多学科团队的一部分，他们必须对患儿情况全面了解。

- 禁食状态：
  - 对幼小的禁食患者进行操作或扫描，尤其是安排在当天的晚些时候，是非常有挑战性的。
  - 当需要指导家人让患儿禁食或禁饮时，参考 ASA 指南[19]，见表21.3。
  - 对于那些误吸风险不高的患儿，过度禁食可能会导致术前诸多不适[20-21]。

表21.1　儿科手术室外麻醉推车准备

桌面设备

加温器　垫在肩下的布卷　3 导联心电图　脉搏氧饱和度监测仪　尺寸合适的袖带式血压计　新生儿专用袖带和连接线　葡萄糖（25% 或 50%）　监视器设置为新生儿或儿童模式　氟马西尼　纳洛酮

药　物

格隆溴铵 0.2 mg/ml　0.45% 丁卡因 49 ml　琥珀酰胆碱　阿托品　肾上腺素 10 μg/ml　麻黄素 10 ml（5 mg/ml）　去氧肾上腺素（100 μg/ml 注射器 1 支，10 μg/ml 注射器 1 支）　琥珀酰胆碱（肌内注射 4~6 mg/kg）　氯化钙 10 ml（10 mg/ml）　碳酸氢钠（8.4% 1 mmol/ml，患儿>1 岁）　氯胺酮（0.5~5 mg/kg 静脉注射，3~5 mg/kg 肌内注射）　异丙酚（2~3 mg/kg，静脉注射）　罗库溴铵（0.6~1.2 mg/kg，<1 岁儿童稀释至 1 mg/ml）　2 个生理盐水注射器　1% 利多卡因、50 ml　2% 利多卡因 50 ml　2% 利多卡因气雾剂、胶剂　5% 利多卡因气雾剂、软膏　4% 利多卡因喷雾用于表面麻醉

抽屉一：准备物品

酒精　盐酸羟甲唑啉喷雾（阿福林）　喷雾器　二甲硅油润滑剂　22 号×1 in 导管　三通　3 in×3 in 纱布　3 cm 注射器[3]　压舌板　25 号×3.5 in 针　19 号×1.5 in 针　多剂量沙丁胺醇吸入器　西他卡因喷雾　眼贴（纸贴>1 岁，1 岁以下或敏感皮肤使用 Mepitec）　Tega derm 敷料

抽屉二：喉罩，吸引管

1 号喉罩（新生儿/婴儿）　2 号喉罩（婴儿/儿童）　2.5 号喉罩（婴儿/儿童）　3 号喉罩（儿童/瘦小成人）　喉罩导管延长管　扬克式吸嘴（气罩）　8 F 导管、吸引器

抽屉三：镜片，手柄

食管气管联合导管　Magill 镊子（小）　Magill 镊子（大）　喉镜手柄（常规）　喉镜手柄（短）　2 号 Macintosh 镜片（儿童）　0 号 Miller 镜片（婴儿<3 个月）　1 号 Miller 镜片（3~18 个月）　1 号 Miller 镜片（3~5 岁）　2 号 Miller 镜片（大于 5 岁）

抽屉四：逆行装置和经气管喷射通气装置

0.035 cm×145 cm 导丝　硬膜外导管穿刺针　14 号静脉套管　神经钩　Robinson 红色橡胶导尿管　Kelly 夹　丝线　18 号薄壁针　手术刀

续表21.1

抽屉五：气道和管路交换器

100 mm Berman 口咽通气道　99 mm Berman 口咽通气道　80 mm Berman 口咽通气道　26 F 鼻咽通气管　28 F 鼻咽通气管　30 F 鼻咽通气管　32 F 鼻咽通气管　34 F 鼻咽通气管　2 in 14 号导管　2 in 16 号导管　2 in 18 号导管　经气管 Benumof 针（Cook）　气管内导管接头　20ml 注射器　导管接头喷射通气适配器

抽屉六：气管内导管和光棒

2.5~5.5 mm，无套囊［尺寸基于患儿的小指或（年龄/4）+4］　3.0~6.0 mm，套囊（带套囊尺寸减去0.5）　儿科光棒　光棒　一次性 Laerdal 光棒　Laerdal 光棒手柄

抽屉七：专业镜片及其他

用于儿科纤维支气管镜的 Patil-Syracuse 面罩　支气管旋转接头　成人 Bullard 镜片　小 Bullard 镜片　Easy Cap 一次性二氧化碳采集器　剪刀　Ovassapian 气道　供氧管　10 cmWilliams 气道　9 cmWilliams 气道　吸引器连接管　Augustine 导丝　小 WuScope（喉镜）　小 Belscope（喉镜）

注：in 为英寸，1in = 2.54 cm

表21.2　儿科手术室外麻醉核查清单

是否有两个氧气来源，吸引器是否可用

灯光是否足够

是否有急救物品车

是否有足够的电源插座

获取帮助是否方便

标准机器检查

根据儿童相应年龄段生命体征的正常值重置设备报警

打开机器抽吸

表21.3　ASA 禁食指南[19]

禁食需求	液体/固体
2 h	清质（如水、无浆的澄清果汁、CT 造影剂）
4 h	母乳
6 h	婴儿配方奶粉、非母乳、便餐、果浆
考虑 8 h	肉食

药 物

- **异丙酚**
  - 麻醉者使用的主要静脉镇静药物之一。
  - 具有显著的遗忘和镇静作用,但没有镇痛作用,应该由具有气道管理专业知识的麻醉医生使用。
  - 发生术后恶心、呕吐的风险较低。
  - 1 mg/kg 静脉推注,按需要重复给药 0.5 mg/kg[22],长时间的操作也可以考虑 100~200 g/(kg·min)输注[23]。

- **氯胺酮**
  - 通常用于儿科镇静。与大多数镇静剂不同的是,氯胺酮会引起交感神经活性增加,从而导致心率和血压升高。相比许多其他药物,氯胺酮能更好地保留呼吸动力。
  - 氯胺酮可引起幻觉和焦虑等不良反应,其作用可能会超过镇静时间。为了防止出现烦躁不安,可考虑给予咪达唑仑[23]。
  - 由于氯胺酮能增加口腔的分泌,可在给予氯胺酮之前加用一种抗胆碱药。
  - 尤其在交感神经已经激活的情况下使用氯胺酮,会出现心脏抑制。
  - 术后恶心、呕吐并不少见。
  - 静脉推注 1~2 mg/kg 或肌内注射 3~4 mg/kg 或 5~8 mg/kg 可用于全身麻醉的诱导[23]。

- **右美托咪定**
  - 右美托咪定是一种新型镇静剂,具有镇痛作用,是一种类似于可乐定的 α_2 激动剂。
  - 不会像其他药物一样引起明显的呼吸抑制。
  - 右美托咪定可导致心动过缓,尤其是静脉推注时,应该缓慢注射,不少于 10 min。若出现心动过缓,可给予抗胆碱药物治疗。
  - 先用 10 min 静脉推注 2 μg/kg 的负荷剂量,而后以 0.2~1 μg/(kg·h)的速度输注。
  - 有证据表明,单次给予 0.5~1 μg/kg 可以降低谵妄的发生率[24]。

- **咪达唑仑**
  - 咪达唑仑是一种多用途的镇静药,可通过多种途径给予。
  - 为短时程遗忘剂,是儿科中最常用的苯二氮䓬类药物之一。
  - 儿童用药后可能会发生一种矛盾的反应。

- 口服给药剂量为 0.5~0.75 mg/kg（最高为 20 mg），直肠给药为 0.25~0.5 mg/kg，鼻内给药为 0.2~0.5 mg/kg，静脉给药为 0.025~0.05 mg/kg，肌内注射为 0.1~0.15 mg/kg[23-24]。

● 芬太尼
- 芬太尼是一种合成阿片类药物，广泛用于成人和儿童的短期疼痛缓解。
- 必须谨慎使用，因为在使用其他镇静药物时，会产生协同作用，尤其会导致呼吸暂停。
- 静脉滴定剂量为 1~2 μg/kg。

● 瑞芬太尼
- 瑞芬太尼是一种超短效的阿片类药物，近年来在儿科镇静方面越来越受欢迎。
- 与所有阿片类药物相似，有很高的呼吸暂停风险。
- 有非常有限的遗忘作用。
- 以 0.1 μg/(kg·min) 的速度能够逐渐达到镇痛效果[23]。

● 氧化亚氮
- 氧化亚氮是最古老的麻醉剂之一，但它在今天的应用仍然很突出。
- 作为一种非刺激性吸入麻醉剂，它是儿童最容易耐受的麻醉诱导药物之一。
- 缺点包括使用时会减少吸入氧浓度，引起术后恶心和呕吐，扩张气腔（如气胸）。有争议认为，在长时间暴露时，氧化亚氮通过维生素 B_{12} 失活进而使血浆同型半胱氨酸失活，导致儿科患者发生血液并发症[25]。

● 挥发性麻醉剂
- 吸入性、挥发性麻醉剂已广泛应用于儿童。
- 大多数麻醉医生给儿科患者使用七氟烷，因为吸入诱导时它的气味不那么刺激，且有较好的支气管扩张作用，以防止反应性气道并发症[23]。
- 当考虑在手术室外给予儿科患者使用挥发性麻醉剂时，对合适的麻醉设备和废气清除系统的需要有可能会阻碍其使用。

● 琥珀酰胆碱
- 作为唯一的临床常用的去极化肌肉松弛剂，琥珀酰胆碱在儿科扮演着非常重要的角色。它具有起效时间短、作用时间短的优点，对气道管理非常有用，特别是快速插管时。
- 由于未被诊断出的肌肉萎缩症有可能引起高钾血症反应，所以在儿科使用琥珀胆酰碱风险较高，因此不推荐常规使用琥珀酰胆碱。

- 静脉注射 1~3 mg/kg 可用于插管，肌内注射剂量为 4 mg/kg。
- **抗胆碱能药物**
  - 相比成人，儿童的血流动力学改变更依赖于心率的影响，抗胆碱能药作为一种在儿童镇静治疗过程中的抢救药物至关重要。
  - 儿童迷走神经张力较高，对能够引起严重心动过缓的刺激的反应比较强烈。
  - 阿托品和格隆溴铵有效，因为它们是毒蕈碱乙酰胆碱受体的竞争性反向激动剂。
  - 阿托品静注剂量为 10~20 μg/kg，肌内注射剂量为 20~30 μg/kg。
  - 格隆溴铵静脉注射剂量为 4 μg/kg。
- **昂丹司琼**
  - 昂丹司琼是儿科患者可使用的安全、有效的抗吐药物之一。
  - 给予 0.1 mg/kg（最高 4mg）已被证实能显著减少术后恶心和呕吐，也能缩短门诊手术后离院时间[26]。
- **局部麻醉药**
  - 一旦镇静开始，局部麻醉药可用于止痛。
  - 局部麻醉药的毒性剂量根据体重计算，因此，有必要提高对幼儿患者的警惕性。
  - 局部麻醉药在外周神经系统中与钠通道结合，但较大剂量可导致中枢神经系统和心血管系统毒性，可能导致严重甚至危及生命的心律失常和死亡。
  - 直接血管内注射也可能发生毒性反应。
  - 注射肾上腺素可通过血管收缩降低全身吸收，从而提高局部麻醉药的毒性剂量。
  - 毒性水平：纯利多卡因为 5 mg/kg，利多卡因合用肾上腺素为 7 mg/kg；纯丁哌卡因为 2 mg/kg，丁哌卡因合用肾上腺素为 3 mg/kg；纯甲哌卡因为 5 mg/kg，甲哌卡因合用肾上腺素为 6 mg/kg；罗哌卡因加或不加肾上腺素均为 3.5 mg/kg。

非儿童专科医院的儿科手术室外麻醉

- 如果儿童医院不具备先进的放射治疗条件，或者儿童医院太远，患儿可能会去成人医院接受治疗[27]。
- 最大的问题是医疗人员对儿童患者的相关要求和不适感不熟悉。
- 设备和条件使用起来可能不方便，或根本不可用。

- 最好的解决办法是在科室有足够的人员来应对这些患者，这些人员应该对儿科麻醉的新进展十分了解。
- 儿科麻醉推车及其用品需要定期检查和更新。
- 有这些患者的科室（放射科、急诊室等）应定期与麻醉科人员会面，并在诊疗后与其进行沟通。
- 这些科室的规章和程序可能需要进行修改以适应儿童患者的需要，例如允许父母或护理人员在诊疗过程中陪同。
- 护理人员可能需要接受培训和认证以照顾这些儿童，特别是恢复室护士。

放射性扫描和核医学扫描

- 放射性扫描和核医学扫描需要制动，较小或发育迟缓的儿童可能无法在没有麻醉的情况下进行。他们都需要建立外周静脉或中心静脉通道。
- 常见的需要手术室外儿科麻醉和镇静的操作如下。
    - 诊断放射学：CT、MRI、骨扫描。
    - 心血管介入：血管造影、心导管检查。
    - 放射肿瘤学。
    - 诊断和介入操作：支气管镜操作、眼科操作、内镜操作、超声、经食管超声。
    - 诊断检查：腰椎穿刺、骨髓穿刺、活检、诱发电位。

MRI

- MRI是儿科最常见的需要手术室外镇静或麻醉的操作。
- 一项持续时间较长的扫描。
- 没有辐射性，但麻醉医生必须在第Ⅲ区或第Ⅳ区的房间进行监控，无论是直接还是通过摄像机，都必须容易地观察到患儿的情况[28]。
- 麻醉科应该正确地给设备贴上安全、不安全或特定条件下安全的标签，以供MRI时使用。MRI室中使用的设备必须是安全的[28]。
- 包括二氧化碳描记在内，全面监控患者的生命体征，MRI可能会影响心电图或脉搏氧饱和度的结果。
- 患者和工作人员需要检查是否有金属存在[28]。
- 如果患者在术前没有外周静脉或中心静脉通道，麻醉医生可以采用经面罩七氟醚诱导。进行增强扫描时需要建立静脉通道。一旦建立，麻醉医生可以继续用喉罩或气管插管来维持全身麻醉，也可以转换为静脉输注，如异丙酚。

- 当患者有外周静脉或中心静脉通道时，如果患者接受，可考虑异丙酚镇静。单次注射异丙酚使患者充分镇静，然后开始持续输注。右美托咪定也可以使用，但因可能引起心动过缓需要缓慢注射。可以通过鼻导管给予氧气。
- 患者镇静后为患者戴上耳塞。

核医学扫描

- 儿科患者需要通过镇静进行的核医学扫描包括正电子发射断层扫描（PET）、CT扫描、间碘苄胍（MIBG）扫描和肾扫描。
- 核医学扫描时间长短不同，PET扫描时间相对较短，MIBG扫描时间较长，它们都需要患者保持不动。
- 患儿在扫描前注射药物，因此需要建立外周静脉通道或中心静脉通道。扫描的时间可能需要与注射时间相一致。
  - PET/CT扫描需要口服造影剂，因为造影剂是清澈液体，患者应在2h后实施镇静。
  - 对于PET和PET/CT，在扫描前大约45 min经静脉注射葡萄糖类似物示踪剂。
  - MIBG扫描需要提前1d注射。
- 如果患者可能是监护麻醉患者，考虑给予异丙酚并经鼻导管吸入氧气。全面监测患者的生命体征，包括使用二氧化碳描记。
- 除非CT扫描正在进行，麻醉者应该尽可能接近患者以进行监测。
- 用于MIBG扫描的放射性注射物通过尿液排出，如果患者在操作过程中小便，则需密切关注。
- 单光子发射计算机断层扫描（single-photon emission CT，SPECT）是核医学用来检测血流的一种技术，它可用于识别癫痫灶，因为这是癫痫发作期间血流最丰富的区域。
- 在SPECT扫描过程中注入放射性示踪剂。示踪剂通常含有放射性物质锝（^{99}Tc）。注射2 min后脑组织中示踪剂浓度达到峰值，大约2 h保持不变，并以6 h的半衰期降解。
- 癫痫发作期采用Ictal SPECT，非发作期采用interictal SPECT。Ictal SPECT和interictal SPECT结果互相比较，并与MRI结果共同分析。

CT扫描

- 禁食指南建议口服CT造影剂后等待2 h[19]。

- 经静脉给予造影剂需要建立外周静脉通道或中心静脉通道。
- 这一时间相对较短的扫描具有辐射性,因此麻醉者必须从远处监测。
- 对于监护麻醉患者,异丙酚是一种理想的药物,可以小剂量推注直到患者充分镇静。还可以考虑用咪达唑仑镇静,并通过鼻导管吸入氧气,同时全面监测患者生命体征和呼气末二氧化碳。
- 如果在紧急情况下需要扫描,可以考虑全身麻醉,例如,患者不是禁食状态,有头部外伤、心脏或呼吸功能障碍,或者在扫描过程中需要屏气[29]。
- 如果时间较短,3岁或4岁以上的儿童可以在父母陪同下无须麻醉进行扫描。父母陪同时可以穿上铅衣进行防护。
- 鼻导管供氧同时监测呼气末二氧化碳。

儿科放射肿瘤学的手术室外麻醉

- 在儿科放射治疗室工作会给麻醉医生带来一系列挑战。麻醉医生必须在远处为许多情况复杂的患儿提供麻醉,且无法直接观察患儿。
- 麻醉医生是放射肿瘤学多学科团队的一部分,应为患儿提供全面照顾。
- 放射疗法通过X线、γ射线或质子来减少或完全破坏癌细胞。调强放射治疗是一种采用光子进行的放射肿瘤学技术[30]。
- 质子疗法是放射治疗的最新进展。与传统的基于光子的放射方法相比,它减少了间接辐射[31]。质子疗法疗程可能要比传统方法长得多,因此需要改变麻醉方案。
- 放射治疗的主要目的是靶向治疗特定区域,肿瘤组织接受的放射剂量最高,而周围的正常组织则不受影响。由于辐射的副作用与总剂量直接成正比,应尽量减少肿瘤区域的治疗剂量。
- 在理想情况下,患儿应该尽可能地在整个过程中保持不动。对于4岁以下的患儿来说,在陌生的环境中会感到害怕,所以这几乎是不可能的。
- 4~8岁的儿童如果能够理解看护者的解释,就可以不给予镇静。对于这些年龄较大的孩子,在手术前使用游戏疗法[32]可能会有所帮助,让他们在操作过程中通过麦克风与看护者通话。
- 很少有8岁以上的儿童需要麻醉[33]。
- 在治疗开始的前几天,麻醉医生应评估患儿的合并症、肿瘤的类型(表21.4),以及化疗或放疗的副作用。
- 目前还缺乏足够的数据来指导癌症患儿进行麻醉前常规检查。应该根据患儿的病史、体格检查和诊疗操作需要选择相关检查[36]。

- 在访视时，对患儿在过去24 h的病情进行快速回顾，询问呕吐、发热、咳嗽或任何不适症状。

表21.4 512名接受放疗的儿童的初步诊断（杜克大学医学中心）[33]

诊断	接受放疗的患者类型分布（%）	主要作用/麻醉考量
原发性中枢神经系统肿瘤	28	15岁以下儿童中枢神经系统肿瘤占所有恶性肿瘤的29%
		可引起颅内压升高，其影响因素应考虑缺氧、高碳酸血症和挥发性麻醉药诱导的脑血流量增加
视网膜母细胞瘤	27	视网膜母细胞瘤患者的麻醉管理并无特殊，但13q缺失引起的视网膜母细胞瘤可能由于巨舌症导致插管困难[34]
神经母细胞瘤	20	神经母细胞瘤是儿童期最常见的颅外实性肿瘤
		最常起源于肾上腺，但也可在身体其他部位的神经组织中产生
		治疗方法包括手术、放疗、造血干细胞移植和生物疗法，应综合考虑这些治疗方法的效果
急性白血病	9	白血病患儿的化疗史值得关注，此类患者常见的麻醉问题包括肿瘤溶解综合征、凝血障碍、骨髓抑制、中性粒细胞减少伴感染，还应注意所使用的化疗药物及其可能的副作用和相互作用
横纹肌肉瘤	6	胚胎性横纹肌肉瘤是最常见的类型，通常发生在6岁以下的儿童
		肺泡横纹肌肉瘤发生于年龄较大的儿童，不常见
		化疗常用于所有横纹肌肉瘤患者，这些药物可能会导致贫血和中性粒细胞减少
肾母细胞瘤	4	除了"常规"问题，还应考虑副肿瘤效应，如高血压、凝血功能障碍、近端下腔静脉或心房瘤栓延伸，以及术前和以前所使用的化疗药物的影响[35]

- 记录生命体征的基础值，确认禁食状况。
- 无论是对患儿还是他们的监护人来说，放疗都是一个困难且具有挑战性的过程。应尽可能详细地向患儿的父母解释整个麻醉方案，征得他们的同意。对于年龄稍大的孩子应该告知他们有关放疗的情况。
- 麻醉诱导期如果父母能在放射肿瘤学病房中陪伴孩子，将有助于缓解患儿的焦虑。

- 治疗开始后首先是一个模拟阶段,此时孩子需要保持不动,然后以三维的方式描绘出肿瘤。在这个过程中患儿需要被移动到不同的位置,所以在这个相对漫长的操作中最好确保呼吸道安全。
- 在模拟阶段,为治疗中枢神经肿瘤或视网膜母细胞瘤而制作的面罩应设计为在深度镇静的状态下气道也能保持开放的形式[37]。图 21.1 所示是一张带着面罩的孩子的照片。
- 随后的实际治疗包括多个短时程治疗阶段,都可以在深度镇静下进行。
- 为了达到预期的效果,经常需要接受多次放疗。总辐射剂量因此被分散,从而减少了辐射的副作用。
- 疗程从 1 周到几个月不等,在这种情况下,最好放置中心静脉通道。
- 放射肿瘤学诊疗室通常位于医院的隔离区,因此麻醉医生应该确保有充分的儿科急救设施可用,并与麻醉科其他同事保持有效沟通,以便必要时寻求帮助和支持。
- 压缩气体和真空管道并非总是可用,应事先安排好备用氧气和负压吸引。
- 由于放疗技术的进步,几乎所有接受放疗的患者都是仰卧位。在进行腹部或外周放疗时,患者不需要使用模具,而可以通过泡沫楔块摆放体位。
- 很少有肿瘤放疗患者需要建立气道。
- 关于放疗中应用何种麻醉方法并没有相关的指南或者临床研究,理想的麻醉方案不仅要安全,而且能够迅速清醒,对患儿的影响最小。

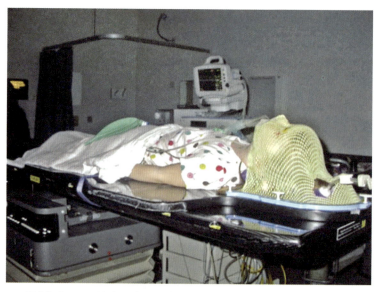

图 21.1　1 名接受放疗的儿童。注意使用热塑性塑料模具和鼻导管监测呼气末二氧化碳

- 大多数医疗机构都使用异丙酚全凭静脉麻醉[37]。父母怀抱患儿，经静脉注射异丙酚 3～5 mg/kg，在患儿意识丧失后立即将其转移到治疗台上。
- ASA 推荐采用标准监护，并通过鼻导管进行连续的二氧化碳描记来监测呼吸。
- 放疗无疼痛，不需要镇痛。
- 制动是最重要的，但由于辐射危险，麻醉医生必须离开房间，离开前应注意调整异丙酚的剂量以保证镇静深度，但同时应确保没有气道阻塞。
- 对于持续时间超过 1h 的操作，应该采用水晶探温贴条监测皮肤温度，提高房间温度，并考虑使用加热毯来保暖。
- 需要 2 个摄像机来监控患儿状态，并从手术室外的控制室观察监视器。
- 在治疗过程中通常需要改变体位，此时可以调整异丙酚的剂量。
- 这提供了一种快速而安全的麻醉方法，并能让患儿迅速恢复，为门诊操作提供便利。
- 也可使用其他一些药物，如氯胺酮和咪达唑仑，异丙酚和芬太尼，咪达唑仑和芬太尼；但并发症发生率更高，恢复速度较慢。
- Buchsbaum 等（2013）观察了 138 名接受质子治疗的患儿，发现给予异丙酚 2.5 mg/kg 进行诱导后，插入喉罩，采用 3% 七氟醚维持麻醉并通过喉罩给氧，并发症发生率最低（0.0074%）[38]。
- 另一种方法是使用氯胺酮，氯胺酮在 20 世纪 80 年代应用十分普遍，但目前很少在放疗中使用。氯胺酮常用于儿科急诊，但在肿瘤放疗患者应用很少，因为它可导致易感人群的颅内压增高。
- 在短时程操作中，可以考虑单独经静脉给予阿片类药物和（或）苯二氮䓬类药物实施镇静。
- Anghelescu 等回顾分析了 177 例患者共计 3833 次肿瘤放疗操作（3611 次放疗和 222 次模拟）的临床资料。麻醉相关并发症的总体发生率较低（1.3%）。异丙酚加辅助药（阿片类药物、苯二氮䓬类、氯胺酮）组并发症发生率最高。单独经静脉给予阿片类药物、苯二氮䓬类和巴比妥类药物进行镇静的患儿未观察到并发症。影响并发症发生率的其他因素包括手术时间和异丙酚的总剂量[39]。
- 杜克大学早前的一项研究报告显示，1983—1996 年间接受放疗的 512 名儿童的并发症发生率同样很低（1.2%）。最常见的并发症包括喉痉挛（$n=13$）、中心静脉导管脓毒症（$n=11$）、气道梗阻（$n=5$）和心律失常（$n=3$）[33]。

儿科介入放射学的手术室外麻醉

· 与介入放射治疗小组讨论该操作所需的镇静程度。

· 如果患儿年龄较大,仅需轻度镇静,可以考虑使用咪达唑仑/芬太尼。如果患儿年龄较小或操作时间较长,可能需要输注异丙酚或全身麻醉达到更深的镇静。

· 放射安全:麻醉者在放射室给予麻醉,受到辐射的风险很高。眼睛是放射损伤最敏感的器官。在肿瘤放射室工作的麻醉医生必须接受辐射剂量计的监测,并采取常规的辐射安全措施[40]。目前的数据并未表明在介入放射科工作的孕妇会对胎儿带来较大风险。

儿科肿瘤操作室的手术室外麻醉

· 患有癌症或血液系统疾病的儿童可能需要在手术室外镇静的帮助下经历几次痛苦的操作,包括骨髓穿刺和活检、腰椎穿刺和化疗,以及中央静脉置管和(或)拔管。

· 最理想的是操作室配备有麻醉机和相关设备。

· 操作产生的疼痛使得患儿需要深度镇静或全身麻醉,我们的目标是既要提供充分的麻醉,又要使患儿快速恢复,以便及时出院[41]。

· 如果患者可以接受,异丙酚就是理想的镇静药物。患者需要建立外周静脉通道或中心静脉通道,并通过鼻导管吸入氧气,给予 ASA 推荐的标准监护,包括检测呼气末二氧化碳。

· 异丙酚起效快且疗效确切,是理想的药物,而咪达唑仑和芬太尼会延长苏醒时间。操作结束后如果有需要,可考虑口服止痛药。

· 如果患者有误吸危险,或有无法用托下颌或经鼻经口气道纠正的气道阻塞,就需要进行全身麻醉。

· 如果患者没有建立静脉通道,可给予七氟醚诱导,并在建立静脉通道后继续采用面罩维持麻醉或放置喉罩或气管插管,也可以改为静脉输注异丙酚。

· 如果患者接受全身麻醉,或者阿糖胞苷鞘内注射,或有恶心、呕吐病史,都可以考虑给予昂丹司琼。

儿科急诊室的手术室外麻醉

· 长骨骨折和关节脱位是儿科急诊室需要麻醉处理的最常见的两种疾病。

- 大多数时候急诊医生能够给患儿提供镇静，只有非常偶尔的情况下需要麻醉医生提供麻醉和镇痛[42-43]。
- 镇痛有多种方式，包括经静脉区域阻滞（Bier阻滞）、氧化亚氮，以及氯胺酮/咪达唑仑、芬太尼/异丙酚或芬太尼/咪达唑仑提供的深度镇静[44-45]。
- 氯胺酮联合咪达唑仑似乎比芬太尼联合咪达唑仑或异丙酚联合芬太尼有更好的安全性[46-47]。
- 急诊医生常用咪达唑仑、芬太尼和氯胺酮达到深度镇静，但这些药物可能还不足以让肌肉松弛。在儿科急诊中异丙酚的使用越来越多[48]。
- 通常情况下异丙酚是急诊的一个很好选择，但理论上在创伤后，常处于饱胃状态，此时最安全的方法是气管插管全身麻醉。
- 由于诊疗过程通常很短，没有必要采用完整的麻醉设备，如连接麻醉机和呼吸机。可以使用"Mapleson D回路"或"儿童简易人工呼吸器"手动通气连接到一个氧源。
- 除了已经连接的标准监护外，还可以使用便携式二氧化碳监测仪监测吸入和呼出氧气和二氧化碳。
- 异丙酚可以单次推注或持续输注。
- 最近一项大规模针对急诊医生使用异丙酚的调查显示，异丙酚的副作用发生率较低，较为安全。严重不良事件的重要预测因素是患儿体重≤5 kg、ASA分级大于Ⅱ级、使用辅助药物（苯二氮䓬类、氯胺酮、阿片类药物或抗胆碱类药物）、操作过程不产生疼痛，以及患有上呼吸道疾病或早产的患儿[49]。
- 有时也需要麻醉医生到急诊室为有特殊需要的儿童提供镇静、镇痛或麻醉，或处理一些急诊医生难以处理的困难气道。
- 对于时程较短的操作，如缝合伤口、插鼻胃管或引流小脓肿，需要非常仔细地评估此类患儿的情况。这类儿童的处理细节将在本章其他地方介绍。

眼科诊疗室的麻醉

- 麻醉下的快速检查项目一般不需要气道管理或建立静脉通道。
- 较长时间的操作，如冷冻消融术，可能需要吸入诱导并插入喉罩。
- 麻醉医生和诊疗小组应该讨论是否需要肌肉松弛或建立安全的气道。
- 麻醉管理的挑战包括：
  - 眼科诊疗室通常空间有限。
  - 大多数手术都很短，但刺激性很强，需要全身麻醉。麻醉医生必须意识到，如果只选择面罩通气而没有安全气道或静脉通道会有危险。

- 应避免咳嗽和呛咳，否则会增加眼内压，尤其是在急诊情况下。如果考虑患儿不是饱胃或困难气道，就具有拔管或取出喉罩的指征。
- 避免使用能增加眼内压的药物，如氯胺酮和琥珀酰胆碱[17]。
  - 在琥珀酰胆碱之前使用"消除肌纤维收缩"剂量的非去极化肌肉松弛剂并不能消除眼内压增加的风险。
  - 有些药物能降低眼内压，如异丙酚和挥发性麻醉药。
  - 有些药物对眼压没有影响，如阿片类和非去极化神经肌肉阻滞剂[17]。
- 眼科医生通常希望在诱导后和放置导气管前立即测量眼内压以达到对眼压的准确测量。
- 术后恶心和呕吐也可增加眼内压，应予以预防，可以考虑给予止吐药并减少阿片类药物的使用。斜视手术与术后恶心、呕吐关系密切。
- 眼科手术最常见的情况的是眼心反射[50]。
  - 眼心反射能强烈干扰心脏节律，最常见的是心动过缓，以及心脏停搏、室性期前收缩、二联律和室性心动过速。
  - 通常是通过牵拉眼部肌肉而产生，也可能发生在联合刺激、缺氧、高血压、脑内压力增加或其他有害刺激的情况下。
  - 指导手术团队停止和去除任何刺激后开始治疗。
  - 眼心反射会因反复出现或使用局部麻醉剂而逐渐减弱。
  - 静脉注射抗胆碱能药物，如阿托品或格隆溴铵，可用于预防或治疗。要注意的是，心动过缓会减慢血液循环、延长药物的起效时间，很容易给予大于需要量的药物。
  - 如果心动过缓严重，胸部按压可能有助于恢复循环。
  - 由于心脏顺应性降低，儿童患者常不能耐受心动过缓带来的血流动力学改变。
- 引起眼呼吸反射的刺激与眼心反射相似，可引起每分通气量急剧下降[17]。
- 眼科儿童患者可能还同时存在某些已知或未知的缺陷或综合征，其中的一些可能与困难气道及其他潜在的严重麻醉问题有关[17]。
  - 可能患有的综合征包括：唐氏综合征、高胱氨酸尿症、黏多糖病、颅缝早闭、颅面综合征、神经纤维瘤病和马方综合征。
- 眼科药物：
  - 美国的惯例是红色盖子容器内的眼药水会使瞳孔扩张（交感兴奋药物

或抗胆碱能药物），绿色盖子容器内的眼药水会使瞳孔收缩（胆碱酯酶抑制剂），白色盖子容器的眼药水不影响瞳孔。

– 胆碱酯酶抑制剂如依可碘酯，可给予开角型青光眼患者使用，能够产生持续数周的效果[17]。潜在的副作用包括延缓酯类局部麻醉药的代谢，延长去极化肌肉松弛剂的持续时间，降低非去极化麻醉药的持续时间。

– 局部药物，如去氧肾上腺素，尽管剂量很小也会对儿童产生系统性毒性[51]。有人认为去氧肾上腺素的治疗浓度应限制在 2.5% 以内，但我们的经验是，10% 的浓度可以安全使用且并发症较少。

– 如果六氟化硫或空气进入眼球，应避免使用氧化亚氮，因为它会扩散到其中，并引起严重的眼科并发症。

· 疼痛：

– 一般来说，儿童眼科手术的疼痛使用对乙酰氨基酚或非甾体类镇痛药足以处理。

– 也可以实施区域阻滞，如球周或球后阻滞，但会引起严重的并发症，应该由经验丰富的麻醉医生来实施[52]。

胃肠科诊疗室的麻醉

· 对于儿科患者来说，胃肠道诊疗操作并不像成人那样常见。儿童的适应证包括异物取出、气管 - 食管瘘、食管运动功能障碍、食管狭窄、持续性呕吐或疼痛，以及出血[53]。

· 可选择多种麻醉剂，给予中度、深度或全身麻醉取决于临床条件和需求。

· 常用的药物有咪达唑仑、芬太尼、异丙酚、瑞芬太尼和挥发性麻醉药。

· 静脉注射异丙酚镇静已被证明是一种可靠的操作。已证明，与全身麻醉相比，儿科内镜操作中使用异丙酚静脉镇静是安全的，而且更具成本 - 效益[54]。

· 内镜检查通常只有很轻度的疼痛，不需要使用阿片类药物。

· 儿童与成人的并发症相似，并发症最常累及呼吸系统，通常可以在诊疗室内得到治疗并解决[55]。

· 儿童的气道较小，可能会增加内镜检查中气道阻塞的风险。对于儿科患者来说，为确保气道通畅，插管可能是有必要的。

· 6 个月内的儿童的并发症率最高，且多累及呼吸道，低龄患儿更应该注意保护气道。

- 总体并发症发生率为 2.3%，最常见的原因是缺氧[56]。

病房内诊疗操作的麻醉

- 有时需要麻醉医生为儿科患者的一些小操作提供镇静，如换药、拆线、拔除胸导管及放置鼻胃管。
- 为了给一些快速操作提供麻醉，可以选择肌内注射氯胺酮。它能保留自主呼吸、上呼吸道反射和肌张力，但呼吸道分泌物可能会是个问题。对此，抗胆碱能药物可能有缓解作用。

特殊的考虑

智力障碍患者

- 要花些时间熟悉这类患儿，一些精神发育迟滞患儿非常友好，对他人的关心和同情能够做出积极回应[57]。
- 仔细检查气道，详细了解同时存在智力缺陷的综合征可能会出现的困难气道。
- 最大的问题是如何建立静脉通道。如果患者不合作，那么建立静脉通道比较困难，即使是简短的操作也可能需要用麻醉机进行全身麻醉来完成。可以在 50% 氧化亚氮/氧气或吸入诱导后建立静脉通道，而后给予异丙酚或其他镇静剂[58]。
- 如果存在困难气道，最好提前做好预案。一种更安全的方法是在手术室内建立气道，然后将患者转运到位置较远的诊疗室，可以用静脉注射异丙酚维持麻醉状态。
- Miyawaki 等研究了智力障碍的口腔科患者对静脉给予异丙酚的需求量。相比对照组 [3.31 mg/（kg·h），1.72～4.80 mg/（kg·h）] 他们需要更高剂量才能达到足够的镇静水平，即 4.74 mg/（kg·h）[2.63～10.33 mg/（kg·h）][59]。
- 另一项对 260 名发育障碍的儿童的回顾性研究显示，与对照组相比，他们对镇静药物（戊巴比妥和芬太尼）需求量相似，但缺氧风险比对照组高出近 3 倍（11.9% *vs.* 4.9%）[60]。
- Enever 等的一项研究发现，27 例残疾儿童在口腔科门诊行麻醉下手术，术后并发症发生率与对照组相比无显著差异[61]。
- 应熟悉具有精神发育迟滞的综合征的相关症状，并在制订麻醉方案时综合考虑这些因素。
- 在正常人群中，反流性食管炎的患病率约为2%；而在智力障碍患者中，这一患病率估计为10%[62]。如果有胃食管反流的可能，对这些患者最好进行插管。
- 异丙酚常用于患有神经系统疾病的患儿进行CT或MRI等影像检查时的镇静，异丙酚具有抗惊厥特性并能够降低颅内压，从而有利于癫痫患者或患有梗阻性脑积水的患者进行镇静[63]。

有解剖异常和相关综合征的患者

- 扁桃体的体积约从出生后6个月开始直到青春期这段时间逐渐增大，而肥厚的扁桃体会显著占据口腔和咽部的空间。
  - 对于双侧扁桃体严重肥大的患儿，应优先采取吸入诱导并保留自主呼吸。头侧位结合托下颌可以显著改善扁桃体肥大患儿的气道状况。如果直接喉镜插管失败，光棒引导下的喉镜插管可以作为挽救措施[64]。
  - 对于合并颅面畸形和扁桃体肥大的儿童，在诱导过程中，通常采用喉罩通气保持气道通畅。
  - 在吸入麻醉下经纤维支气管镜经鼻插管可以实现患有舌扁桃体肥大的患儿或不合作的患儿开放气道[65]。
- 残疾患儿是一类特殊的儿科患者，他们需要麻醉者提供更多的关照。与正常儿童相比，残疾儿童的父母对麻醉的满意度较低[66]。为此类患儿提供亲切、周到的麻醉和有效的术后镇痛是一项挑战。
- 新生儿中唐氏综合征发生率大约为1/800。制订安全的麻醉方案，必须考虑到唐氏综合征的以下几个方面，包括寰枢椎不稳、胃食管反流、气管狭窄、缓慢性心律失常和慢性甲状腺功能减退症。
  - Borland等研究了930例进行非心脏手术的唐氏综合征患者。最常见的麻醉并发症是心动过缓（严重，3.66%），气道梗阻（1.83%），插管困难（0.54%），插管后喉炎（1.83%）[67]。
  - 麻醉医生在给予唐氏综合征患者麻醉前评估和准备阶段时建立一种平静和积极的情绪是很重要的。大多数患者都是热情、开朗、宽容的，但也有一些人固执而焦虑。唐氏综合征患者在沟通时接受能力通常好于表达能力，与患者建立融洽的关系有助于缓解患者的焦虑和躁动[68]。

- 表21.5列出的是一些重要的麻醉注意事项。

· Williams综合征是一种罕见的神经发育障碍，其特点是面部结构特殊，认知能力和发育异常，以及多种心脏异常，包括主动脉瓣和肺动脉瓣狭窄。

- Williams综合征患者在麻醉和镇静时出现不良反应的风险增加，但他们的一生中很有可能需要接受麻醉，而麻醉医生也有可能会在手术室外为这样的患者提供麻醉。

- 对此类患者进行术前评估时，应对麻醉风险进行分类，并据此制订相应方案。此类病例的麻醉目标包括：保持窦性心律，维持前负荷、心脏收缩力和外周阻力，避免麻醉药物引起的可能加重缺血的生理变化，避免增加肺血管阻力[71]。

· 许多其他罕见的综合征，如Hamamy综合征[72]（颅面和心脏异常）、Job综合征[73]（免疫缺陷、反复葡萄球菌感染）和Jarcho Levin综合征[74]（肋骨和椎骨异常融合引起呼吸功能不全）的麻醉管理方案已在文献中以案例报道的形式有所介绍，如果麻醉医生需要处理此类患者，应该仔细回顾文献。

表21.5 对唐氏综合征患儿实施麻醉的注意事项[69]

循环系统	患有唐氏综合征的儿童尤其容易发生肺动脉高压，这可能与其患有先天性心脏病或慢性气道阻塞有关
	室间隔缺损（32%）
	房间隔缺损（10%）
	动脉导管未闭（4%）
呼吸系统	面部发育不全导致鼻骨扁平、上腭较短、舌大，可能因反复感染引起继发性扁桃体肥大，所有这些因素都容易使气道发生阻塞
肌肉-骨骼系统	韧带松弛导致的上颈椎不稳和（或）骨骼畸形
	如果病史或体格检查发现有压迫颈髓的症状或体征，应推迟择期手术
	对于紧急手术，应警惕患者颈椎情况[70]
免疫缺陷	严格无菌操作对降低感染风险是必要的

非药物治疗的作用

· 非药物治疗方法，如游戏疗法和父母陪同，可以减少焦虑并改善合作，从而可能避免术前镇静的副作用。

· 最近（2015）一项Cochrane研究评估了游戏疗法的效果。对28项随机对照试验（共有2681名儿童）中的17种干预措施进行了系统分析[75]。

· 在5项试验中（557名儿童），与没有父母在场的情况相比，父母陪同下进行麻醉诱导并没有减少患儿的焦虑［标准化均差（SMD）0.03，95% CI 0.14～0.20］。

· 其他可能有帮助的非药物干预措施是小丑/小丑医生，在诱导时播放孩子们喜爱的视频，减少感官刺激和手持视频游戏。在各项试验中都有模棱两可的结果，意味着这些方法还需要进一步大样本研究予以证实。

（杨谦梓　译　陈敏　审校）

参考文献

[1] Couloures KG, Beach M, Cravero JP, et al. Impact of provider specialty on pediatric procedural sedation complication rates. Pediatrics, 2011, 127（5）: e1154-1160. doi: 10.1542/peds. 2010-2960.

[2] Coté CJ, Wilson S. Guidelines for monitoring and management of pediatric patients during and after sedation for diagnostic and therapeutic procedures: an update. Pediatrics, 2006, 118（6）: 2587-2602. doi: 10.1542/peds. 2006-2780.

[3] Cravero JP, Beach ML, Blike GT, et al. The incidence and nature of adverse events during pediatric sedation/anesthesia with propofol for procedures outside the operating room: a report from the Pediatric Sedation Research Consortium. Anesth Analg, 2009, 108（3）: 795-804. doi: 10.1213/ane. 0b013 e31818fc334.

[4] Beach ML, Cohen DM, Gallagher SM, et al. Major adverse events and relationship to nil per Os status in pediatric sedation/anesthesia outside the operating room: a report of the pediatric sedation research consortium. Anesthesiology, 2016, 124（1）: 80-88. doi: 10.1097/ALN. 0000000000000933.

[5] Skolnick ET, Vomvolakis MA. A prospective evaluation of children with upper respiratory infections undergoing a standardized anesthetic and the incidence of adverse respiratory events. Anesthesiology, 1998, 89: A1309.

[6] Tait AR, Shobha M, Voepel-Lewis T, et al. Risk factors for perioperative adverse respiratory events in children with upper respiratory tract infections. Anesthestiology, 2001, 95（2）: 299-306.

[7] Aquilina AT, Hall WJ, Douglas Jr RG, et al. Airway reactivity in subjects with viral upper respiratory tract infections: the effects of exercise and cold air. Am Rev Respir Dis, 1980, 122（1）: 3-10.

[8] Ghofaily LA, Simmons C, Chen L, et al. Negative pressure pulmonary edema after Laryngospasm: a revist with a case report. J Anesth Clin Res, 2013, 3（10）: 252.

[9] Raghavendran K, Nemzek J, Napolitano LM, et al. Aspiration-induced lung injury. Crit Care Med, 2011, 39（4）: 818-826.

[10] Hudgetl DW. Mechanisms of obstructive sleep apnea. Chest, 1992, 101（2）: 541-549.

[11] Schwengel DA, Sterni LM, Tunkel DE, et al. Perioperative management of children with obstructive sleep apnea. Anesth Analg, 2009, 109（1）: 60-75.

[12] de Caen AR, Berg MD, Chameides L, et al. Part 12: pediatric advanced life support: 2015 American Heart Association Guidelines Update for Cardiopulmonary Resuscitation and Emergency Cardiovascular Care. Circulation, 2015, 132（18 Suppl 2）: S526-542.

[13] Malignant Hyperthermia Association of the United States. http://www.mhaus.org/healthcare-professionals/be-prepared/associated-conditions.

[14] Glahn KP, Ellis FR, Halsall PJ, et al. Recognizing and managing a malignant hyperthermia crisis: guidelines from European Malignant Hyperthermia Group. Br J Anaesth, 2010, 105（4）: 417-420.

[15] Hall SC, Santhanam S. Chapter 44. Neonatal anesthesia//Barash PG, Cullen BF, Stoelting RK, et al. Clinical anesthesia. 6th ed. Lippincott Williams & Wilkins; Philadelphia, 2009. p. 1171-1205.

[16] Kurth CD, Spitzer AR, Broennle AM, et al. Postoperative apnea in preterm infants. Anesthesiology, 1987, 66: 483.

[17] Justice LT, Valley RD, Bailey AG, et al. Chapter 27. Anesthesia for ophthalmic surgery//Davis PJ, Cladis FP, Motoyama EK, et al. Smith's anesthesia for infants and children. 8th ed, 2011. 870-888. doi: 10.1016/B978-0-323-06612-9.00044-4.

[18] Martin T, Nicolson SC, Bargas MS. Propofol anesthesia reduces emesis and airway obstruction in pediatric outpatients. Anaesth Analg, 1993, 76: 144-148.

[19] Apfelbaum JL, Caplan RA, Connis RT, et al. Practice guidelines for preoperative fasting and the use of pharmacologic agents to reduce the risk of pulmonary aspiration: application to healthy patients undergoing elective procedures: an updated report by the American Society of Anesthesiologists Com. Anesthesiology, 2011, 114 (3): 495-511. doi: 10.1097/ALN.0b013e3181fcbfd9.

[20] Engelhardt T, Wilson G, Horne L, et al. Are you hungry? Are you thirsty? -fasting times in elective outpatient pediatric patients. Paediatr Anaesth, 2011, 21 (9): 964-968. doi: 10.1111/j.1460-9592.2011.03573.x.

[21] Brady M, Kinn S, Ness V, et al. Preoperative fasting for preventing perioperative complications in children. Cochrane Database Syst Rev, 2009, (4): CD005285. doi: 10.1002/14651858.CD005285.pub2.

[22] Krauss B. Procedural sedation and analgesia in children. Lancet, 2006, 367: 766-780. doi: 10.1016/S0733-8627 (02) 00084-6.

[23] Cravero JP, Blike GT. Review of pediatric sedation. Anesth Analg, 2004, 99 (5): 1355-1364.

[24] Tobias JD. Dexmedetomidine: applications in pediatric critical care and pediatric anesthesiology. Pediatr Crit Care Med, 2007, 8 (2): 115-131.

[25] Duma A, Cartmill C, Blood J, et al. The hematological effects of nitrous oxide anesthesia in pediatric patients. Anesth Analg, 2015, 120 (6): 1325-1330.

[26] Patel RI, Davis PJ, Orr RJ, et al. Single-dose Ondansetron prevents postoperative vomiting in pediatric outpatients. Anesth Analg, 1997, 85: 538-545.

[27] Lim E, Rai E, Seow WT. Feasibility of anaesthetic provision for paediatric patients undergoing off-site intraoperative MRI-guided neurosurgery: the Singapore experience from 2009 to 2012. Anaesth Intensive Care, 2013, 41 (4): 535-542. [2015-11-03]. http://www.ncbi.nlm.nih.gov/pubmed/23808515. Accessed 3 Nov 2015.

[28] Apfelbaum JL, Singleton MA, Ehrenwerth J, et al. Practice advisory on anesthetic care for magnetic resonance imaging. An updated report by the American Society of Anesthesiologists Task Force on anesthetic care for magnetic resonance imaging. Anesthesiology, 2015, 122: 495-520.

[29] Campbell K, Torres L, Stayer S. Anesthesia and sedation outside the operating room. Anesthesiol Clin, 2014, 32 (1): 25-43. doi: 10.1016/j.anclin.2013.10.010.

[30] Thorp N. Basic principles of paediatric radiotherapy. Clin Oncol, 2013, 25 (1): 3-10. doi: 10.1016/j.clon.2012.08.006.

[31] Merchant TE, Farr JB. Proton beam therapy. Curr Opin Pediatr, 2014, 26 (1): 3-8. doi: 10.1097/MOP.0000000000000048.

[32] Scott L, Langton F, O'Donoghue J. Minimising the use of sedation/anaesthesia in young children receiving radiotherapy through an effective play preparation programme. Eur J Oncol Nurs Off J Eur Oncol Nurs Soc, 2002, 6 (1): 15-22. doi: 10.1054/ejon.2001.0162.

[33] Fortney JT, Halperin EC, Hertz CM, et al. Anesthesia for pediatric external beam radiation therapy. Int J Radiat Oncol Biol Phys, 1999, 44 (3): 587-591.

[34] Saito T, Kaneko A, Muramatsu Y, et al. Difficult tracheal intubation in patients with retinoblastoma caused by 13q deficiency. Jpn J Clin Oncol, 1998, 28 (8): 507-510. doi: 10.1093/jjco/28.8.507.

[35] Whyte SD, Mark AJ. Anesthetic considerations in the management of Wilms' tumor. Paediatr Anaesth, 2006, 16 (5): 504-513. doi: 10.1111/j.1460-9592.2006.01866.x.

[36] Latham GJ, Greenberg RS. Anesthetic considerations for the pediatric oncology patient-part 3: pain, cognitive dysfunction, and preoperative evaluation. Paediatr Anaesth, 2010, 20 (6): 479-489. doi: 10.1111/j.1460-9592.2010.03261.x.

[37] Evans P, Chisholm D. Anaesthesia and paediatric oncology. Curr Anaesth Crit Care, 2008, 19 (2): 50-58. doi: 10.1016/j.cacc.2007.07.012.

[38] Buchsbaum JC, McMullen KP, Douglas JG, et al. Repetitive pediatric anesthesia in a non-hospital setting. Int J Radiat Oncol Biol Phys, 2013, 85 (5): 1296-1300. doi: 10.1016/j.ijrobp.2012.10.006.

[39] Anghelescu DL, Burgoyne LL, Liu W, et al. Safe anesthesia for radiotherapy in pediatric oncology: St. Jude Children's Research Hospital Experience, 2004-2006. Int J Radiat Oncol Biol Phys, 2008, 71 (2): 491-497. doi: 10.1016/j.ijrobp.2007.09.044.

[40] Dagal A. Radiation safety for anesthesiologists. Curr Opin Anaesthesiol, 2011, 24 (4): 445-450. doi: 10. 1097/ACO. 0b013e328347f984.

[41] Iravani M. Pediatric malignancies and anesthesia in out-of-or locations. Int Anesthesiol Clin, 2009, 47 (3): 25-33. doi: 10. 1097/AIA. 0b013e3181ab1271.

[42] Pitetti RD, Singh S, Pierce MC. Safe and efficacious use of procedural sedation and analgesia by nonanesthesiologists in a pediatric emergency department. Arch Pediatr Adolesc Med, 2003, 157 (11): 1090. doi: 10. 1001/archpedi. 157. 11. 1090.

[43] Shavit I, Hershman E. Management of children undergoing painful procedures in the emer-gency department by non-anesthesiologists. Israel Med Assoc J IMAJ, 2004, 6 (6): 350-355. http: //www. ncbi. nlm. nih. gov/pubmed/15214463.

[44] Migita RT, Klein EJ, Garrison MM. Sedation and analgesia for pediatric fracture reduction in the emergency department. Arch Pediatr Adolesc Med, 2006, 160 (1): 46. doi: 10. 1001/archpedi. 160. 1. 46.

[45] Kennedy RM, Luhmann JD, Luhmann SJ. Emergency department management of pain and anxiety related to orthopedic fracture care: a guide to analgesic techniques and procedural sedation in children. Paediatr Drugs, 2004, 6 (1): 11-31. [2015－10－15]. http: //www. ncbi. nlm. nih. gov/pubmed/14969567.

[46] Roback MG, Wathen JE, Bajaj L, et al. Adverse events associated with procedural sedation and analgesia in a pediatric emergency department: a comparison of common parenteral drugs. Acad Emerg Med Off J Soc Acad Emerg Med, 2005, 12 (6): 508-513. doi: 10. 1197/j. aem. 2004. 12. 009.

[47] Kennedy RM, Porter FL, Miller JP, et al. Comparison of fentanyl/midazolam with ketamine/midazolam for pediatric orthopedic emergencies. Pediatrics, 1998, 102 (4 Pt 1): 956-963. [2015－10－15]. http: //www. ncbi. nlm. nih. gov/pubmed/9755272.

[48] Lamond DW. Review article: safety profile of propofol for paediatric procedural sedation in the emergency department. Emerg Med Australas, 2010, 22 (4): 265-286. doi: 10. 1111/j. 1742-6723. 2010. 01298. x.

[49] Mallory MD, Baxter AL, Yanosky DJ, et al. Emergency physician-administered propofol sedation: a report on 25, 433 sedations from the pediatric sedation research consortium. Ann Emerg Med, 2011, 57 (5): 462-468. e1. doi: 10. 1016/j. annemergmed. 2011. 03. 008.

[50] Lai YH, Hsu HT, Wang HZ, et al. The oculocardiac reflex during stabismus surgery: its relationship to pre-operative clinical eye flndings and subsequent postoperative emesis. J AAPOS, 2014, 18 (2): 151-155.

[51] Sbaraglia F, Mores N, Garra R, et al. Phenylephrine eye drops in pediatric patients undergoing ophthalmic surgery: incidence, presentation, and management of complications during general anesthesia. Paediatr Anaesth, 2014, 24 (4): 400-405.

[52] McGoldrick KE. Complications of regional anesthesia for ophthalmic surgery. Yale J Biol Med. 1993, 66 (5): 443-445.

[53] Mason KP, Holzman RS. Chapter 33. Anesthesia and sedation for pediatric procedures outside the operating room//Davis PJ, Cladis FP, Motoyama EK, et al. Smith's anesthesia for infants and children. 8th ed, 2011. p. 1041-57. doi: 10. 1016/B978-0-323-06612-9. 00044-4.

[54] Squires R, Morriss F, Schluterman S, et al. Efficacy, safety, and cost of intravenous sedation versus general anesthesia in children undergoing endoscopic procedures. Gastrointest Endosc, 1995, 41 (2): 99-104.

[55] Koh JL, Black DD, LEatherman IK, et al. Experience with an anesthesiologist interventional model for endoscopy in a pediatric hospital. J Pediatr Gastroenterol Nutr, 2001, 33: 314-318.

[56] Thakkar K, El-Serang HB, Mattek N, et al. Complications of pediatric EGD: a 4-year experience in PEDS-CORI. Gastrointest Endosc, 2007, 65 (2): 213-221.

[57] Stiles CM. Anesthesia for the mentally retarded patient. Orthop Clin North Am, 1981, 12 (1): 45-56. [2015－11－02]. http: //www. ncbi. nlm. nih. gov/pubmed/7207992.

[58] Macpherson A. Sevoflurane or halothane could be used for intellectually disabled children under day-stay general anaesthesia. Evid Based Dent, 2006, 7 (2): 37. doi: 10. 1038/sj. ebd. 6400408.

[59] Miyawaki T, Kohjitani A, Maeda S, et al. Intravenous sedation for dental patients with intellectual disability. J Intellect Disabil Res JIDR, 2004, 48 (Pt 8): 764-768. doi: 10. 1111/j. 1365-2788. 2004. 00598. x.

[60] Kannikeswaran N, Mahajan PV, Sethuraman U, et al. Sedation medication received and adverse events related to sedation for brain MRI in children with and without developmental disabilities. Paediatr Anaesth, 2009, 19 (3): 250-256. doi: 10. 1111/j. 1460-9592. 2008. 02900. x.

[61] Enever GR, Nunn JH, Sheehan JK. A comparison of post-operative morbidity following out-patient dental care under general anaesthesia in paediatric patients with and without disabilities. Int J Paediatr Dent/British

[62] Böhmer C, Niezen-de Boer M, Klinkenberg-Knol E, et al. Gastro-oesophageal reflux disease in institutionalised intellectually disabled individuals. Neth J Med, 1997, 51 (4): 134-139. http://www.ncbi.nlm.nih.gov/pubmed/9643224.

[63] Kilbaugh TJ, Friess SH, Raghupathi R, et al. Sedation and analgesia in children with developmental disabilities and neurologic disorders. Int J Pediatr. 2010, 2010. doi: 10.1155/2010/189142.

[64] Xue FS, Zhang YM, Liao X, et al. Anesthesia and airway management for children with tonsillar hypertrophy. Paediatr Anaesth, 2009, 19 (6): 642-643. doi: 10.1111/j.1460-9592.2009.02950.x.

[65] Nakazawa K, Ikeda D, Ishikawa S, et al. A case of difficult airway due to lingual tonsillar hypertrophy in a patient with Down's syndrome. Anesth Analg, 2003, 97 (3): 704-705. [2015-11-02]. http://www.ncbi.nlm.nih.gov/pubmed/12933389.

[66] Schiff J-H, Russ N, Ihringer K, et al. Pediatric patients with disabilities-assessment of satisfaction with anesthesia. Paediatr Anaesth, 2012, 22 (11): 1117-11123. doi: 10.1111/j.1460-9592.2012.03886.x.

[67] Borland LM, Colligan J, Brandom BW. Frequency of anesthesia-related complications in children with Down syndrome under general anesthesia for noncardiac procedures. Paediatr Anaesth, 2004, 14 (9): 733-738. doi: 10.1111/j.1460-9592.2004.01329.x.

[68] (NDSS) NDSS. National Down Syndrome Society. http://www.ndss.org/Resources/Health-Care/Associated-Conditions/Anesthesia-Down-Syndrome/#sthash.dcmRGqA0.dpuf.

[69] Steward DJ. Anesthesia considerations in children with Down syndrome. Semin Anesth Perioperat Med Pain, 2006, 25 (3): 136-141. doi: 10.1053/j.sane.2006.05.001.

[70] Hata T, Todd MM. Cervical spine considerations when anesthetizing patients with Down syndrome. Anesthesiology, 2005, 102 (3): 680-685. [2015-11-03]. http://anesthesiology.pubs.asahq.org/article.aspx?articleid=1942107.

[71] Matisoff AJ, Olivieri L, Schwartz JM, et al. Risk assessment and anesthetic management of patients with Williams syndrome: a comprehensive review. Paediatr Anaesth, 2015, 25 (12): 1207-1215. doi: 10.1111/pan.12775.

[72] Buget MI, Canbolat N, Akgul T, et al. Anaesthesia and orphan disease: anaesthetic man-agement of a child with Hamamy syndrome. Eur J Anaesthesiol, 2015, 32 (12): 891-893. doi: 10.1097/EJA.0000000000000263.

[73] Kulkarni P, Shah R, Priyanka VN. Anesthetic management in a child with Job's syndrome. Anesth Essays Res, 2012, 6 (2): 223-225. doi: 10.4103/0259-1162.108342.

[74] Geze S, Arslan U, Tusat M. Anaesthesia for infant with Jarcho Levin syndrome: case report. Braz J Anestesiol (Elsevier), 2015, 65 (5): 414-416. doi: 10.1016/j.bjane.2012.12.005.

[75] Manyande A, Cyna AM, Yip P, et al. Non-pharmacological interventions for assisting the induction of anaesthesia in children. Cochrane Database Syst Rev, 2015, 7: CD006447. doi: 10.1002/14651858.CD006447.pub3.

第22章
急诊科的操作镇静

Nancy Vinca   John Barrett   Christopher J. D. Tems

摘 要 在美国，急诊科的操作镇静多由急诊科医生成功实施。急诊科因医院而异有许多不同类型的镇静模式。需要的设备及额外的医务人员等可能根据急诊科和其工作人员的配置而略有不同。此外，有多种镇静剂可用于急诊镇静，其中最常见的是氯胺酮、异丙酚、依托咪酯和咪达唑仑/芬太尼。右美托咪定和瑞芬太尼也已显示出应用前景。无论是镇静的实施，还是对急诊科医生亲自操作的需要，都使急诊科操作镇静的类型和技术具有特殊性，在很多方面与医院的其他科室非常不同。然而，急诊医生仍然需要保持高标准的医疗和安全性。任何时候都应该有应急气道的设备。同时，急诊医生也要对手术的迫切性进行评估。禁食状态不是突出的问题。在大多数情况下，还是强烈建议供氧，监测二氧化碳图。实施镇静的医生必须掌握紧急气道的技术。

关键词　镇静　急诊科　急诊气道管理　氯胺酮　异丙酚　酮酚　依托咪酯　咪达唑仑/芬太尼　二氧化碳图　医务人员

引　言

急诊科的操作镇静是镇静的一个独特组成部分。首先，美国各地的许多急诊科只有一名内科医生，因此急诊内科医生必须能够以尽可能全面的方式完成多项任务；他们在指导镇静计划的同时，还必须亲自完成相关操作。在临床上，针对上述情况有不同的实践模式。在一些医院，医生助理可能会在场帮助实施。

N. Vinca, MD (□) · C. J. D. Tems, MD
Department of Anesthesiology, Hospital of the University of Pennsylvania,
3400 Spruce Street, Philadelphia, PA 19104, USA
e-mail: nancy.vinca@uphs.upenn.edu;chris.tems@gmail.com

J. Barrett, MD
Department of Emergency Medicine, Hospital of the University of Pennsylvania,
3400 Spruce Street, Philadelphia, PA 19104, USA
e-mail: john.barrett@uphs.upenn.edu

© Springer International Publishing Switzerland 2017
B. G. Goudra, P. M. Singh (eds.), *Out of Operating Room Anesthesia*,
DOI 10.1007/978-3-319-39150-2_22

在学术型医院，一些住院医师可以帮助同时进行镇静和操作。然而，在许多急诊科，只有一名医务人员需要"完成所有的工作"。除了医生外，美国急诊医师学会还要求一名有资质的医务人员在镇静过程中监护患者。许多急诊科中的这一角色通常是由一名急诊护士来担任。为什么有这一特别之处？事实上，在医院的几乎所有其他地方，麻醉科人员都要负责镇静的工作。在手术室中，通常有两名负责手术或操作的医务人员，一名是提供镇静支持的医生，一名是手术者或外科医生。而在急诊科，可能就是一名内科医生和一名护士。由于各专业之间的内在差异，形成了这一独特的实践差异。由于人员配备的限制，急诊科医生数量有限。在不同情况下这两种模式都应给予患者安全、优质的照护。

在操作开始前，急诊医生检查患者，并对患者的气道和可能的气道并发症做评估。虽然大多数急诊医生没有正式评估 Mallampati 气道评分，但他们肯定了解患者的气道和潜在的并发症。此外，还需评估进食情况及这一操作的紧迫性。在一切开始前要求所有仪器设备到位。给予患者遥感心脏监护，监测脉搏血氧饱和度，在许多地方，还监测二氧化碳图和（或）呼吸频率。确保负压吸引器可用，建立静脉通道，气道设备随时可用，需要患者对相关操作和镇静的知情同意。

当患者在操作镇静中遇到并发症时会发生什么？必须及时发现低氧和低通气。通常患者会被声音、托下颌或胸骨上用力摩擦所刺激。我们认为刺激患者最好的方法是托下颌。这不仅是一种非常刺激性的操作，而且还可以打开气道，帮助缓解可能发生的气道阻塞。如果气道阻塞持续存在，可以放置鼻咽通气道，这也是一种非常刺激性的操作，而且还可以进一步打开气道，疏通任何阻塞。经鼻导管供氧（大多数情况下）可以在镇静期间对缺氧的发生提供一定的缓冲。根据现有的证据，我们认为二氧化碳图可以作为最佳的监测镇静深度和识别低氧发生风险的手段。低通气会首先出现，早于缺氧症状的发生，如果能够快速识别，可以及时调整以阻止低氧血症的发生。除了使用心脏监护和二氧化碳图，机敏的床旁医生对发现低通气和（或）逐渐减少的每分通气量至关重要。仅通过简单观察患者的呼吸，很容易忽视掉通气不足。仅仅观察胸廓活动度可能会忽视上呼吸道阻塞。尽管胸廓可能随着呼吸出现有节奏的运动，但仍有可能发生上呼吸道阻塞。最重要的是，感觉患者呼气到医务人员戴着手套的手可以迅速地发现或注意到被呼出的气体，因为呼出气的暖气流可刺激医务人员的触觉。医务人员应该调动所有的感官来监测镇静的深度和安全性，包括视觉（二氧化碳图模式、胸廓运动）、听觉（脉搏血氧饱和度监测的声音、呼吸音），以及触觉（临床医生用手感觉呼出气温度）。

紧急气道处理

如果对于操作的刺激水平而言镇静作用太深,或者患者的镇静程度超过最初的预期,会发生什么?显然要首先尝试以下操作,包括声音刺激、托下颌和(或)胸骨摩擦。如果这样还不够,在没有禁忌证(如面部骨折、凝血疾病等)的情况下,可以放置鼻咽通气道。如果患者的呼吸持续减弱,必须开始人工辅助通气,通常用带气囊阀的加压面罩或其他能够高流量供氧的回路。如果气道状况持续恶化,可能需要插管,当然这种情况比较罕见。如果急诊医生擅长紧急气道管理,可进行快速顺序插管。开始先预充氧,将吸引器移到床头侧。在急诊科中用于快速顺序插管最常见的药物是依托咪酯和琥珀酰胆碱,有时也使用罗库溴铵。所有急诊患者都被认为呈饱胃状态,所以为了确保气道安全防止误吸,快速顺序插管是最安全的方法。虽然在急诊科的操作镇静中很少进行气管插管,但为了顺利完成操作,回顾插管的最佳方式,以及全面回顾急诊科中操作镇静的各个方面都至关重要[1]。

急诊科快速顺序插管的实施有许多重要细节。首先,多年来压迫环状软骨被认为是重要部分。在气管插管的过程中,一名助手用两指对气管中部施加压力,以期压闭食管阻止插管过程中胃内容物的吸入。近来,关于这一操作的效用有很多讨论和争议。压迫环状软骨有帮助吗?能防止误吸吗?压迫环状软骨这一做法源于对专家意见的响应,但并没有鼓励其使用的大量证据。近来人们注意到,在快速顺序插管的过程中,压迫环状软骨可能不仅不会阻止误吸,甚至反而可能会增加误吸风险,造成损伤。在手动辅助通气时,可能是对缺氧的必要反应,压迫环状软骨可能会增加吸气峰压力,而这反过来可能会导致进一步的胃胀气。而且,它可能会进一步降低食管下段的压力,从而增加误吸的风险。通常,在插管过程中,压迫环状软骨会使喉镜暴露的视野更加不利,由此导致插管延迟。在紧急插管中防止误吸的最佳方法是使用快速起效的全身麻醉诱导药物,配伍快速起效的肌肉松弛剂。给予足够的预充氧,目的是尽可能避免人工辅助通气。这是防止误吸的最好方法[2]。

此外,在急诊科中进行快速插管时,有越来越多的证据表明,通过视频喉镜操作成功率更高。多项研究表明,在急诊科中,与直接喉镜相比,CMAC和(或)Glidescope视频喉镜插管成功率更高。有很多理由让我们在操作镇静前要注意上述这一点。建立气道的设备在哪里?负压吸引器可以用吗?快速顺序诱导的药物是否随时可得?喉镜片可用吗?有可用的视频喉镜吗?如果有,在哪里?应检查所有的设备,并且在进行操作镇静时能够立即使用。

接下来,我们将讨论操作镇静所需的设备及用于镇静的药物。

操作镇静中的二氧化碳图、氧供及通气状态

在急诊科中,针对可导致疼痛和焦虑的操作进行镇静,其应用越来越广泛,对患者的良好控制和监测管理极其重要。美国急诊医师学会(American College of Emergency Physicians,ACEP)和美国麻醉医师协会(ASA)目前的指南建议在操作镇静过程中持续监测呼吸和心率、血压和脉搏血氧饱和度[3-4]。从两组新公布的指南看,美国麻醉医师协会强烈建议使用二氧化碳图,美国急诊医师学会为 B 级推荐(反映了中等临床确定性),二氧化碳图作为一种监测通气状态的手段,对窒息的识别要比单独使用脉搏血氧饱和度监测更早。Deitch 等在 2009 年进行的一项随机对照试验显示,在异丙酚镇静过程中,二氧化碳图对识别症状出现前的缺氧的敏感度为 100%,作者得出结论,二氧化碳图可为所有低氧事件提供预警[5]。在他们的研究中,呼吸抑制(定义为二氧化碳图读数 > 50 mmHg)后出现缺氧的中位时间为 60 s,显示出监测呼气末二氧化碳的明显临床作用。提前警告通气不足或呼吸暂停能促使临床医生在低氧发生前根据情况使用气道辅助装置,如鼻咽通气道或带气囊阀的加压面罩。

氧供作为操作镇静的辅助手段被常规推荐,然而迄今为止,几乎没有什么数据能够支持常规氧供管理的重要性。Deitch 等在 2008 年的研究并没有发现通过鼻插管供氧可显著降低缺氧[6]。然而,同一组研究者 2011 年的随机对照试验表明,在异丙酚镇静时,与吸入 15 L/min 压缩空气相比,高流量氧气组(定义为通过非再呼吸面罩吸入 15 L/min 氧气)确实能显著降低低氧的发生[7]。在选择可能有呼吸暂停副作用的镇静剂时,高流量吸氧可能是对操作镇静的有益补充。

考虑到美国麻醉医师协会和美国急诊医师学会对呼气末二氧化碳监测的强烈推荐,我们建议考虑高流量吸氧,同时常规使用脉搏血氧饱和度监测和二氧化碳图作为所有操作镇静的最安全方法。

所需的医务人员数量

所有的医院工作人员都应该知晓自己科室关于操作镇静的政策和指南。美国急诊医师学会对于在医生执行操作时,由"护士或其他有资格的人"对患者进行监测给予 C 级推荐(基于有限的文献或专家共识)[4]。对于操作镇静所必需的医务人员的确切数量和头衔(职称),美国麻醉医师协会和美国急诊医师学会都没有给出明确的限定,很可能是由于缺少关于医务人员数量和角色对临床结局影响的循证医学数据。有两项研究对比了由 1 名医生和 2 名医生来执行

操作镇静的结果，显示2组患者的不良事件没有明显的统计学差异，不良事件被定义为低血压、缺氧、呼吸暂停或气道阻塞[8-9]。值得注意的是，该研究中决定由1名或2名医生来执行镇静是基于临床判断而非随机化分配，目前还没有随机试验来比较由1名与2名医生来执行操作镇静之间的并发症发生率。

我们建议至少有2名医务工作者（即1名医生和1名护士）在整个操作镇静过程中在场。2名医务人员都应该对所有药物和监测设备具有使用经验。最重要的是，任何执行操作镇静的医生都必须能胜任急救复苏和稳定气道或插管的情况。

依托咪酯

依托咪酯是一种咪唑类催眠药物，通过中枢神经系统的GABA受体来诱导镇静。依托咪酯是麻醉诱导或快速顺序插管的常用选择，文献报道在急诊科的操作镇静中其应用越来越多。美国急诊医师学会目前给出B级推荐（表示中等临床确定性），即依托咪酯可以安全地用于急诊科成人的操作镇静[4]。依托咪酯具有抗焦虑、镇静和遗忘作用，但没有镇痛作用。短暂的半衰期使依托咪酯在急诊科很适合用于短时、可致焦虑的急诊科操作。

依托咪酯的起效时间、临床持续时间和镇静深度与异丙酚类似。确切地说，依托咪酯在1 min内即可起效，能维持5~10 min的中度至深度的镇静作用。通常依托咪酯的操作镇静初始剂量为0.1~0.15 mg/kg，静脉注射[10-11]。为了保证临床效果，可能需要3~5 min后重复给予这一剂量。我们建议每30~45 s给予一次静脉注射剂量。Vinson和Bradbury在2002年的一项研究显示，用于操作镇静的静脉注射依托咪酯平均累积剂量为0.2 mg/kg，另外23%的患者需要额外的药物如阿片类和（或）苯二氮䓬类[12]。

依托咪酯常被誉为是一种对心血管影响很小的镇静剂。在低血压的情况下，依托咪酯与氯胺酮联用是镇静的良好选择。依托咪酯在急诊科的操作镇静中应用很广泛，尤其适用于短时操作，如腰椎穿刺、心脏复律、复杂的撕裂伤修复和脓肿引流等。此外，依托咪酯用于操作镇静已被证明具有良好的患者满意度，并有很好的遗忘效果[12]。

依托咪酯有一些副作用和不良反应，在使用前应该注意。有关文献提示，在脓毒症或休克患者插管前作为诱导剂使用时，在单次静脉给药后，要特别注意肾上腺的功能[4]。然而，常规操作镇静后出现短暂肾上腺抑制的临床意义未知，或许可以忽略。依托咪酯继发的肌阵挛也已被充分认识，因此在关节或骨折复位时应减少使用，尽管在这些情况下它仍是一个可行药物[10]。然而，肌阵挛也会导致肌肉痉挛，特别是在注射速度比推荐的 30~45 s 快时，因此临床医生应该准备好气道辅助设备，包括鼻咽通气道和带气囊阀门的加压面罩，以备不时之需。在依托咪酯的使用中也发现了呕吐的副作用，在剂量小于 0.15 mg/kg 静脉注射时，呕吐发生率较低（2%~5%）；但当剂量超过 0.4 mg/kg 静脉注射时，最高可达 10%[12]。此外，依托咪酯可导致外周静脉内注射痛。

瑞芬太尼

瑞芬太尼是一种合成类阿片药物，在化学结构、效力和副作用方面类似于芬太尼。起效时间通常为 1~3 min，临床效应持续时间约为 5 min，瑞芬太尼静脉注射的一般起始剂量为 0.5~3 μg/kg，为保证临床效果每 2 min 追加剂量为 0.25~1 μg/kg[11]。当瑞芬太尼与其他药物联合用于操作镇静时，应进行剂量调整。作为一种新型镇静和镇痛药，已发表的文献数据并未显示瑞芬太尼优于其他镇静剂，如异丙酚，甚至是芬太尼。然而，如果可用，瑞芬太尼也是操作镇静的一个可行选择。

右美托咪定

右美托咪定是一种同时具有镇静和镇痛作用的 α_2 受体激动剂。2010 年的一则病例报道显示，2 名患者在肩关节复位中成功使用右美托咪定进行了操作镇静，但没有其他的文献报道，尤其是在急诊科没有使用右美托咪定进行操作镇静的临床试验。然而，右美托咪定在手术室和 ICU 的使用越来越多，期待进一步研究右美托咪定在操作镇静中的应用。右美托咪定的主要益处是它的安全性。其呼吸抑制作用微乎其微，且几乎没有禁忌证，这是未来研究急诊科患者应用的一个很好选择。

异丙酚

异丙酚（2,6-二异丙基酚）是一种镇静/催眠剂，没有内在的镇痛作用，但具有强烈的遗忘和抗焦虑作用[3]。它常用于中等到深度的操作镇静。由于在血浆和大脑之间快速平衡，因此通常不到 1 min 即起效，异丙酚分布于组织，由肝脏代谢，作用持续时间仅 5~15 min[4]。异丙酚的初始剂量为 0.5~1 mg/kg

静脉注射（在研究中最常见的剂量为 1 mg/kg），需要额外的镇静延长则每 2～3 min 追加剂量 0.5 mg/kg[3]。

异丙酚已被证明与其他具有足够镇静和遗忘作用的药物一样有效，可用于成人和儿童的操作镇静。需要特别注意的是，异丙酚提供镇静的同时没有任何镇痛作用，但研究表明，即使单独使用异丙酚，操作的疼痛也很低且满意度很高。在一项随机对照试验中，当在镇静方案中添加一种阿片类药物（阿芬太尼）时，报告的疼痛、操作遗忘或患者满意度均没有差异[5]。异丙酚也已被证明具有抗呕吐作用，可降低操作镇静的呕吐并发症的发生率[6]。

多项研究表明，异丙酚可以安全地用于急诊科成人及儿童的操作镇静[13]。异丙酚可以引起呼吸抑制和低血压，尽管不同的临床试验显示两者发生率都有很大的差异[3]。一项关于急诊内科医生使用异丙酚的回顾性研究显示，在 5% 的镇静不良反应中，低血压和低氧所占比例分别为 2.33% 和 1.4%[3]。其他研究发现使用异丙酚时呼吸抑制率高达 49%[14]。由于在许多研究中测量结果和混杂变量的差异，呼吸抑制的发生率难以准确量化。有人认为，慢速给药可能会降低呼吸抑制的发生率[3]。异丙酚与阿片类药物联用已被证明能明显提高呼吸抑制率，鉴于缺乏可证实的益处，因此不应该常规联用这两种药物[13]。注射部位疼痛也是一种常见的副作用，可以通过缓慢注射或在异丙酚之前注射少量利多卡因来减轻注射痛。对蛋类或大豆过敏的患者不得使用异丙酚。已有呼吸抑制或低血压的患者也应谨慎使用。

氯胺酮

氯胺酮是一种独特的苯环己哌啶衍生物，具有分离麻醉作用，在操作镇静中可提供镇痛、镇静和遗忘作用[7]。静脉注射起效时间为 1 min，作用持续时间为 15 min；肌内注射起效时间为 3～5 min，作用持续时间 15～30 min。

氯胺酮产生分离作用的剂量不同，一般成人初始剂量为 0.25～0.5 mg/kg，如果没有充分分离或需要延长时间，30～60 s 后重复给药，剂量为 0.5～1 mg/kg。儿童患者的初始剂量通常为 0.5～1 mg/kg，重复追加剂量与成人相同。如果是肌内注射，剂量应该是 4～5 mg/kg。相比肌内注射，更倾向于静脉注射用药，因为肌内注射致呕吐风险更高、恢复时间更长[8]。在低剂量的情况下，氯胺酮有镇痛作用，但不会有分离作用。氯胺酮表现出剂量相关的阈值，分离发生后，进一步追加剂量可延长药效，但不加深镇静深度[13]。

氯胺酮有其自身优点，除了分离和遗忘作用，还有镇痛作用。在镇静过程中患者可以维持气道反射和自主呼吸。它已经被安全地应用于全世界从小到大的各类手术[15]。无论是静脉还是肌内注射都很安全[4]。通常使用氯胺酮时心率和血压都略有增加。当氯胺酮快速静脉推注时会导致短暂的呼吸抑制或呼吸暂停，因此给药时长应在30~60 s。喉痉挛是最可怕的并发症，但很罕见，主要发生在儿科患者（儿童发生率为0.3%）[7]，且大多是一过性的。发生喉痉挛后，应该用温和的正压通气和吸氧处理，这些简单的措施几乎都有效。如果喉痉挛持续且对上述措施无反应，则应给予麻醉药物，并进行气管内插管。可能会发生阵挛或皮疹，但均为自限性的。氯胺酮可能会增加唾液分泌，可以用格隆溴铵或阿托品治疗，尽管这些药物不再被推荐作为预防用药[7]。氯胺酮有增加颅内压的风险，最明显的是梗阻性脑积水。在不伴有梗阻性脑积水的颅内病变或颅脑创伤时，颅内压增高通常较轻微。较新的研究表明，氯胺酮实际上可能会改善脑灌注压力[9]。有证据表明氯胺酮可能增加眼内压[7]。尽管在恢复的后期，患者已能够自己清除分泌物，但仍可能会出现呕吐。可能会发生紧急情况如苏醒期的躁动不安，通常在成人精神病患者（尤其是精神分裂症）中更频繁，通常很轻微，临床意义不大。出现紧急反应可以用苯二氮䓬类药物治疗。一项成人研究显示，通过用咪达唑仑预处理（0.03 mg/kg 静脉注射），可以使苏醒期躁动发生率降低17%，可以采用这种方法，但并非强制性的[10]。

氯胺酮不应该用于3个月以下的患儿，因为可能会增加喉痉挛的风险。也不应该用于高血压急症或紧急情况，因为对血压有影响。在已经存在精神分裂症的患者中也不应使用，在其他精神疾病中也须谨慎使用，因为它会加重精神疾病。由于可能会引起颅内压改变，因此也不应被用于梗阻性脑积水患者。由于喉部痉挛的风险较高，在上呼吸道感染儿童中使用时应格外谨慎，尽管这种潜在的风险在成人中尚未见过。由于其交感神经作用，在已知冠状动脉疾病患者中应慎用[7]。

氯胺酮-异丙酚（酮酚）

氯胺酮和异丙酚的混合物（酮酚）是一种相对较新的操作镇静剂，混合性的药物可以用一种药物的优势平衡另一种药物的副作用（例如，异丙酚的呼吸抑制、低血压、缺乏镇痛作用都有可能通过氯胺酮的血流动力学稳定性、没有呼吸抑制和有效镇痛作用缓解，氯胺酮可能出现的恶心、呕吐和苏醒期躁动可被异丙酚的抗吐性和抗焦虑性平衡）[12]。酮酚有不同的配比剂量，但在研究中最常见的组合是1∶1的氯胺酮和异丙酚，通常给予1 mg/kg初始剂量的酮酚（如0.5 mg/kg的氯胺酮和0.5 mg/kg的异丙酚），如果需要，可随后追加

0.5 mg/kg的酮酚剂量。不同的机构可能会要求在同一注射器中混合使用两种药物，或者分别给予0.5 mg/kg的药物。将药物混合在同一注射器并不理想，1∶1配方的氯胺酮在异丙酚中会沉淀。此外，最好是滴定单一药物，以免无意中过量给予两种药物的混合物[16]。

有几项研究表明，酮酚对成人和儿童的操作镇静都有效。尽管每一种药物的剂量都比较低，且通常使用氯胺酮的亚分离性剂量，但操作的遗忘、疼痛、意识清醒情况和患者的满意度在对比异丙酚和不同配比酮酚的试验中相似[12]。由于几项研究未能显示出酮酚合剂明显优于单独使用异丙酚，所以对于酮酚的使用仍然存在一些争议。有证据表明，酮酚可以提供比异丙酚更稳定的镇静深度[16]。

酮酚在成人和儿童中均已安全使用。许多研究并没有表明酮酚与单独使用异丙酚的副作用有什么不同。最近的一项荟萃分析显示，酮酚的呼吸抑制率有下降（29% $vs.$ 35.4%）[16]。酮酚的禁忌证与上文列出的一样。

咪达唑仑/芬太尼

咪达唑仑是一种苯二氮䓬类镇静/催眠剂，具有很强的遗忘作用。它的作用是通过中枢神经系统中GABA受体的增加所介导的[17]。由于苯二氮䓬类药物缺乏镇痛作用，所以咪达唑仑通常与芬太尼等阿片类药物联用，以提供镇痛。咪达唑仑静脉用药时起效时间为2~3 min，持续时间为45~60 min。芬太尼的起效时间为1~3 min，持续时间为30~60 min。咪达唑仑的剂量为0.05~0.1 mg（通常最大剂量为5 mg），芬太尼为0.5 μg/kg。

咪达唑仑/芬太尼通常为操作提供适当的中度镇静。咪达唑仑也有很好的遗忘作用。对门诊患者内镜操作的镇静作用研究显示，与异丙酚相比，咪达唑仑/芬太尼起效时间更长、镇静程度较低、苏醒时间较长、出院时间也较长[17-18]。

咪达唑仑/芬太尼的主要副作用是呼吸抑制，特别是当苯二氮䓬类和阿片类药物联合使用时。有几项研究发现，与氯胺酮或咪达唑仑单独比较，呼吸抑制率随着咪达唑仑/芬太尼的联合使用而增加[19]。咪达唑仑可以用氟马西尼拮抗，芬太尼可以在需要时用纳洛酮拮抗。芬太尼有一个非常罕见的副作用是胸壁僵直，通常在大剂量（例如达5 μg/kg）用于操作镇痛时出现，通常能通过正压通气或纳洛酮缓解。咪达唑仑/芬太尼不应该用于血流动力学不稳定或已存在呼吸抑制的患者。

禁食指南

呕吐合并反流误吸是操作镇静一个很罕见的危险因素。因此,一直以来麻醉指南在执行操作镇静之前,通常建议尽量短的禁食时间。这些指南是基于在手术室环境中进行全身麻醉的数据[13],有人担忧这一数据是否适用于急诊科环境中使用的操作镇静。现在一些急诊科的研究和文献回顾表明在操作镇静中禁食时间和呕吐发生率之间没有相关性[20-22]。基于这一数据,美国急诊医师学会操作镇静的临床政策建议,无须基于进食时间推迟操作镇静的时间。同样,在急诊科中需要执行的操作都是明确的急诊(而非择期的),因此不必要的延迟是有害的。

(马黎娜 译 陈敏 审校)

参考文献

[1] Sakles JC, et al. Comparison of the C-MAC video laryngoscope to the macintosh direct laryngoscope for intubation in the emergency department. Ann Emerg Med, 2012, 60 (6): 739-748.

[2] Ellis D, et al. Cricoid pressure in the emergency department rapid sequence tracheal intubations: a risk benefit. Ann Emerg Med, 2007, 50 (6): 653-665.

[3] American Society of Anesthesiology. Standards for basic anesthetic monitoring. Approved 21 Oct 1986 and last amended 20 Oct 2010.

[4] American College of Emergency Physicians. Clinical policy: procedural sedation and analgesia in the emergency department. Ann Emerg Med, 2014, 63: 247-258.

[5] Deitch K, Miner J, Chudnofsky CR, et al. Does end tidal CO2 monitoring during emergency department procedural sedation and analgesia with propofol decrease the incidence of hypoxic events? a randomized, controlled trial. Ann Emerg Med, 2010, 55 (3): 258-264.

[6] Deitch K, Chudnofsky CR, Dominici P. The utility of supplemental oxygen during emergency department procedural sedation and analgesia with propofol: a randomized, controlled trial. Ann Emerg Med, 2008, 52: 1-8.

[7] Deitch K, Chudnofsky CR, Dominici P, et al. The utility of high-low oxygen during emergency department procedural sedation and analgesia with propofol: a randomized controlled trial. Ann Emerg Med, 2011, 58: 360-364.

[8] Sacchetti A, Senula G, Strickland J, et al. Procedural sedation in the community emergency department: initial results of the ProSCED registry. Acad Emerg Med, 2007, 14: 41-46.

[9] Hogan K, Sacchetti A, Aman L, et al. The safety of single-physician procedural sedation in the emergency department. Emerg Med J, 2006, 23: 922-923.

[10] Rosens. Emergency medicine, concepts and clinical practice.

[11] http://www.uptodate.com/contents/sedative-analgesic-medications-in-critically-ill-adults-properties-dosage-regimens-and-adverse-effects.

[12] Vinson D, Bradbury D. Etomidate for procedural sedation in emergency medicine. Ann Emerg Med, 2002, 39: 592-598.

[13] Hayden RF. Procedural sedation and analgesia (conscious sedation) //Reichman EF, Simon RR, et al. Emergency medicine procedures. New York: McGraw-Hill Medical Pub. Division, 2004. 1001-1016.

[14] Cohen L, Athaide V, Wickham ME, et al. The effect of ketamine on intracranial and cerebral perfusion pressure and health outcomes: a systematic review. Ann Emerg Med, 2015, 65: 43-51.

[15] Green SM, Roback MG, Krauss B, et al. Predictors of emesis and recovery agitation with emergency department ketamine sedation: an individual-patient data meta-analysis of 8, 282 children. Ann Emerg Med,

2009, 54: 171-180.
[16] Dursteler BB, Wightman JM. Etomidate-facilitated hip reduction in the emergency department. Am J Emerg Med, 2000, 18: 204-208.
[17] Black E, Campbell SG, Magee K, Zed P. Propofol for procedural sedation in the emergency department: a qualitative systematic review. Ann Pharmacother, 2011, 47: 856-868.
[18] McGrane O, Hopkins G, Nielson A, et al. Procedural sedation with propofol: a retrospective review of the experiences of an emergency medicine residency program 2005-2010. Am J Emerg Med, 2011, 30: 706-711.
[19] Miner JR, Gray RO, Stephens D, et al. Randomized clinical trial of propofol with and without alfentanil for deep procedural sedation in the emergency department. Acad Emerg Med, 2009, 16: 825-834.
[20] Godwin SA, Gerardo CJ, Hatten BW, et al. Clinical policy: procedural sedation and analgesia in the emergency department. Ann Emerg Med, 2014, 63 (2): 247-258.
[21] Borgeat A, Wilder-Smith OH, Saiah M, et al. Subhypnotic doses of propofol possess direct antiemetic properties. Anesth Analg, 1992, 74: 539-541.
[22] Green SM, Roback MG, Kennedy RM, et al. Clinical practice guideline for emergency department ketamine dissociative sedation: 2011 update. Ann Emerg Med, 2011, 57 (5): 449-461.

延伸阅读

1. Andolfatto G, Abu-Laban RB, Zed PJ, et al. Ketamine-propofol combination (ketofol) versus propofol alone for emergency department procedural sedation and analgesia: a randomized double-blind trial. Ann Emerg Med, 2012, 59: 504-512.
2. Green SM, Roback MG, Miner JR, et al. Fasting and emergency department procedural sedation and analgesia: a consensus-based clinical practice advisory. Ann Emerg Med, 2007, 49: 454-461.
3. Havel CJ, Strait RT, Hennes H. A clinical trial of propofol vs. midazolam for procedural sedation in a pediatric emergency department. Acad Emerg Med, 1999, 6 (10): 989-997.
4. Kurdi MS, Threeth KA, Deva RS. Ketamine: current applications in anesthesia, pain, and critical care. Anesth Essays Res, 2014, 8 (3): 283-290.
5. Miner JR, Biros M, Krieg S, et al. Randomized clinical trial of propofol versus methohexital for procedural sedation during fracture and dislocation reduction in the emergency department. Acad Emerg Med, 2003, 10: 931-937.
6. Miner JR, Moore JC, Austad EJ, et al. Randomized, double-blinded clinical trial of propofol, 1:1 propofol/ketamine, and 4:1 propofol/ketamine for deep procedural sedation in the emergency department. Ann Emerg Med, 2015, 65 (5): 479-488.
7. Molina JA, Lobo CA, Goh HK, et al. Review of studies and guidelines on fasting and procedural sedation at the emergency department. Int J Evid Based Healthc, 2010, 8: 75-78.
8. Roback MG, Walthen JE, Bajaj L, et al. Adverse events associated with procedural sedation and analgesia in a pediatric emergency department: a comparison of common parenteral drugs. Acad Emerg Med, 2005, 12 (6): 508-513.
9. Sener S, Eken C, Schultz CH, et al. Ketamine with and without midazolam for emergency department sedation in adults: a randomized controlled trial. Ann Emerg Med, 2011, 57: 109-114.
10. Thorpe RJ, Benger J. Pre-procedural fasting in emergency sedation. Emerg Med J, 2010, 27: 254-261.
11. Ulmer BJ, Hansen JJ, Overley CA, et al. Propofol versus midazolam/fentanyl for outpatient colonoscopy: administration by nurses supervised by endoscopists. Clin Gastroenterol Hepatol, 2003, 1 (6): 425-432.
12. Yan JW, McLeod SL, Iansavitchene A. Ketamine-propofol versus propofol alone for procedural sedation in the emergency department: a systematic review and meta-analysis. Acad Emerg Med, 2015, 22: 1003-1013.

第23章
整容手术和诊室内镇静

Basavana Goudra   Shubhangi Arora

摘 要 随着人口老龄化、经济和收入的稳定、更多的整容外科从业医生，以及手术安全性的提高，在中长期内，诊室整容手术的数量可能会增加。然而，远离手术室、缺乏技术熟练的专业人员，以及并发症发生率的增加等又将带来新的挑战。气道并发症、滴定法镇静、有效复苏和全凭静脉麻醉仍将与患者的临床结局密切相关。采用更新型、毒性更小的局部麻醉药，视频喉镜，以及具有更好药代动力学特性的温和镇静药很可能会减少在诊室内整容手术的镇静相关不良事件。应持续关注培训和规章制度，这既是出于安全角度的考虑，还可减少诉讼的风险。

关键词 诊室内整容手术 局部麻醉药毒性 吸脂手术 气道管理 复苏

引 言

诊室内整容手术量的增长带来了手术室外麻醉数量的增加。由于对患者安全性的要求提高，加之手术复杂性的提升使得这一领域的监护麻醉、区域麻醉和全身麻醉的使用日益增多。鉴于一些问题的独特性，因此单独设章进行讨论。

病史和体检发现

进行诊室内整容手术的患者很可能是老年人。一般认为，这些手术的风险

B. Goudra, MD, FRCA, FCARCSI (✉)
Department of Anesthesiology and Critical Care Medicine, Hospital of the University of Pennsylvania, 3400 Spruce Street, 5042 Silverstein Building, Philadelphia, PA 19104, USA
e-mail: goudrab@uphs.upenn.edu

S. Arora, MBBS, MD
Department of Anesthesia, Brigham and Women's Hospital, 75, Francis Street, Boston, MA 02115, USA
e-mail: shubhangikkr@gmail.com

© Springer International Publishing Switzerland 2017
B. G. Goudra, P. M. Singh (eds.), *Out of Operating Room Anesthesia*,
DOI 10.1007/978-3-319-39150-2_23

低，患者可能没有进行类似大手术的术前评估和优化。应该记住，可能有"小手术"，但没有所谓的"小麻醉"。

越来越多的老年患者进行整容手术，包括面部提拉手术。通常情况下，他们的手术会在早上进行，因此进行综合评估的时间相对更少。

房颤的发病率随年龄增长而增加，男性比女性更普遍。一般人群的估计患病率为1%~2%[1-2]。>60岁的人群患病率为1%，在>65岁的人群中上升到7.2%，而>75岁的人群中这一比例为10%[3]。2010年全球房颤的人数估计为3350万（2090万男性，1260万女性）[4]。患者不会主诉有发作性房颤，除非特别去询问、检查。抗凝、抗心律失常、控制心率是现代房颤管理的基石。房颤被认为是认知能力下降的主要危险因素[5]。心室率超过100/min或严重的脉搏短绌（脉率与心电图心率有差异）一般被认为是心率控制不良的标志。

除房颤外，在诊室内整容手术中也经常会遇到未控制的高血压和糖尿病患者。在门诊手术的糖尿病患者中，门诊麻醉协会已经发布了糖尿病患者门诊手术的围手术期血糖管理指南[6]；然而，它没有提供具体的血糖或糖化血红蛋白水平。因此，麻醉医生应该在该指南的原则下结合患者的实际情况来管理。

考虑到局部麻醉被大量使用，心脏疾病的存在会增加局部麻醉药的心脏毒性风险，因此，在术前评估中应额外提高警惕性。充血性心力衰竭的病史较为常见，基于是否耐受体力活动进行评估既不充分也不可靠。回顾既往病史是必需的，如果出现严重不良后果，在医疗诉讼中这或许可以作为一个解释。

对于老年人，所有中枢神经系统抑制剂的药代动力学/药效动力学（Pk/Pd）变异都很重要。[7-8]。通常，异丙酚的Pk/Pd变异是300%~400%[9-10]。此外，老年人对镇静剂的作用非常敏感。相关的心血管疾病或呼吸道疾病可能对镇静/催眠药的分布和临床效果都会产生额外的影响。

许多患有慢性阻塞性疾病的患者可能会进行诊室内手术。疾病的严重程度会影响麻醉方式的选择。现代的麻醉药——局部麻醉、区域阻滞和具有良好Pk/Pd的全身麻醉药物使得医生在患者选择方面有了更多的灵活性。然而，有症状的患者和需要在家中吸氧的患者最好去医院进行手术。

那些患有病态肥胖的患者常常会进行诊室内整容手术。评估术后胃食管反流性疾病患病率的调查研究显示，袖状胃切除术可能会引起新的反流症状，或者加重本来的反流疾病[11]。在胃束带手术后较长时间随访的患者中，有一部分患者出现恶化或新发的食管反流症状和食管炎[12]。应考虑到反流误吸的风险，并应与外科医生和患者共同讨论反流误吸的风险，正确选择麻醉，并记录在案。

不同国家和地区的协会均发布了禁食指南[13-15]。不小心咀嚼了口香糖会引起诸多麻烦[16],尽管前瞻性随机对照研究已经证明这不会带来任何额外的风险,但美国麻醉医师协会(ASA)的指南并没有纳入这些研究。

当前或曾经有药物滥用的患者可能会给诊室内手术提出挑战[17]。评估药物滥用的影响、相关疾病及终末器官损害的影响非常重要。即使只是使用处方镇静剂/毒麻药品的患者在进行术前评估时也应该是一个单独组。它的复杂影响可能表现在对术中麻醉药的需求增加、难以预测的术后恢复问题和术后镇痛的选择。

操 作

表23.1列出了在诊室内常见的整容手术。很明显,麻醉医生在许多术式中的参与度较小,但在其他一些术式的需求则接近大手术。

表 23.1 常见的诊室内整容手术列表

面部手术	其他部位手术
肉毒杆菌素注射	抗皱
脸颊提升	腹部减脂(腹部整容)
化学换肤	手臂提升
下颌手术	身体抽脂术
磨皮	隆胸术
眉/额头去皱(提眉)	乳房提升术
眼睑手术(眼睑成形术)	缩乳术
面部提升	臀部提升(腰部去脂术)
面部修整	环360°形体提升
面部填充	大腿内部提升
激光除毛	激光除毛
激光换肤	
颈部提升和颈部抽脂	
耳廓成形术(耳朵的改变)	
鼻整容术(鼻子的改变)	
皮肤问题(瑕疵、蜘蛛痣、瘢痕修复,文身去除)	

麻醉方式的选择及预期的不良事件

监护麻醉

上述大多数的操作都可以通过监护麻醉来进行。虽然美国麻醉医师协会最近修订了镇静和麻醉的定义，但仍继续使用监护麻醉这一术语[18]。值得注意的是，美国麻醉医师协会的指南自 2011 年 7 月起，在中度和深度镇静时，要求使用呼气末二氧化碳监测。即使在某些情况下它的作用是有疑问的，但如果不遵守，在发生医疗诉讼时就会是一个问题[19-20]。最近的研究表明，大多数被认为应该接受中度镇静的患者常常接受了全身麻醉，甚至是深度全身麻醉[21]。与镇静相关的不良事件实际上在接受监护麻醉的患者中更常见[22-23]。大多数不良事件都与气道有关。再怎样强调药物和设备充分准备的重要性都不为过[24]。

在胃肠内镜操作呼吸道管理的章节中，描述了类似鼻咽通气道的气道辅助用品的使用方法，其中一些技术降低了低氧血症及其相关并发症的发生率。事实上，这样的管理已证明可提高安全性，提升了许多内镜手术的效率[25-26]，包括对于肥胖患者。

药物的选择和管理与其他科室并无不同。Pk/Pd 变异是一个主要的问题。异丙酚开始最好静脉推注（逐渐滴定到起效剂量），然后进行输注。虽然添加阿片类药物降低了异丙酚的需要量，但这种做法也增加了 Pk/Pd 变异性。

有睡眠呼吸暂停病史的患者会带来额外的挑战。如果气道不可接近（例如涉及颌面部的手术），这些患者最好是选择气管插管，即使是短时手术。通过一个安全气道，可以消除外科手术（颌面手术）的干扰和呼吸暂停导致的快速氧失饱和。一部分患者出现插管困难，在紧急情况下产生额外的问题，最好避免。在自我报告和观察者评估中，"STOP-BANG" 问卷（筛查阻塞性睡眠呼吸暂停低通气综合征的问卷）可作为筛选工具[27]。

病态肥胖患者的药代动力学略有不同，给予异丙酚和阿片类药物时，在剂量上应考虑这一因素[28-30]。然而，没有任何一个系统能够准确预测这些药物的"行为"。因此，应该由诸如患者的临床状况、合并疾病，以及各种生理变量对麻醉药物的反应等因素决定静脉麻醉药物的剂量，而不是由任何计算值或实际体重来决定。

像右美托咪定这样的新型镇静药可以用于一些诊室内的整容手术，没有明显的呼吸抑制是其一大优势。同样，氯胺酮在选择性患者中也是一个很好的选择，在降低呼吸抑制发生率方面有额外的益处。酮酚合剂很受欢迎，因为它是氯胺酮和异丙酚的混合注射物。然而，这种混合物并没有经过美国 FDA 批准。

此外，该混合物的稳定性及其对药代动力学的影响未知。

雷米马唑仑有可能克服异丙酚和咪唑仑的许多缺点，它结合了两种独特的麻醉药物，即咪达唑仑和瑞芬太尼。通过结合 GABA 受体产生镇静/催眠作用（如咪达唑仑），具有非器官依赖的代谢特点（如瑞芬太尼）。根据已发表的研究证据，它可能是未来的镇静/催眠药[31-32]，显示出了用于操作镇静的应用前景。与目前许多快速起效的静脉注射用镇静剂不同，它引起呼吸暂停的倾向非常低。其特异性的拮抗剂是氟马西尼，这也是它应用的一个主要安全优势[33]。

肿胀麻醉

肿胀麻醉是一种麻醉方法，即注射一种非常稀的局部麻醉剂，混合肾上腺素和碳酸氢钠于组织中，直到它变得坚硬、紧绷（肿胀）[34]。尽管这一做法始于抽脂术，但它目前应用于血管外科手术、乳房手术、整容手术和耳鼻喉手术。虽然可以作为一种单独的麻醉技术，但它在诊室内手术时是在监护麻醉下使用的。添加肾上腺素可降低出血量，碳酸氢盐可以减轻局部麻醉药的注射疼痛。肿胀液利多卡因从皮下组织中吸收很缓慢，从而与其他途径相比可产生更低、更延迟的血药峰值，并可延长术后镇痛时间。

尽管建议的安全剂量为 35 mg/kg，但在监护麻醉下注射的安全剂量可以达到 40 mg/kg[35]。在这项纳入 10 名患者的研究中，利多卡因分 2 次注射（间隔一段时间）。800 mg 利多卡因（2% 利多卡因，40 ml）、5% 的碳酸氢钠 125 ml，以及 1:1000 的肾上腺素 5 ml 分别加入每袋 3 L 的生理盐水中，作为一套肿胀麻醉溶液。浸润总液大于 3 套肿胀麻醉溶液（9510 ml），额外一组的浸润液不含碳酸氢钠（2% 利多卡因 8 ml 和 1:1000 肾上腺素 1 ml，加入每瓶 500 ml 生理盐水）。输液速度设置为 160 ml/min 左右。患者同时在监护麻醉下使用异丙酚和瑞芬太尼。在第二组浸润液注射后首个 24 h，每 4 h 检测血清中利多卡因的水平。利多卡因峰值水平 [2.18（0.63）μg/ml，即 mg/L] 出现在 12~20 h [16.4（2.27）h] 后。此外，浸润液的利多卡因每千克体重剂量或总剂量，与药物峰值水平或出现时间没有明显的相关性。

虽然这项研究证明了肿胀麻醉的安全性，但有一些因素，如肝功能障碍、心排出量降低或增高、血浆蛋白减少，以及 β 受体阻滞剂和钙拮抗剂的联合使用等均会增加毒性[36]。

全身麻醉

全身麻醉的问题与在医院进行的许多类似手术中遇到的问题没有什么不同。为了早期出院且没有并发症，更多依赖于全凭静脉麻醉。使用具有恒定时量相关半衰期的阿片类药物，如瑞芬太尼，可以达到许多诊室内手术的要求。然而，做好应对喉痉挛、恶性高热和插管失败等意外不良事件的准备是必要的。使用视频喉镜插管和静脉输液泵进行麻醉是常规，不需要进一步讨论。

区域麻醉

很少有整容手术可以通过单独的区域麻醉来完成。区域阻滞麻醉通常与其他方法一起使用[37]。例如，在腹部整容中作为监护麻醉下区域阻滞的补充，双侧后肋间神经阻滞可以安全使用。它需要从 T5 或 T6 到 T12 每节段注射 3 ml 混合局部麻醉药物（0.5% 利多卡因、0.125% 丁哌卡因加入 1∶200 000 肾上腺素）[38]。然而，大多数麻醉医生都反对双侧肋间神经阻滞，因为害怕发生双侧气胸。此外，这种技术的安全性和有效性还没有经科学研究得到证实。

大部分的神经阻滞是由外科医生进行面部和鼻手术时实施的。随着超声引导下区域麻醉应用的增多，它又将重新焕发活力。

特殊手术的相关并发症

抽脂术

抽脂手术中或术后发生缺氧可能是由脂肪栓塞引起的[39-41]。脂肪栓塞主要是血管腔内循环脂肪球的机械堵塞。通常表现出呼吸系统的症状。然而，脂肪球也会堵塞中枢神经系统、视网膜和皮肤的循环。至于在抽脂过程中发生的情况，大多数证据是以病例报道的形式出现的。由于这是一种不常见的并发症，所以保持一定程度的怀疑很有必要。临床体征和症状甚至可能在手术后 2～3 d 才出现。需要首先考虑的鉴别诊断有肺部感染、肺栓塞和胃内容物误吸。典型的脂肪栓塞综合征会有以下 3 个特征性临床表现中的 2 个，包括瘀点、肺窘迫，以及在刺激事件后首个 48 h 内的精神障碍。常见体征包括缺氧、发热、心动过速和呼吸急促，并有双侧肺部影像学改变和尿液变化。其表现与急性呼吸窘迫综合征非常相似，死亡率高达 10%～15%[42-43]。治疗上主要是支持性治疗。

面部整容手术

正如上文所述，涉及面部的手术有较高的缺氧风险[44]。这些挑战与麻醉的要求有关，包括安静而清晰的术野、患者无体动、没有来自麻醉的急性刺激、意识快速恢复和保护气道、预防术后恶心和呕吐，以及快速的出院。通常，外科医生不理解那些在尝试满足这些手术预期的时候会出现的气道问题。一些外科医生经常会向患者许诺监护麻醉（他们确信监护麻醉没有全身麻醉危险性大），并要求实际上是"无气道保护的全身麻醉"。麻醉医生向他们做出客观诚实的解释，通常会得到外科医生的理解。在面部整容手术中，低通气或呼吸暂停及其引发的氧失饱和的含义或意义是不同的。害怕延迟恢复和延迟出院是患者和外科医生要求实施监护麻醉的主要原因。使用全凭静脉麻醉药如短效阿片类药物瑞芬太尼，以及异丙酚，可以实现外科医生和患者的目标，而且更安全。

结 论

本文讨论了在诊室内整容手术麻醉过程中要考虑的相关问题，而不涉及术后恶心、呕吐、疼痛、入院和出院标准等，因为它们是所有麻醉的基础。未来手术很可能会由手术室内转移到诊室。全凭静脉麻醉和软药理学领域的发展可能会在未来几年产生深远影响。

（马黎娜 译 陈 敏 审校）

参考文献

[1] Miyasaka Y, Barnes ME, Gersh BJ, et al. Secular trends in incidence of atrial fibrillation in Olmsted County, Minnesota, 1980 to 2000, and implications on the projections for future prevalence. Circulation, 2006, 114 (2): 119-125.

[2] Camm AJ, Lip GYH, De Caterina R, et al. 2012 focused update of the ESC Guidelines for the management of atrial fibrillation: an update of the 2010 ESC Guidelines for the management of atrial fibrillation-developed with the special contribution of the European Heart Rhythm Association. Eur Pacing Arrhythm Card Electrophysiol J Work Groups Card Pacing Arrhythm Card Cell Electrophysiol Eur Soc Cardiol, 2012, 14 (10): 1385-1413.

[3] Liao H-R, Poon K-S, Chen K-B. Atrial fibrillation: an anesthesiologist's perspective. Acta Anaesthesiol Taiwan, 2013, 51 (1): 34-36.

[4] Chugh SS, Havmoeller R, Narayanan K, et al. Worldwide epidemiology of atrial fibrillation: a Global Burden of Disease 2010 Study. Circulation, 2014, 129 (8): 837-847.

[5] Hui DS, Morley JE, Mikolajczak PC, et al. Atrial fibrillation: a major risk factor for cognitive decline. Am Heart J, 2015, 169 (4): 448-456.

[6] Joshi GP, Chung F, Vann MA, et al. Society for ambulatory anesthesia consensus statement on perioperative blood glucose management in diabetic patients undergoing ambulatory surgery. Anesth Analg, 2010, 111 (6): 1378-1387.

[7] Albrecht S, Ihmsen H, Hering W, et al. The effect of age on the pharmacokinetics and pharmacodynamics of midazolam. Clin Pharmacol Ther, 1999, 65 (6): 630-639.

[8] Platten HP, Schweizer E, Dilger K, et al. Pharmacokinetics and the pharmacodynamic action of midazolam in young and elderly patients undergoing tooth extraction. Clin Pharmacol Ther, 1998, 63 (5): 552-560.

[9] Vuyk J. Pharmacokinetic and pharmacodynamic interactions between opioids and propofol. J Clin Anesth, 1997, 9 (6 Suppl): 23S-26S.

[10] Vuyk J. TCI: supplementation and drug interactions. Anaesthesia, 1998, 53 Suppl 1: 35-41.

[11] Hayat JO, Wan A. The effects of sleeve gastectomy on gastro-esophageal reflux and gastro-esophageal motility. Expert Rev Gastroenterol Hepatol, 2014, 8 (4): 445-452.

[12] de Jong JR, Besselink MGH, van Ramshorst B, et al. Effects of adjustable gastric banding on gastroesophageal reflux and esophageal motility: a systematic review. Obes Rev Off J Int Assoc Study Obes, 2010, 11 (4): 297-305.
[13] Lambert E, Carey S. Practice guideline recommendations on perioperative fasting: a systematic review. JPEN J Parenter Enteral Nutr, 2015. pii: 0148607114567713. [Epub ahead of print].
[14] American Society of Anesthesiologists Committee. Practice guidelines for preoperative fasting and the use of pharmacologic agents to reduce the risk of pulmonary aspiration: application to healthy patients undergoing elective procedures: an updated report by the American Society of Anesthesiologists Committee on Standards and Practice Parameters. Anesthesiology, 2011, 114 (3): 495-511.
[15] Smith I, Kranke P, Murat I, et al. Perioperative fasting in adults and children: guidelines from the European Society of Anaesthesiology. Eur J Anaesthesiol, 2011, 28 (8): 556-569.
[16] Goudra BG, Singh PM, Carlin A, et al. Effect of gum chewing on the volume and pH of gastric contents: a prospective randomized study. Dig Dis Sci, 2014, 60: 979-983.
[17] Pulley DD. Preoperative evaluation of the patient with substance use disorder and perioperative considerations. Anesthesiol Clin, 2016, 34 (1): 201-211.
[18] Continuum of Depth of Sedation: Definition of General Anesthesia and Levels of Sedation/Analgesia * Committee of origin: quality management and departmental administration (Approved by the ASA House of Delegates on October 13, 1999, and last amended on October 15, 2014).
[19] Goudra BG. Comparison of acoustic respiration rate, impedance pneumography and capnometry monitors for respiration rate accuracy and apnea detection during GI endoscopy anesthesia. Open J Anesthesiol, 2013, 03 (02): 74-79.
[20] Weaver J. The latest ASA mandate: CO2 monitoring for moderate and deep sedation. Anesth Prog, 2011, 58 (3): 111-112.
[21] Goudra B, Singh PM, Gouda G, et al. Propofol and non-propofol based sedation for outpatient colonoscopy-prospective comparison of depth of sedation using an EEG based SedLine monitor. J Clin Monit Comput, 2015. [Epub ahead of print]. PMID: 26364193.
[22] Goudra B, Nuzat A, Singh PM, et al. Association between type of sedation and the adverse events associated with gastrointestinal endoscopy: an analysis of 5 years' data from a tertiary center in the USA. Clin Endosc, 2016. doi: 10. 5946/ce. 2016. 019.
[23] Goudra B, Nuzat A, Singh PM, et al. Cardiac arrests in patients undergoing gastrointestinal endoscopy: a retrospective analysis of 73, 029 procedures. Saudi J Gastroenterol Off J Saudi Gastroenterol Assoc, 2015. doi: 10. 4103/1319-3767. 164202.
[24] Goudra B, Alvarez A, Singh PM. Practical considerations in the development of a non-operating room anesthesia practice. Curr Opin Anaesthesiol, 2016, 29 (4): 526-530.
[25] Goudra BG, Singh PM, Sinha AC. Anesthesia for ERCP: impact of anesthesiologist's experience on outcome and cost. Anesthesiol Res Pract, 2013, 2013: 570518.
[26] Goudra B, Singh P, Sinha A. Outpatient endoscopic retrograde cholangiopancreatography: safety and efficacy of anesthetic management with a natural airway in 653 consecutive procedures. Saudi J Anaesth, 2013, 7 (3): 259.
[27] Boynton G, Vahabzadeh A, Hammoud S, et al. Validation of the STOP-BANG questionnaire among patients referred for suspected obstructive sleep apnea. J Sleep Disord Treat Care. (2013-09-23) [2016-03-05]. 2 (4). http://www.ncbi.nlm.nih.gov/pmc/articles/PMC4008971/.
[28] Goudra BG, Ortego A, Selassie M, et al. Lessons from providing total intravenous anesthesia (TIVA) to a morbidly obese patient (294 kg [648 lbs], body mass index 85. 5 kg/m2). J Clin Anesth, 2013, 25 (5): 428-429.
[29] Ingrande J, Lemmens HJM. Dose adjustment of anaesthetics in the morbidly obese. Br J Anaesth, 2010, 105 Suppl 1: i16-23.
[30] Coetzee JF. Allometric or lean body mass scaling of propofol pharmacokinetics: towards simplifying parameter sets for target-controlled infusions. Clin Pharmacokinet, 2012, 51 (3): 137-145.
[31] Borkett KM, Riff DS, Schwartz HI, et al. A Phase IIa, randomized, double-blind study of remimazolam (CNS 7056) versus midazolam for sedation in upper gastrointestinal endoscopy. Anesth Analg, 2015, 120 (4): 771-780.
[32] Pambianco DJ, Borkett KM, Riff DS, et al. A phase IIb study comparing the safety and efficacy of remimazolam and midazolam in patients undergoing colonoscopy. Gastrointest Endosc, 2016, 83 (5): 984-992.
[33] Goudra B, Singh P. Remimazolam: the future of its sedative potential. Saudi J Anaesth, 2014, 8

(3): 388.
[34] Conroy PH, O'Rourke J. Tumescent anaesthesia. Surg J R Coll Surg Edinb Irel, 2013, 11 (4): 210-221.
[35] Wang G, Cao W-G, Li S-L, et al. Safe extensive tumescent liposuction with segmental infiltration of lower concentration lidocaine under monitored anesthesia care. Ann Plast Surg, 2015, 74 (1): 6-11.
[36] Dickerson DM, Apfelbaum JL. Local anesthetic systemic toxicity. Aesthet Surg J, 2014, 34 (7): 1111-1119.
[37] Hausman LM, Dickstein EJ, Rosenblatt MA. Types of office-based anesthetics. Mt Sinai J Med NY, 2012, 79 (1): 107-115.
[38] Blake DR. Office-based anesthesia: dispelling common myths. Aesthetic Surg J Am Soc Aesthetic Plast Surg, 2008, 28 (5): 564-570; discussion 571-572.
[39] Cohen L, Engdahl R, Latrenta G. Hypoxia after abdominal and thigh liposuction: pulmonary embolism or fat embolism? Eplasty, 2014, 14: ic19.
[40] Wang H-D, Zheng J-H, Deng C-L, et al. Fat embolism syndromes following liposuction. Aesthetic Plast Surg, 2008, 32 (5): 731-736.
[41] Costa AN, Mendes DM, Toufen C, et al. Adult respiratory distress syndrome due to fat embolism in the post-operative period following liposuction and fat grafting. J Bras Pneumol Publicaäao Soc Bras Pneumol E Tisilogia, 2008, 34 (8): 622-625.
[42] Fulde GW, Harrison P. Fat embolism-a review. Arch Emerg Med, 1991, 8 (4): 233-239.
[43] Newbigin K, Souza CA, Torres C, et al. Fat embolism syndrome: state-of-the-art review focused on pulmonary imaging findings. Respir Med, 2016, 113: 93-100.
[44] Nekhendzy V, Ramaiah VK. Prevention of perioperative and anesthesia-related complications in facial cosmetic surgery. Facial Plast Surg Clin N Am, 2013, 21 (4): 559-577.

第 24 章
眼科手术的麻醉

Julie Mani   Melissa Ann Brodsky

摘 要 本章将讨论眼科手术麻醉的特殊挑战。眼科手术往往担负着保护患者视力的重要职能,同时要保障患者的舒适和安全。在有特殊挑战的患者中,比如高龄、多种合并症、创伤和交流障碍等复杂情况下给予轻度镇静完成眼科手术操作并非易事。麻醉医生需要不断平衡眼内压,防止心律失常的发生,控制气泡膨胀和维持足够的镇痛和制动。各种手术都可以通过一些局部技术辅以表面麻醉、局部麻醉或者全身麻醉完成。本章解答了实施球后神经阻滞、球周阻滞和眼球筋膜囊下阻滞各自的特殊优势,以及不同的副作用和并发症。阐述了眼科解剖学、麻醉药物生理学和眼科手术患者有时可能会使用眼部药物所产生的危险后果。当监测、检查眼心反射、及时治疗和处理此类心律失常方面,麻醉实施者要保持高度的警觉。

关键词 眼内压 房水 眼心反射 开放性眼创伤 琥珀酰胆碱 二乙氧膦酰硫胆碱 球后阻滞 球周阻滞 眼球筋膜囊下阻滞 斜视矫治术 白内障手术

引 言

眼科手术存在独特的挑战,尤其当患者可能出现视力丧失时会出现特有的焦虑。接受眼科手术的患者很多是老人或儿童,会有痴呆、谵妄和术前焦虑,

---

J. Mani, MD (✉)
Department of Anesthesiology and Perioperative Medicine, Drexel University College of Medicine, Hahnemann University Hospital, 245 North 15th Street Mail Stop 310, Philadelphia, PA 19102, USA
e-mail: Julie. m. mani@gmail. com

M. A. Brodsky, MD
Department of Anesthesiology and Perioperative Medicine, Drexel University College of Medicine, Hahnemann University Hospital, 245 North 15th Street Mail Stop 310, Philadelphia, PA 19102, USA
e-mail: melissa. brodsky@drexelmed. edu

© Springer International Publishing Switzerland 2017
B. G. Goudra, P. M. Singh (eds.), *Out of Operating Room Anesthesia*,
DOI 10. 1007/978-3-319-39150-2_24

甚至更加具有挑战的导致麻醉计划改变的情况出现。在创伤和开放性眼部损伤情况下，首先要考虑控制眼内压。当手术过程涉及眼周肌肉时，危险的心律失常和防止眼心反射就成为首要问题。手术中还需要检查和平衡的事项包括控制眼内压、防止气泡膨胀、仔细辨别眼心反射和其他心律失常，同时要达到足够的镇痛和肌肉松弛。大多情况下这些矛盾的需求是在最低至中度镇静条件下完成的，这就使这些目标的实现更加具有挑战性。麻醉医生应该轻松地使用可以增加眼科手术安全性的区域麻醉、表面麻醉、局部麻醉、镇静和全身麻醉技术，选择对患者最有益的方法进行麻醉。

眼部解剖及相关知识

了解基本的眼结构将有助于了解手术的修复、可以使用的各种区域技术、某些患者可能正在使用的眼科药物的生理作用，以及其如何改变麻醉计划和患者对麻醉的反应。

- 人的眼眶由一系列坚硬的骨骼组成，这些骨质包围着眼球及相关组织。
- 眼内容物产生一定的眼内压。
- 脉络膜下区域是手术出血和眼部创伤的潜在重要区域，它是巩膜和葡萄膜之间的潜在区域，里面可充满血液[1]。
- 睫状体是产生和排泄房水的部位。
- 视网膜由10层膜组成，可以将光信号转化成大脑的感觉神经所接受的数据。
- 玻璃体覆盖了视网膜前部。如果玻璃体牵拉视网膜可以导致视网膜撕裂，重则视网膜完全脱离[1]。
- 控制眼睛运动的眼外肌共有6块：上、下斜肌，上、内、外、下直肌。牵拉这些肌肉可以引起眼心反射，这些将在本章后面讨论。
- 泪小管和排水系统负责处理鼻腔引流。
- 房水是由后房的睫状体利用碳酸酐酶和细胞色素氧化酶代谢产生的，该过程需要ATP参与[1]。虹膜表面血管形成部分房水（图24.1）。
- 结膜覆盖了眼球和眼睑表面。眼科医生可以将不同局部麻醉药物注射到这些区域，麻醉医生应计算出局部麻醉药利多卡因的诱导剂量以防止局部麻醉药物的毒性，这一点非常重要。
- 注意：当给结膜表面使用局部麻醉药物如利多卡因时，它的吸收介于静脉内和皮下用药之间[2]。
- 眼部的血液供应主要通过颈内和颈外动脉，流出主要通过眼上、下静脉之间相互交织的血管丛，最终汇入视网膜中央静脉流出[1]。

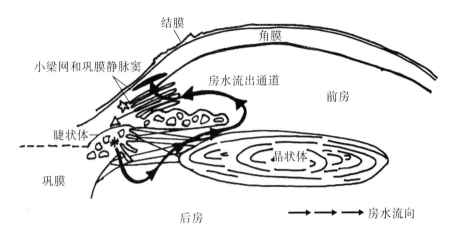

图 24.1 房水流出通路。房水由睫状体产生，之后从后房进入前房，最终从小梁网进入 Schlemm 管并从此处流出。此通路任何一处堵塞，特别是小梁通路或管道阻塞会导致高渗性液体聚集，眼内压增高，最终导致青光眼

眼内压生理

眼内压的作用是什么？它可以保持眼球的形状，促进视力。对大多数患者来说，眼内压的小幅度改变不会产生什么影响；但是对于糖尿病导致的动脉粥样硬化、周围血管疾病或其他慢性疾病患者，即使小幅度的眼内压改变也可能会导致视网膜缺血[2]。

正常眼内压为 10~22 mmHg，但是如果眼内容物增加，眼内压也会增高[3]。事实上，当眼内压超过 21 mmHg 就被定义为眼内压升高[4]。睫状体产生房水与巩膜静脉窦排出房水的净差值、脉络膜体积的减小和流动、眼外肌收缩和玻璃体体积的变化，均可以造成眼内压持续变化[5]。如果出现眼内出血或者这些管道系出现阻塞导致房水在这些区域蓄积，就会造成眼内容物增加和眼内压增高。其他与麻醉相关的直接影响眼内压的因素包括动脉压、通气[6]、氧合和用药[2]。当任何情况下，最好防止出现会使眼内压急剧增高的呛咳和干呕（表24.1）。

哪些情况会严重影响这种平衡呢？有眼球开放伤的患者可能需要手术开放眼球，这不可避免地会导致眼内压和大气压平衡。该型损伤会导致玻璃体受挤压或者房水从开放的伤口流出。当损伤涉及后房时可能会导致永久性失明[2]。

表 24.1　影响眼内压的因素

升高眼内压的因素	降低眼内压的因素
房水产生增加（或者房水排出减少）	吸入性麻醉剂
药物（如治疗哮喘的类固醇药物）	房水产生减少
眼部创伤	增加房水流动/排出
青光眼	
麻醉下的可控制因素	
琥珀酰胆碱	
氯胺酮（+/−）	
中心静脉压升高	中心静脉压降低
动脉血压升高	动脉血压降低
二氧化碳分压升高（通气不足）	二氧化碳分压降低（过度通气）
氧分压降低（供氧不足）	充足的氧分压

术前评估

眼科手术的患者经常是高龄，合并系统性疾病的发生率较高，仔细的术前检查和评估是非常必要的。

· 眼科手术被认为是低风险的手术，因为没有较大的生理改变，也无显著失血或容量液体丢失。

· 一项大型的多中心试验研究显示，对于无紧急医疗状况的局部麻醉下择期白内障手术患者，术前不需要实验室或心电图检查[7]。

· 如果要对患者实施局部麻醉/监护麻醉，需要评估患者的平卧能力，有无症状性胃食管反流、神经精神障碍、头颈部震颤、不可控制的咳嗽，以及能否听从医务人员的安排[8]。

· 如果对 >4 METs 的患者实施全身麻醉，不需要心脏科的进一步检查[9]。

· 如果既往病史提示需要行实验室和心电图检查，则应进行相关检查[8]。

· 对于白内障手术、玻璃体视网膜手术和眼部整容手术，患者可以继续服用阿司匹林、抗血小板药物和华法林，不会增加眼出血的风险[10-11]。

· 应特别注意患者在术前使用的眼科药物，因为在麻醉状态下可能会出现副作用，详见表 24.2。

表24.2 眼科用药及其在麻醉下的作用

药物	作用机制	麻醉下副作用
噻吗洛尔	拮抗睫状体上β受体，减少房水产生	心动过缓、心力衰竭、哮喘发作、心律失常
乙酰唑胺	碳酸酐酶抑制剂，减少房水产生	利尿、低血钾、低血氯、代谢性酸中毒
二乙氧膦酰硫胆碱	不可逆转地结合和抑制血浆胆碱酯酶[12]	延长丁酰胆碱和米库氯铵作用、瞳孔扩大、支气管痉挛
苯肾上腺素（滴剂）	瞳孔扩大	虽然会出现高血压、心动过速和心律失常，但一项发表在2015年《美国医学会杂志》上的荟萃分析证明，心率和血压改变没有统计学差异；当出现改变时，这些改变也是短暂的[13]
肾上腺素（滴剂）	瞳孔扩大，可以一定程度降低眼内压	高血压、心动过速、心律失常
阿托品/东莨菪碱	瞳孔扩大	心动过速、躁动、呼吸暂停、高血压

麻醉方法的选择：眼科手术的局部麻醉和全身麻醉

- 眼科手术中局部麻醉并发症较全身麻醉少[8]。
- 在一项研究中，有81例具有2种或2种以上心脏疾病危险因素的患者在局部麻醉或者全身麻醉下进行白内障手术，发现局部麻醉组术中不良事件发生明显较少[14]。
- 很多眼科手术患者是高龄患者，全身麻醉之后发生认知功能障碍的风险明显增加[15]。
- 与全身麻醉相比，局部麻醉/监护麻醉恶心、咽痛的发生率明显降低，进食水时间显著缩短[16]。

全身麻醉

在某些情况下如饱胃、眼球开放伤或者有多种合并症的患者，可能全身麻醉是更理想的选择。儿童、有精神疾病或有智力缺陷者，或者不能合作和沟通的成年人，以及有生理震颤或不能仰卧的患者可能需要实施全身麻醉[8]。另外，如果手术超过3h或者局部麻醉/区域阻滞麻醉不能满足手术需要，全身麻醉可能是唯一选择。全身麻醉的相关适应证应该还包括手术医生偏好或对凝血和出血问题的关注。即使初始计划是在局部麻醉/监护麻醉下完成手术，依然有转成全身麻醉的可能性。无论是择期还是急诊手术，通过平稳的诱导、维持、监测和苏醒对患者实施成功的麻醉，都是眼科手术的目标。

诱 导

- 在诱导期间，比如在面罩预充氧期间不要给眼部施加任何外部压力。
- 平稳的诱导非常重要，尤其是在开放性眼球损伤的情况下。诱导期间麻醉医生必须尽量避免患者出现呛咳、干呕这些进一步升高眼内压的情况，可以通过预先给药减少或消除，例如静脉注射利多卡因或者阿片类药物如芬太尼、瑞芬太尼或阿芬太尼[2]。
- 一项随机对照研究比较了诱导中使用2 mg/kg 异丙酚联合4 μg/kg 瑞芬太尼与1.5 mg/kg 琥珀酰胆碱，发现瑞芬太尼可以使眼内压下降39%，平均动脉压下降24%~31%，且可以明显抑制喉镜检查和气管插管造成的血流动力学改变[17]。其他研究证明，联合使用异丙酚和阿芬太尼也可明显减轻气道处理产生的眼内压升高[18]。这些研究都证明了给予足够的麻醉性镇痛药对平稳诱导的重要性。
- 确保在给予麻醉镇痛、肌肉松弛剂到插管之间有足够的时间，以保证药物起效，从而减少插管时呛咳的可能性。
- 究竟是使用非去极化肌肉松弛剂如罗库溴铵进行改良的快速顺序诱导，还是使用琥珀酰胆碱进行真正的快速诱导，这一问题由麻醉医生判断决定。对于饱胃和开放性眼球损伤患者，争议之处在于，气道误吸的风险和眼内压增高导致眼球脱出的风险哪个更重要。在这种情况下大多数麻醉实施者会考虑使用琥珀酰胆碱的绝对或相对禁忌证。然而，20世纪50年代有关使用琥珀酰胆碱后可以升高眼内压的报道，主要是基于生理学研究而不是任何特殊的病例或者记录在案的玻璃体挤压的病例报道[19]。
- 目前，主要的观点认为快速维持气道安全非常重要，琥珀酰胆碱是可以使用的。使用琥珀酰胆碱的优点并非微不足道：它起效迅速，加速呼吸暂停作用可靠，并可以迅速达到深度肌肉松弛，肌力恢复也同样迅速[19]。
- 使用琥珀酰胆碱应遵循"5-10"规则。琥珀酰胆碱在5~10 min可以使眼内压升高5~10 mmHg[2]。对于麻醉实施者而言，这些有临床意义吗？如前所述，与气道操作相比，临床结果并未证实一定要避免使用琥珀酰胆碱，以及使用后会对眼内压产生有害作用[20]。

- 琥珀酰胆碱升高眼内压的机制可能是因为它可以作用于眼外肌肉。眼外肌有丰富的神经肌肉接头，当这些神经肌肉接头被琥珀酰胆碱激活，重复的去极化可能导致延时收缩从而导致眼内压升高[2]。此外，眼轮匝肌肌束震颤、眼静脉淤血和由于腹部肌肉震颤导致的静脉回流受阻都被认为会使眼内压升高[8]。

维 持

- 无论给予患者监护麻醉还是全身麻醉，在维持期间都应该保证手术区域无体动。
- 大多数麻醉药物，包括吸入性麻醉药和静脉麻醉药，除了氯胺酮外都可以降低眼内压。
- Wadia 进行的一项研究证明[21]，给予 60 名儿童氯胺酮后，眼内压只有 0~8 mmHg（变化中位数为 3 mmHg）的轻微改变。只有 15 名儿童有 5 mmHg 或者更高的短时眼内压升高。Antal 的关于氯胺酮对眼内压影响的研究证明，平均剂量的氯胺酮可以使眼内压升高约 7%[22]。
- 如果给予监护麻醉/局部麻醉，当患者有不适和存在体动危险时可能需要静脉推注小剂量咪达唑仑、芬太尼或异丙酚。
- 麻醉实施者应该避免给予过量麻醉药物导致高碳酸血症引起眼内压升高。
- 如果给予插管全身麻醉，用吸入性麻醉药或者异丙酚/瑞芬太尼联合的全凭静脉麻醉维持都是合适的。
- 麻醉药物可以产生以下 3 种生理改变：①降低平均动脉压，相当于减小了脉络膜体积；②眼外肌肉松弛弛，相当于降低了眼球壁张力；③瞳孔收缩，更利于房水流动。以上这些作用可能不会对眼内压产生影响或者降低眼内压。
- 如果眼科医生给玻璃体内注入气体，使用氧化亚氮（N_2O）是非常危险的。在治疗视网膜脱离的手术中，眼科医生会使用气泡［空气、六氟化硫（SF_6）或者八氟丙烷（C_3F_8）］来替代泄漏的玻璃体。氧化亚氮比六氟化硫溶解度高了 117 倍，因此，如果患者在气泡置入后吸入氧化亚氮，注入的气体就会比原来的体积膨胀 3 倍。一旦停止吸入，气泡体积迅速减小，这种眼内压的迅速升高和降低可以导致视网膜彻底脱离[8]。
- 通常在眼科医生向玻璃体注入任何气体操作 20min 内不要使用氧化亚氮。如果患者在注入气体之后还有其他手术操作，3~4 周应当避免使用氧化亚氮[8]。另外，在 3~4 周患者应避免飞行或任何海平面以上的快速增压活动。
- 如果有任何脉络膜出血的可能，应该密切监测平均动脉压，避免血压升高和出血增多[8]。

监 测

- 这些手术的术野需要避开患者面部,转向眼科医生,从而远离麻醉医生。当头颈部不能被直接观察时,二氧化碳描记和脉搏氧饱和度可以提供缺氧、呼吸回路断开和气道梗阻的早期信号。
- 心动过速和高血压可能是患者因不适导致体动的预兆。因此,镇痛和抗焦虑药物应该仔细滴定给予,以避免在进行眼部精细操作时患者体动导致灾难性后果。
- 在监测心律失常方面心电图检查非常重要。

眼心反射

- 在这些手术时,眼心反射是要避免的主要生理反应。此反射可以由很多因素引起,包括压眼球,手术牵拉眼外肌、结膜或者眼眶结构,球后阻滞或者眼部初始创伤本身[2]。
- 心脏方面的表现可以多种多样,包括心动过缓、室性心动过速,甚至心脏停搏。哪种患者更容易出现眼心反射呢?眼心反射主要出现在需要采用间歇性手术牵拉进行的斜视矫治手术的儿童患者。然而,这种风险仍然可以出现在老年患者和其他眼科手术中。
- 关于是否需要常规药物预防眼心反射并没有达成共识,而关注每名患者特殊的合并症非常重要。很多儿童患者接受静脉抗胆碱药物如格隆溴铵或阿托品以防止此反射发生。然而,麻醉实施者应该避免在确诊为冠状动脉疾病的成年患者或高风险患者中给予任何抗胆碱药物,以免诱发心动过速导致心肌缺血。
- 处理方法首先是停止手术牵拉,如果麻醉浅则增加麻醉深度。
- 如果心动过缓仍然存在,可给予抗胆碱类药物。10 μg/kg 阿托品证实有效[23]。
- 最终,眼直肌会疲劳不再引起这种反射。此通路的解剖见图 24.2。

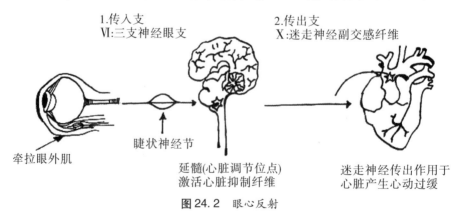

图 24.2　眼心反射

拔管和苏醒

· 苏醒的主要目标是苏醒平稳，避免可能会造成眼内压升高并阻碍伤口正常愈合的术后恶心、呕吐。

· 在严重眼球损伤或者玻璃体注气的情况下适用于深麻醉状态下拔管[8]。

· 静脉给予 1.5 mg/kg 利多卡因可以减少由于气管插管导致的气道刺激和咳嗽。应该在给药后 1~2 min 再进行气管拔管[2]。

· 眼科手术本身就是引起术后恶心、呕吐的危险因素。手术即将结束时的深呼吸动作和其他类似动作如呕吐，都会增加眼内压并使患者发生误吸的风险增高。

· 马萨诸塞州眼科和耳科医院对术后恶心、呕吐高危患者从吸入麻醉诱导到异丙酚联合瑞芬太尼全身麻醉维持，以及按体重给予昂丹司琼和地塞米松等方案制订了操作标准[8]。

区域阻滞

· 对于切开眼球的手术操作，眼球阻滞可以镇痛、固定眼球和降低眼球张力。

球后阻滞

· 球后阻滞需要向眼睛后部眼外肌组成的圆锥体内注射 3~5 ml 局部麻醉药，见图 24.3。

· 并发症包括眼球破裂、视神经损伤、视网膜动脉出血和可能由于逆行局部注射导致的以呼吸暂停、低血压、心脏停搏为表现的脑干麻痹[24]。

球周阻滞

· 在眼部肌肉圆锥体之外注射 10~12 ml 局部麻醉药，见图 24.3。大剂量的药物注射有利于肌肉圆锥体内扩散[25]。

· 理论上说，球周阻滞由于注射针的位置远离眼球，因此并发症更少。

· 一项 Cochrance 综述显示两种阻滞方式在镇痛、制动、眼部及全身并发症方面没有差别[6]。

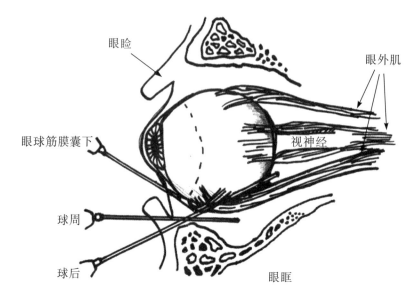

图24.3 球后、球周和眼球筋膜囊下等不同方向阻滞

眼球筋膜囊下阻滞

· 在结膜和眼球筋膜之间有一个腔隙，可以将一个钝性套管插入巩膜外腔隙，见图24.3。局部麻醉药在眼球周围局部扩散可以起到镇痛效果，如果剂量足够大可以扩散到眼外肌起到麻痹眼球制动的作用。

· 如果穿刺套管较钝则几乎无刺伤眼球或视神经的风险。

· 注射不会到达脑干。

· 与球后阻滞和球周阻滞相比，其并发症更少。

· 常出现结膜水肿和结膜下出血[26]。

表面麻醉

· 在美国，61%的白内障手术使用表面麻醉[27]。

· 局部麻醉药可以直接通过滴眼液作用于角膜，避免了注射操作引起的许多并发症。

· 表面麻醉不会产生眼球制动或者张力减小。这可以通过指导患者仰望手术显微镜灯光来克服，因此患者的合作非常重要[25]。

· 表面麻醉滴剂提供的镇痛是有限的，因此仅限于角膜修补手术。如果有需要，滴眼剂可以与前房内注射局部麻醉药联合使用。

阻滞操作的镇静

球周阻滞和球后阻滞的操作都会产生疼痛,因此常使用短效麻醉药物尽量减少患者的不适感。没有哪一种阻滞或镇静方法被证明优于其他,而是各有优点。对方法的选择取决于手术医生的技术和偏好、麻醉医生对方法的熟悉程度和患者的期望。

异丙酚

- 经常使用单次静脉注射剂量的异丙酚。
- 使用 Hocking & Balmer 公式 [56 + (0.25 × 千克体重) - (0.53 × 年龄)] 来计算异丙酚使用剂量。88% 接受此剂量的患者无术中唤醒,无系统副作用或者需要气道支持。
- 痛苦表情和语言反应都与实际的术中唤醒无关[28]。

瑞芬太尼

- 与 0.5 mg/kg 异丙酚相比,给予 0.3 μg/kg 瑞芬太尼患者体动更少[29]。
- 术中唤醒发生率更高。
- 很少有不适反应报道。
- 比异丙酚引起的恶心、呕吐更多。

右美托咪定

- 有限的研究证明,1 μg/kg 右美托咪定可以提高患者和眼科医生的满意度[29-30]。

白内障手术(超声乳化白内障吸除术 + 晶状体植入)

- 白内障是由于晶状体浑浊导致眼睛透光度缺失。它的治疗是移除晶状体并植入人工晶状体。
- 白内障摘除术是美国医疗保险老年患者最常见的手术[31]。
- 在角膜上做一个小切口,然后摘除晶状体前囊,超声乳化晶状体核之后负压吸出。将皮质吸出并在虹膜后植入人工晶状体,然后闭合切口。

白内障手术的麻醉选择

- 20世纪90年代，大切口白内障手术被现代小切口超声乳化白内障手术取代，由此不再需要眼球制动[26]。
- 大多数白内障手术采用表面麻醉，只需轻度或无须镇静。

青光眼手术

- 青光眼会导致视神经损伤和视力丧失。最主要的危险因素是眼内压升高。
- 青光眼是世界范围内第二大致盲原因，是非裔美国人第一位致盲原因[32]。
- 眼内压大小依赖于房水产生和排出的速度。因此，减少分泌或者增加房水排出都可以降低眼内压。
- 青光眼的主要类型是开角型青光眼，即房水流出阻力增高导致眼内压升高。通常无痛，发展缓慢。
- 闭角型青光眼较少，主要由急性眼内压升高引起，通常会产生疼痛，需要急诊处理。可以给予药物治疗或者在眼科接受激光虹膜切除术[33]。

青光眼患者常规处理流程

- 小梁切除术：在巩膜上开一个小洞允许房水从前房流出到结膜下，降低眼内压。这是青光眼患者降低眼内压最普通的处理流程[33]。
- 管道和阀门：从巩膜分离结膜，将一个小管插入前房辅助房水排出。

青光眼手术的麻醉

- 青光眼患者经常并发其他医学问题，需要术前仔细评估。
- 手术预后与麻醉方法无关[33]。
- 全身麻醉可以避免区域阻滞麻醉的风险，可提供更好的手术条件，但需要更多的费用和时间。
- 静脉注射小剂量异丙酚有助于区域阻滞麻醉的顺利实施，一旦药物作用消失，患者苏醒，团队可以开始手术。

玻璃体-视网膜手术

- 玻璃体腔占整个眼球体积的80%以上，而且对眼内组织的代谢非常重要。
- 随着年龄增长，玻璃体从视网膜上脱离的概率增高，是视网膜脱离最常见的形式，需要玻璃体切除术。玻璃体切除术也可以治疗玻璃体瘢痕、出血或浑浊。
- 玻璃体切除术是去除眼内玻璃体内容物，随后用空气、空气-气体混合物如六氟化硫和八氟丙烷及硅油等多种物质取代。
- 这些气体会产生膨胀，因此应该在取代前和术后几周避免使用氧化亚氮。
- 由于飞行时会有机舱内压力变化，可能产生气泡膨胀和使眼内压升高，在术后一段时间也应该禁止飞行[34]。

玻璃体-视网膜手术的麻醉

- 这类病例可以在全身麻醉或者局部麻醉/监护麻醉下实施手术。
- 区域麻醉/监护麻醉可以提供更快的恢复，以及必要情况下满足术后即刻俯卧位的需要。

斜视手术

- 大多数斜视手术患者都是儿童，因此需要全身麻醉。
- 斜视手术患者通常会伴随其他神经系统紊乱或者先天性综合征，如脑瘫、脑积水、营养不良性肌强直和马方综合征等[35]。
- 要进行仔细的体格检查和病史检查，确认是否有相关问题如先天性心脏病或者可能造成插管困难的气道异常。
- 过去对于斜视患者会增加恶性高热风险的担忧，但这是没有根据的[35]。
- 在斜视手术中，由于眼外肌牵拉和儿童迷走神经张力增高会增加眼心反射的发生率，可高达40%。
- 格隆溴铵或阿托品对防止眼心反射发生是有效的。
- 手术牵拉内直肌发生眼心反射的概率是牵拉外直肌发生眼心反射的2倍[36]。
- 当突然刺激时，眼心反射更容易发生，应提倡"轻柔"手术操作。

儿童斜视手术的麻醉

- 可以使用喉罩全身麻醉，使苏醒更平稳[35]。
- 可以使用不含阿片类的药物，如酮咯酸或对乙酰氨基酚。

- 术后应给予预防呕吐的药物，因为斜视手术可能产生呕吐。
- 很多研究证明联合使用地塞米松和昂丹司琼比单独使用效果更好[37]。
- 较深的麻醉可以防止眼心反射[38]。
- 地氟烷和七氟烷麻醉对眼心反射的发生率没有差异[39]。

成人斜视手术的麻醉

- 成人斜视手术可以采用区域麻醉/监护麻醉或者全身麻醉。
- 采用镇静和眼球筋膜囊下阻滞，患者满意度、出手术室时间和出院时间均有优势[40-41]。
- 通常需要深度镇静。

眼部整容手术

- 许多眼部整容手术如眼睑成形术和上睑下垂矫治术都是在口服镇静剂（如地西泮或唑吡坦）下使用表面麻醉和皮下注射局部麻醉药进行，因此不需要专门的麻醉医生[42]。
- 对于不符合诊室内麻醉要求的患者，一定剂量的异丙酚或其他镇静药物缓解阻滞时的不适感是可以被接受的。
- 此类手术经常使用电凝止血，由于有着火的危险，因此限制了需要吸氧的深度镇静的使用。

总　结

- 人眼由骨性眼眶及其内部包含的眼球和相关结构组成。当出血或房水聚积导致眼内容物增加时就会使眼内压升高。
- 睫状体房水产生增加或通过小梁网和巩膜静脉窦回流减少都会导致这种高渗液体增多，使眼内压升高。
- 如果患者由于青光眼长期服用二乙氧膦酰硫胆碱，当使用琥珀酰胆碱时会使其肌肉松弛作用时间延长。
- 正常眼内压是 10~22 mmHg，高眼内压被定义为压力超过 21 mmHg。
- "5-10"法则：琥珀酰胆碱在 5~10 min 会使眼内压升高 5~10 mmHg。很多关于开放性眼部损伤患者使用琥珀酰胆碱的研究并没有发现此药会对眼内容物产生挤压，因此该药在需要快速建立气道、饱胃或者其他急诊情况时使用是非常明智的。

- 至少在眼科医生向玻璃体内注射空气或其他气体 20 min 前避免使用氧化亚氮。另外，在玻璃体内注射后 4 周尽量避免使用氧化亚氮。
- 择期白内障手术患者不需要术前实验室检查或者心电图检查。
- 不能忍受仰卧、有明显震颤、儿童，或者有智力、心理缺陷的成年人，以及严重听力缺失或者不能合作、沟通的患者需要采用全身麻醉。
- 全身麻醉的目标是尽量避免呛咳的平稳诱导、足够的镇痛和制动，以及尽量预先给予适当药物防止术后恶心、呕吐，获得平稳苏醒。
- 除了氯胺酮，大多数麻醉药物降低或者不影响眼内压。降低眼内压的主要原因包括：降低平均动脉压使脉络膜容积减少，松弛眼外肌，收缩瞳孔，促进房水流动。
- 仔细监测二氧化碳分压、脉搏氧饱和度、心率和血压，可以提示早期缺氧、呼吸环路断开、气道梗阻或者是患者体动的早期征兆。
- 术中应该仔细观察心电图模式，因为手术牵拉眼外肌或对眼球施加压力可以导致各种心律失常，如心动过缓、心室颤动或心脏停搏。
- 对没有冠心病的患者，预先静脉注射格隆溴铵或者阿托品可以降低眼心反射的风险。
- 球后阻滞的并发症包括眼球破裂、视神经损伤、视网膜动脉出血，以及可能由于局部麻醉药逆行扩散导致的以呼吸暂停、低血压、癫痫发作和心脏停搏为表现的全脊髓麻醉。
- 球周阻滞是在眼部肌肉圆锥体之外注射较大剂量局部麻醉药，理论上很少发生并发症。然而，研究并未证实球周阻滞方式在镇痛、制动或并发症方面优于球后阻滞。
- 眼球筋膜囊下阻滞作用于巩膜外腔隙，在麻醉药剂量足够大时可以对整个眼球产生麻醉效果，可以扩散到眼外肌周围产生制动作用。与球后阻滞和球周阻滞相比，其并发症更少，但可能有结膜水肿和结膜下出血的风险。
- 接受斜视矫治术的患者，由于手术牵拉眼外肌更容易产生眼心反射。

（杨岑 译　胡胜 审校）

参考文献

[1] Barash PG, Bruce FC, Stoelting RK, et al. Clinical anesthesia. 7th ed. Lipincott, Williams and Wilkins Philadelphia, 2013, 1373-1397.
[2] Butterworth JF, Mackey DC, Wasnick JD. Morgan & Mikhail's clinical anesthesiology. Mcgraw-Hill, New York, 2013, 759-777.
[3] Chidiac EJ, Raiskin AO. Succinylcholine and the open eye. Ophthalmol Clin North Am, 2006, 19 (2):

279-285.

[4] Tuulonen A. Treatment of ocular hypertension: is it cost effective? Curr Opin Ophthalmol, 2016, 27 (2): 89-93.

[5] Cunningham AJ, Barry P. Intraocular pressure-physiology and implications for anaesthetic management. Can Anaesth Soc J, 1986, 33 (2): 195-208.

[6] Alhassan MB, Kyari F, Ejere HO. Peribulbar versus retrobulbar anaesthesia for cataract surgery. Cochrane Database Syst Rev, 2015, (7): CD004083.

[7] Schein OD, Katz J, Bass EB, et al. The value of routine preoperative medical testing before cataract surgery. Study of Medical Testing for Cataract Surgery. N Engl J Med, 2000, 342 (3): 168-175.

[8] Longnecker DE. Chapter 65. Anesthesia for ophthalmic surgery//Anesthesiology. 2nd ed. EBSCO Publishing; Mcgraw-Hill, New York, 2012, 1558-1580.

[9] Fleisher LA, Fleischmann KE, Auerbach AD, et al. 2014 ACC/AHA guideline on perioperative cardiovascular evaluation and management of patients undergoing noncardiac surgery: a report of the American College of Cardiology/American Heart Association Task Force on Practice Guidelines. Circulation, 2014, 130 (24): e278-333.

[10] Katz J, Feldman MA, Bass EB, et al. Risks and benefits of anticoagulant and antiplatelet medication use before cataract surgery. Ophthalmology, 2003, 110 (9): 1784-1788.

[11] Kong KL, Khan J. Ophthalmic patients on antithrombotic drugs: a review and guide to perioperative management. Br J Ophthalmol, 2015, 99 (8): 1025-1030.

[12] Gabelt BT, Hennes EA, Seeman JL, et al. H-7 effect on outflow facility after trabecular obstruction following long-term echothiophate treatment in monkeys. Invest Ophthalmol Vis Sci, 2004, 45 (8): 2732-1060.

[13] Stavert B, McGuinness MB, Harper CA, et al. Cardiovascular adverse effects of phenylephrine eyedrops: a systematic review and meta-analysis. JAMA Ophthalmol, 2015, 133 (6): 647-652.

[14] Glantz L, Drenger B, Gozal Y. Perioperative myocardial ischemia in cataract surgery patients: general versus local anesthesia. Anesth Analg, 2000, 91 (6): 1415-1419.

[15] Rasmussen LS, Johnson T, Kuipers HM, et al. Does anaesthesia cause postoperative cognitive dysfunction? A randomised study of regional versus general anaesthesia in 438 elderly patients. Acta Anaesthesiol Scand, 2003, 47 (3): 260-266.

[16] Barker JP, Vafidis GC, Hall GM. Postoperative morbidity following cataract surgery. A comparison of local and general anaesthesia. Anaesthesia, 1996, 51 (5): 435-437.

[17] Hanna SF, Ahmad F, Pappas AL, et al. The effect of propofol/remifentanil rapid-induction technique without muscle relaxants on intraocular pressure. J Clin Anesth, 2010, 22 (6): 437-442.

[18] Zimmerman AA, Funk KJ, Tidwell JL. Propofol and alfentanil prevent the increase in intraocular pressure caused by succinylcholine and endotracheal intubation during a rapid sequence induction of anesthesia. Anesth Analg, 1996, 83 (4): 814-817.

[19] Vachon CA, Warner DO, Bacon DR. Succinylcholine and the open globe. Tracing the teaching. Anesthesiol, 2003, 99 (1): 220-223.

[20] Duncalf D, Foldes FF. Effect of anesthetic drugs and muscle relaxants on intraocular pressure. Int Ophthalmol Clin, 1973, 13 (2): 21-33.

[21] Wadia S, Bhola R, Lorenz D, et al. Ketamine and intraocular pressure in children. Ann Emerg Med, 2014, 64 (4): 385-388. e1.

[22] Antal M, Mucsi G, Faludi A. Ketamine anesthesia and intraocular pressure. Ann Ophthalmol, 1978, 10 (9): 1281-1284, 9.

[23] Alexander JP. Reflex disturbances of cardiac rhythm during ophthalmic surgery. Br J Ophthalmol, 1975, 59 (9): 518-524.

[24] Wong DH, Koehrer E, Sutton HF, et al. A modified retrobulbar block for eye surgery. Can J Anaesthesia J canadien d'anesthesie, 1993, 40 (6): 547-553.

[25] Nouvellon E, Cuvillon P, Ripart J. Regional anesthesia and eye surgery. Anesthesiology, 2010, 113 (5): 1236-1242.

[26] Spaeth GL, Danesh-Meyer HV, Goldberg I, et al. Opthalmic surgery principles and practice. 4th ed. Elsevier, Edinburgh, 2012. 40-44.

[27] Ezra DG, Allan BD. Topical anaesthesia alone versus topical anaesthesia with intracameral lidocaine for phacoemulsification. Cochrane Database Syst Rev, 2007, (3): CD005276.

[28] Habib NE, Balmer HG, Hocking G. Efficacy and safety of sedation with propofol in peribulbar anaesthesia. Eye (Lond), 2002, 16 (1): 60-62.

[29] Vann MA, Ogunnaike BO, Joshi GP. Sedation and anesthesia care for ophthalmologic surgery during local/regional anesthesia. Anesthesiology, 2007, 107 (3): 502-508.
[30] Ghali AM, Shabana AM, El Btarny AM. The effect of low-dose dexmedetomidine as an adjuvant to levobupivacaine in patients undergoing vitreoretinal surgery under sub-tenon's block anesthesia. Anesth Analg, 2015, 121 (5): 1378-1382.
[31] Schein OD, Cassard SD, Tielsch JM, et al. Cataract surgery among medicare beneficiaries. Ophthalmic Epidemiol, 2012, 19 (5): 257-264.
[32] Tian K, Shibata-Germanos S, Pahlitzsch M, et al. Current perspective of neuroprotection and glaucoma. Clini Ophthalmol (Auckland NZ), 2015, 9: 2109-2118.
[33] Eke T. Anesthesia for glaucoma surgery. Ophthalmol Clin North Am, 2006, 19 (2): 245-255.
[34] Dieckert JP, O'Connor PS, Schacklett DE, et al. Air travel and intraocular gas. Ophthalmology, 1986, 93 (5): 642-645.
[35] Rodgers A, Cox RG. Anesthetic management for pediatric strabismus surgery: continuing professional development. Can J Anaesthesia J canadien d'anesthesie, 2010, 57 (6): 602-617.
[36] Karaman T, Demir S, Dogru S, et al. The effect of anesthesia depth on the oculocardiac reflex in strabismus surgery. J Clin Monit Comput, 2015.
[37] Shen YD, Chen CY, Wu CH, et al. Dexamethasone, ondansetron, and their combination and postoperative nausea and vomiting in children undergoing strabismus surgery: a meta-analysis of randomized controlled trials. Paediatr Anaesth, 2014, 24 (5): 490-498.
[38] Yi C, Jee D. Influence of the anaesthetic depth on the inhibition of the oculocardiac reflex during sevoflurane anaesthesia for paediatric strabismus surgery. Br J Anaesth, 2008, 101 (2): 234-238.
[39] Oh AY, Yun MJ, Kim HJ, et al. Comparison of desflurane with sevoflurane for the incidence of oculocardiac reflex in children undergoing strabismus surgery. Br J Anaesth, 2007, 99 (2): 262-265.
[40] Snir M, Bachar M, Katz J, et al. Combined propofol sedation with sub-tenon's lidocaine/mercaine infusion for strabismus surgery in adults. Eye (Lond), 2007, 21 (9): 1155-1161.
[41] Greenberg MF, Pollard ZF. Adult strabismus surgery under propofol sedation with local versus general anesthesia. J AAPOS Off Pub Am Asso Pediatric Ophthalmol Strabismus Am Asso Pediatric Ophthalmol Strabismus, 2003, 7 (2): 116-120.
[42] Moody BR, Holds JB. Anesthesia for office-based oculoplastic surgery. Dermatol Surg Off Pub Am Soc Dermatol Surg, 2005, 31 (7 Pt 1): 766-769.

第 25 章
麻醉和放射治疗

Kara M. Barnett　Amy Catherine　Lu Luis E. Tollinche

摘　要　放射治疗是治疗肿瘤的一种重要方法。近距离放疗包括将放射活性物质置入体内。外照射放疗是使用机器在体外将射线照入体内。近距离放疗麻醉方法的选择由一些因素决定，如治疗范围、治疗时长和配备的麻醉人员情况。如果需要将患者送到 MRI 或 CT 室进行治疗，麻醉方法也许会更复杂。成人的外照射放疗一般不需要麻醉。若给予麻醉，通常异丙酚镇静就可以满足治疗需要。

关键词　近距离放疗　外照射放疗　放疗　射线　放射性物质限束器　低剂量植入物　高剂量植入物　制动器　放射性刺激　放射性处理　面罩　镇静　局部麻醉　全身麻醉　区域麻醉　硬膜外阻滞　蛛网膜下腔麻醉　硬膜外麻醉

引　言

- 放射治疗（以下简称"放疗"）是使用射线治疗癌细胞的方法。
- 放疗需要制动以确保治疗的精确性[1-2]。
- 近距离放疗需要将放射活性物质置入体内。
    - 放射活性物质置入会产生疼痛，通常需要麻醉。

- 近距离放疗通常适用于胃肠道、泌尿系、妇科、食管、乳腺、胸部和视网膜肿瘤[1]。
- 放射肿瘤科医生采用限束器处理置入的放射活性物质,当放射活性物质被置入腔内或间隙内(组织内)时通常需要提供麻醉[1]。
- 如果置入的限束器留在患者体内,就需要住院治疗。取出设备时会产生疼痛,患者会从麻醉中获益。
- 两种常见的近距离放疗的总结见表 25.1。
· 外照射放疗需要使用机器使射线从体外进入体内。
- 通常需要多次治疗。
- 治疗是无痛的。
· 在讨论患者情况和治疗需求之后麻醉医生需要制订麻醉计划。

表 25.1 近距离放疗类型

低剂量率植入物	高剂量率植入物
低剂量放疗需要多次治疗	高剂量放疗一般用时较短(如 5~10 min)。新方法具有工作人员无须暴露在放射环境中的优点
可能是永久植入粒子或临时放置一段时间限束器	植入和治疗需要分几次进行,需要临时放置限束器。为了完成每天 1 次的治疗,限束器需要放置几天;如果是每周 1 次的治疗,则需要每周移除和更换

近距离放疗

· 放射源及限束器置入和取出会产生疼痛[3]。
· 近距离放疗可以选择多种麻醉技术,优点和缺点总结见表 25.2。选择麻醉技术应考虑的问题包括:
- 患者特异性,比如病态肥胖、有误吸的高危因素或者有已知或疑似困难气道。近距离放疗的非乳腺病变患者通常高龄、虚弱,有可能无法承受较大手术[1,4]。
- 近距离放疗的身体区域范围[1,4]。
- 治疗的时长。由于需要确定放疗的位置是否正确,并在治疗前计算剂量,因此近距离放疗可能需要较长时间[4]。
- 患者保持不动以确保放射源及限束器置入位置适当,治疗后患者是否仍需要制动。
- 在麻醉中是否需要将患者转移到扫描室或者放射室[1]。

表 25.2　不同麻醉技术的优点和缺点

麻醉类型	优点	缺点
局部麻醉	如果没有麻醉医生，放疗医生可以自行操作	镇痛可能不充分 患者制动不充分
镇静	如果没有麻醉医生，放疗医生可以自行操作 镇静可用于限束器取出时	镇痛可能不充分 如果是由放疗医生操作，在患者有呼吸抑制时可能需要帮助
区域麻醉	比较适用于躯干下部操作 成功的硬膜外或蛛网膜下腔阻滞可以提供充分的镇痛 易于安全运输，尤其是在如果麻醉实施者需要将患者在制动下送往扫描室或治疗室时 并发症较少 可留置硬膜外导管用于置入物取出	患者必须适于蛛网膜下腔或硬膜外阻滞（如不伴有凝血疾病） 单次蛛网膜下腔或硬膜外阻滞的时间可能无法满足长时间操作的需求
全身麻醉	提供良好的制动和镇痛 必须用于某些病例如身体上部疾病 并发症较少	需要全套麻醉设备/呼吸机，如果在医院其他区域进行扫描时可能不能提供这些设备

· 如果患者接受全身麻醉，必须确保其所在区域有呼吸机和全套监护设备。

· 在治疗操作期间，使用摄像机或跟踪监视器对患者和监护仪进行监测。治疗室有防护且需要备齐麻醉设备。

– 尽量减少术后恶心、呕吐。

– 手术或操作室的环境和基础设施。

– 麻醉技术对近距离放疗预后可能存在影响，尽管很少有这方面的随机对照研究。

· 近距离放疗的局部麻醉：

– 是放疗医生广泛使用的麻醉方式。虽然比安慰剂效果好，但是局部麻醉结束后有些患者会出现疼痛，这种麻醉方法通常没有麻醉医生参与[1,5]。

– 由于患者镇痛不足，发生体动可能导致放射源和限束器放置不到位[1]。

· 近距离放疗的镇静：

– 在疼痛较轻的近距离放疗中可以作为全身麻醉的替代方法[1]。

– 在没有麻醉医生的情况下放疗医生可以实施镇静[1]。选择包括：

· 在放射源和限束器置入或取出时可以吸入氧化亚氮[6]。

- 静脉药物包括阿片类、咪达唑仑和（或）异丙酚[3,7]。
  - 如果可能，在未使用硬膜外导管进行镇痛的患者中应用于限速器取出时，可减轻不适感。可以考虑小剂量异丙酚。一旦取出，疼痛会消失，所以要当心过度镇静[1,4]。
- 近距离放疗的区域麻醉：
  - 主要应用于身体下部区域的近距离放疗，包括泌尿系统、下部直肠和妇科肿瘤。
  - 区域麻醉的优点包括充分的镇痛和制动，患者满意度较高，在不同区域之间可以安全转移[1]。
  - 区域麻醉的选择包括蛛网膜下腔麻醉、腰段硬膜外麻醉、骶管麻醉和蛛网膜下腔-硬膜外联合技术[1]。
    - 蛛网膜下腔麻醉在近距离放疗区域麻醉中占较大比例[4]。蛛网膜下腔麻醉的优点包括起效快、麻醉持续时间可预知[1]。
    - 蛛网膜下腔-硬膜外联合或者单纯硬膜外麻醉是长时间治疗操作的较好选择。
    - 骶管阻滞被认为适用于妇科肿瘤的近距离放疗。其缺点包括肥胖患者穿刺困难、作用时间有限，以及放置放射源和限束器时镇痛不充分[8]。
    - 腰段硬膜外麻醉常用于妇科、泌尿系统和直肠疾病。当前列腺疾病患者接受高剂量率近距离放疗时，使用硬膜外自控镇痛更有优势[1,9]。它还可以为完成负荷剂量后取出放射性物质时提供镇痛[1]。
  - 一项 5000 例近距离放疗的回顾性研究显示，30% 的身体下部近距离放疗和大多数骨盆近距离放疗病例使用区域麻醉[4]。
- 近距离放疗的全身麻醉[4]：
  - 全身麻醉的适应证包括上半身恶性肿瘤的近距离放疗（如口咽癌、支气管癌）、患者要求，以及禁忌采用区域麻醉的患者[1,4]。
  - 一些机构包括作者所在医院的所有近距离放疗都倾向于使用全身麻醉。作者医院在 MRI 和 CT 扫描室均配备有麻醉监测设备、呼吸机及相关设备，便于安全转运。我们的患者术后会转运至麻醉后监护室恢复。
  - 全身麻醉准备工作繁杂且需要较多的设备，例如，如果患者需要进行 MRI 或者 CT 扫描，那么在放疗室或扫描室都需要配备呼吸机。
- 在选择合适的麻醉技术时，要考虑到很多近距离放疗患者属于美国麻醉医师协会（ASA）分级是Ⅲ级或者Ⅳ级，年龄超过 60 岁[4]，这一点很重要。
- 总的来说，全身麻醉和区域麻醉的并发症很少，包括低血压、心动过缓和术后恶心、呕吐[4]。

- 有关研究证明，在术后并发症发生及满意度方面全身麻醉和区域麻醉没有区别[1,10]。一项前瞻性试验研究比较了接受4种不同麻醉技术（全凭静脉全身麻醉，异氟烷吸入全身麻醉、小剂量蛛网膜下腔麻醉和大剂量蛛网膜下腔麻醉）患者的术后并发症及预后，结果显示在所有麻醉技术中全凭静脉麻醉患者排尿和出院都较早，但在术后恶心呕吐、疼痛评分、在家恢复正常生理功能或患者整体满意度方面，4种麻醉技术无差异[10]。
- 对比全身麻醉和区域麻醉用于前列腺近距离放疗的回顾性研究显示，麻醉技术与术后前列腺肿胀、急性毒性和置入物剂量学质量无相关性[11]。
- 对于没有留置硬膜外导管进行术后镇痛的患者，可考虑使用对乙酰氨基酚、吗啡、可待因和非甾体类抗炎药物实施术后镇痛[1]。
- 如果限束器留置在患者体内，患者可能会感觉不适，在医院需要制动观察。

外照射放疗

- 一般每天1次或者每天2次，治疗时间一般持续6周[12]。
- 精确定位对重复操作非常重要。重复精确的体外放疗必须由肿瘤放疗医生下达医嘱[13]。
- 良好的麻醉前评估和团队协作可以提升患者安全[12]。
- 与幼儿不同，成年人在外照射放疗时很少需要给予麻醉。成人患者可能在以下情况时给予镇静，如严重疼痛、幽闭恐惧症、精神状态改变或者精神发育迟缓。对脑部肿瘤进行放疗时需要一个紧密的面罩，幽闭恐惧症患者可能无法忍受而需要镇静。
- 进行治疗模拟有助于肿瘤放疗医生准确开具医嘱[13]。
  - 模拟确切的条件。
  - 皮肤表面应给予标记，以利于重复治疗定位。
  - 制作石膏固定装置。
  - 对辐射治疗附近的器官进行保护（如生殖器和其他重要器官）。
  - 提供机会评估患者是否合作，以及在没有麻醉的情况下接受治疗的耐受能力。
  - 倾向于比实际治疗时间（30~60 min）更长。在实际治疗期间，更多的镇静是必要的。

- 在没有进行放疗操作的间隙,除了在 CT 扫描时,麻醉医生可以一直守护在患者身边以确保患者安全。
- 3 种制动设备/定位[13]:
  - 大脑/头部治疗使用的面罩(Aquaplast,商品化防护罩)。
  - 身体模具(Aquacradle,商品化防护罩)用于身体/肢体治疗。
  - 全身照射使用的地板固定装置。
- 监护麻醉通常可以很好被耐受,满足治疗需要[2,13]。
  - 治疗是无痛的。
  - 如果不需要肌肉松弛,可保留自主呼吸。
  - 使用能够检测呼气末二氧化碳的鼻导管,在治疗过程中如果有需要可以将鼻导管接到面罩上。
  - 短时间治疗可以持续 5~20min,其时长主要取决于需要照射的位置有多少。
  - 必须遵守禁食原则。如果出现肿瘤阻塞呼吸道时需要考虑其他指导方案,并采取气管插管全身麻醉[13]。
  - 可以使用 0.05 mg/kg 咪达唑仑抗焦虑[14]。
  - 静脉推注 0.5 mg/kg 异丙酚后持续输注(每照射野 1 mg/kg),停药 4 min 内患者能自发睁眼[14]。
- 全身麻醉的注意事项:
  - 患者是否具备适应证(气道需要保护等)。
  - 是否需要肌肉松弛(如在对视网膜母细胞瘤进行放疗时,需要松弛眼外肌)[13,15]。
  - 患者体位[15]。
  - 全身麻醉药物输注需要循环通路[13]。确保静脉通道、监测设备和辅助供氧管道都足够长,不会影响照射设备。
  - 麻醉呼吸机和其他设备不能干扰旁边的 X 线束[13]。
  - 挥发灌和呼吸机比较笨重,运输比较困难[14]。
  - 比实施监护麻醉的诱导过程慢。
  - 更难滴定到最佳麻醉水平[14]。
- 监护需要使用两个摄像机(闭路电视)以确保可视性:
  - 观察患者的呼吸和活动。
  - 监测(ASA 监测包括无创血压、心电图、脉搏氧饱和度、呼气末二氧化碳,在全身麻醉期间还需要监测呼吸机的工作状态)[2,13]。

- 治疗室应该有麦克风，可以为麻醉实施者传送脉搏氧饱和度仪的声音[13]。
- 麻醉实施者需要配备一个可移动的工作车和急救药品[2,16]。
- 如果没有呼吸机，应该准备好气道急救设备包括呼吸气囊[16]。
- 确保吸引器在场，随时可用。
- 外照射放疗比单用化疗更容易引起恶心、呕吐，应考虑额外给予止吐剂如静脉注射昂丹司琼 0.1 mg/kg[13]。

挑 战

- 放疗具有挑战性，因为放疗室多数远离手术室，且麻醉实施者不能近距离监护患者[1]。
  - 在治疗期间麻醉提供者必须离开治疗室[13]。
  - 可能不能马上提供帮助。
  - 将患者转移到恢复区域具有挑战性。
- 快速急救治疗是必要的，因为大多数放疗和近距离治疗单位都没有专用的术后恢复室[13]。
- 近距离放疗：
  - 近距离放疗时，麻醉实施者可能需要将患者转移到 CT 或者 MRI 扫描室以确定置入限束器位置正确，或者将患者转移到治疗室。麻醉患者的转移具有挑战性，会有一定的风险[1]。
  - MRI 扫描需要使用和 MRI 兼容（不受辐射影响）的麻醉设备。如果患者接受全身麻醉，就需要 MRI 兼容的呼吸机和监护仪。
  - 由于需要确定限束器置入位置并进行计算，近距离放疗也可能需要很长时间[1]。
- 外照射放疗：
  - 外照射放疗期间面罩固定器可妨碍空气交换或导致上呼吸道梗阻。建议使用面罩时考虑下颌牵引。
  - 在治疗期间接近患者是受到限制的，麻醉实施者必须考虑在紧急状况下抢救患者的时间延误（如沉重的铅门的开放等）[13]。
  - 反复进入治疗室等需要无菌技术，因为很多患者合并中性粒细胞减少[13]。
  - 常见的潜在放疗相关急性副作用[12]：
    - 疲劳。

- 皮肤发红/起疱和头发脱落。
- 黏膜炎和口干。
- 神经认知改变和脑白质病。
- 神经内分泌失调。
- 恶心、呕吐和腹泻。
- 癌症幸存者（辐射）增加了罹患第二个恶性肿瘤的风险。

– 使用类固醇继发体重增加可导致制动器不匹配需要重新模拟。

– 如果患者有呕吐或者上呼吸道感染，实施麻醉可能弊大于利，治疗可能需要取消。最好能与患者和放射肿瘤医生沟通以助于做出有益的决策[12]。

– 对于快速耐药性和是否需要增加异丙酚剂量的研究存在争议。作者建议大多数患者需要在放疗期间增加剂量[12]。

（杨 岑 译　胡 胜 审校）

参考文献

[1] Roessler B, Lucia S, Gustorff B. Anaesthesia for brachytherapy. Curr Opin Anaesthesiol, 2008, 21（4）：514-518.
[2] Katrin C, Laura T, Stephen S. Anesthesia and sedation outside the operating room. Anesthesiol Clin, 2014, 32（1）：25-43.
[3] Hurd C. A comparison of acute effects and patient acceptability of high dose rate with low dose rate after-loading in intra-vaginal radiotherapy. Radiogr Today, 1991, 57：25-28.
[4] Benrath J, Kozek-Langenecker S, Hupfl M, et al. Anaesthesia for brachytherapy—$5^{1/2}$ yr of experience in 1622 procedures. Br J Anaesth, 2006, 96（2）：195-200.
[5] Lim KH, Lu JJ, Wynne CJ, et al. A study of complications arising from different methods of anesthesia used in high-dose-rate BT for cervical cancer. Am J Clin Oncol, 2004, 27：449-451.
[6] Tyrie LK, Hoskin PJ. Intrauterine high dose rate afterloading BT: experience of fractionated therapy using a cervical sleeve technique. Clin Oncol（R Coll Radiol），1996, 8：376-379.
[7] Nguyen TV, Petereit DG. High-dose-rate BT for medically inoperable stage I endometrial cancer. Gynecol Oncol, 1998, 71：196-203.
[8] Smith MD, Todd JG, Symonds RP. Analgesia for pelivic brachytherapy. Br J Anaesth, 2002, 88（2）：270-276.
[9] Colella J, Scrofine S, Galli B, et al. Prostate HDR radiation therapy: a comparative study evaluating the effectiveness of pain management with peripheral PCA vs. PCEA. Urol Nurs, 2006, 26：57-61.
[10] Flaishon R, Ekstein P, Matzkin H, et al. An evaluation of general and spinal anesthesia techniques for prostate BT in a day surgery setting. Anesth Analg, 2005, 101：1656-1658.
[11] Aronowitz J, Follette J, Moran MJ. Does anesthesia method affect implant induced prostate swelling? Urology, 2005, 65：513-516.
[12] McFadyen J, Pelly N, Orr R. Sedation and anesthesia for the pediatric patient undergoing radiation therapy. Curr Opin Anaesthesiol, 2011, 24：433-438.
[13] Harris E. Sedation and anesthesia options for pediatric patients in the radiation oncology suite. Int J Pediatr, 2010；Article ID 870921：9.
[14] Buehrer S, Immoos S, Frei M, et al. Evaluation of propofol for repeated prolonged deep sedation in children undergoing proton radiation therapy. Br J Anaesth, 2007, 99（4）：556-560.
[15] Chalabi J, Patel S. Radiation therapy in children. Int Anesthesiol Clin, 2009, 47：45-53.
[16] Galvagno SM, Kodali BS. Critical monitoring issues outside the operating room. Anesthesiol Clin, 2009, 27：141-156.

第26章
麻醉技术在不孕不育治疗中的应用

John Fitzgerald　Nikki Higgins　John P. R. Loughrey

摘　要　随着希望生育子女的高龄夫妇数量的增多及辅助生殖技术成功率的提高，使得辅助生育数量在世界范围内都有所增加。超声引导下卵巢卵母细胞采集术为一项有痛操作，患者需接受麻醉或镇静。所采用的麻醉技术必须安全，且应对提取的卵细胞、随后的胎儿及妊娠成功率的不良影响最小化。早期对不同麻醉方式的关注主要集中于其对妊娠预后的影响，但其他许多因素也可对预后产生影响，包括实验室技术和父母育龄。由于对随机化治疗对预后影响的担忧，此类患者对参与随机治疗的意愿缺乏，因此关于麻醉技术比较的高质量随机研究非常少。麻醉医生可能会被要求在试管婴儿中心施行麻醉或镇静，这些科室可能是一个独立中心或综合性医院的独立单元。为了达到最短的卵细胞转运和处理时间，这些操作很少在中心手术室进行，而是在临近生殖实验室的手术室内进行。本章旨在为不熟悉该类手术的麻醉医生提供全面的介绍，讲解可靠的麻醉操作相关知识。

关键词　生殖　麻醉　辅助生殖技术　体外受精

引　言

随着希望生育子女的高龄夫妇数量的增多及辅助生殖技术成功率的提高，使得辅助生育数量在世界范围内都有所增加。超声引导下卵巢卵母细胞采集术为一项有痛操作，患者需接受麻醉或镇静。所采用的麻醉技术必须安全，且应对提取的卵细胞、随后的胎儿及妊娠成功率的不良影响最小化。早期对不同麻醉方式的关注主要集中于其对妊娠预后的影响，但其他许多因素也可对预后产生影响，包括实验室技术和父母育龄。由于对随机化治疗对预后影响的担忧，

J. Fitzgerald, MB, FRCA, FCAI, EDIC · N. Higgins, MB, BSc, FCAI, FJFICMI
J. P. R. Loughrey, MB, FCAI, FFPMCAI (□)
Department of Anesthesia, The Rotunda Hospital, Parnell Street West, Dublin, Ireland
e-mail: jloughrey@rotunda.ie

© Springer International Publishing Switzerland 2017
B. G. Goudra, P. M. Singh (eds.), *Out of Operating Room Anesthesia*,
DOI 10.1007/978-3-319-39150-2_26

此类患者对参与随机治疗的意愿缺乏，因此关于麻醉技术比较的高质量随机研究非常少。

麻醉医生可能会被要求在试管婴儿中心施行麻醉或镇静，这些科室可能是一个独立中心或综合性医院的独立单元。为了达到最短的卵细胞转运和处理时间，这些操作很少在中心手术室进行，而是在临近生殖实验室的手术室内进行。

本章旨在为不熟悉该类手术的麻醉医生提供全面的介绍，讲解可靠的麻醉操作相关知识。

体外受精技术概述

辅助生殖技术包含多项生育治疗手段，治疗可涉及精子和（或）卵子，以达到成功妊娠的目的。具体包含以下技术。

- 体外受精（in-vitro fertilization，IVF）。
- 卵母细胞胞浆内单精子注射（intra-cytoplasmic sperm injection，ICSI）。
- 宫腔内授精（intra-uterine insemination，IUI）。
- 配子输卵管内移植（gamete intra-fallopian transfer，GIFT）。
- 合子输卵管内移植（zygote intra-fallopian transfer，ZIFT）。

IVF 最初是针对输卵管疾病患者的一种治疗手段。但随着它的推广，其适应证不断增加。目前，这项不断发展中的技术的适应证包括：

- 输卵管疾病。
- 男性因素所致生育能力低下。这类情况占生育能力低下夫妇的 35%[1]。男性生育能力低下常因精子异常引起的无精症（精液内无精子）或少精症（精液内精子数量减少）所致。
- 子宫内膜异位症。
- 无排卵症，可由原发性或继发性卵巢功能障碍所致。
- 随孕母年龄增加出现的生育能力下降。
- 原因不明性不孕，超过 2 年。

IVF 的适应证及其在多种疾病中的使用率不断增加，多年来其成功率也得到了提升。超过 33% 的辅助生殖周期可实现单胎或多胎妊娠[2]。其成功率的提高是多因素作用的结果，包括取卵和移植技术、实验室技术和激素治疗的进步等。在辅助生殖中评估麻醉技术对患者满意度及其潜在作用对预后的影响十分重要。

此外对 IVF 技术流程的熟悉，对于制订完善的麻醉方案也非常重要。IVF

技术涉及以下几个步骤。

·激素刺激：典型的辅助生殖周期从使用促性腺激素释放激素激动剂（gonadotropin-releasing hormone agonist，GnRH-a）开始，这种药物可诱发垂体和卵巢抑制。而后，使用促卵泡激素（follicle-stimulating hormone，FSH）和人类绝经期促性腺激素（human menopausal gonadotropin，hMG），可支持卵巢内多个卵泡的生长发育。这些反应可通过连续经阴道超声观察到。此后，使用人绒毛膜促性腺激素（human chorionic gonadotropin，hCG）诱导卵泡发育成熟。这些治疗方案可在1个周期内产生10~15个卵母细胞[3]，每个卵泡通常含有单独一个卵母细胞。

·取卵：一般在给予hCG后约36 h，进行针导抽吸取卵。取卵过程中需要麻醉支持。

·体外受精：使用预先采集好的精子标本为采集的卵母细胞授精。如果精子标本存在活动度或穿透力异常，则需考虑使用预先处理过的精子进行卵母细胞胞浆内单精子注射。

·胚胎移植：受精卵是多细胞生物发育的最初级阶段。受精卵发育至聚集于外层的细胞囊形态时称为囊胚，细胞进一步分裂即形成了胚胎。在监测受精卵发育至胚胎后期后，可直接将其移植入宫腔。通过导管将胚胎注射入宫腔的过程相对无痛，不需要麻醉。此操作有时在取卵后数天进行。有时，则通过合子输卵管内移植技术直接将受精卵移植入输卵管，这需要全身麻醉；由于对异位妊娠的担忧，这种胚胎移植技术的应用在减少。

麻醉及麻醉医生的作用

虽然IVF涉及许多操作步骤，如卵巢囊肿引流等，但麻醉主要是用于IVF的取卵步骤。当有大的卵巢囊肿可能影响邻近卵巢组织的卵泡发育时，需行卵巢囊肿引流术。这项操作也是经阴道进行，但通常仅需要一根针穿刺。

早期开展IVF时，取卵有时通过腔镜完成，可以直接看到卵巢结构。因此，这就意味着患者在取卵时需接受气管插管全身麻醉。如果患者先前的手术使卵巢处于盆腔较高的位置，经阴道入路难以接近卵巢时，此种情况下则需行腔镜下取卵。

当需要将配子或合子移植入输卵管时，很少需要腔镜参与，这些过程被称为配子输卵管内移植或合子输卵管内移植。配子是指单倍体生殖细胞，如女性的卵母细胞和男性的精子。

目前，取卵主要在超声引导下经阴道途径进行。与腔镜技术相比，经阴道取卵具有更高的受孕率[4]。

虽然，此过程为微创操作，但许多患者仍认为取卵过程是整个辅助生殖治疗过程中最紧张和可能产生疼痛的步骤之一。

患者可能会对经阴道探头的置入产生不适。而在穿刺针穿过阴道穹隆至卵巢的过程中会出现疼痛。(图 26.1)。取卵过程中对卵巢的操作也可能使患者产生一种明显的内脏不适感。整个取卵过程一般需 20 ~ 30 min。

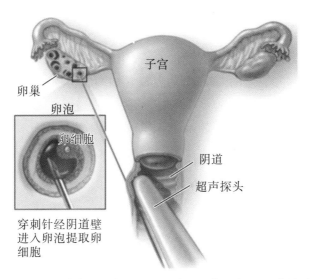

图 26.1 取卵过程。穿刺针穿过阴道穹隆进入卵巢（超声引导下），穿刺并抽吸多个卵泡。（经许可，引自 梅奥医学教育与研究基金会，版权所有）

提供静脉镇痛、镇静或麻醉的目的是缓解疼痛，同时使患者保持相对静止。患者处于舒适状态下，取卵操作对于术者来说更加容易。穿刺针一旦进入卵巢，轻微改变穿刺方向不会产生刺激，因此静脉注射麻醉药的时机应根据穿刺针开始进入每侧卵巢的预计时间确定。某些中心可能会对卵泡进行冲洗和抽吸，需要使用口径更大的穿刺针，操作时间也将延长。

如患者在术后出现低血压，则应怀疑是否发生出血等并发症。如仅进行术中镇静，则应向患者明确讲清麻醉过程，以免患者抱怨术中意识清醒。

术前评估、手术时机、设备布局

接受 IVF 的患者人群主要为美国麻醉医师协会（ASA）分级 Ⅰ 或 Ⅱ 级的女性，合并症较少。随着该技术在其他疾病中应用的增加，充分的术前评估与检查变得更为重要。如果对卵母细胞的刺激已经开始，此时延缓手术，可能引起如卵巢过度刺激综合征一类的并发症。因此，应在术前就确定是否适合于麻醉，并且应为生殖专科医生提供麻醉评估与咨询的途径。

不孕症可能由患者某些并存疾病所导致，这些疾病同样会对麻醉产生影响。

- 病态肥胖，这类患者需要进行心血管风险评估，以及是否适于术中镇静和门诊手术的评估。许多中心（美国84%的中心）都对IVF患者的最大体重指数做出了限制，而麻醉因素则是制订这些限制条款的主要原因[5]。

- 甲状腺功能减退或甲状腺功能亢进常被认为是不孕症的病因，行IVF前一般会进行筛查并进行治疗。

- 患有恶性肿瘤的患者，通常会在接受化疗或放疗之前进行取卵。这些特殊患者可能存在相关器官功能不全的表现（如胸腔积液）。恰当的病史询问及查体可指导对这类患者做进一步检查或干预。

取卵的时机对卵子数量和胚胎质量具有重要影响。取卵术的最佳时间范围是给予患者hCG后的24~36 h。如果未在此时间窗内进行，则可能出现自发性排卵和随之发生的卵母细胞丢失。因此，术前应尽可能使患者处于最佳状态，而不造成手术延迟或取消。一旦患者开始接受激素刺激，这类手术就不再像一般择期手术一样——可以延缓而对预后无不利影响。

患者应像其他日间手术患者一样接受常规术前禁食。术前6 h禁食固体食物，术前2h禁饮清亮液体。有症状的胃食管反流疾病患者应考虑给予抗反流药物。一些中心会对未依从禁食指南的患者施行蛛网膜下腔麻醉。应制订对术后恶心、呕吐的管理策略，但通常不预防性使用止吐药，即使患者存在术后恶心、呕吐病史。甲氧普胺（胃复安）可影响催乳素分泌而使其血浆浓度升高，这是通过抑制促性腺激素释放激素而引起的[6]。出于止吐剂对IVF过程未知影响的担忧，即使没有证据显示其他止吐药物如昂丹司琼属于禁忌用药，围手术期也应限制使用止吐剂。静脉输液可以改善患者不适感并进一步减少术后恶心、呕吐的发生[7]。应为患者提供适宜的标准化镇痛，通常使用对乙酰氨基酚，但应避免使用非甾体类抗炎药物。由于胚胎和子宫内膜中的某些前列腺素对着床十分重要，因此应避免使用抗炎药[8]。但由于胚胎移植一般不会在取卵后48 h内进行，因此可单次使用短效止痛药缓解取卵后疼痛。

对于日间手术患者，不应在术前常规使用苯二氮䓬类药物抗焦虑，但对极度焦虑患者可考虑使用。

IVF过程中提供镇静所需的设备及其布局必须达到施行麻醉的标准，具体如下。

- 适当的监护设备，包括持续心电监护、无创血压、脉搏氧饱和度和持续呼气末二氧化碳监测。

·可靠的氧源、气道管理设备及吸引装置。

·合适的麻醉药品，也包括拮抗药。

·复苏设备，包括除颤仪及相关药品。

·一间术后恢复室，可为患者从麻醉中恢复直到符合出院标准前提供适当监护。

·在患者恢复时间延长或出现诸如过敏、出血等并发症时，具有将患者转运至恰当场所的转运措施。

麻醉技术

静脉镇静或麻醉是目前经阴道取卵最常用的麻醉技术。提供镇痛的其他措施包括蛛网膜下腔麻醉。妇科医生施行宫颈旁神经阻滞可减少静脉麻醉药的用量。其他不常使用的可增加患者舒适度的措施包括催眠术、电针治疗，甚至使用无痛安慰剂。使用表面局部麻醉乳膏同样可减少镇静药物用量。

清醒镇静

清醒镇静是指"最低限度地降低患者意识水平，以保留其独立且持续的气道功能，并能对语言指令做出反应。"英国国家临床规范研究院建议对所有接受经阴道取卵的女性患者施行清醒镇静[9]。该机构建议在镇静药物的使用方面应遵循皇家医学院学会（Academy of Medical Royal Colleges，AOMRC）的英国安全镇静实施指南[10]。

清醒镇静一般通过静脉注射苯二氮䓬类和（或）阿片类药物实现。患者可通过定时泵自主给药以实现患者自控镇痛（patient controlled analgesia，PCA），或通过传统的监护人员给药的形式。接受两种镇痛方式的患者，其满意度都很高，但一项研究发现自控镇痛组患者的疼痛评分相对较高[11]。

正如清醒镇静的定义所说，该类患者不需要麻醉医生予以气道保护，因此常由非麻醉医护人员实施。临床调研证实，在英国实施清醒镇静的医护人员类别存在很大的变异性[12]。由于 IVF 较为昂贵且主要在私人诊所实施，因此不使用麻醉医生具有潜在的经济效益；但这必须兼顾患者安全，特别是当患者伴有如肥胖、阻塞性睡眠呼吸暂停和恶性肿瘤等严重医疗状况时。目前在停止化疗后要求行取卵的患恶性肿瘤的女性患者不断增多。所有这类伴严重并发症的患者都应在具有麻醉医生的大型医疗中心接受治疗。

根据 AOMRC 安全镇静实施指南，应对所有接受清醒镇静的患者进行术中监护。这些监护设备应包括氧饱和度探头和可自动周期性测量的无创动脉血压仪。心电监护和呼气末二氧化碳监测是最基本的监护标准。所有镇静药物都有导致呼吸暂停的风险，AOMRC 要求在手术全过程中对患者进行语言反应性评估。

静脉麻醉

异丙酚是麻醉医生实施清醒镇静的优选用药。它作用时间短、临床效果可控、经济且可提供良好的催眠状态。异丙酚可通过靶控输注泵进行输注。这种输注泵可储存患者的年龄、体重信息，并可选择目标血浆药物浓度。输注泵中包含了多种药代动力学模型可供选择，使得术中给药的干扰性减小。一项研究发现这种技术使得非麻醉人员实施清醒镇静更加便捷[13]。通常在进行一些刺激性较大的操作时，还需要静脉推注其他辅助药物。异丙酚的副作用包括使氧饱和度降低的呼吸抑制、需要托下颌或建立人工气道（在肥胖患者中常见）的气道梗阻、低血压和心排出量下降。其治疗指数较窄，因此不建议由不精通气道梗阻管理的人员实施输注。因此，对于非麻醉人员推荐使用咪达唑仑或地西泮，这类药物也具有抗焦虑和遗忘作用。苯二氮䓬类药物对心脏的影响较异丙酚小。但与异丙酚相似，苯二氮䓬类药物同样可引起呼吸抑制和气道梗阻。据报道，咪达唑仑的滤泡液与血浆药物浓度比为 1:20，这种低药物浓度水平对着床和受孕率不会产生影响[14]。对卵巢滤泡液药物浓度检测有赖于给药时机。

阿片类药物常在有痛手术步骤时与抗焦虑药物联用，如穿刺针穿过阴道穹隆对一侧卵巢进行抽吸时。在这些手术关键步骤，镇痛可缓解患者应激并减少体动，也因此可降低邻近器官、神经及血管损伤的风险。常用的镇痛药物有吗啡、哌替啶、芬太尼、阿芬太尼和瑞芬太尼。上述药物按其作用时长由长到短排列。这些药物中，没有某一个在提高受孕率或缓解术中、术后疼痛方面绝对优于其他药物。合并梗阻性睡眠呼吸暂停的患者可能对阿片类药物引起的呼吸抑制、高碳酸血症和氧饱和度下降特别敏感，因此对于这类患者使用阿片类药物时应特别小心。

阿片类药物在滤泡液中的浓度很低，芬太尼的滤泡液与血浆浓度比值为 1:10[14]。瑞芬太尼作为超短效药物，适于进行靶控输注或患者自控泵注。此外，瑞芬太尼的副作用包括心动过缓、低血压、呼吸暂停和肌肉僵硬。其他药物如氯胺酮，可小剂量给予辅助镇痛。

蛛网膜下腔麻醉

目前使用蛛网膜下腔麻醉为接受取卵患者提供镇痛的报道已非常详尽[15]。由于这些患者为日间手术患者，因此延迟出院、硬膜穿刺后头痛，以及短效药物如利多卡因相关的神经根刺激或神经系统综合征，都是应尽量避免发生的情况。其他蛛网膜下腔麻醉风险包括低血压相关的恶心呕吐、尿排空延迟、神经损伤、血肿、感染、麻醉效果不佳，以及伴呼吸和（或）心血管抑制的高位脊髓阻滞。使用不同的局部麻醉药剂量和容量以使感觉阻滞平面达 T10 水平，利多卡因一类的短效药可使患者术后短期内恢复活动。行蛛网膜下腔麻醉取卵，必须在医院级别的场所进行，需由经过训练的专业人员实施穿刺给药，并在恢复期监测评估患者状况。

IVF 过程中常用的蛛网膜下腔麻醉药物包括丁哌卡因、利多卡因和甲哌卡因。这些局部麻醉药可与小剂量芬太尼联用以增强麻醉效果。除了蛛网膜下腔麻醉，也有报道描述了硬膜外麻醉应用于取卵[16]。

宫颈旁神经阻滞

妇科医生可在取卵开始前为患者施行宫颈旁神经阻滞。典型的方法为使用最大量为 150 mg 的利多卡因在宫颈周围 2~6 个点进行注射。50 mg 小剂量的利多卡因也被证实是有效的。这种麻醉技术可阻滞阴道黏膜、骶骨子宫韧带及子宫直肠窝覆盖的腹膜。更大剂量的利多卡因也曾应用于宫颈旁神经阻滞，但其镇痛效果并未提升，且在大剂量时副作用更为常见[17]。宫颈旁神经阻滞后，滤泡液利多卡因浓度呈现多变性，但人类研究尚未发现其对卵裂率具有不利影响[18]。宫颈旁神经阻滞也可用于清醒镇静，以促进患者缓解疼痛。

男性患者

IVF 中心也可能对精子数量不足的男性患者进行睾丸活检，以分离精子用于受精。麻醉医生可能会被要求为这类患者施行麻醉。最常用的麻醉技术为全身麻醉或镇静联合局部麻醉，局部麻醉包括精索阻滞和皮肤浸润。其他阻滞技术还包括生殖股神经阻滞。

结 论

行辅助生殖技术并存其他疾病的患者数量在增加，其麻醉需求也在增多。

虽然宫颈旁神经阻滞和蛛网膜下腔麻醉都应用于经阴道取卵，但最常用的麻醉技术还是静脉镇静或麻醉。麻醉方式对胚胎的潜在影响应予以考虑。但目前尚无有力临床证据表明现用麻醉药物对妊娠预后具有负面影响[19-20]。

（王 淼 译 胡 胜 审校）

参考文献

[1] Arulkumaran S, Collins S, Hayes K, et al. Oxford handbook of obstetrics and gynaecology. 3rd ed. Oxford Univ Press, 2013. ISBN-13：978019968400.

[2] U. S. Department of Health and Human Services, Centers for Disease Control and Prevention, Division of Reproductive Health. 2013, Assisted Reproductive Technology (ART) Report. Atlanta：CDC. www. cdc. gov/art/.

[3] Chapter 5. In vitro fertilisation and other assisted reproductive technology//Chestnut DH, Wong CA, Tsen LC, et al. Chestnut's obstetric anesthesia：principles and practice. 5th ed. Elsevier. ISBN：9781455 748662.

[4] Tanbo T, Henriksen T, Magnus O, et al. Oocyte retrieval in an IVF program. A comparison of laparoscopic and vaginal ultrasound guided follicular puncture. Acta Obstet Gynecol Scand, 1988, 67：243-246.

[5] Kaye L, Sueldo C, Engmann L, et al. Survey assessing obesity policies for assisted reproductive technology in the United States. Fertil Steril, 2016, 105（3）：703-706.

[6] Kaupppila A, Leionenon P, Vihko R, et al. Metoclopramide-induced hyperprolactinaemia impairs ovarian follicle maturation and corpus luteum function in women. J Clin Endocrinol Metab, 1982, 54：955-960.

[7] Yogendran S, Asokumar B, Cheng DCH, et al. A prospective randomized double-blind study of the effect of intravenous fluid therapy on adverse outcomes on outpatient surgery. Anesth Analg, 1995, 80：682-686.

[8] Van der Weiden RM, Helmerhorst FM, Keirse MJ. Influence of prostaglandins and platelet activating factor on implantation. Hum Reprod, 1991, 6：436-442.

[9] NICE. Fertility：assessment and treatment for people with fertility problems. London：National Collaborating Centre for Women's and Children's Heath for the National Institute of Clinical Excellence, 2016. www. nice. org. uk/guidance/cg156 . Accessed Feb 2016.

[10] Safe sedation practice for Healthcare Procedures. Standards and Guidance. Academy of Royal Medical Colleges, 2013. [2016-02] . www. aomrc. org. uk/index. php/publications/reports-a-guidance.

[11] Lok IH, Chan DL, Cheung LP, et al. A prospective randomized trial comparing patient-controlled sedation using propofol and alfentanil and physician-administered sedation using diazepam and pethidine during transvaginal ultrasound-guided oocyte retrieval. Hum Reprod, 2002, 17（8）：2101-2106.

[12] Elkington NM, Kehoe J, Acharya U. Intravenous sedation in assisted conception units：a UK survey. Hum Fertil, 2003, 6（2）：74-76.

[13] Edwards JA, Kinsella J, Shaw A, et al. Sedation for oocyte retrieval using target controlled infusion of propofol and incremental alfentanil delivered by non-anaesthetists. Anaesthesia, 2010, 65：453-461.

[14] Soussis I, Boyd O, Paraschos T, et al. Follicular fluid levels of midazolam, fentanyl, and alfentanil during transvaginal oocyte retrieval. Fertil Steril, 1995, 64（5）：1003-1007.

[15] Tsen LT, Schultz R, Martin R, et al. Intrathecal low dose bupivacaine vs lidocaine for in vitro fertilization procedures. Reg Anesth Pain Med, 2001, 26：52-56.

[16] Kogosowski A, Lessing JB, Amit A, et al. Epidural block：a preferred method of anaesthesia for ultrasonically guided oocyte retrieval. Fertil Steril, 1987, 47（1）：166-168.

[17] Ng EH, Miao B, Ho PC. A randomized double-blind study to compare the effectiveness of three different doses of lignocaine used in paracervical block during oocyte retrieval. J Assist Reprod Genet, 2003, 20：8-12.

[18] Wikland M, Evers H, Jakobsson AH, et al. The concentration of lidocaine in follicular fluid when used for

paracervical block in a human IVF-ET programme. Hum Reprod, 1990, 5: 920-923.
[19] Gonen O, Shulman A, Ghetler Y, et al. The impact of different types of anesthesia on in vitro fertilization-embryo transfer treatment outcome. J Assist Reprod Genet, 1995, 12 (10): 678-682.
[20] Piroli A, Marci R, Marinangeli F, et al. Comparison of different anaesthetic methodologies for sedation during in vitro fertilization procedures: effects on patient physiology and oocyte competence. Gynecol Endocrinol, 2012, 28 (10): 796-799.

第27章
病态肥胖患者手术室外麻醉的挑战

Mansoor M. Aman　Ashish C. Sinha

摘　要　手术室外麻醉在医疗系统中发生着持续演变，从曾经的过程（手术或操作）驱动，变为现在更强调对预后的判定。虽然在传统的手术室外进行麻醉对患者、医院和医生都有益处，但同时也伴有许多挑战，因此需提高意识，并提前做好预案。其中一个挑战就是，在这些次佳环境中进行麻醉的病态肥胖患者数量众多。体重通常用体重指数间接量化，当患者的体重指数大于 30 kg/m^2 时，被认为是肥胖；大于 40 kg/m^2 则属于病态肥胖。过去30年，美国病态肥胖患病率增速惊人，远远超过了肥胖患病率的增速。本章将对安全实施手术室外麻醉所涉及的众多病态肥胖患者及流程相关注意事项进行阐述。

关键词　肥胖　病态肥胖　脂肪　体重指数　内镜　结肠镜　内镜逆行胰胆管造影　支气管镜　放射诊断　MRI　阻塞性睡眠呼吸暂停　镇静

引　言

据估算，美国1/3的人口受到肥胖影响[1-3]，同时也给临床麻醉带来许多特殊问题。临床上，肥胖是指身体脂肪含量增加导致的一系列肥胖相关疾病，通常使用体重指数（body mass index，BMI）间接量化。BMI是那些更加准确但却繁琐的体脂肪含量测算方法的一种替代指标。BMI值大于 30 kg/m^2 即为肥胖，多种亚分类见表27.1。BMI 大于 40 kg/m^2 为病态肥胖，其与低氧血症和围手术期全因死亡率增加直接相关[4-5]。病态肥胖的发病率和患病率很难计算。过去的研究利用多种方法收集这些数据，其中最常用的方法是带有偏倚校正的自我报告

M. M. Aman, MD (□) · A. C. Sinha, MD, PhD, DABA, MBA
Department of Anesthesiology and Perioperative Medicine,
Drexel University College of Medicine/Hahnemann University Hospital,
245 N. 15TH St, New College Building, MS 310, Philadelphia, PA 19102, USA
e-mail: mansoor.aman@drexelmed.edu; ashish.sinha@drexelmed.edu

© Springer International Publishing Switzerland 2017
B. G. Goudra, P. M. Singh (eds.), *Out of Operating Room Anesthesia*,
DOI 10.1007/978-3-319-39150-2_27

工具。有趣的是，2000年的肥胖患病率是1986年的2倍，但BMI>40 kg/m²的患者却是1986年的4倍，BMI>50 kg/m²的患者是1986年的5倍[6]。当前数据显示，自2005年起肥胖发病率有所下降，但美国成年病态肥胖患者却达到了惊人的1550万[7]。病态肥胖不仅对健康有害，其相关并发症也给医疗保健系统带来了巨大的经济负担[8]。

表27.1 随着BMI的增加男性与女性并发疾病的风险分层

	BMI (kg/m²)	肥胖分型	疾病风险ª与体重和腰围的关系	
			男性≤102 cm 女性≤88 cm	男性>102cm 女性>88 cm
低体重	<18.5	—	—	—
正常体重	18.5~24.9	—	—	—
超重	25.0~29.9	—	增加	高
肥胖	30.0~34.9	Ⅰ	高	很高
	35.0~39.9	Ⅱ	很高	很高
病态肥胖	40.0ᵇ	Ⅲ	极高	极高

数据来源：美国国家心肺与血液研究所，美国国立卫生研究院。ª2型糖尿病、高血压和心血管疾病的风险。ᵇ腰围增加也可以是疾病风险增加的标志，即使是体重正常的人群（译者注：男性腰围>102 cm者、女性腰围>88 cm者，在相同BMI下，相关疾病风险更高）

在熟悉的手术室环境中对病态肥胖患者施行麻醉本来就是一项不小的挑战，而目前，在手术室外对这类患者行各类操作时的麻醉需求也在不断增加。大部分此类患者的麻醉都在监护麻醉下完成，而患者的临床状况可以从稳定到危重不等[9]。常见的手术室外场所见表27.2。

表27.2 常见的手术室外麻醉场所

内镜中心	影像诊断中心
胃肠镜	CT/MRI
支气管镜	神经和血管介入治疗
心脏中心	ICU
电生理学检查	气管切开、经皮胃造瘘
导管实验室	其他不同的操作镇静

在传统手术室环境外实施操作有利于患者快速周转并降低成本。有时，可能因需要特殊设备或患者本身需求而在手术室外场所进行操作。为了有限资源的最优利用，外科医生、其他操作人员及麻醉恢复室护士等需要使用快速起效、

作用短暂的药物。此外，由于支援人员有限，传统手术室外并不是处理临床危重状况的最佳场所。本章旨在对病态肥胖患者在多种检查操作中可能遭遇的挑战及其准备措施进行深入阐述，以保证麻醉的安全实施。

患者筛选

筛选患者时应考虑到手术刺激强度、麻醉问题[10]，以及术后恢复。手术操作应基本无失血且对生理状况影响微小。美国麻醉医师协会（ASA）患者分级经常用于择期手术室外麻醉的患者筛选。ASA 分级 Ⅰ 级和 Ⅱ 级的患者可安全接受麻醉，并存疾病得到良好控制的 Ⅲ 级患者也相对安全。如果可能，ASA Ⅳ 级和 Ⅴ 级的患者应在手术室等设备齐全的场所进行。遗憾的是，临床决策并非总是简单的决定。患者需要在手术室内或手术室外接受急诊操作时必须进行临床评估。例如，一名 BMI 为 56 kg/m^2 的 ICU 患者需行床旁食管、胃、十二指肠镜检查及结肠镜检查。该患者既往病史包括缺血性心肌病、8 年前安装双心室辅助装置使用至今。患者目前存在便血，血红蛋白 64 g/L。安装双心室辅助装置时，患者 BMI 为 42 kg/m^2，符合纳入标准。该患者的麻醉存在多重挑战。鉴于其肥胖风险及合并症，该患者在床旁、手术室外施行该操作是否安全？该患者是否需要接受应用辅助气道设备的全身麻醉以避免气道梗阻和低氧血症？如果床旁镇静过度，是否有足够条件来处理可能出现的体循环血管阻力下降及随后出现的双心室辅助装置脉搏指数下降？该患者有多种麻醉方式可供选择，但在此类高危患者中确认这些问题非常重要。虽然单纯肥胖不是该患者最主要的医疗问题，但与正常 BMI 患者相比，生理上的差异使该类患者更容易出现麻醉因素导致的并发症。

麻醉实施环境

手术室外麻醉 ASA 实践指南[11]所明确的基本设备与人员配备要求都需满足每种手术操作。患者所处位置必须允许医生迅速接近患者，且需要适宜的照明、充足的电源（包括备用电源）、气源、氧气罐及可输送 90% 浓度氧气的手控复苏呼吸球囊。急救药品和后备人员必须能够随时就位。监护指标至少应包括氧合、通气、循环及体温。气道管理设备、吸引器及急救药品需随手可得。经过专业训练的人员应在麻醉医生指导下执行麻醉后管理。

病态肥胖患者的生理学

脂肪组织过剩可增加代谢综合征、糖尿病、心血管疾病、恶性肿瘤及过早死亡的风险，这已是不争的事实[12-16]。病态肥胖患者出现代谢综合征可引起其全因死亡率增高[17]。总的来讲，代谢综合征以血糖和胰岛素内稳态失衡、血脂异常、肥胖（特别是腹部脂肪分布异常）及高血压为特征。其发病机制假说涉及遗传易感性，但静态生活方式与肥胖被公认为其最主要的影响因素[18-19]。有研究发现，腰围与冠状动脉疾病的发生率具有直接相关性，而不依赖于病态肥胖。更确切地说，男性即使 BMI < 30 kg/m², 其腰围只要大于 102 cm，也具有罹患冠状动脉疾病的风险。身体脂肪含量，而非 BMI，是病态肥胖患者普遍存在的一系列生理学变化的主要决定因素[20]。脂肪组织血供丰富，使心血管负荷及代谢需求升高。脂肪组织同时也是能激发生理学改变的多种内分泌、旁分泌细胞因子的能量工厂[21-22]。动脉粥样硬化加速、胰岛素抵抗、血脂水平和凝血功能改变、C-反应蛋白升高均可随着脂肪组织中多种生物活性标志物的出现而发生[23-25]。这些生理学改变中许多可通过优化饮食及减重而逆转。对由身体脂肪含量升高和因骨骼肌肉功能疾病引起活动受限导致生理学改变的患者[26]，通常需行外科手术帮助减重。

术前评估

与任何良好的麻醉一样，获取患者详尽的病史及体格检查结果至关重要。如有可能，对既往麻醉史的回顾亦有帮助，而这些信息可能导致麻醉计划的改变。患者详尽的病史必须包括对阻塞性睡眠呼吸暂停、心肺功能及其他病态肥胖常合并的系统疾病的评估（表27.3）。

表27.3 与病态肥胖相关的各系统并发症

心血管系统	充血性心力衰竭、缺血性心脏病、房颤、心律不齐
内分泌系统	2型糖尿病、代谢综合征、甲状腺功能减退
呼吸系统	肺动脉高压、阻塞性睡眠呼吸暂停
恶性肿瘤	子宫内膜癌、食管腺癌
骨骼肌肉系统	骨关节炎、脊椎滑脱
肝脏疾病	非酒精性脂肪性肝炎、胆结石
生殖系统	不孕不育症

阻塞性睡眠呼吸暂停

病态肥胖与阻塞性睡眠呼吸暂停（obstructive sleep apnea，OSA）直接相关[27-28]，但患者常常未被明确诊断[29]。其诊断通常是利用多导睡眠描记技术测量呼吸暂停-低通气指数（apnea-hypopnea index，AHI），该值测量1h睡眠时段内，呼吸完全停止与呼吸道部分阻塞的时间，每次呼吸暂停发生时间必须持续10s以上且伴有脉搏氧饱和度下降。AHI 5～15为轻度OSA，15～30为中度OSA，>30为重度OSA。有数据显示，伴中至重度OSA的患者全因死亡率升高[3,30]。麻醉前评估时，OSA患者应引起高度重视。询问患者病史时，患者常诉疲劳、日间嗜睡、鼾声响亮及家人可能发现的睡眠呼吸暂停。可通过"STOP-BANG"问卷中的问题，对OSA患者进行快速筛查[31-32]。确诊为OSA患者的无创治疗包括在夜间睡眠时提供连续气道正压通气[33]。现有关于OSA与围手术期并发症发生率相关性的数据呈现不同结果[34-38]。了解OSA患者是否在接受家庭治疗及其连续气道正压通气装置也非常有用，如有需要，此装置可在术后恢复期间使用。一旦确定为OSA患者，制订相关策略以改善通气和氧合尤为重要[39-40]。

此外，OSA患者也需符合额外评估标准后方可离院。ASA临床应用指南对于OSA患者围手术期的管理中，制订了离院标准的4条附加指南。指南建议OSA患者应：

- 监护时间相对于健康患者增加3 h。
- 独自离院时不应存在低氧血症或气道阻塞。
- 在呼吸室内空气时其血氧饱和度应恢复至其基线值。
- 如患者在无外部刺激、呼吸室内空气的环境下发生气道阻塞或低氧血症应额外增加7 h监护时间。

体 位

由于病态肥胖患者生理储备状况的巨大改变、氧耗增加及解剖性梗阻的存在，使其发生氧失饱和的阈值更低。患者头侧抬高30°的体位有助于维持功能残气量并限制多余组织阻塞气道[41]。如果患者术中为仰卧位，胸部斜向抬高有助于对齐患者口咽喉轴线。这种体位要求患者外耳道与胸廓水平平行。相较于仰卧位，侧卧位或俯卧位对OSA患者更为有益，因为这些体位下较少出现气道梗阻[42]。

静脉通道建立

为该类患者建立静脉通道是一项耗时的工作。过剩的脂肪组织会影响对手部、前臂和肘窝等穿刺部位静脉的观察。通过触摸寻找静脉也会因相同的原因而受到影响。遗憾的是,目前尚无其他可更好识别静脉的技巧。使用热毛巾热敷可使血管舒张有助于静脉穿刺。如有可能,使用超声可帮助肘窝处静脉穿刺,但其成功率取决于使用者的熟练程度。当无法使用超声引导穿刺时,可尝试不常用的静脉穿刺部位。口径较小的 22~24G 静脉针适用于手掌、手指、腹壁及胸壁部位的静脉穿刺。在麻醉药物的血管舒张作用下,建立大口径外周静脉通道更加容易。如果不能建立充分可用的外周静脉通道,应考虑在超声引导下行中心静脉穿刺。

气　道

气道评估应重点评估可能出现的面罩通气困难及插管困难。病态肥胖患者至少符合一项通气困难预估危险因素,即 BMI > 26 kg/m^2。其他已知的可影响通气的因素包括年龄 > 55 岁、缺齿、面部胡须及打鼾史[43]。如两项因素同时出现,发生通气困难的敏感性及特异性分别为 72% 和 73%。喉镜暴露困难的预估因素包括气管插管困难史、Mallampati 评分 3~4 级、甲颏间距短、张口度小于 3 cm、头后仰受限、下颌前突受限、龅牙或上腭高拱[44]。关于 BMI 升高与插管困难或失败的相关性,现有数据结论尚不统一[45-46]。传统教学中,建议在麻醉开始前控制困难或问题气道,以避免术中并发症的发生。当施行手术室外麻醉时,所有病态肥胖患者均可出现多种上述危险因素。手术操作的时长、是否需要肌肉松弛及患者的特殊情况等,通常是施行单纯镇静还是全身麻醉,以及使用声门上或气管内气道管理的决定因素。

全身麻醉

适当的预充氧对这类患者尤为重要。预充氧时,患者应采取头高位,以减轻仰卧位时患者功能残气量的大幅下降。由于代谢需求较高,肥胖患者每千克体重的氧耗量增加至 4~6 ml/kg。气道阻力增高也使这些患者易于快速发生低氧血症。在预充氧时同时使用低压力连续正压通气可能有助于进一步减少肺不张[47]。必须准备好常规气道管理设备,如口咽通气道和鼻咽通气道,必要时辅助通气。虽然 BMI 升高本身不是喉镜暴露困难的决定因素,但仍建议准备气管插管探条和视频喉镜以便应对意外的困难气道。进行机械通气时,采用肺活量通气策略加呼气末正压有助于改善患者的氧合[48]。

镇　静

当在手术室外施行单纯镇静时，应遵循前文所给出的监护标准。镇静深度则需根据所行操作决定。当施行深度镇静或全身麻醉时，如患者没有气道保护措施使低氧血症所致并发症风险增加时，应保持患者自主呼吸。最好通过监测患者对语言或疼痛刺激的反应、是否需要辅助通气、通气能力，以及心血管系统稳定性来评估不同程度的镇静（表27.4）。

镇静程度分级

表27.4　镇静程度分级（改编自ASA制订的非麻醉医生实施镇静和麻醉的指南）

	最低程度镇静（抗焦虑）	中度镇静/镇痛（清醒镇静）	深度镇静/镇痛	全身麻醉
反应性	对语言刺激反应正常	对语言刺激或触觉刺激产生有目的的反应[a]	对反复刺激或疼痛刺激产生有目的的反应[a]	疼痛刺激也无法唤醒
气道	不受影响	不需要干预	可能需要干预	常常需要干预
自主通气	不受影响	充足	可能不足	常常不足
心血管功能	不受影响	常能维持	常能维持	可能受损

经许可，引自Wolters Kluwer Health公司出版的 *American Society of Anesthesiologists Task Force on Sedation and Analgesia by Non-Anesthesiologists*[67]。最低程度镇静（抗焦虑）＝药物引起的镇静状态，患者对语言指令反应正常；但认知功能及协调性可能受抑，通气及心血管功能不受影响。中度镇静/镇痛（清醒镇静）＝药物引起的意识水平抑制状态，患者对语言指令能做出有目的的反应（无论是否伴有轻度触觉刺激）；无须采用干预措施保持气道通畅且自主通气量充足；心血管功能常能维持。深度镇静/镇痛＝药物引起的意识水平抑制状态，患者不易被唤醒，但对反复刺激或疼痛刺激能做出有目的的反应；患者自主通气功能可能受抑，可能需要干预措施以保证气道通畅，自主通气量可能不足；心血管功能常能维持。全身麻醉＝药物引起的意识消失，即使是疼痛刺激也不能被唤醒；自主通气功能常常受抑，经常需要干预措施以保证气道通畅，由于自主通气功能受抑或药物引起的神经肌肉阻滞，常需要接受正压通气；心血管功能可能被抑制

由于镇静状态是一个持续过程，不同患者对镇静的反应性不是完全能被预估的。因此，如果麻醉医生预计对患者实施某一深度的镇静，需要在镇静深度高于预计水平时有能力将其转复。接受中度镇静/镇痛（清醒镇静）的患者如进入深度镇静/镇痛状态时，则需能被逆转；同样接受深度镇静/镇痛的患者如进入全身麻醉状态时，也需能被逆转。

由ASA制订，1999年10月13日经ASA委员会通过

[a]疼痛刺激引起的退缩反射不属于有目的的反应

肠道疾病相关操作

近年来，监护麻醉在门诊病例中的使用迅速增多[49]。ASA近期披露数据显示，与近期调查所得的手术室内麻醉数据相比，接受手术室外麻醉的患者并发症增多[50]。接受胃肠道操作患者中大部分并发症与过度镇静和氧合/通气不充分有关[51]。

食管、胃、十二指肠镜操作

检查与操作共用气道、反流误吸风险增加、需保留自主呼吸及每日需处理数十名患者（从麻醉状态中安全转复），这些都是胃肠道操作中应关注的问题；而后者也是为何胃肠专科医生倾向于由麻醉医生实施监护麻醉的主要原因。操作镇静通常由护士在胃肠专科医生监督下完成，常用药物为咪达唑仑和芬太尼。然而，苯二氮䓬类与阿片类药物的协同作用可延长患者恢复期并降低胃肠道操作的效率。在病态肥胖伴OSA患者中这样的联用也需特别注意，因其可快速引起气道梗阻。出于相同的原因，异丙酚由于快速起效和再分布特性成为这类麻醉的备选药物[52]。由于病态肥胖患者使用异丙酚时也容易出现呼吸暂停和缺氧，因此根据体重仔细滴定给药是必要的。许多麻醉实施者喜欢在检查过程中使用小剂量异丙酚推注，而还有一部分人则倾向于静脉输注。目前尚无证据显示一种给药方式在病态肥胖患者中较另一种有明显优势。推注方式的优势在于可在内镜插入的刺激性操作时提供适当镇静深度，而在其余时段内保持较浅的镇静水平以减少气道梗阻的发生。上消化道内镜检查时常规使用二氧化碳监测有助于识别并减少这类事件的发生[53]。创新性的气道装置，可发挥插入内镜时咬口的作用，并可提供氧合及呼气末二氧化碳监测，在手术室外麻醉领域具有良好的应用前景。另一种应用技术建议是在达到抑制咽反射的适当麻醉深度时插入鼻咽通气道并施行连续正压通气。连续正压通气可在操作过程中持续使用以改善通气[54]。

结肠镜操作

过去数十年，对结肠癌一级预防的患者教育已经大大加强。随之而来的是每年结肠镜检查数量的剧增。这类检查挑战性相对较小，因其无气道刺激性且患者常处于侧卧位；但需防止患者过度镇静，简易的托下颌手法可能有效。进一步的基础气道管理技术，如置入口咽或鼻咽通气道，并施行面罩通气可改善患者氧合/通气。施行连续正压通气同样有效。现有药物中，咪达唑仑是胃肠道操作最常用的苯二氮䓬类药物。虽然其可有效产生镇静作用，但也有不足之处——无镇痛效应且残余作用时间长，显著长于检查操作。此外，合并肾功能损害的患者，由于活性代谢物的作用，使得对镇静持续时间的预见性降低[55]。

使用咪达唑仑镇静时，麻醉药物使患者对有害刺激反应迟钝，可导致通气不足。这促使了新药物在胃肠道操作中的有效性和安全性的研究。瑞马唑仑作为超短效镇痛/镇静药物，现正处于Ⅲ期药物试验阶段。通过酯水解代谢，使该药在0.10~0.20 mg/kg的镇静剂量时，作用可在10~20min快速消除[56]。

内镜逆行胰胆管造影（ERCP）

高危患者在俯卧位或半俯卧位接受中等风险操作时，应施行插管全身麻醉还是单纯镇静仍然是麻醉学界的一个巨大争议。虽然胃肠专科医生操作过程中不要求插管或肌肉松弛，但仍存在为保证肥胖患者气道安全，而在术中紧急将患者由俯卧位翻转为仰卧位的担忧。有报道，ERCP的并发症发生率为6.85%，死亡率为0.33%[57]。目前数据显示，不管是术前ASA分级、高Mallampati评分，还是BMI升高，都与ERCP过程中氧失饱和风险无关[58]。麻醉实施者应将重点放在优化通气、滴定给药至生效，以及严密的监护措施上。熟练的麻醉镇静有赖于反复操作。一项研究调查比较了分别由常规负责胃肠道操作的麻醉医生和临时参与胃肠道操作麻醉的麻醉医生施行的1167例病例间的差异，研究显示，2组患者的整体麻醉时间分别为（24.82±12.96）min和（48.63±21.53）min。而常规麻醉医生组术中的患者气管插管率较临时麻醉医生组显著降低，分别为0.76%和12.8%。如果所有病例都由常规麻醉医生组实施，那么更显著的影响还包括费用的降低，该机构仅胃肠道操作过程中的开支就可节约758 536美元[59]。虽然有经验的麻醉医生可对病态肥胖患者实施安全的镇静，但是仍应对每个病例进行正确的气管插管的临床评估。如果患者处于俯卧位无法保证气道安全，使用Mapleson C型环路可提供更高的吸入氧浓度以减少低氧血症的发生[60]（图27.1和27.2）。

第27章 病态肥胖患者手术室外麻醉的挑战

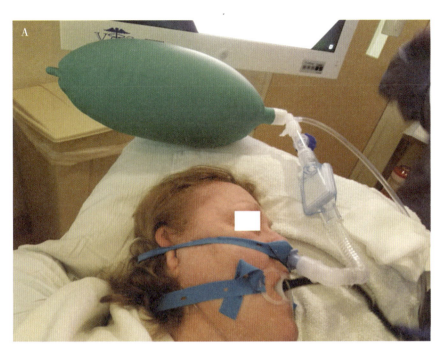

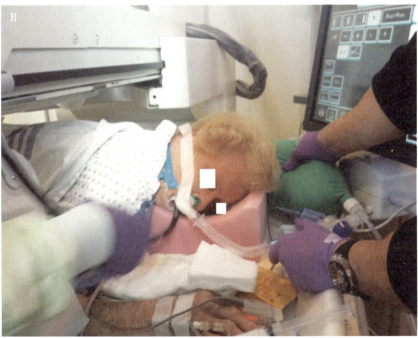

图27.1 A. 经鼻腔置入鼻导管并通过气管导管接头与 Mapelson C 型呼吸环路相连。B. 经鼻腔置入鼻导管并与 Mapelson C 型呼吸环路相连，通过挤压呼吸球囊辅助通气（Goudra, B. ERCP: The Unresolved Question of Endotracheal Intubation）

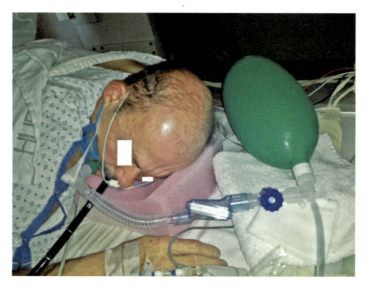

图27.2 经鼻腔置入鼻导管并通过气管导管接头与 Mapelson C 型呼吸环路相连

支气管镜操作

支气管镜作为诊断性或治疗性手段已被越来越多地用于多种临床情况，且安全性良好[61]。支气管镜对气道的持续刺激及对患者的制动是麻醉期间需要重点注意的两个问题。某些特殊操作需要使用神经肌肉阻滞剂并行气管插管时，则无法达到理想的快速完成操作的状态。使用硬支气管镜对气管、支气管病灶进行操作时，可采用深度镇静或全身麻醉。而对病态肥胖患者施行深度镇静时，气道设备可使患者通气不足，导致低氧血症，随之发生酸中毒的风险性增高。现有许多麻醉技术已被认为可使患者达到合适的麻醉深度以降低喉痉挛风险，并优化患者的术中状态。异丙酚-瑞芬太尼、异丙酚-右美托咪定或异丙酚-咪达唑仑在全凭静脉麻醉中联合使用十分常见。通气管理可分为控制通气、自主辅助通气、无呼吸性氧合、手控喷射通气或高频喷射通气[62]。许多研究针对不同麻醉技术对氧饱和度、镇静深度、平均动脉压的影响，咽反射及咳嗽的抑制，患者和医生满意度，以及对患者恢复时间的影响做了调查。研究显示，达到上述所有因素的完美平衡是难以实现的。虽然右美托咪定呼吸抑制作用较轻，但与瑞芬太尼相比，其恢复时间较长[63]。遗憾的是，目前尚无比较病态肥胖患者在支气管镜检查中使用麻醉药物的强有力的数据。我们的建议是考虑这些高风险患者的生理学变化，使用对呼吸动力影响最小、时间最短的药物。瑞芬太尼为 μ 受体阻滞剂，被血浆胆碱酯酶降解，半衰期为 4min，与异丙酚联用是一种理想的支气管镜检查药物组合[64]。瑞芬太尼的最佳剂量尚无定论,我们建议使用 0.26~0.5μg/(kg·min)的大剂量以尽量抑制咳嗽反应和喉痉挛[65]。可使用声门上气道装置进行气道管理,如喉罩,其另一方面也可作为支气管镜的置入通道。

心脏相关操作

许多心脏操作都在现代的心导管室中进行,并需要麻醉医生辅助完成。患者如无法耐受长时间操作、疼痛刺激或进行有气道损伤的操作,如行经食管超声心动图(TEE)时,需要施行监护麻醉或全身麻醉。常见的心脏相关操作总结于表 27.5 中。病态肥胖患者的所有特殊因素都相同,麻醉必须根据操作需要及患者心血管疾病状态个体化实施。例如,短时的 TEE 操作可通过静脉推注异丙酚合并经鼻连续正压辅助通气完成。高风险操作,如取出置入多年的感染心脏起搏器导线时,操作很有可能变为开胸操作。鉴于该操作可能需要体外循环,患者需在操作开始前接受气管插管并行控制通气,可使用吸入麻醉或全凭静脉麻醉维持手术麻醉。

表 27.5 需要镇静的心脏相关操作

诊断性血管造影
经皮冠状动脉腔内成形术及支架植入
瓣膜成形术
经皮腔内斑块旋切术
经食管超声心动图
导管消融术
永久起搏器植入或起搏器导线取出
心内除颤器植入

影像学检查

在影像学检查中施行麻醉一般基于多种因素考虑,包括操作过程、患者依从性及耐受性。在介入性操作中,由护士在影像医生的指导下对患者施行最轻度的镇静操作很常见。病态肥胖患者在影像检查中接受麻醉需关注的问题与前文相同。但这类操作的特有因素还包括接触患者的便利性及对操作过程中可能出现的紧急情况的特殊准备。遥控监护仪已是 MRI 检查中主要的患者监护措施。考虑到保证困难气道安全性的多种挑战，常会设置专门的麻醉诱导室。

如果 MRI 检查需在全身麻醉下进行，应严格遵守 ASA 制订的 MRI 检查麻醉实施意见中的安全建议[66]。许多机构的 MRI 室包括Ⅰ～Ⅳ 4 个区域，区域Ⅰ是对大众开放的自由区域，区域Ⅲ和Ⅳ是防止铁磁性物体损伤风险的安全区域。麻醉诱导室便于掌控患者气道，并备有紧急抢救设备，在患者被转移至区域Ⅲ～Ⅳ前用于实施全身麻醉诱导。患者损伤风险可通过 MRI 安全设备的使用及完善的麻醉计划而尽可能降低。尽管不是强制使用全身麻醉，但也有必要考虑患者气道功能受损的潜在可能，如果发生会使检查中断，同时也涉及接触患者便利性的问题，工作人员突然进入区域Ⅲ～Ⅳ也会带来安全性问题。鉴于这些原因，可能需要在这种情况下对病态肥胖患者施行喉罩或气管插管全身麻醉。

（王 淼 译 胡 胜 审校）

参考文献

[1] Ogden CL, et al. Prevalence of obesity among adults: United States, 2011-2012. NCHS Data Brief, 2013, (131): 1-8.
[2] Ogden CL, et al. Prevalence of childhood and adult obesity in the United States, 2011-2012. JAMA, 2014, 311 (8): 806-814.
[3] Marshall NS, et al. Sleep apnea as an independent risk factor for all-cause mortality: the Busselton Health Study. Sleep, 2008, 31 (8): 1079-1085.
[4] Adams KF, et al. Overweight, obesity, and mortality in a large prospective cohort of persons 50 to 71 years old. N Engl J Med, 2006, 355 (8): 763-778.
[5] Hensrud DD, Klein S. Extreme obesity: a new medical crisis in the United States. Mayo Clin Proc, 2006, 81 (10 Suppl): S5-10.
[6] Sturm R. Increases in clinically severe obesity in the United States, 1986-2000. Arch Intern Med, 2003, 163 (18): 2146-2148.
[7] Sturm R, Hattori A. Morbid obesity rates continue to rise rapidly in the United States. Int J Obes (Lond), 2013, 37 (6): 889-891.
[8] Finkelstein EA, et al. Annual medical spending attributable to obesity: payer-and service-specific estimates. Health Aff (Millwood), 2009, 28 (5): w822-831.
[9] Metzner J, Posner KL, Domino KB. The risk and safety of anesthesia at remote locations: the US closed claims analysis. Curr Opin Anaesthesiol, 2009, 22 (4): 502-508.
[10] Joshi GP, et al. Society for Ambulatory Anesthesia consensus statement on preoperative selection of adult patients with obstructive sleep apnea scheduled for ambulatory surgery. Anesth Analg, 2012, 115 (5): 1060-1068.
[11] Anesthesiologists ASo. Statement on non-operating room anesthetizing locations. http://www.asahq.org/quality-and-practice-management/standards-and-guidelines.
[12] Lau DC, et al. Adipokines: molecular links between obesity and atheroslcerosis. Am J Physiol Heart Circ Physiol, 2005, 288 (5): H2031-2041.
[13] Lundgren CH, et al. Elaboration of type-1 plasminogen activator inhibitor from adipocytes. A potential pathogenetic link between obesity and cardiovascular disease. Circulation, 1996, 93 (1): 106-110.
[14] Neligan PJ. Metabolic syndrome: anesthesia for morbid obesity. Curr Opin Anaesthesiol, 2010, 23 (3): 375-383.
[15] Wajchenberg BL. Subcutaneous and visceral adipose tissue: their relation to the metabolic syndrome. Endocr

Rev, 2000, 21 (6): 697-738.
- [16] Kopelman P. Health risks associated with overweight and obesity. Obes Rev, 2007, 8 Suppl 1: 13-17.
- [17] Lakka HM, et al. The metabolic syndrome and total and cardiovascular disease mortality in middle-aged men. JAMA, 2002, 288 (21): 2709-2716.
- [18] Liese AD, Mayer-Davis EJ, Haffner SM. Development of the multiple metabolic syndrome: an epidemiologic perspective. Epidemiol Rev, 1998, 20 (2): 157-172.
- [19] Bouchard C. Genetics and the metabolic syndrome. Int J Obes Relat Metab Disord, 1995, 19 Suppl 1: S52-59.
- [20] Poirier P, et al. Obesity and cardiovascular disease: pathophysiology, evaluation, and effect of weight loss: an update of the 1997 American Heart Association Scientific Statement on Obesity and Heart Disease from the Obesity Committee of the Council on Nutrition, Physical Activity, and Metabolism. Circulation, 2006, 113 (6): 898-918.
- [21] Kong AP, Chan NN, Chan JC. The role of adipocytokines and neurohormonal dysregulation in metabolic syndrome. Curr Diabetes Rev, 2006, 2 (4): 397-407.
- [22] Steppan CM, et al. The hormone resistin links obesity to diabetes. Nature, 2001, 409 (6818): 307-312.
- [23] Hotamisligil GS, et al. Increased adipose tissue expression of tumor necrosis factor-alpha in human obesity and insulin resistance. J Clin Invest, 1995, 95 (5): 2409-2415.
- [24] Kern PA, et al. The expression of tumor necrosis factor in human adipose tissue. Regulation by obesity, weight loss, and relationship to lipoprotein lipase. J Clin Invest, 1995, 95 (5): 2111-2119.
- [25] Yudkin JS, et al. C-reactive protein in healthy subjects: associations with obesity, insulin resistance, and endothelial dysfunction: a potential role for cytokines originating from adipose tissue? Arterioscler Thromb Vasc Biol, 1999, 19 (4): 972-978.
- [26] Wearing SC, et al. Musculoskeletal disorders associated with obesity: a biomechanical perspective. Obes Rev, 2006, 7 (3): 239-250.
- [27] Grunstein R, et al. Snoring and sleep apnoea in men: association with central obesity and hypertension. Int J Obes Relat Metab Disord, 1993, 17 (9): 533-540.
- [28] Alam I, et al. Obesity, metabolic syndrome and sleep apnoea: all pro-inflammatory states. Obes Rev, 2007, 8 (2): 119-127.
- [29] Kaw R, et al. Unrecognized sleep apnea in the surgical patient: implications for the perioperative setting. Chest, 2006, 129 (1): 198-205.
- [30] Young T, et al. Sleep disordered breathing and mortality: eighteen-year follow-up of the Wisconsin sleep cohort. Sleep, 2008, 31 (8): 1071-1078.
- [31] Chung F, et al. High STOP-Bang score indicates a high probability of obstructive sleep apnoea. Br J Anaesth, 2012, 108 (5): 768-775.
- [32] Chung F, et al. Validation of the Berlin questionnaire and American Society of Anesthesiologists checklist as screening tools for obstructive sleep apnea in surgical patients. Anesthesiology, 2008, 108 (5): 822-830.
- [33] Balk EM, et al. AHRQ comparative effectiveness reviews, in diagnosis and treatment of obstructive sleep apnea in adults. Rockville: Agency for Healthcare Research and Quality (US), 2011.
- [34] Kaw R, et al. Incremental risk of obstructive sleep apnea on cardiac surgical outcomes. J Cardiovasc Surg (Torino), 2006, 47 (6): 683-689.
- [35] Gupta RM, et al. Postoperative complications in patients with obstructive sleep apnea syndrome undergoing hip or knee replacement: a case-control study. Mayo Clin Proc, 2001, 76 (9): 897-905.
- [36] Gaddam S, Gunukula SK, Mador MJ. Post-gastrointestinal endoscopy complications in patients with obstructive sleep apnea or at high risk for sleep apnea: a systematic review and meta-analysis. Sleep Breath, 2015, 20: 155-166.
- [37] Stundner O, et al. Sleep apnoea adversely affects the outcome in patients who undergo posterior lumbar fusion. Bone Joint J, 2014, 96-B (2): 242-248.
- [38] Gaddam S, Gunukula SK, Mador MJ. Post-operative outcomes in adult obstructive sleep apnea patients undergoing non-upper airway surgery: a systematic review and meta-analysis. Sleep Breath, 2014, 18 (3): 615-633.
- [39] American Society of Anesthesiologists Task Force on Perioperative Management of patients with obstructive sleep apnea. Practice guidelines for the perioperative management of patients with obstructive sleep apnea: an updated report by the American Society of Anesthesiologists Task Force on Perioperative Management of patients with obstructive sleep apnea. Anesthesiology, 2014, 120 (2): 268-286.
- [40] Gross JB, et al. Practice guidelines for the perioperative management of patients with obstructive sleep apnea:

a report by the American Society of Anesthesiologists Task Force on Perioperative Management of patients with obstructive sleep apnea. Anesthesiology, 2006, 104 (5): 1081-1093; quiz 1117-1118.

[41] Adesanya AO, et al. Perioperative management of obstructive sleep apnea. Chest, 2010, 138 (6): 1489-1498.

[42] Aldenkortt M, et al. Ventilation strategies in obese patients undergoing surgery: a quantitative systematic review and meta-analysis. Br J Anaesth, 2012, 109 (4): 493-502.

[43] Langeron O, et al. Prediction of difficult mask ventilation. Anesthesiology, 2000, 92 (5): 1229-1236.

[44] Mallampati SR, et al. A clinical sign to predict difficult tracheal intubation: a prospective study. Can Anaesth Soc J, 1985, 32 (4): 429-434.

[45] De Jong A, et al. Difficult intubation in obese patients: incidence, risk factors, and complications in the operating theatre and in intensive care units. Br J Anaesth, 2015, 114 (2): 297-306.

[46] Murphy C, Wong DT. Airway management and oxygenation in obese patients. Can J Anaesth, 2013, 60 (9): 929-945.

[47] Harbut P, et al. Continuous positive airway pressure/pressure support pre-oxygenation of morbidly obese patients. Acta Anaesthesiol Scand, 2014, 58 (6): 675-680.

[48] Chalhoub V, et al. Effect of vital capacity manoeuvres on arterial oxygenation in morbidly obese patients undergoing open bariatric surgery. Eur J Anaesthesiol, 2007, 24 (3): 283-288.

[49] Bayman EO, et al. National incidence of use of monitored anesthesia care. Anesth Analg, 2011, 113 (1): 165-169.

[50] Robbertze R, Posner KL, Domino KB. Closed claims review of anesthesia for procedures outside the operating room. Curr Opin Anaesthesiol, 2006, 19 (4): 436-442.

[51] Bhananker SM, et al. Injury and liability associated with monitored anesthesia care: a closed claims analysis. Anesthesiology, 2006, 104 (2): 228-234.

[52] Lamperti M. Adult procedural sedation: an update. Curr Opin Anaesthesiol, 2015, 28: 662-667.

[53] Prathanvanich P, Chand B. The role of capnography during upper endoscopy in morbidly obese patients: a prospective study. Surg Obes Relat Dis, 2015, 11 (1): 193-198.

[54] Goudra BG, et al. Significantly reduced hypoxemic events in morbidly obese patients undergoing gastrointestinal endoscopy: predictors and practice effect. J Anaesthesiol Clin Pharmacol, 2014, 30 (1): 71-77.

[55] Nordt SP, Clark RF. Midazolam: a review of therapeutic uses and toxicity. J Emerg Med, 1997, 15 (3): 357-365.

[56] Pambianco DJ, et al. A phase IIb study comparing the safety and efficacy of remimazolam and midazolam in patients undergoing colonoscopy. Gastrointest Endosc, 2016, 83 (5): 984-992.

[57] Andriulli A, et al. Incidence rates of post-ERCP complications: a systematic survey of prospective studies. Am J Gastroenterol, 2007, 102 (8): 1781-1788.

[58] Goudra BG, Singh PM, Sinha AC. Outpatient endoscopic retrograde cholangiopancreatography: safety and efficacy of anesthetic management with a natural airway in 653 consecutive procedures. Saudi J Anaesth, 2013, 7 (3): 259-265.

[59] Goudra BG, Singh PM, Sinha AC. Anesthesia for ERCP: impact of anesthesiologist's experience on outcome and cost. Anesthesiol Res Pract, 2013, 2013, 570518.

[60] Goudra B, Singh PM. ERCP: the unresolved question of endotracheal intubation. Dig Dis Sci, 2014, 59 (3): 513-519.

[61] Facciolongo N, et al. Incidence of complications in bronchoscopy. Multicentre prospective study of 20,986 bronchoscopies. Monaldi Arch Chest Dis, 2009, 71 (1): 8-14.

[62] Pathak V, et al. Ventilation and anesthetic approaches for rigid bronchoscopy. Ann Am Thorac Soc, 2014, 11 (4): 628-634.

[63] Ryu JH, et al. Randomized double-blind study of remifentanil and dexmedetomidine for flexible bronchoscopy. Br J Anaesth, 2012, 108 (3): 503-511.

[64] Natalini G, et al. Remifentanil vs. fentanyl during interventional rigid bronchoscopy under general anaesthesia and spontaneous assisted ventilation. Eur J Anaesthesiol, 1999, 16 (9): 605-609.

[65] Goudra BG, et al. Effectiveness of high dose remifentanil in preventing coughing and laryngospasm in non-paralyzed patients for advanced bronchoscopic procedures. Ann Thorac Med, 2014, 9 (1): 23-28.

[66] Practice advisory on anesthetic care for magnetic resonance imaging: an updated report by the American Society of Anesthesiologists Task Force on anesthetic care for magnetic resonance imaging. Anesthesiology, 2015, 122 (3): 495-520.

[67] American Society of Anesthesiologists Task Force on Sedation and Analgesia by Non-Anesthesiologists. Practice guidelines for sedation and analgesia by non-anesthesiologists. Anesthesiology, 2002, 96 (4): 1004-1017.

注：参考文献［67］在正文中的位置按原著标出。

第8部分

前景与争议
Future and Controversies

第28章
从胃肠专科医生的角度看胃肠内镜操作的镇静

Andrea Riphaus   Till wehrmann

摘　要　在过去的10年里,全球对胃肠内镜操作镇静的兴趣与日俱增。因此,需要建立国家指南来增强患者安全[1-3]。比较不同国家[4-8]现有的与之前的关于镇静的调查结果显示,镇静和使用超短效药物异丙酚的频率明显增加。然而,内镜操作的镇静依然是讨论的主题,其中有些部分尚存在争议。一个主要的方面是镇静的确切指征,因为并不是所有内镜操作都需要镇静。是否需要镇静取决于检查的类型、用时长短、复杂程度、操作的侵袭性,以及患者的特点。然而,镇静使患者和医生在检查过程中更舒适。通常,是镇静使成功操作和低风险操作成为可能,尤其是对于那些复杂的治疗性操作[1]。最新发表和更新的国际指南都是把患者的安全纳入首要考虑[1-2],虽然在一些国家只能由麻醉医生实施镇静,但是由非麻醉专业医生(如胃肠专科医生)或受过良好训练的护理人员对接受胃肠内镜的低风险患者施行镇静已经是标准化流程[1-2]。本文对患者术前准备,包括个体风险分层、当前最常用的镇静药物(特别是目前使用不断增加的短效异丙酚)进行综述。同时对胃肠内镜镇静的人员配备和技术需求也做了总结。

关键词　内镜　镇静　异丙酚　苯二氮䓬类药物　非麻醉医生给予的异丙酚镇静　护士给予的异丙酚镇静　监护　出院

准备工作和内镜治疗前的风险评估

镇静药和镇痛药可能会引起镇静状态的叠加,效果从最低程度的镇静(也

A. Riphaus, MD, PhD (✉)
Department of Medicine, KRH Klinikum Agnes Karll Laatzen,
Hildesheimer Strasse 158, Hannover 30880, Germany
e-mail: ariphaus@web.de

T. Wehrmann, MD, PhD
Department of Gastroenterology, DKD Helios K
Aukammallee 33, Wiesbaden 65191, Germany
e-mail: till.wehrmann@helios-kliniken.de

© Springer International Publishing Switzerland 2017
B.G. Goudra, P.M. Singh (eds.), *Out of Operating Room Anesthesia*,
DOI 10.1007/978-3-319-39150-2_28

叫抗焦虑）到全身麻醉[9]（表28.1）。因此，需要对每名患者进行心肺风险评估[1-2]。应该详细询问以下几方面病史[1-2]：

- 心血管及呼吸系统疾病。
- 喘鸣、鼾症、睡眠呼吸暂停综合征。
- 之前实施镇静/镇痛、局部和（或）全身麻醉时出现的并发症。
- 药物过敏史、现用药情况，以及可能出现的药物相互作用。
- 最后一次进食：什么时候，吃的什么食物。
- 吸烟、饮酒及药物滥用情况。

表28.1 镇静分级

	轻度（抗焦虑）	中度	深度	麻醉
对所给指令的反应	能对语言指令做出适当反应	嗜睡，对大声的指令有反应，必要时需加上触觉的刺激	嗜睡，很难被唤醒，对反复或疼痛刺激后做出有目的的反应	即使在疼痛刺激下也不能被唤醒
自主呼吸	不受影响	比较充分	独立维持通气功能的能力减弱，可能需要一些辅助来维持气道通气，自主通气可能不足	不充分，需使用气管内插管或喉罩通气

修订自美国麻醉医师协会[9]

当然还应该进行体格检查，包括测量生命体征和心肺听诊来预测操作过程中可能出现的潜在心肺问题。表28.2列出的美国麻醉医师协会（ASA）分级是对相关风险评估的总结[9]。被评为ASA Ⅲ级及以上的患者在胃肠内镜操作时使用镇静会增加风险。此外，也应该考虑解剖特点。张口受限（根据Mallampati评分的分级）可能使呼吸并发症的管理变得复杂[1-3]。这种高风险的患者不适合由受过训练的护士施行镇静，应该考虑咨询麻醉医生[1-3]。必须提供合适的急救药物和设备，如除颤仪和气道管理设备（气囊面罩、气管导管）等[1-3]。当然，内镜组人员需要对心肺复苏技术非常熟悉，应定期组织模拟课程进行培训[1-3]。

最新指南[1-2]推荐常规使用鼻导管吸氧（例如给予2~3 L/min的氧气），这是基于以下认识：操作中低氧的发生率增加，特别是在介入操作、长时间操作、患者存在并存疾病、肺功能障碍或循环抑制（如急诊病例）时更是如此。至少在检查前2 min开始给氧能显著降低内镜操作中发生严重低氧的频率[1]。

若有明显的高碳酸血症,如慢性阻塞性肺疾病患者,氧气的供应需进行个体化调节以避免降低呼吸驱动(由过高的氧供引起)[1]。美国胃肠专科医生指南[3]不推荐常规预防性给氧,原因是害怕延迟发现低氧。然而,大部分麻醉医生相信预充氧的优点是多于其缺点的[1-2]。

表28.2 ASA 分级

级别	描述
Ⅰ级	健康个体
Ⅱ级	有轻度疾病,不影响日常活动
Ⅲ级	有较严重疾病,日常活动受限
Ⅳ级	有严重疾病,威胁生命

内镜操作中的监测

因为不同镇静状态(表28.1)之间的转化是不稳定的,需要一个受过专业培训的不参与内镜操作的人员来对所有患者进行术中监测[1-3]。负责监测的人员能够通过观察、触诊胸廓和腹壁运动,也可通过感知呼出气流来临床判断患者的呼吸是否正常。

不同的国际学会推荐在非麻醉医生进行的异丙酚镇静和复苏期间的标准监测包括持续脉氧饱和度和自动无创血压监测(测量基础值,并每间隔3~5 min测量1次),推荐对有心脏或肺部疾病病史的患者持续监测心电图。应记录心率和血压的基础值、最大值和最小值,以及血氧饱和度的基础值和最小值[1-3]。

镇静的主要选择

苯二氮䓬类药物

地西泮因半衰期长(25~30 h),现已很少使用。首个德国调研结果显示,只有约8%的调查对象在使用地西泮,而约80%的调查对象使用的是咪达唑仑[5]。后者的药理学优点在于更短的半衰期(1.5~3 h)、更好的逆行性遗忘作用和更高的水溶性。相比地西泮,患者耐受性和镇静效果都更好[1]。约1/3的胃肠专科医生在实施结肠镜检查时给患者联合使用苯二氮䓬类和阿片类药物(主要为咪达唑仑和哌替啶)[5]。但在上消化道诊断性内镜检查时这样使用被认为是过时的[5]。在内镜操作时联合使用苯二氮䓬类和阿片类药物的优势极具争议，并且在最新数据中更加不被看好[1-2]。

异丙酚：新的标准

前提条件

关于引入短效异丙酚（血浆半衰期为7~8 min）的合规性和人员要求依然是讨论的焦点。2016年统计了世界范围内大量内镜操作镇静指南[1-3,9-16]，各国指南对使用异丙酚的推荐总结见表28.3。所有指南一致认为内镜医生不能同时做内镜操作、监护患者和给予异丙酚，因此需要另外一名独立的不参与内镜治疗的辅助人员。他可以是有资质的护理人员［即"护士实施的异丙酚镇静"（nurse administered propofol seelation，NAPS）］，也可以是另一名内科或胃肠病医生［通常被称作"胃肠专科医生实施的异丙酚镇静"（gastroenterologist-directed propofol sedation，GDPS）］，也可以是一个麻醉团队（"监护麻醉"，MAC）。虽然原则上所有的指南都提倡监护麻醉，但是关于在什么情况下胃肠病医生应该考虑必须实施麻醉的推荐存在差异（表28.3）。然而，一切的前提是要根据科学的规则来监测患者，在任何情况下都需提供必要的人员和设备[1-3]。

表28.3 异丙酚镇静推荐指南

指南及发布年份	可允许NAPS	限制NAPS	MAC指征
SAGES，2009	不适用	不适用	ASA > Ⅲ级
ASGE，2008	是（由医生监管）	不适用	ASA > Ⅲ级，急诊和复杂操作，困难气道
AGA，2007	是	不适用	ASA > Ⅲ级，高风险患者，复杂操作
GSDMD，2009	是	ASA > Ⅱ级，复杂操作，困难气道	ASA > Ⅲ级，复杂操作，困难气道
CAG，2008	是	否	ASA > Ⅲ级，复杂操作，困难气道
ASGH，2007	是	否	不适用
SSGE，2006	是	复杂操作	ASA > Ⅲ级和深度镇静预期困难气道

SAGES = 美国胃肠和内镜外科医师协会。ASGE = 美国胃肠内镜协会。AGA = 美国胃肠病学会。GSDMD = 德国消化和代谢性疾病协会。CAG = 加拿大胃肠病学学会。ASGH = 澳大利亚胃肠病和肝病协会。SSGE = 西班牙胃肠内镜协会。ASA = 美国麻醉医师协会。NAPS = 护士实施的异丙酚镇静。MAC = 监护麻醉

通过定期参加规范培训课程来保有医务人员的资质，这些课程是在美国[17]或欧洲[18]的培训课程基础上发展起来的，确保不同国家都能达到这一合法需求，满足人员的基本配置。这些当然不只是针对异丙酚的使用，还包括其他的镇静、镇痛药物。虽然目前只有针对术前用药和紧急情况处理的专业培训指南，但专业的培训课程，例如基于模拟器的课程，可增强临床医生处理紧急情况的信心[19]。

诊断性内镜

相比苯二氮䓬类药物，异丙酚镇静有明显优势，它起效更快[20]，患者恢复更快[21-30]。通过一个驱动模拟器来比较异丙酚与咪达唑仑和哌替啶联用在胃镜或结肠镜检查中的效果，异丙酚的精神运动功能再生也更快[23]。日本一项比较异丙酚和咪达唑仑在胃电图中使用的研究发现了相似的结果[31]。Meining 等[32]的随机对照试验比较了咪达唑仑和异丙酚在食管、胃、十二指肠镜（EGD）中的应用，发现异丙酚有可能提高 EGD 诊断的精确性。

介入性内镜

研究者通过评估患者对胃镜、肠镜及内镜逆行胰胆管造影（ERCP）的接受度和耐受性，认为与苯二氮䓬类药物相比，异丙酚镇静的效果更好[24-25]，或者一样好[21,33-34]。特别是，在如 ERCP 等介入性检查中患者的配合度更高[26-27,35]。需要注意，用异丙酚来进行介入性研究的时候，必须考虑到这并不是完全没有风险的，正如一组风险因素分析数据所显示的那样[36]。6 年中，9547 例患者接受上消化道内镜介入治疗［EGD、ERCP、超声内镜（EUS）］，其中 3151 例患者单纯使用异丙酚镇静，其余 6396 例患者联合应用了异丙酚和咪达唑仑。共有 135 例严重的并发症，1.4% 的患者操作提前终止。40 例患者（0.4%）需要短时间的面罩通气，9 例患者（0.09%）需要气管内插管，另外 8 例患者（0.08%）不得不到 ICU 进行监护。有 4 例患者死亡（0.04%），其中 3 例必须考虑存在潜在的镇静相关副作用。已经确定急诊检查和高剂量的异丙酚是心肺并发症的独立危险因素[36]。

高危患者：异丙酚还是咪达唑仑

检查中或介入治疗后的一段时间，使用咪达唑仑镇静的老年患者发生记录到的低氧血症的风险增加[37-38]。因此对老年患者应该减少咪达唑仑的用量[39]。同时建议修改美国胃肠病学会对接受胃肠镜操作的老年患者的推荐[40]。此外，更提倡使用蓄积量低的药物[40-41]。可小心使用异丙酚,其药代动力学对于85岁以上的高危老年人也是安全的,这是我们在比较运用异丙酚与咪达唑仑和哌替啶联合用药进行 ERCP 的随机试验中得出的结论[37]。Heuss 等的研究也获得了相似的结论[42]。由于心肺事件在老年患者中发生更频繁,所以需要增强对这类患者的照护。肝硬化患者是另一个危险群体,因为咪达唑仑可能增加肝性脑病的风险[43-46],这可能会导致镇静中患者进入一个不可预知的麻醉状态,苏醒延迟且精神运动能力下降。

在一项随机对照试验中,比较使用异丙酚和咪达唑仑对接受介入 EGD 的肝硬化患者进行镇静的结果,发现使用超短效异丙酚没有发生上述的副作用[46]。

异丙酚与咪达唑仑(所谓的"平衡镇静")

采用异丙酚联合小剂量咪达唑仑(通常 2~3mg)进行"协同诱导"可显著降低异丙酚的用量[30,47],特别是用于内镜操作可能延长时,当然,也只有这种情况下才推荐这样联用。在短时操作(主要是诊断性内镜)中,不应该用咪达唑仑进行"协同诱导",因为剂量节省作用不显著。此外,还不能忽视在这些病例中单纯应用异丙酚[23]带来的精神运动迅速恢复及更快转移患者(从恢复室转移到病房,或门诊检查患者离院)的优势。

异丙酚联合咪达唑仑或阿片类药物

Cordruwisch 等[48]为64名患者施行镇静,他们都连续两次接受时长超过30 min 的内镜检查。在第一次检查中用异丙酚镇静,而第二次为异丙酚和咪达唑仑联用。联合用药的优势是可节约59%的异丙酚,但苏醒时间比单纯异丙酚镇静要多出1倍(8 min *vs* 4 min)。Van Natta 等[49]在另一项随机研究中观察了200名患者分别接受单纯异丙酚镇静、异丙酚联合芬太尼镇静、异丙酚联合咪达唑仑镇静或者咪达唑仑联合芬太尼镇静。联合用药可使患者达到中度镇静状态并能快速恢复。另一方面单独运用异丙酚会需要较高的药物剂量,从而出现更深的镇静状态,并导致更长的恢复时间。

异丙酚和(或)阿片类药物

Akcaboy 等[50]在一项随机试验中观察了100名接受结肠镜操作的患者,比较了单独运用短效镇痛药瑞芬太尼与单纯用异丙酚镇静的情况。结果表明,瑞芬太尼有足够的镇静和遗忘作用,并且相比异丙酚具有更好的镇痛效果;但恢复期恶心、呕吐发生率的明显增加显著削减了它的优势。Moermann 等[51]在一项随机双盲试验中纳入了 50 名相对健康（ASA Ⅰ 和 Ⅱ 级）接受结肠镜操作的患者，研究了联合异丙酚镇静时所需的瑞芬太尼剂量。瑞芬太尼与异丙酚联合用药会明显降低血压和血氧饱和度。给予瑞芬太尼可减少异丙酚用药剂量，然而，单纯运用异丙酚镇静的恢复时间更短（$P<0.01$），患者满意度更高（$P<0.01$）。

非麻醉专业辅助人员应用异丙酚

首个辅助人员应用异丙酚对结肠镜检查患者实施镇静的大型研究在美国和瑞士进行，两项研究各自纳入了超过 2000 名患者[52-53]。没有患者需要气管内插管，且只有 0.2% 的病例在操作过程中需要临时面罩通气。根据这些研究，这种由非医疗专业辅助人员施行镇静的方式被其他一些国家（如德国、奥地利、瑞士）越来越多地作为一种替代方式进行讨论。医疗卫生系统的成本压力和相关个人检查费用的减少都在其中起着重要作用[54]。推荐并委派助手实施镇静的医生必须了解每名患者，例如必须了解患者的病史和术前用药史、身体状况等。医生还必须定期亲自检查助手的资质，并对镇静效果和镇静所带来的并发症负全部责任。应开发适当的培训课程，如基于德国或其他欧洲国家的课程[17-18]，并针对不同国家不同的法律要求进行改善。然而，这些仅是提供技术资质的基础课程，之后还要进行临床技能实践，比如进行一些见习。

在一些国家（如法国和美国的大多数州），法律限制只有麻醉医生可以给予异丙酚，因此不可能推行 NAPS 甚至 GDPS。

替代方法

Rudin 等通过荟萃分析[55]能得出这样一个结论，在内镜治疗过程中应用音乐（$P=0.001$）和 15% 的镇静药（$P=0.055$）能使镇痛药物的使用剂量减少 29.7%。而且，通过小剂量的镇静药或使用超细内镜（甚至不镇静），均可减少镇静诱发的心肺并发症的发生[56-57]。

现在我们可以通过运用脑电双频指数（BIS 监测）或用麻醉/脑电意识监测系统（Narcotrend®），来对实施内镜检查处于镇静状态的患者术中脑电波的活动进行简单分析。在过去 10 年有许多研究已经证明了这种内镜治疗过程中在患者前额放置 3~5 处电极进行脑电图监测是可行的。但是大部分的研究证明这与标准监测相比并没有什么优势。同时，一些 ERCP 或在胃部实施内镜黏膜下剥离（endoscopy submucosal dissection，ESD）操作的随机对照研究显示，异丙酚的的需求量显著降低[35,58-60]。但是，除了能缩短恢复时间，这些研究并没有显示明确的安全优势。

术后护理

关于镇静后患者何时能出院的问题，早在20世纪90年代就制订了相关的最低标准，不管用什么药物均如此[9]。这些要求包括稳定的生命体征和完全或显著的疼痛缓解，无饮水困难，无须辅助行走，能够控制排尿，并可根据实际情况做出调整[1-2]。如果有必要，医生应该再次告知患者并发症的典型体征。推荐在任何情况下患者都必须有人陪同，并保证回到家后也能得到充分的看护。然而，这些离院标准多是集中于患者镇静后即刻的生命体征，并没有评估患者的认知功能和精神运动技能。即使是像 Aldrete 评分[61]这样关注于心血管和呼吸系统功能的离院标准，也没有最终反映出患者离院时的精神运动技能。Will等[62]在一项咪达唑仑联合哌替啶为 EGD 镇静的研究中显示，即使离院最高评分已经达到基础值的60%~70%，精神运动技能通常也是显著受限的。因此最近推荐的使用超短效药物作为唯一用药是一个好的选择[1-2]，因为精神运动技能的受限时间与药物半衰期是密切相关的。我们在一项驾驶模拟研究[23]中纳入96名常规接受胃镜和结肠镜检查的患者，发现与咪达唑仑（或者加哌替啶）相比，应用异丙酚时精神运动技能恢复更快。使用咪达唑仑或有时联用哌替啶，精神运动技能在镇静后2h内明显被抑制，而使用异丙酚镇静的患者的表现与基线相当。最后，为了明确多长时间后患者可以安全地驾驶机动车，需要在明确界定的主要终点参数下，进行大规模的"上路"研究。现有的从模拟器测试中得到的结果只是替代性参数。而且，我们的结果都只是针对异丙酚单一用药镇静，常用的联合咪达唑仑和异丙酚镇静对驾驶里程的影响尚未被研究。所用药物的半衰期和使用的镇静方案（单纯异丙酚镇静或联合苯二氮䓬类药物或联合镇痛药）是能否上路及多长时间禁止上路的决定性标准。患者的合并症及个人因素（例如职业为交通导航员等）都应该纳入考量[63-64]。通常，患者能够在镇静后第2天驾驶、工作和参与法律有关决定（现有欧洲指南推荐在单独使用异丙酚后间隔6~12h）[1-2]。严禁为了让患者提前出院或医疗操作原因常规使用如氟马西尼之类的咪达唑仑拮抗药。这样做的风险是，患者在完善的监测下起初相对安全；然而氟马西尼的半衰期比咪达唑仑及其代谢产物的半衰期要短，因此，患者有延迟性呼吸抑制，以及认知或精神运动技能受损的风险。如果因为临床原因需要使用氟马西尼，患者必须接受更长时间的监测[1]。

实践总结

在计划运用镇静药物之前应该对每名患者进行心肺风险评估。必须具备完善的急救设备，并有随时可以到场的训练有素的气道管理和复苏人员。推荐在排除其他禁忌证后常规预防性用鼻导管预充 2L 流量的氧气以避免发生低氧血症。虽然在治疗性操作中常规标准使用，但是单纯诊断性检查时镇静的优势并不明确。现在许多研究已经确定了异丙酚相较苯二氮䓬类药物应用于内镜介入治疗的优势，且在许多国家的使用日益增多。虽然有指南支持非麻醉医生应用异丙酚，但在一些国家这依然不被许可。在单纯诊断性检查中应用异丙酚的一个明显优势是恢复时间快，也可能会提高诊断的精确性。在大部分长时间内镜介入治疗的案例中，镇静的优势在于增加患者的配合度。异丙酚可以安全地用于肝硬化患者，在谨慎应用时对老年高危患者也是安全的。异丙酚与咪达唑仑协同诱导能明显减少异丙酚的用量，在一些接受长时间操作的患者需要这样使用。在短时操作中可引起精神运动能力的损害，弊大于利。短效阿片类药物相比单独应用异丙酚并没有优势，反而被其恶心、呕吐等副作用所限制。在一些国家，非麻醉专业医生也可以安全地应用异丙酚镇静，甚至可以在特定情况下（低危患者及简单操作）委派给受过训练的护理人员。二氧化碳波形图和神经监测等目前未被列入标准监测项目，没有显示这些监测对患者安全有相关影响或优势。出院需达到最低标准。尤其是，由于当下的法规及医疗护理责任，患者镇静后应该在家属等的陪同下离开内镜中心。建议在第一次谈话时就告知患者提供陪护人员的机构信息。在路上是否安全，以及禁止上路的时间长短取决于所用镇静药物的半衰期。

（李莜 译 雷翀 审校）

参考文献

[1] Riphaus A, Wehrmann T, Hausmann J, et al. Update S3-guideline: "sedation for gastrointestinal endoscopy" 2014 (AWMF-register-no. 021/014). Z Gastroenterol, 2016, 54: 58-95.

[2] Dumonceau J-M, Riphaus A, Schreiber F, et al. Non-anesthesiologist administration of propofol for gastrointestinal endoscopy: European Society of Gastrointestinal Endoscopy, European Society of Gastroenterology and Endoscopy Nurses and Associates Guideline-updated June 2015. Endoscopy, 2015, 47: 1175-1189.

[3] Vargo JJ, Delegge MH, Feld AD, et al. Multisociety sedation curriculum for gastrointestinal endoscopy. Gastroenterology. doi: 10.1053/j.gastro.2012.05.

[4] Cohen LB, Wecsler JS, Gaetano JN, et al. Endoscopic sedation in the United Staters: results from an nationwide survey. Am J Gastroenterol, 2006, 101: 967-974.

[5] Riphaus A, Rabofski M, Wehrmann T. Endoscopic sedation and monitoring practice in Germany: results from the first nationwide survey. Z Gastroenterol, 2010, 48: 392.

[6] Paspatis GA, Manolaraki MM, Tribonias G, et al. Endoscopic sedation in Greece: results from the first na-

[7] Baudet JS, Borque P, Alarcon-Fernandez O, et al. Use of sedation in gastrointestinal endoscopy: a nationwide survey in Spain. Eur J Gastroenterol Hepatol, 2009, 21: 882-888.

[8] Heuss LT, Froehlich F, Beglinger C. Changing patterns of sedation and monitoring practice during endoscopy: results of a nationwide survey in Switzerland. Endoscopy, 2005, 37: 161-166.

[9] American Society of Anesthesiology; Gross JB, Farmington CT, et al. Practice guidelines for sedation and analgesia by non-anesthsiologists. Anesthesiology, 2002, 96: 1004-1017.

[10] American Gastroenterological Association; Cohen LB, Delegge MH, et al. AGA institute review of endoscopic sedation. Gastroenterology, 2007, 133: 675-701.

[11] Society of American Gastrointestinal and Endoscopic Surgeons; Myers J, Fanelli R, et al. SAGES guidelines for office endoscopic services. Surg Endosc, 2009, 23: 1125-1129.

[12] German Society of Digestive and Metabolic Diseases; Riphaus A, Wehrmann T, et al. S3-Guidelines -sedation for gastrointestinal endoscopy. Endoscopy, 2009, 41: 787-815.

[13] Canadian Association of Gastroenterology; Byrne MF, Chiba N, et al. Propofol use for sedation during endoscopy in adults: a Canadian Association of Gastroenterology position statement. Can J Gastroenterol, 2008, 22: 457-459.

[14] Austrian Society of Gastroenterology and Hepatology, Schreiber F. GGH guidelines on sedation and monitoring in gastrointestinal endoscopy. Endoscopy, 2007, 39: 259-262.

[15] Spanish Society of Gastrointestinal Endoscopy, Lopez-Roses L. Sedation/analgesia guidelines for endoscopy. Rev Esp Enferm Dig, 2006, 98: 685-692.

[16] Section and Board of Anaesthesiology, European Union of Medical Specialists; Knape JTA, Adriaensen H, van Aken H, et al. Guidelines for sedation and/or analgesia by non-anaesthisiology doctors. Eur J Anaesthesiol, 2007, 24: 563-567.

[17] Beilenhoff U, Engelke M, Kern-Wächter E, et al. DEGEA-Curriculum (Curriculum of the German Society of Endoscopy Nurses and Associates): sedation and emergency management in endoscopy for endoscopy nurses and associates, endopraxis, 2009, 1: 32-35. www. degea. de.

[18] Dumonceau J, Riphaus A, Beilenhoff U, et al. European curriculum for sedation training in gastrointestinal endoscopy: position statement of the European Society of Gastrointestinal. Endoscopy, 2013, 45: 496-504.

[19] Kiesslich R, Moenk S, Reinhardt K, et al. Combined simulation training: a new concept and workshop is useful for crisis management in gastrointestinal endoscopy. Z Gastroenterol, 2005, 43: 1031-1039.

[20] Sipe BW, Rex DK, Latinovich D, et al. Propofol versus midazolam/meperidine for outpatient colonoscopy: administration by nurses supervised by endoscopists. Gastrointest Endosc, 2002, 55: 815-825.

[21] Carlsson U, Grattidge P. Sedation for upper gastrointestinal endoscopy: a comparative study of propofol and midazolam. Endoscopy, 1995, 27: 240-243.

[22] Patterson KW, Casey PB, Murray JP, et al. Propofol sedation for outpatient upper gastrointestinal endoscopy: comparison with midazolam. Br J Anaesth, 1991, 67: 108-111.

[23] Riphaus A, Gstettenbauer T, Frenz MB, et al. Quality of psychomotor recovery after propofol sedation for routine endoscopy: a randomized and controlled study. Endoscopy, 2006, 38: 677-683.

[24] Vargo JJ, Zuccaro Jr G, Dumot JA, et al. Gastroenterologist-administered propofol versus meperidine and midazolam for advanced upper endoscopy: a prospective, randomized trial. Gastroenterology, 2002, 123: 373-375.

[25] Weston BR, Chadalawada V, Chalasani N, et al. Nurse-administered propofol versus midazolam and meperidine for upper endoscopy in cirrhotic patients. Am J Gastroenterol, 2003, 98: 2440-2447.

[26] Jung M, Hofmann C, Kiesslich R, et al. Improved sedation in diagnostic and therapeutic ERCP: propofol is an alternative to midazolam. Endoscopy, 2000, 32: 233-238.

[27] Wehrmann T, Kokabpick H, Jacobi V, et al. Long-term results of endoscopic injection of botulinum toxin in elderly achalasic patients with tortuous megaesophagus or epiphrenic diverticulum. Endoscopy, 1999, 31: 352-358.

[28] Hofmann C, Kiesslich R, Brackertz A, M. Propofol for sedation in gastroscopy—a randomized comparison with midazolam. Z Gastroenterol, 1999, 37: 589-595.

[29] Koshy G, Nair S, Norkus EP, et al. Propofol versus midazolam and meperidine for conscious sedation in GI endoscopy. Am J Gastroenterol, 2000, 95: 1476-1479.

[30] Reimann FM, Samson U, Derad I, et al. Synergistic sedation with low-dose midazolam and propofol for

colonoscopies. Endoscopy, 2000, 32: 239-244.
[31] Horiuchi A, Nakayama Y, Katsuyama Y. Safety and driving ability following low-dose propofol sedation. Digestion, 2008, 78: 190-194.
[32] Meining A, Semmler V, Kassem AM, et al. The effect of sedation on the quality of upper gastrointestinal endoscopy: an investigator-blinded, randomized study comparing propofol with midazolam. Endoscopy, 2007, 39: 345-349.
[33] Roseveare C, Seavell C, Patel P, et al. Patient-controlled sedation and analgesia, using propofol and alfentanil, during colonoscopy: a prospective randomized controlled trial. Endoscopy, 1998, 30: 768-773.
[34] Ulmer BJ, Hansen JJ, Overley CA, et al. Propofol versus midazolam/fentanyl for outpatient colonoscopy: administration by nurses supervised by endoscopists. Clin Gastroenterol Hepatol, 2003, 1: 425-432.
[35] Wehrmann T, Grotkamp J, Stergiou N, et al. Electroencephalogram monitoring facilitates sedation with propofol for routine ERCP: a randomized, controlled trial. Gastrointest Endosc, 2002, 56: 817-824.
[36] Wehrmann T, Riphaus A. Sedation with propofol for interventional endoscopic procedures: a risk factor analysis. Scand J Gastroenterol, 2007, 10: 1-7.
[37] Riphaus A, Stergiou N, Wehrmann T. Sedation with propofol for routine ERCP in high-risk octogenarians: a randomized, controlled study. Am J Gastroenterol, 2005, 100: 1957-1963.
[38] Scholer SG, Schafer DF, Potter JF. The effect of age on the relative potency of midazolam and diazepam for sedation in upper gastrointestinal endoscopy. J Clin Gastroenterol, 1990, 12: 145-147.
[39] Dhariwal A, Plevris JN, Lo NT, et al. Age, anemia, and obesity-associated oxygen desaturation during upper gastrointestinal endoscopy. Gastrointest Endosc, 1992, 38: 684-688.
[40] Qureshi WA, Zuckerman MJ, Adler DG, et al. ASGE guideline: modifications in endoscopic practice for the elderly. Gastrointest Endosc, 2006, 63: 566-569.
[41] Darling E. Practical considerations in sedating the elderly. Crit Care Nurs Clin North Am, 1997, 9: 371-380.
[42] Heuss LT, Schnieper P, Drewe J, et al. Safety of propofol for conscious sedation during endoscopic procedures in high-risk patients—a prospective, controlled study. Am J Gastroenterol, 2003, 98: 1751-1757.
[43] Assy N, Rosser BG, Grahame GR, et al. Risk of sedation for upper GI endoscopy exacerbating subclinical hepatic encephalopathy in patients with cirrhosis. Gastrointest Endosc, 1999, 49: 690-894.
[44] Vasudevan AE, Goh KL, Bulgiba AM. Impairment of psychomotor responses after conscious sedation in cirrhotic patients undergoing therapeutic upper GI endoscopy. Am J Gastroenterol, 2002, 97: 1717-1721.
[45] Hamdy NA, Kennedy HJ, Nicholl J, et al. Sedation for gastroscopy: a comparative study of midazolam and Diazemuls in patients with and without cirrhosis. Br J Clin Pharmacol, 1986, 22: 643-647.
[46] Riphaus A, Lechowicz I, Frenz MB, et al. Propofol sedation for upper gastrointestinal endoscopy in patients with liver cirrhosis as an alternative to midazolam to avoid acute deterioration of minimal encephalopathy: a randomized, controlled study. Scand J Gastroenterol, 2009, 44: 1244-1251.
[47] Seifert H, Schmitt TH, Gultekin T, et al. Sedation with propofol plus midazolam versus propofol alone for interventional endoscopic procedures: a prospective, randomized study. Aliment Pharmacol Ther, 2000, 14: 1207-1214.
[48] Cordruwisch W, Doroschko M, Wurbs D. Deep sedation in gastrointestinal endoscopic interventions: safety and reliability of a combination of midazolam and propofol. Dtsch Med Wochenschr, 2000, 125: 619-662.
[49] Van Natta ME, Rex DK. Propofol alone titrated to deep sedation versus propofol in combination with opioids and/or benzodiazepines and titrated to moderate sedation for colonoscopy. Am J Gastroenterol, 2006, 101: 2209-2217.
[50] Akcaboy ZN, Akcaboy EY, Albayrak D, et al. Can remifentanil be a better choice than propofol for colonoscopy during monitored anesthesia care? Acta Anaesthesiol Scand, 2006, 50: 736-741.
[51] Moerman AT, Struys MM, Vereecke HE, et al. Remifentanil used to supplement propofol does not improve quality of sedation during spontaneous respiration. J Clin Anesth, 2004, 16: 237-243.
[52] Sipe BW, Rex DK, Latinovich D. Propofol versus midazolam/meperidine for outpatient colonoscopy: administration by nurses supervised by endoscopists. Gastrointest Endosc. 2002, 55: 815-825. Erratum in: Gastrointest Endosc, 2002, 56: 324.
[53] Heuss LT, Schnieper P, Drewe J, et al. Risk stratification and safe administration of propofol by registered nurses supervised by the gastroenterologist: a prospective observational study of more than 2000 cases. Gastrointest Endosc, 2003, 57: 664-671.
[54] Hassan C, Rex DK, Cooper GS, et al. Endoscopist-directed propofol administration versus anesthesiologist assistance for colorectal cancer screening: a cost-effectiveness analy-sis. Endoscopy, 2012, 44: 456-464.

[55] Rudin D, Kiss A, Wetz RV, et al. Music in the endoscopy suite: a meta-analysis of ran-domized controlled studies. Endoscopy, 2007, 39: 507-510.
[56] Liebermann DA, Wuerker CK, Katon RM. Cardiopulmonary risk of esopagogastroduodenoscopy. Role of endoscope diameter and systemic sedation. Gastroenterology, 1985, 88: 468-472.
[57] Cooper MW, Davison CM, Uastin CA. Arterial oxygen saturation during upper gastrointestinal endoscopy in elderly patients: the role of endoscope diameter. Age Ageing, 1995, 24: 254-256.
[58] Paspatis GA, Chainaki I, Manolaraki M, et al. Efficacy of bispectral monitoring as an adjunct to propofol deep sedation for ERCP: a randomized controlled trial. Endoscopy, 2009, 41: 1046-1051.
[59] Imagawa A, Fujiki S, Kawahara Y, et al. Satisfaction with bispectral index monitoring of propofol-mediated sedation during endoscopic submucosal dissection: a prospective, randomized study. Endoscopy, 2008, 40: 905-909.
[60] Aldrete JA. Modifications to the postanesthesia score for use in ambu-latory surgery. J Perianesth Nurs, 1998, 13: 148-155.
[61] Al-Sammak Z, Al-Falaki MM, Gamal HM. Predictor of sedation during endoscopic retrograde cholangiopan-creatography-bispectral index vs. clinical assessment. Middle East J Anaesthesiol, 2005, 18: 141-148.
[62] Willey J, Vargo JJ, Connor JT, et al. Quantitative assessment of psychomotor recovery after sedation and analgesia for outpatient EGD. Gastrointest Endosc, 2002, 56: 810-816.
[63] Mueller M, Wehrmann T. How best to approach endoscopic sedation? Nat Rev Gastroenterol Hepatol, 2011, 8: 481-490.
[64] Vargo JJ. Doc, can I drive home? Am J Gastroenterol, 2009, 104: 1656-1657.

注：本文英文原著中的参考文献即从摘要开始标注。

第 29 章
异丙酚输注平台

Preet Mohinder Singh   Basavana Goudra

摘 要　异丙酚是镇静辅助操作中最常用的药物。目前市场上有许多利用异丙酚药代动力学特性的药物输注系统。强有力的证据支持在手术室内使用靶控输注系统。靶控输注系统通过计算机生成的异丙酚剂量方案使患者维持在一个稳定的镇静深度。许多最新研究证明，基于异丙酚的靶控输注镇静有改善患者预后、减轻麻醉医生工作量，以及在繁忙的镇静工作间加快患者周转的潜能。进一步讲，新的个体化镇静概念已经出现。Sedasys 是最近获批的半自动化异丙酚输注系统，可用于对接受胃肠内镜操作的成年患者实施轻度到中度镇静。其根据患者的人口学参数，采用基于计算机的剂量方案。Sedasys 通过患者对自动语言刺激的反应来持续监测镇静深度，并在需要的时候降低异丙酚的用量。

关键词　异丙酚输注系统　靶控输注　Sedasys

新型异丙酚镇静输注系统

引 言

异丙酚于 1977 年被成功研发。其作用时间短、恢复迅速且无遗留作用，这些独特的性质一经发现，便立刻成为药物研发公司的目标。近几年在其商品化过程中做了很多调节，改善其药理学特性。与其他药物不同，还有许多研究针对的是改善异丙酚的给药方式。尽管异丙酚的实际结构没有任何改变，但它的给药系统发生了巨大变化。从最初的手动推注到现在的自动输注系统，

P. M. Singh, MD, DNB, MNAMS (□)
Department of Anesthesiology, Critical Care and Pain Medicine,
All India Institute of Medical Sciences, Ansari Nagar, New Delhi 110029, India
e-mail: preetrajpal@gmail.com

B. Goudra, MD, FRCA, FCARCSI
Department of Anesthesiology and Critical Care Medicine, Hospital of the University of Pennsylvania, 3400 Spruce Street, 5042 Silverstein Building, Philadelphia, PA 19104, USA
e-mail: goudrab@uphs.upenn.edu

© Springer International Publishing Switzerland 2017
B. G. Goudra, P. M. Singh (eds.), *Out of Operating Room Anesthesia*,
DOI 10.1007/978-3-319-39150-2_29

如 Sedasys。

药物输注系统的原理

临床上异丙酚的使用可能超过了其他任何药物。除了用于麻醉诱导，异丙酚用于操作镇静也是独一无二的。异丙酚适用于药物输注系统在于如下药理学特性。

- 异丙酚能够提供剂量依赖性的镇静深度。异丙酚的镇静范围广，从全身麻醉→深度镇静→有意识的镇静→轻度镇静。因此药物输注系统可结合手术操作方案降低药物剂量从而改变镇静深度。这样，异丙酚就能够有效运用于各种操作，从硬支气管镜检查（需较深镇静）到换药（浅镇静）。
- 没有残余效应——异丙酚作为一个高脂溶性的药物在体内经历广泛再分布。此外，异丙酚有明显的肝外代谢（高达30%）。由于这些特性，即使在经过长时间输注后，它的时量相关半衰期也不会明显延长。所以药物输注系统能预计所需剂量，而无须担心造成轻微器官系统病变而改变剂量。
- 可用性——这是一个被低估却在开发广泛使用的异丙酚输注系统中至关重要的因素。20世纪90年代早期，随着异丙酚仿制药物的出现，许多制造商抓住了发展药物输注系统的机会。典型的因专利导致应用受限的例子是瑞芬太尼，虽然具有理想药物的大多优点，但它的输注系统仍落后于异丙酚。全球都能轻易获取异丙酚，这使研究者们有更多的机会进一步研发其药物输注系统。
- 有效测量镇静深度——这是最新的进展之一。脑电图监测能客观评估异丙酚输注所实现的镇静"层级"。我们自己对应用异丙酚镇静的结肠镜检查患者的研究，证实了此类监测例如"SedLine"的有效性[1]。
- 与其他药物的兼容性——较新的输注系统利用的另一个特性是异丙酚与阿片类药物没有明显的药物相互作用。阿片类药物和异丙酚共用时能减少彼此的所需药物剂量。药物共用有可能不成比例地增加镇静深度，但镇静系统利用药物共用的优势，降低了各个药物的剂量，从而降低了各药相关副作用。

异丙酚的这些独特性成为药物发展系统的基础。经过最初手动推注和简单输注泵泵注，现在异丙酚输注已跨入"计算机辅助镇静系统"的时代。

现已设计了一些异丙酚输注平台解决异丙酚给药相关的内在安全问题，具体如下。

靶控输注系统

人们最希望药物静脉输注拥有的优势是能够测量指定时间点的精确血药浓

度，使实施镇静的医生能滴定药物达到需要的临床镇静深度。靶控输注（TCI）系统模拟这种原理，但不是直接测量血药浓度，它是通过建立计算机模型来评估血药浓度。有趣的是，这些通过计算得出的数值精确性很高，只有5%的患者计算结果有偏差[2]。如今在全身麻醉过程中运用TCI系统输注异丙酚的经验已经很多了。

TCI系统是如何工作的

TCI系统运用基于人口的正常图来评估异丙酚的血浆或效应部位（大脑效应位点）的浓度，因此TCI系统有2种工作模式。使用者能把模式设置成在血液中输注特定浓度的药物（血浆模式）或设置成在大脑中有特定浓度的模式（效应室模式）。发展这些模型与使用吸入性麻醉药的麻醉模型类似。通常认为，吸入麻醉时假定从肺中呼出的气体分压即为大脑中的气体浓度/分压，吸入麻醉下静脉血（从脑流向肺）与脑组织中的麻醉气体浓度是完全平衡的。因此，呼出的气体浓度代表了脑内气体浓度，也是该吸入麻醉药物的最低肺泡有效浓度（MAC）值。这类似于效应室模型。与吸入麻醉不同的是，在TCI系统中使用者可以直接选择理想的大脑中的浓度。

血浆模式让使用者能选择血浆中需要的药物浓度，这类似于通过新鲜气流传送进入肺部的吸入麻醉药物浓度。由于临床效应实际上取决于脑组织的药物浓度，因此效应室模式更受欢迎也更可靠[3]。

异丙酚镇静和TCI

TCI的证据来源于基于人群的研究。异丙酚用于TCI模式经过了大量测试和使用，许多研究者对异丙酚静脉使用后的分布进行了研究，认为注射异丙酚后其分布和代谢遵循三室模型。三室模型首先由Gept等描述，包括1个中央室和2个外周室（高灌注和低灌注室）。在TCI的发展过程中，一旦给予异丙酚，其分布容积将通过计算机模型计算。基于不同的研究方案，产生了不同的异丙酚TCI模型。发展最好的针对成人的模型当属Marsh和Schnider模型。关于这些模型在镇静操作中具体的应用见表29.1。

许多研究评估了使用TCI输注异丙酚的优点，公认的如下。

·血流动力学稳定——研究显示使用TCI输注异丙酚，使用总量小于手动推注或持续恒速输注。用量降低能更好地维持血流动力学的稳定。在ICU中使用异丙酚TCI时，患者需要的血管加压素更少[4]。

表 29.1　异丙酚 TCI 模型及其在镇静操作中的应用

	Mash 模型	Schnider 模型	镇静的应用
靶浓度/推荐模式	血浆浓度 镇静 1.5~5 μg/ml	效应室浓度（大脑）	
首剂量的中央室容积	15.9L（对于70kg的男性）	4.27L（与年龄和体重无关）	Schnider 模型的首剂量更小，因此血流动力学波动更小 Schnider 模型中首剂量固定（不考虑高体重和年龄），预测性较差
静脉推注后预估的即时输注速度	通常对所有患者都偏高	偏低	更小的剂量也许能使血流动力学更稳定（特别是对于濒死的患者）
超压技术（更高的首次推注剂量）	可手动操作	方案中固有的部分，逐渐增加输注剂量	用 Schnider 模式可快速起效，可迅速达到预定镇静深度，如支气管镜检查等
预计初始输注速度的依据	总体重	总体重和瘦体重（计算值）	研究证明在 Schnider 模式下，当体重指数增加时，预测性较差 Marsh 模型可能会高估总剂量
效应室平衡常数（KeO）	0.26	0.456	Schnider 模式预计达峰效应时间更短，快速起效 老年患者血流动力学更不稳定，因为有更高的药物超射
预计药物浓度下降的速度	与年龄无关	与年龄有关	高龄患者下降速度减慢，维持时间可能被高估
循证总剂量	更高	更低	没有直接的比较，Schnider 模式可能苏醒时间更短

· 减少气道干预——有证据表明，使用 TCI 镇静出现异丙酚超射和低射的可能性更低。浓度超射（如给予推注）有造成呼吸暂停或气道梗阻的风险。Hsu 等显示，在内镜患者中使用异丙酚 TCI 与持续恒速输注异丙酚相比，前者发生以上风险的概率更低。

· 恢复更快——发展新技术的一个目标是提高安全性并能降低相关花费。正如前述，异丙酚 TCI 能减少异丙酚的总用量，所以患者苏醒的时间也会更短。Lin 等显示，用异丙酚 TCI 为支气管镜操作提供镇静，患者出院时间缩短，并发症发生率低[5]。快速的周转能节省出主要手术间的占用时间，具有长远的经济

- 操作过程中患者和内镜医生的满意度均提高——异丙酚 TCI 可以维持稳定的药物浓度，避免患者的镇静深度发生改变，从而避免操作被中断，因此增加了内镜操作医生的满意度。另一方面，频繁的发生镇静过浅会造成患者术中知晓而使患者满意度降低。TCI 能维持稳定的镇静深度，可满足以上两个目标。Fanti 等在胃肠镇静操作中体现了异丙酚 TCI 的这一优势[7]。

- 提高实施镇静者的效率——这是一个间接的益处。手动滴定异丙酚的剂量需要持续监测。频繁调整输注剂量可能使人从监护仪上分心。TCI 系统在给予首剂量后会自行调整剂量以达到稳定的镇静状态。这样实施镇静的医生就能更有效地将注意力集中在患者的监测上。

目前，"开放式 TCI 泵"在市面上已经很常见。操作医生不仅能选择输注特定药物的模式，还可以更换药物。因此在一个单独的 TCI 系统里除了异丙酚还可以输注其他药物（用不同的注射器）。这样就可以节省开支，医院无须购买专门输注异丙酚或瑞芬太尼的 TCI 泵。开放式 TCI 系统包括——CATIA, IVA-SIM（波恩大学，德国），STANPUMP（斯坦福大学，美国），STELPUMP（斯坦陵布什大学，南非）等。

TCI 的未来

目前已经研发了新型 TCI 系统，患者能用其控制以 TCI 为基础的异丙酚镇静。该系统允许患者根据自己的镇静深度逐步提高异丙酚的输注剂量。当患者开始镇静变浅的时候，他们可以通过手中的一个按钮来增加药物剂量。根据 TCI 系统的程序设置，患者只能给予小剂量的加药。为保证安全，这些设备只允许异丙酚的剂量小量逐步增加，避免大剂量异丙酚带来的过度镇静。许多研究评估了这种设备，并在如内镜逆行胰胆管造影（ERCP）、结肠镜、口腔操作中报道了它的应用优势[8]。这种输注系统的安全性甚至在一些复杂的操作中也得到了验证，如 ERCP[9]。另一个新出现的概念是基于脑电图的镇静深度控制。临床前试验已经显示了在接受内镜操作患者中，用短效阿片类药物（瑞芬太尼）和异丙酚使用这种方法的情况[10]。

镇静的个体化

异丙酚使用的一个主要局限性在于它的药代动力学的变化。虽然 TCI 系统可以预测大脑中异丙酚的浓度，但它不能预测大脑对特定浓度的反应。因此尽管知道药物浓度，但患者的反应基本还是不可预测的。一个新的概念是，通过自动监测系统评估患者的镇静深度，然后允许这一监测系统改变异丙酚剂量。

这一理念是产生"计算机辅助个体化镇静系统"的基础。美国 FDA 最近批准了此类异丙酚药物输注系统——Sedasys。

- Sedasys

Sedasys 通常被描述为一种镇静输注机器人。它是一种批准用于手术室外轻度到中度镇静操作的异丙酚输注系统。批准用于 ASA Ⅰ 和 Ⅱ 级接受胃肠内镜操作的成年患者（>18 岁）的镇静。尽管 Sedasys 有资格被非麻醉专业人员用于实施镇静，但前提条件是附近有受过专业训练的麻醉医生。

Sedasys 推出了一种新的名为"自动反应监测"的监测技术。自动反应监测根据患者在听觉或语言刺激下挤压手中的开关的反应来监测患者的镇静深度，这是 Sedasys 系统的一大特色。不同于之前测量非特异性参数，如血流动力学或呼吸频率的技术，Sedasys 通过测量患者实际的反应来解决药代动力学不稳定的问题。

- **Sedasys 的优势和不足**

Sedasys 是一种半自动的异丙酚输注系统。半自动就意味着需要操作者输入对剂量进行调节。Sedasys 的程序可减少而不能增加异丙酚的输注量，这一特性看上去是一个缺陷却增加了安全性。在 Sedasys 系统增加异丙酚剂量需要手动操作。当 Sedasys 系统检测到患者对自动反应监测的反应减弱时，表明存在镇静水平过深的可能性，系统会减少异丙酚的输注量。另一方面，即使系统监测到患者镇静过浅，但它却不能自行增加异丙酚药量。

一旦设置好 Sedasys，程序设定只能进行首次的芬太尼推注（25～100 μg），如果要在后续追加推注芬太尼（或其他阿片类药物），它不能自动调整异丙酚的用量。因此需要操作者介入以调整剂量。

- **Sedasys 的技术内容**

Sedasys 系统包含 2 个主要单元。

·床旁监护单元（bedside monitoring unit，BMU）——整合了所有传统的监护技术，包括脉搏氧饱和度、血压、心电图和自动反应监测。BMU 被设计为可以在操作前、操作中及操作后都对患者进行监测。

·操作室单元（procedure room unit，PRU）——PRU 是 Sedasys 系统主要的异丙酚输注单元。它整合了上述所有的监护，同时在操作中加入了呼气末二氧化碳图。

PRU 采用一种药物输注算法和静脉输液泵来输注异丙酚，通过改变输注速率以实现和维持满意的镇静深度。它也允许医生团队根据自身经验维持需要的镇静深度的剂量速率，调整患者的镇静深度。系统根据患者的人口学参数来计算一个合适的负荷剂量。负荷剂量的输注时间大于 3 min，随后系统立刻自动开始输注设置的剂量速率。另一个整合入 Sedasys 的特点是 PRN（pro re nata，拉丁语，意为"必要时"）按钮，允许镇静实施者给予 0.25 mg/kg 的异丙酚推注。

异丙酚药物输注系统的安全性考虑

不论使用何种异丙酚药物输注系统，设备的安全问题总是会影响其使用。即使是最有经验的医生使用异丙酚镇静，意外出现镇静过深的情况也并不少见。对于"谁能使用异丙酚"这一问题，一直都有争议。美国麻醉医师协会（ASA）表达了对患者气道问题可能威胁患者安全的担忧，因此反对非麻醉专业医生给予异丙酚镇静。最近的一项荟萃分析显示，让有经验的内镜医生实施异丙酚镇静的安全性等同于麻醉医生[11]。正在发展的新型药物传输系统旨在推出不需要操作者的药物输注技术，目标是开发反馈系统来具体评估患者的镇静状态，并重新调节异丙酚的剂量。因此在这一系统中麻醉医生的作用有限，非麻醉专业医生给予异丙酚的安全性得到提升。

（李 莜 译 雷 翀 审校）

参考文献

[1] Goudra B, Singh PM, Gouda G, et al. Propofol and non-propofolbased sedation for outpatient colonoscopy-prospective comparison of depth of sedation usingan EEG based SedLine monitor. J Clin Monit Comput, 2015. [Epub ahead of print].

[2] Schnider TW, Minto CF, Struys MMRF, et al. The safety of target-controlled infusions. Anesth Analg, 2016, 122（1）：79-85.

[3] Enlund M. TCI：target controlled infusion, or totally confused infusion? Call for an optimisedpopulation based pharmacokinetic model for propofol. Ups J Med Sci, 2008, 113（2）：161-170.

[4] Le Guen M, Liu N, Bourgeois E, et al. Automated sedationoutperforms manual administration of propofol and remifentanil in critically ill patients withdeep sedation：a randomized phase II trial. Intensive Care Med, 2013, 39（3）：454-462.

[5] Lin T-Y, Lo Y-L, Hsieh C-H, et al. The potential regimen of target-controlled infusion of propofol in fl exible bronchoscopy sedation：a randomized controlledtrial. PLoS One, 2013, 8（4）：e62744.

[6] Goudra BG, Singh PM, Sinha AC. Anesthesia for ERCP：impact of anesthesiologist's experienceon outcome and cost. Anesthesiol Res Pract. 2013, 2013：570518. P. M. Singh and B. Goudra

[7] Fanti L, Gemma M, Agostoni M, et al. Target controlledinfusion for non-anaesthesiologist propofol sedation during gastrointestinal endoscopy：the first double blind randomized controlled trial. Dig Liver Dis, 2015, 47（7）：566-571.

[8] Sheahan CG, Mathews DM. Monitoring and delivery of sedation. Br J Anaesth, 2014, 113Suppl 2：ii37-47.

[9] Gillham MJ, Hutchinson RC, Carter R, et al. Patient-maintained sedation for ERCPwith a target-controlled infusion of propofol：a pilot study. Gastrointest Endosc, 2001, 54（1）：14-17.

[10] Gambús PL, Jensen EW, Jospin M, et al. Modeling the effect of propofol and remifentanil combinations for sedation-analgesia in endoscopicprocedures using an Adaptive Neuro Fuzzy Inference System（ANFIS）. Anesth Analg, 2011, 112（2）：331-339.

[11] Goudra BG, Singh PM, Gouda G, et al. Safety of non-anesthesiaProvider-Administered Propofol（NAAP）sedation in advanced gastrointestinal endoscopicprocedures：comparative meta-analysis of pooled results. Dig Dis Sci, 2015, 60（9）：2612-2627.

第30章
区域麻醉的应用和隐患

Shelley Joseph George　Maimouna Bah

摘　要　在手术室外使用区域麻醉可以为临床医生提供另一套方法，以最佳地治疗疼痛，加快患者的恢复。虽然区域麻醉并不适用于所有场合，但在适当的情况下使用非常有效。在手术室外进行神经阻滞时，装备一个能携带必需设备和药品并便于移动的区域阻滞车非常有帮助。本章概述了在哪些情况下区域麻醉真正有益于患者的治疗，应该施行哪种神经阻滞，神经阻滞如何操作，以及在施行神经阻滞之前应该特别注意的问题等。局部麻醉药的全身毒性反应也在本章有所体现。

关键词　肌间沟阻滞　锁骨上阻滞　锁骨下阻滞　腋神经阻滞　正中神经阻滞　桡神经阻滞　尺神经阻滞　肌皮神经阻滞　Ⅳ区域阻滞　股神经阻滞　髂筋膜阻滞　肋间神经阻滞　椎旁阻滞　椎管内麻醉　肋骨骨折　髋骨骨折　间质内近距离放疗　子宫动脉栓塞

上肢阻滞

臂　丛

- **解剖学**

臂丛是由C5~T1的脊神经前支集合而成，有时也包含C4和T2的一些分支。神经根从相应椎间孔发出后在前斜角肌和中斜角肌的前外侧下方走行，在锁骨下动脉后方神经根联合形成三干，并沿第一肋骨上表面走行[1-3]。上（C5和C6）、中（C7）和下（C8和T1）干依次排列，每一干都分成了前后两股从锁骨中段的后方通过进入腋下。前后股于腋下形成外侧束、后束和内侧束，根据它们与腋动脉第二段的位置关系命名。在胸小肌的边缘，每束在成为主要终

S. J. George, MD (✉) · M. Bah, MS, MD
Department of Anesthesiology, Hahnemann University Hospital，
245 N. 15th St, Mailstop 310, Philadelphia, PA 19102, USA
e-mail: shelley.george@drexelmed.edu; maimouna.bah@drexelmed.edu

© Springer International Publishing Switzerland 2017
B. G. Goudra, P. M. Singh (eds.), *Out of Operating Room Anesthesia*,
DOI 10.1007/978-3-319-39150-2_30

末神经之前发出一个大的分支：外侧束发出正中神经的外侧支，终末支为肌皮神经；内侧束发出一支形成正中神经，其终末支成为尺神经；后束分为腋神经和桡神经（图30.1）[1]。除了这些主要的终末神经，其他来源于臂丛神经根的分支包括肩胛上神经，源于C5～C6，支配肩胛背侧肌并提供肩关节的感觉。局部麻醉药物可以沿着臂丛神经作用于任何一点提供理想的神经阻滞效果。通常通过肌间沟阻滞方法阻滞直接从颈神经根发出的束支。

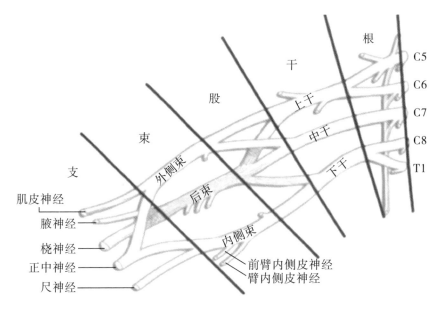

图30.1 臂丛神经的根、干、股、束、支 [引自Ronald D. Miller MD, MS. Miller's Anesthesia. Elsevier, 2015（第57章图57-3, p1724）]

肌间沟阻滞

● 临床应用

肌间沟阻滞被推荐用于肩部和肱骨近端的手术操作，因此是脱臼肩关节复位的理想选择。采用这种技术通常能将臂丛（C5～C7）的神经根大部分阻滞。由于位置的原因，源于C8～T1的尺神经通常不能被阻滞；为了达到肩部手术完全麻醉的状态，C3～C4的皮支需要通过局部浸润或者用颈浅丛阻滞。肌间沟阻滞几乎对所有患者都适用，甚至是肥胖的患者，因为它很容易在体表定位[2-4]。然而，肌间沟阻滞应避免用于有明显呼吸功能障碍的患者，因为它可能会阻滞膈神经，也不能用于有对侧声带麻痹的患者[1]。禁忌证还包括局部有感染、严重的凝血功能障碍、局部麻醉药过敏，以及患者拒绝时。

- **操作技术**

重要的体表解剖标志有喉结、胸锁乳突肌、颈外静脉。实施该阻滞患者的手臂可以放在任何位置。患者取仰卧位，头偏向操作对侧。通常在 C6 椎体水平（与环状软骨平齐）位置操作。神经丛在前斜角肌和中斜角肌之间沿着锁骨下动脉的二、三段向上后方走行。将手指在前斜角肌后外侧方向滚动可以触及一个凹槽即为肌间沟。环状软骨的延长线与肌间沟的交点位于 C6 横突水平[2]。虽然颈外静脉通常经过这个交点，但它不是一个稳定可靠的体表标志[2]。

这种阻滞技术非常适合在超声引导下施行，因为在锁骨上很容易得到锁骨下动脉和臂丛的超声图像；然后沿着颈部向上移动超声探头直到在前、中斜角肌之间看到低回声的臂丛[4-5]。用一个 22～25 号、长 4cm 的针进行操作，将针头以 45°的尾角和稍微后倾的角度垂直于皮肤刺入[2,5]。然后用平面内或平面外途径进针直到出现异常感觉或引出神经刺激器反应。当引出理想的反应且回抽正常，就可以开始注射局部麻醉药并根据需要阻滞的范围大小逐步加量。通过肌间沟进行臂丛神经阻滞时，大容量的局部麻醉药物产生麻醉效果好，所以通常注射达 40 ml 的局部麻醉药[1-4,6]。

- **副作用和并发症**

肌间沟阻滞几乎都会阻滞到同侧的膈神经，即使用稀释的局部麻醉药物在大多数患者中依然会导致膈肌麻痹，使呼吸功能显著降低[2,6]。半膈肌麻痹可导致呼吸困难、高碳酸血症和低氧血症。减少膈神经阻滞的方法包括使用非常小容量的局部麻醉药，以及在颈部更低的水平进行臂丛阻滞。阻滞颈胸神经节的交感纤维可能引起霍纳综合征。只要在 C5 或 C6 水平进针的位置正确，发生气胸的风险很小，因为这与肺尖还有一段距离。神经血管结构非常接近时，对深度镇静或麻醉状态下的患者实施肌间沟阻滞时，邻近重要神经血管结构增加了严重神经系统并发症的风险[4]。所以实施肌间沟阻滞时患者应保持清醒或浅镇静状态。

锁骨上阻滞

- **临床应用**

锁骨上阻滞被推荐用于上臂、肘部、前臂、手腕和手部的手术操作。这种技术阻滞了臂丛的股水平，因为在这一水平臂丛的远干近股结构紧密，因此锁骨上阻滞与其他上肢阻滞相比起效快，阻滞效果完善，可以很好地阻滞肩部以下几乎所有的上肢感觉[5]。研究表明小剂量的局部麻醉药就可以快速可靠地阻滞臂丛[4,5,7]。

臂丛的神经血管束位于锁骨中点的下方，它的神经束垂直于第 1 肋骨，位于锁骨下动脉后方，某些患者可以在这个位置触及。第 1 肋骨短、宽、平，在臂丛的位置前后走行，通常可防止针刺入胸膜。禁忌证包括局部感染、严重凝血功能障碍和患者拒绝。这种阻滞对不能合作的患者及不能承受任何呼吸受损的患者慎用。

- 操作技术

患者取仰卧位，头转向阻滞对侧，手臂内收，手掌伸展。定位锁骨中点，在胸锁乳突肌的后缘前斜角肌上触及肌间沟，确定锁骨下动脉进一步核实该体表标志。使用超声可在第 1 肋骨的下方看到臂丛结构及锁骨下动脉和胸膜[8]。阻滞时用 22 号、4 cm 的针直接向尾端沿正中偏后的方向进针，直到出现异常感觉或引出运动反应，或针尖碰到第 1 肋骨。如果在碰到第 1 肋骨后没有引出异常感觉，可以持续超声直视引导下沿着肋骨向前或后移动针尖，直至到达另一个标志性结构，如锁骨下动脉/静脉或胸膜。当定位好臂丛后，注射局部麻醉药之前注意先回抽，看针尖是否进入血管。

- 副作用和并发症

锁骨上阻滞在肥胖患者身上很难施行，但并没有增加并发症的记录[2]。锁骨上阻滞时气胸的发生率为 0.5%~6%，随着经验增多和超声的使用，发生率会降低[1]。如果发生气胸，通常会延迟出现症状，最长可延迟到 24 h，因此不推荐在操作后常规进行胸片检查[4]。其他并发症包括膈神经阻滞，程度比肌间沟阻滞轻，霍纳综合征和神经损伤通常是自限性的。

锁骨下阻滞

- 临床应用

锁骨下阻滞被推荐用于肘部或肘部远端、前臂和手的手术操作。它在臂丛神经束的水平进行阻滞。选择这种阻滞需要使用超声和神经刺激器，因为没有任何可触及的血管标志帮助定位引导进针的方向。这种方式远离椎管结构和肺，因此相比肌间沟和锁骨上阻滞，并发症发生率低。

- 操作技术

患者仰卧，手臂不需要特殊摆放。超声探头放置在锁骨下缘中点靠近可触及的喙突，此处通常可见神经血管束。将针插入后向侧方进针，直到神经刺激器确定臂丛。在腋动脉周围逐步注射局部麻醉药。

- 副作用和并发症

因为邻近腋动脉，有刺入血管引起全身局部麻醉药毒性反应的风险。对于该区域放置导管和起搏器的患者应避免选择该操作[2]。

腋窝神经阻滞

- **临床应用**

在所有臂丛神经阻滞方式中,腋窝神经阻滞因简单、可靠和安全,故而最受欢迎[3-4]。阻滞发生在终末神经水平,所以适用于前臂和手的手术操作。但由于在该水平肌皮神经已经离开了神经鞘与喙肱肌伴行,因此肌皮神经不能被阻滞。这种阻滞方法适用于门诊和儿童患者[4,7]。手臂摆放位置至关重要,因此该阻滞方法不适用于手臂不能外展的患者。

- **操作技术**

患者仰卧,需被阻滞的手臂与身体形成直角,肘部弯曲90°。手背置于床或枕头上。触及腋动脉,从腋窝下部尽可能向近心端追踪。在腋动脉贴近患者肱骨位置固定,超声探头显示神经血管束。尽管存在解剖变异,但通常可以在动脉上方找到正中神经。尺神经位于动脉下方,桡神经位于侧后方。用22号短针刺入,直到进入腋鞘,获得预期的神经刺激征(包括肌束颤动)。回抽无异常后注射局部麻醉药。超声可见到局部麻醉药在神经周围扩散。近端放置针头和维持远端压力有利于局部麻醉药扩散。

- **副作用和并发症**

腋窝阻滞最常见的并发症是神经损伤和全身毒性反应[5,9]。血肿和感染是罕见并发症。

终末神经阻滞

- **临床应用**

外周神经阻滞适用于手腕和肘部麻醉范围不大的手术操作,或有臂丛阻滞的禁忌证时,如感染、双侧手术操作、凝血功能障碍或解剖结构异常[2,8]。在肘部和腕部水平的的外周阻滞通常为"区域"阻滞,不需要用神经刺激器或超声。优点是操作简单、并发症少。

- **正中神经阻滞**

正中神经源于臂丛的外侧束和内侧束,它沿着肱动脉的内侧走行。在肘前深入肱二头肌腱的中间。在进入腕管之前发出数支运动分支,最终在腕管中固定于桡侧腕屈肌和掌长肌肌腱之间。

阻滞正中神经后,会麻痹第一、二、三指和第四指掌侧一半的皮肤感觉;运动功能阻滞后使前臂不能内旋,手腕屈曲减弱,桡侧的半数手指和拇指不能屈曲,且大拇指不能外展内收。正中神经阻滞要求患者手臂朝上,定位肱骨内、外上髁。这一阻滞主要的体表标志是肱动脉,位于髁间线的肱二头肌肌腱内侧。

在肘部阻滞正中神经时，于肱二头肌肌腱内侧肘横纹处定位肱动脉，于动脉内侧刺入一22号短针，朝内上髁方向进针，直到引出预期腕部屈曲和（或）拇指内收反应。然后注射小剂量的局部麻醉药。

在手腕通过定位掌长肌肌腱阻滞正中神经，但患者被要求屈腕时位置可能发生会偏移。用22号短针在腕管处掌长肌肌腱内侧刺入并注射小剂量局部麻醉药。

- **桡神经阻滞**

桡神经源于臂丛后束的终末支，在肱三头肌后方走行进入肱骨螺旋沟，然后从侧面通过肘部并沿着前臂后外侧走行。

阻滞桡神经后，手背桡侧及第一、二、三指近端和第四指桡侧半的感觉将被麻痹，桡神经阻滞可在肘部或腕部水平进行操作。

在肘部水平进行阻滞时，定位肱二头肌肌腱并追踪至其与上髁的连接处。用一个22号的小针刺入上髁旁肱二头肌肌腱外侧，在桡神经跨过肱骨外上髁前方处注射少量局部麻醉药包裹桡神经。

要在腕部水平阻滞桡神经需定位掌长肌和桡侧腕屈肌肌腱。在第一掌骨末端在此肌腱上刺入小针，沿着肌腱向近侧，并在"解剖鼻烟窝"（由拇长伸肌肌腱与拇短伸肌肌腱在腕的桡侧围成，拇指外展时呈明显凹陷）上以直角注射小剂量局部麻醉药。注射应该非常表浅。

- **尺神经阻滞**

尺神经起源于臂丛内侧束，与腋动脉和肱动脉伴行。在尺骨沟处很容易定位，尺骨沟是位于肱骨内上髁和鹰嘴之间的骨性空隙。尺神经在前臂走行于指深屈肌和尺侧腕屈肌之间。

阻滞尺神经可麻痹手掌的尺侧、第五指和第四指的尺侧，以及除鱼际肌和第一、第二蚓状肌外的所有的手小肌肉。

在肘部，尺神经的阻滞是在弓状韧带近侧和肱骨内上髁的后方插入小针，直到引出预期的神经刺激反应。此处神经非常表浅，发生神经损伤的概率较大。

在腕部，尺神经位于尺动脉和豌豆骨之间尺侧腕屈肌肌腱下方。阻滞神经可沿着肌腱进针直到出现预期的神经刺激反应，而后注入小剂量局部麻醉药。

- **肌皮神经阻滞**

肌皮神经起源于臂丛外侧束的终末支，分布于肱二头肌、肱肌，并最终成为前臂外侧皮神经，支配前臂桡侧至桡腕关节的皮肤感觉。

阻滞肌皮神经通常是对腋窝臂丛阻滞的一个补充。神经位于肱动脉经过喙肱肌处的上方和近端。用超声能在肌肉组织之间看见肌皮神经，然后就可以在神经周围注射小量局部麻醉药了。

第30章 区域麻醉的应用和隐患

- **副作用和并发症**

总体而言，终末外周神经阻滞很少有出现并发症的风险。但由于神经处于韧带和骨性结构之间非常表浅的位置，神经损伤的风险较高[8]。也有可能发生注射到血管内的情况，所以推荐在注射前回抽。

静脉区域阻滞

- **临床应用**

静脉区域阻滞又叫Bier阻滞，由德国外科医生August Bier于1908年首次提出[1-3,6]。这种技术需要患者仰卧并静脉置管。需要麻醉的肢体在近端和远端束上两条止血带。止血带的作用是将局部麻醉药限制在局部，因此需要确保气囊的密闭性并维持可靠的压力。Bier阻滞有许多优点，包括操作简单，起效和恢复速度快，因此很适合用于短时操作。

- **操作技术**

静脉注射局部麻醉药之前需麻醉的肢体首先使用Esmark弹力绷带从肢体远端至近端紧紧缠绕驱血，或将肢体抬高3~4min利用重力驱血[2]。然后将近端的气囊充气至压力超过收缩压，远端脉搏消失。然后缓慢注射局部麻醉药，总剂量根据患者的体重来计算[6]。麻醉通常在5min内起效。若患者主诉止血带处疼痛，将位于麻醉皮肤区域的远端止血带充气，近端止血带放气。25 min后缓慢放松止血带，同时要严密监测患者以防发生局部麻醉药毒性反应。在非常短时的操作中，止血带需充气15~20 min避免静脉内快速推注局部麻醉药产生毒性反应。

- **副作用和并发症**

Bier阻滞最常见的问题是止血带带来的不适、驱血时的疼痛，以及快速恢复导致的术后疼痛[2,6]。过早松止血带及过量的局部麻醉药可能导致全身局部麻醉药毒性反应。罕见并发症包括骨筋膜室综合征，有时甚至需要截肢[2,8]。

下肢阻滞

在手术室外区域麻醉最常见的适应证是髋部骨折。不管是囊内还是囊外的髋部骨折所带来的疼痛都可通过下肢神经阻滞来缓解[10]。下肢神经阻滞包括股神经阻滞、髂筋膜阻滞和腰丛阻滞。股神经阻滞有时被称作"三合一"阻滞，是治疗髋部骨折和其他腿部损伤引起疼痛的有效方法[11-12]。髂筋膜阻滞也可用于治疗髋部和下肢的疼痛，但股神经阻滞效果优于髂筋膜阻滞[13]。腰丛阻滞也能缓解髋部骨折痛，然而这种阻滞对技术要求高，相比股神经阻滞有更多的并发症，而且只能由受过神经阻滞专业训练的医生来完成[1,14]。此外，髋部骨折修复术后股神经阻滞与腰丛阻滞的镇痛效果相近[15]。

股神经阻滞[1,16]

- **解　剖**

股神经支配腿包括大腿的前内侧至膝关节，以及小腿和足的内侧。股神经也发出分支支配髋关节。

- **适应证**

髋部骨折，大腿前内侧、股骨和膝关节的损伤。

- **操作过程**

股神经阻滞于股动脉旁腹股沟褶皱处操作。通常取仰卧位，若目标是实施髋部镇痛，也有些医生阻滞时更喜欢采用 Trendelenburg 位[11]。需消毒铺单进行无菌操作。对于肥胖的患者，可以用胶带来确保血管翳在操作区域外。触及股动脉的搏动可作为正确放置超声探头的体表标志，但这很难在肥胖患者身上实现，也不是操作的必要步骤。超声探头横向放置在腹股沟褶皱处并调整至定位到股动脉。股神经就在股动脉的外侧、髂筋膜深处、髂腰肌的表面。股神经是一个椭圆形或三角形的高回声信号。

定位好股神经后，在超声探头外 1 cm 处皮肤通过局部麻醉药物表面浸润麻醉或打一个皮丘来麻醉。然后用 22 号连接神经刺激器的针头通过平面内法插向股神经。当针尖刺入髂筋膜时通常会有突破感。成功的阻滞不一定需要神经刺激器，但它可以帮助麻醉医生找到适当的位置。当针尖在最佳位置时，0.3～0.5 mA 的电流就可以引出髌骨抽动。回抽正常后在股神经周围分次注射 10～20 ml 局部麻醉药，每次注射前都要回抽。可以用一个手指在注射点远端加压促进局部麻醉药向近端扩散改善髋部的镇痛效果。若注射压力高或注射时患者疼痛应停止注射。

- **并发症**

股神经阻滞的并发症发生率很低。并发症包括阻滞失败、神经损伤、局部麻醉药注射入血、局部麻醉药全身毒性反应、出血和感染[1]。

髂筋膜阻滞[17]

- **解　剖**

髂筋膜阻滞需要定位股神经和股外侧皮神经，在髂筋膜下方、髂腰肌的上方。局部麻醉药在这一层面扩散能阻滞神经。

- **适应证**

  髋部骨折，大腿的前侧、前外侧或内侧，以及股骨或膝关节的损伤。
- **操作过程**

  与股神经阻滞一样，髂筋膜阻滞也是在仰卧位下腹股沟褶皱内实施。在操作区域消毒铺巾之后，将超声探头横向放置在腹股沟褶皱处定位股动脉。高回声的股神经就在股动脉的外侧、髂筋膜的深面、髂腰肌的表面。确定这些结构后将探头向外侧移动定位缝匠肌。用局部麻醉药麻醉进针点的皮肤和皮下组织。平面内进针直到髂筋膜被刺破，针穿过髂筋膜时可能会有突破感。回抽无血后分次注射 30~40 ml 局部麻醉药。探头可以向内移动确保局部麻醉药扩散到股神经，也可以向外移动确保局部麻醉药扩散到缝匠肌下方。
- **并发症**

  髂筋膜阻滞的并发症与股神经阻滞相似，但血管内注射局部麻醉药的风险更小，因为并不是在血管周围阻滞[1]。

胸椎阻滞

对于多发肋骨骨折患者，区域麻醉优于全身镇痛。肺损伤常常有可能发生，局部镇痛可缓解患者的疼痛并改善呼吸。另一方面，疼痛可能会降低通气功能并削弱清除分泌物的能力，从而加重肺损伤。高达 1/3 的肋骨骨折患者最终发展为医院获得性肺炎[18]。硬膜外麻醉不仅可以缓解疼痛，而且可使肺活量加倍，并减少连枷胸的发生[18]。阿片类药物虽然可减轻疼痛，但常发生镇静等副作用，进一步损伤呼吸功能。钝性胸部创伤的疼痛管理指南推荐硬膜外镇痛来缓解疼痛，除非有禁忌证[18]。不能使用硬膜外麻醉的原因包括感染、凝血功能障碍、脊柱骨折，以及血流动力学不稳定[19-20]。

肋间神经阻滞

- **适应证**

  缓解肋骨骨折、带状疱疹或癌性痛，有必要阻滞疼痛起源上下两个节段的皮肤。
- **禁忌证**

  局部感染、凝血功能障碍，若意外发生气胸会造成严重后果。
- **解　剖**

  肋间神经与肋间动、静脉并行于相应肋骨下方。肋间神经由胸部脊髓神经的背根和腹侧支构成。神经通常走行于动、静脉的下方，肋间神经阻滞会麻醉阻滞侧的感觉和运动纤维。

- **操作技术**

患者取仰卧或侧卧位。在腋中线和腋后线触及并标记肋骨以明确肋骨长度。通常脊柱棘突外 6~8 cm 处为阻滞点。在肋骨下缘打一个皮丘后置入 20~25 号针。针尖接触到肋骨后绕过肋骨下缘继续进针，肋骨下进针 5 mm 后回抽。如果回抽无空气和血，注射 3~5 ml 局部麻醉药。如果需要置管，则使用 18~20 号 Tuohy 针，然后再通过这个针置入导管。

- **并发症**

肋间神经阻滞发生局部麻醉药入血的概率最高。必须仔细滴定剂量，避免出现局部麻醉药全身毒性反应。此外，还包括气胸、血管内注射、出现腰麻、血肿。

胸椎旁神经阻滞

- **适应证**

胸椎旁神经阻滞是胸椎硬膜外阻滞的一个替代方法，它的并发症更少，血流动力学变化小。

- **适应证**

各种恶性和良性的神经痛、带状疱疹后神经痛、多发肋骨骨折。

- **禁忌证**

穿刺点感染、脓肿、肿瘤、凝血功能障碍、脊柱畸形。

- **解　剖**

胸椎旁神经阻滞是在脊髓神经刚从椎间孔出来分成两支时对它进行麻醉。脊髓神经较粗大的前支支配躯体前外侧的肌肉、皮肤和四肢，较细小的后支主要支配背部和颈部的肌肉和皮肤。阻滞会引起单侧躯体和交感神经的阻滞。胸椎旁间隙的定义为一个前外侧边缘为壁层胸膜、基底为椎体、后界为横突和肋横突上韧带的间隙。

- **操作技术**

患者呈坐位或侧卧位。定位正中线，颈部前屈时 C7 棘突是最明显的标志。在定位 C7 之后继续向下标记胸椎棘突。T7 棘突与肩胛骨下缘平齐。将一个 22 号阻滞针在中线（棘突）需麻醉侧旁开 2.5 cm 处进针。22 号阻滞针垂直于皮肤进针 3~4 cm 直到针尖碰到横突。因为胸椎棘突呈锐角，棘突中点对应的是下一节段的横突。例如 T5 的棘突对应 T6 的横突。若进针 4 cm 还没有碰到横突，退针并向尾端或头端重新进针。当针尖碰到骨头后稍退针后继续朝尾端进针 1 cm。这时可能会因刺破肋横突韧带而有突破感，这与阻力消失有关。在回抽确认无血或空气后，注入 4 ml 局部麻醉药。须在每个需要阻滞的节段重复此操作来阻滞神经。若为多发肋骨骨折则需要放置导管，可放置于骨折最高点和最低点之间的中间位置。放置导管时常遇到阻力，可用 5～10 ml 盐水扩出一个空间来解决这一问题。

- **剂　量**

若多次注射 3～4 ml 的局部麻醉药，可用 0.5%～0.75% 的罗哌卡因。如需置管，则使用 18 号 Tuohy 针引导置管，然后注射 0.2% 的罗哌卡因。

- **并发症**

包括气胸、血管内注射、意外的硬膜外注射或麻醉药扩散到对侧、鞘内注射、意外的胸膜内置管。

胸膜内阻滞

胸膜内阻滞是另一种给予局部麻醉药的选择，但因高吸收率而容易导致局部麻醉药毒性反应[21]。

椎管内阻滞

椎管内阻滞可用于适当的患者人群。胸椎硬膜外麻醉适用于肋骨损伤的患者，腰椎椎管内麻醉对手术室外妇科手术患者有优势。

- **解　剖**

硬膜外间隙是一个位于黄韧带和硬脊膜之间的潜在间隙，从枕骨大孔一直延伸到骶管裂孔，其间包含有从脊髓发出的神经根，以及脂肪和静脉。脊髓终止于 L2～L3。

患者在坐位或侧卧位时实施硬膜外麻醉。使用的体表标志包括与 L4～L5 在同一平面的髂后上棘。触摸脊柱确定中线，感觉手指从棘突滑至椎间隙。

确定好位置以后，用局部麻醉药打一个皮丘，然后建立通道。

Tuohy 针从皮丘处进针。它会依次穿过皮肤、棘上韧带、棘间韧带，最后到达黄韧带。将针插入黄韧带。将装有液体或空气的塑料或玻璃注射器与 Tuohy 针相连。缓慢进针，Tuohy 针每进入一点都仔细感受阻力是否消失。如果有明显的阻力消失而没有血液或脑脊液流出，就可以置入硬膜外导管。导管进入硬膜外间隙 4～6 cm。回抽导管确定没有血液和脑脊液，给予一个加入肾上腺素的局部麻醉药试验剂量，再次确认没有把导管置入脑脊液中或硬膜外血管中。固定好导管。

胸椎硬膜外镇痛

已证明，若硬膜外阻滞与损伤水平一致，硬膜外镇痛可以减少肋骨损伤患者机械通气时间，降低肺炎的发生率。

- 禁忌证

  低血压和低血容量、患者不配合、头部或脊髓受伤、全身感染或出血可能。

- 解　剖

  胸椎棘突有一个向下的角度，这会影响 Tuohy 针的进针角度。

- 操作技术

  从确定的椎间隙旁开一指进针。针尖垂直刺入皮肤直到碰到椎板。然后将针头向内 45°、向头侧 45°方向进针并进入黄韧带，利用阻力消失技术进入硬膜外腔。

蛛网膜下腔 – 硬膜外联合麻醉

蛛网膜下腔 – 硬膜外联合麻醉（combined spinal epidural anesthesia，CSEA）是用 Tuohy 针找到硬膜外腔，然后将蛛网膜穿刺针穿过 Tuohy 针刺入硬脊膜。确认有脑脊液流出后，通过蛛网膜穿刺针注入局部麻醉药快速达到蛛网膜下腔麻醉的剂量。局部麻醉药注入后抽出蛛网膜穿刺针，然后通过 Tuohy 针留置硬膜外导管，以便之后追加药物或用于术后镇痛。

妇　科

CSEA 或患者自控硬膜外镇痛技术，可在子宫动脉栓塞术后持续给予麻醉药用于术后镇痛。子宫动脉栓塞术是有症状子宫肌瘤但不愿意做子宫切除患者的一项选择。

间质近距离放疗

间质近距离放疗有显著的术后痛，患者自控硬膜外镇痛是术后痛的有效治疗方法。

镇静与区域麻醉

麻醉发展的早期阶段就建立了外周神经阻滞技术，自 19 世纪 80 年代开始实施，那时 Halsted 和 Hall 描述将可卡因注射到外周神经以进行小手术操作[1]。至今，由于能减少术后镇痛需求、降低恶心发生率、缩短术后恢复室停留时间及增加患者的满意度，区域麻醉已经广泛使用[1,6]。最重要的是，外周神经阻滞在非手术室也能实施。

根据手术部位、行动需求和术后镇痛的预期选择区域麻醉技术。实施麻醉的医生需要掌握详尽的解剖知识，以便为手术操作选择合适的麻醉技术并避免并发症发生。施行神经阻滞需要在具备标准血流动力学监测、充分供氧和备有脂肪乳等急救药物的地点实施[1-3,6]。对患者实施脉搏氧饱和度、无创血压和心电图监测。镇静不是区域麻醉的必需，但镇静可用于减轻焦虑并将不适感降至最低。

镇静的目标取决于采用的麻醉技术。寻找异常感觉的技术需要患者的合作和参与，以指导局部麻醉药的准确注射；因此，推荐只用小剂量的镇静药物[1]。寻找异常感觉的技术因导致患者不适而受到批评，虽然临床研究没有显示该技术显著增加神经系统并发症[1-2]。而外周神经刺激器能定位特定的外周神经，不需要引出异常感觉，因此在实施阻滞时患者可接受较深的镇静。

短效苯二氮䓬类药物和阿片类药物，如咪达唑仑和芬太尼被广泛使用。其他使用较多的药物有异丙酚、氯胺酮或依托咪酯。不管使用什么药物和技术，最重要的目标是提升舒适度，确保患者对口头指令有反应，以及降低并发症[2]。

区域麻醉的优势

区域麻醉最大的优势在于它可以改善对疼痛的控制，减少阿片类药物和镇静药物的使用。创伤患者常因为疼痛的原因无法得到充分的治疗，包括正在进行的复苏，以及对非甾体抗炎药和阿片类等全身用药副反应的顾虑[3]。老年髋部骨折患者创伤后谵妄风险高。临床医生不愿意为老年患者开具阿片类药物，与相同损伤的年轻患者相比，老年患者使用的阿片类药物更少[22]。遗憾的是，没有使用全身镇痛药物的老年患者谵妄的发生率并未降低。事实上，镇痛不足和静脉应用阿片类药物都会增加谵妄的风险[23-24]。与单纯使用阿片类药物镇痛相比，股神经阻滞可以更好地控制疼痛[11]。此外，已证明区域麻醉可降低中度风险患者髋部骨折后谵妄的发生率[25]。

外周神经阻滞在一些急诊科操作中可替代对镇静的需求。这可以减少镇静相关的并发症和对镇静后患者监护人员的需求，从而减少花费。与镇静相比，臂丛阻滞下进行肩关节复位可缩短住院时间，但患者的满意度不降低[26]。

肋骨骨折后疼痛可导致严重的并发症[12]。疼痛影响患者充分呼吸，引起肺不张、通气/血流比（V/Q）失调、低氧血症、肺炎和呼吸功能衰竭。阿片类药物可能加重这些症状。在肋骨骨折的治疗中，硬膜外麻醉被证明能增加患者的舒适度，降低肺炎的发生率，减少ICU的住院时间和减少机械通气的天数[19,27]。若存在硬膜外阻滞的禁忌证，椎旁阻滞也可提供良好的镇痛效果并促进行走和恢复正常活动[12]。

需特别注意的问题

筋膜间隙综合征

对于有急性筋膜间隙综合征风险的患者是否应该实施外周神经阻滞存在争议，因为可能会掩盖疼痛，而疼痛是筋膜间隙综合征最主要的诊断症状之一。急性筋膜间隙综合征最常发生于35岁以下发生胫骨骨折、前臂骨折和挤压伤的男性，单纯的股骨颈和踝关节骨折不易发生筋膜间隙综合征[18]。应用神经阻滞或连续置管的顾虑是，若损伤部位被麻醉，则缺血痛发作时不能被感知。筋膜间隙综合征没有得到早期诊断和治疗将导致截肢、横纹肌溶解和心律失常等后果[18]。只有少量病例报道被发表，描述了将神经阻滞用于急性筋膜间隙综合征，这些患者出现了暴发性疼痛或神经阻滞不能缓解的疼痛。因此，新发暴发性疼痛或神经阻滞失败也许是急性筋膜间隙综合征的一个早期体征。易感患者进行外周神经阻滞的风险和优势应该与患者及其围手术期照护团队详细讨论。若选择实施区域神经阻滞必须保持高度警惕，频繁评估患者和监测筋膜间隙的压力[21]。

老年患者

对老年患者施行充分的镇痛存在许多挑战。阿片类药物对已经诊断为认知或血管异常的患者的神经功能存在不良效应[28]。镇痛药也有可能造成严重的便秘，导致恶心、呕吐；而不能给气道提供充分保护的患者，恶心、呕吐会引起误吸性肺炎。此类患者用非甾体类抗炎药治疗本身存在问题。非甾体类抗炎药可能会引起胃肠道出血，需要进一步干预，造成患者贫血和需要输血。但是，不充分治疗这些患者，特别是髋部骨折患者的疼痛，会延迟恢复。

髋关节手术后实施神经阻滞能减少对全身镇痛药的需求。股神经阻滞和髂筋膜阻滞有助于控制术后痛，也可考虑用于急诊术前镇痛。髋部骨折后进行髂筋膜阻滞的效果与注射非甾体类抗炎药接近，而且可以很好地镇痛而不需要额外的镇痛药[28]。

凝血功能

在决定外周神经阻滞是否合适时须考虑患者的凝血功能。有报道服用抗凝药物的患者发生了自发性血肿。神经鞘内的血肿会增加神经缺血损伤的风险[6]。在报道发生神经功能损伤的病例中，所有患者神经功能恢复都在 6～12 个月[1]。患者出血的症状包括外周神经阻滞区域疼痛、血红蛋白含量下降、低血压和神经功能受损。通过 CT 可以诊断血肿。治疗方法包括手术和必要的支持治疗。

美国区域麻醉和疼痛医学学会（ASRA）指南推荐外周神经阻滞与椎管内注射使用相同的指南。抗凝患者在接受外周神经阻滞前要了解可能的风险，并在此之后被严密监测。在 INR≤1.4 时可接受椎管内和外周神经阻滞[1]。

外周神经损伤

现有的信息就使用超声是否能降低神经损伤的发生率观点不一致。报道长期神经损伤的概率为（2～4）/万例阻滞[28-29]。外周阻滞区域内的感觉缺失通常在数天到 1 周消失[30]。

有证据显示近端神经损伤的风险高于远端[31-32]。找神经科会诊处理所有可治疗的原因[33]。当所有可治疗原因都排除后，请疼痛科会诊参与患者的照护，并对患者损伤引起的慢性痛进行监护会有帮助。因为报道发生的机制很多，对外周神经损伤的危险因素的描述很困难。

感　染

血液感染是外周神经阻滞的相对禁忌证，但是留置导管可能会成为另一个感染源。

局部麻醉药毒性

局部麻醉药毒性是外周神经阻滞严重但罕见的并发症，操作者需要熟知局部麻醉药毒性反应的体征，并在必要时对患者进行救治。在手术室外实施区域阻滞，必要设备可能不是随时待用时更应该注意。准备一个带有治疗局部麻醉药全身毒性反应的所有设备的急救车非常有帮助，以确保治疗不会被延误。

- **局部麻醉药吸收（从多到少）**

静脉内注射＞肋间注射＞骶尾部硬膜外注射＞腰椎硬膜外注射＞臂丛注射＞皮下注射。

ASRA 清单[34]如下，治疗包括：①纯氧通气；②苯二氮䓬类药物控制抽搐（如咪达唑仑静脉注射），血流动力学不稳定时避免使用异丙酚；③联系手术室以防需要进行体外循环。

- **心律失常的管理**

避免使用血管加压素、钙通道阻滞剂、β 受体阻滞剂或局部麻醉药。

开始脂肪乳剂治疗（Intralipid）。在 www.lipidrescue.org 报告局部麻醉药全身毒性反应事件，在 www.lipidregistry.org 记录脂肪乳的使用。脂肪乳的使用剂量为 1.5 ml/kg 静脉推注，心脏停搏时重复注射 1~2 次。而后开始以 0.25~0.5 ml/（kg·min）速度输注 30~60 min 治疗低血压。肾上腺素的总剂量为 <1 μg/kg。

（李 莜 译 雷 翀 审校）

参考文献

[1] Horlocker Terese T, KSL, Wedel Denise J. Peripheral nerve blocks//D. MR. Miller's anesthesia. Elsevier, 2015, 1721-1751.
[2] Brown DL. Atlas of regional anesthesia. 3rd ed. Philadelphia: Elsevier Saunders, 2006.
[3] Choi JJ, Lin E, Gadsden J. Regional anesthesia for trauma outside the operating theatre. CurrOpin Anaesthesiol, 2013, 26 (4): 495-500.
[4] Neal JM, Gerancher JC, Hebl JR, et al. Upper extremityregional anesthesia: essentials of our current understanding, 2008. Reg Anesth Pain Med, 2009, 34 (2): 134-170.
[5] Ryu T, Kil BT, Kim JH. Comparison between ultrasound-guided supraclavicular and interscalene brachial plexus blocks in patients undergoing arthroscopic shoulder surgery: a prospective, randomized, parallel study. Medicine, 2015, 94 (40): e1726.
[6] Madison SJ, Ilfeld BM. Peripheral nerve blocks//Butterworth JFI, Mackey DC, Wasnick JD, et al. Morgan & Mikhail's clinical anesthesiology. 5eth ed. New York: McGraw-Hill, 2013.
[7] De Jose Maria B, Banus E, Navarro Egea M, et al. Ultrasoundguidedsupraclavicular vs infraclavicular brachial plexus blocks in children. Paediatr Anaesth, 2008, 18 (9): 838-844.
[8] Liebmann O, Price D, Mills C, et al. Feasibility of forearmultrasonography-guided nerve blocks of the radial, ulnar, and median nerves for hand proceduresin the emergency department. Ann Emerg Med, 2006, 48 (5): 558-562.
[9] Maga JM, Cooper L, Gebhard RE. Outpatient regional anesthesia for upper extremity surgeryupdate (2005 to present) distal to shoulder. Int Anesthesiol Clin, 2012, 50 (1): 47-55.
[10] Dickman E, Pushkar I, Likourezos A, et al. Ultrasound-guidednerve blocks for intracapsular and extracapsular hip fractures. Am J Emerg Med, 2016, 34 (3): 586-569.
[11] Beaudoin FL, Haran JP, Liebmann O. A comparison of ultrasound-guided three-in-one femoralnerve block versus parenteral opioids alone for analgesia in emergency department patientswith hip fractures: a randomized controlled trial. Acad Emerg Med, 2013, 20 (6): 584-591.
[12] Gadsden J, Warlick A. Regional anesthesia for the trauma patient: improving patient outcomes. Local Reg Anesth, 2015, 8: 45-55.
[13] Newman B, McCarthy L, Thomas PW, et al. A comparison of preoperativenerve stimulator-guided femoral nerve block and fascia iliaca compartment block inpatients with a femoral neck fracture. Anaesthesia, 2013, 68 (9): 899-903.
[14] Lumbar Plexus Block. 2013. http://www.nysora.com/techniques/neuraxialand-perineuraxial-techniques/ultrasound-guided/3279-lumbar-plexus-block.html.
[15] Amiri HR, Safari S, Makarem J, et al. Comparison of combined femoralnerve block and spinal anesthesia

[16] with lumbar plexus block for postoperative analgesia inintertrochanteric fracture surgery. Anesth Pain Med, 2012, 2 (1): 32-35.
[16] Ultrasound Guided Femoral Nerve Block. 2013. http://www.nysora.com/techniques/ultrasound-guided-techniques/lower-extremity/3056-ultrasound-guided-femoralnerve-block.html.
[17] Ultrasound guided fascia iliaca block. 2013. http://www.nysora.com/techniques/ultrasound-guided-techniques/lower-extremity/3057-ultrasound-guided-fascia-iliaca-block.html.
[18] Wu JJ, Lollo L, Grabinsky A. Regional anesthesia in trauma medicine. Anesthesiol Res Pract, 2011, 2011: 713281.
[19] Bulger EM, Edwards T, Klotz P, et al. Epidural analgesia improves outcome aftermultiple rib fractures. Surgery, 2004, 136 (2): 426-430.
[20] http://www.pitt.edu/~regional/Epidural/epidural.htm.
[21] De Buck F, Devroe S, Missant C, et al. Regional anesthesia outside the operatingroom: indications and techniques. Curr Opin Anaesthesiol, 2012, 25 (4): 501-507.
[22] Jones JS, Johnson K, McNinch M. Age as a risk factor for inadequate emergency departmentanalgesia. Am J Emerg Med, 1996, 14 (2): 157-160.
[23] Vaurio LE, Sands LP, Wang Y, et al. Postoperative delirium: the importanceof pain and pain management. Anesth Analg, 2006, 102 (4): 1267-1273.
[24] Morrison RS, Magaziner J, Gilbert M, et al. Relationshipbetween pain and opioid analgesics on the development of delirium following hip fracture. J Gerontol A Biol Sci Med Sci, 2003, 58 (1): 76-81.
[25] Mouzopoulos G, Vasiliadis G, Lasanianos N, et al. Fasciailiaca block prophylaxis for hip fracture patients at risk for delirium: a randomized placebocontrolledstudy. J Orthop Traumatol Off J Ital Soc Orthop Traumatol, 2009, 10 (3): 127-133.
[26] Blaivas M, Adhikari S, Lander L. A prospective comparison of procedural sedation andultrasound-guided interscalene nerve block for shoulder reduction in the emergency department. Acad Emerg Med, 2011, 18 (9): 922-927.
[27] Ullman DA, Fortune JB, Greenhouse BB, et al. The treatment of patientswith multiple rib fractures using continuous thoracic epidural narcotic infusion. Reg Anesth, 1989, 14 (1): 43-47.
[28] Godoy Monzon D, Iserson KV, Vazquez JA. Single fascia iliaca compartment block for posthipfracture pain relief. J Emerg Med, 2007, 32 (3): 257-262.
[29] Orebaugh SL, Williams BA, Vallejo M, et al. Adverse outcomes associated withstimulator-based peripheral nerve blocks with versus without ultrasound visualization. RegAnesth Pain Med, 2009, 34 (3): 251-255.
[30] Borgeat A, Ekatodramis G, Kalberer F, et al. Acute and nonacute complications associatedwith interscalene block and shoulder surgery: a prospective study. Anesthesiology, 2001, 95 (4): 875-880.
[31] Moayeri N, Bigeleisen PE, Groen GJ. Quantitative architecture of the brachial plexus and surroundingcompartments, and their possible significance for plexus blocks. Anesthesiology, 2008, 108 (2): 299-304.
[32] Neal JM, Barrington MJ, Brull R, et al. The second ASRA practice advisory on neurologic complications associated with regional anesthesia and pain medicine: executive summary 2015. Reg Anesth Pain Med, 2015, 40 (5): 401-430.
[33] Neal JM, Kopp SL, Pasternak JJ, et al. Anatomy and pathophysiology ofspinal cord injury associated with regional anesthesia and pain medicine: 2015 update. RegAnesth Pain Med, 2015, 40 (5): 506-525.
[34] Neal JM, Mulroy MF, Weinberg GL, et al. American Society of Regional Anesthesia and Pain Medicine checklist for managinglocal anesthetic systemic toxicity: 2012 version. Reg Anesth Pain Med, 2012, 37 (1): 16-18.

第31章
用于镇静的新药：软药理学

Janette Brohan Peter John Lee

摘 要 传统上用于镇静和麻醉的药物，如苯二氮䓬类药物、可乐定、依托咪酯和异丙酚等，都各自具有一些用于手术室外环境镇静的理想特点。然而，寻找这种环境下理想镇静药物的步伐并未停止，并催生了新药的开发。人们对"软药理学"越来越感兴趣。"软药物"是用来描述药剂的术语，通常为母系化合物的类似物，它的化学结构被设计成能在发挥其所期望的治疗作用后迅速代谢为无活性的代谢物。"软"镇静剂，如瑞马唑仑、右美托咪定、依托咪酯类似物和磷异丙酚钠可能会接近理想的手术室外镇静剂，因为它们有可能提供良好的可控制的滴定活性和超短效作用。本章将讨论这些药物的显著特点。

关键词 软药理学 软药物 瑞马唑仑 右美托咪定 依托咪酯类似物 甲氧甲酰-依托咪酯 碳依托咪酯 磷异丙酚钠

引 言

手术室外环境给麻醉医生带来了独特的挑战。这些挑战包括远离手术室、缺乏同事的及时支援和有经验人员的协助。镇静药物的研发是一个令人感兴趣且有前景的领域。

一种理想的手术室外用镇静剂应具有以下特性：

- 易于使用，因为在手术室外麻醉环境下可能人员配置和监护设备并非最佳。
- 快速起效，因为一些手术室外麻醉环境存在固有的时间和资源限制。
- 停止镇静后的快速恢复，重要原因是因为手术室外麻醉的门诊性质，以

J. Brohan, MB, BCh, BAO (□)
Department of Anaesthesia, Cork University Hospital, Wilton, Cork, Cork, Ireland
e-mail: janettebrohan@gmail.com

P. J. Lee, MB, BCh, BAO, FCARCSI, MD
Department of Anaesthesia, Intensive Care and Pain Medicine,
Cork University Hospital, Wilton, Cork, Ireland
e-mail: peter.lee@hse.ie

© Springer International Publishing Switzerland 2017
B. G. Goudra, P. M. Singh (eds.), *Out of Operating Room Anesthesia*,
DOI 10.1007/978-3-319-39150-2_31

及可能离手术室较远、复苏设施较差。

· 最低残余镇静作用，便于神经系统功能评估。

理想镇静药的研究近年来不断加强[1-2]，在此介绍几种新的药物。"软药物"是用来描述药剂的术语，通常为母系化合物的类似物，它的化学结构被设计成能在发挥其所期望的治疗作用后迅速代谢为无活性的代谢物[3]。下面的"软"镇静药可能会接近手术室外的理想镇静药，因为它们可以提供良好、可控的滴定活性和超短的作用时间。

瑞马唑仑

瑞马唑仑是一种以酯为基础的苯二氮䓬类衍生物，正如药名所示，它兼有瑞芬太尼和咪达唑仑的某些特性[4]。它从咪达唑仑母体化合物衍生而来，整合了瑞芬太尼的药代动力学特性。瑞马唑仑中结合羧酸酯的设计，使其在体内迅速水解为一种无活性的羧酸代谢物 CNS7054（表 31.1）。

表 31.1 新型镇静药的显著特征和药代动力学

	瑞马唑仑	右美托咪定	依托咪酯类似物[a]	磷异丙酚钠
分类	苯二氮䓬	α_2 肾上腺素受体激动剂	咪唑类	异丙酚前体
受体	$GABA_A$	α_2 肾上腺素受体	$GABA_A$	$GABA_A$
剂量	0.1~0.2 mg/kg	1 μg/kg，给药时长 10 min；随后以 0.2~0.7 μg/(kg·h) 输注	待确定	6.5 mg/kg，间隔 4 min 后给予 1.6 mg/kg
老年人是否减量	否	是	待确定	是
肝功能障碍者是否减量	否	是	待确定	数据有限但建议减量
肾功能障碍者是否减量	否	否	待确定	肌酐清除率 >30 ml/min 不减量，肌酐清除率 <30 ml/min 者数据有限
起效	1.5~2.5 min	5~8 min	待确定，但在动物模型中起效迅速	4~8 min

续表 31.1

	瑞马唑仑	右美托咪啶	依托咪酯类似物[a]	磷异丙酚钠
代谢	酯酶水解	主要通过细胞色素 P450 和醛酸在肝脏代谢	酯酶水解	磷异丙酚钠代谢成异丙酚是通过内皮细胞和肝碱性磷酸酶,异丙酚代谢是通过肝脏及红细胞脱氢酶
作用消退	6.8~9.9 min	6 min	有待确定,但在动物模型中迅速	5~18 min
活性代谢产物	无	无	羧酸代谢物	无

[a] 依托咪酯类似物如甲氧甲酰-依托咪酯和碳依托咪酯尚处于研发阶段,此文出版时的所有可用数据均来自动物模型

苯二氮䓬类药物用于操作镇静主要有两方面局限性:无镇痛作用及长于操作时间的镇静持续时间。后一种特征与药物弥散分布和消除时间长有关。咪达唑仑的使用是因为其半衰期是所有苯二氮䓬类药物中最短的,但仍可导致长时间的镇静和不可预测的恢复,因为其半衰期为 1.8~6.4 h,并有活性代谢物 α-羟基-咪唑蓄积,其具有镇静效应[4-5]。

相比之下,瑞马唑仑可能会绕开苯二氮䓬类药物的局限性,成为手术室外使用的理想镇静剂[6-7]。除了产生剂量依赖性的镇静作用外,瑞马唑仑比咪达唑仑作用消退快,这是由于它被组织酯酶代谢和清除,而且代谢产物无活性[8]。符合手术室外用药的另一个重要特点是无蓄积,其时量相关半衰期与瑞芬太尼相似[9]。

应 用

- 术前:操作前用药。
- 术中:操作镇静的开始及维持。
    快速起效和消除[10]。
    联合用于麻醉诱导。
    苯二氮䓬类麻醉。
- 术后:由于术中麻醉药物和阿片类用药减少,从麻醉/镇静中恢复时间较短。

结 构

图 31.1 显示了咪达唑仑和瑞马唑仑的结构。这两个分子间的差别在于瑞马

唑仑引入了羧酸酯与瑞芬太尼相连,与瑞芬太尼相似,可被血液中非特异性酯酶代谢。

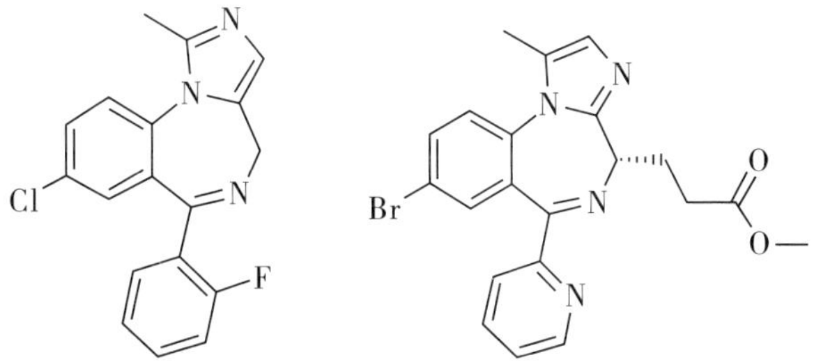

图31.1 咪达唑仑和瑞马唑仑的结构[11]

剂 量

- 镇静剂量为 0.1~0.2 mg/kg[10]。
- 由于代谢不依赖于肝脏和肾脏,对于肝肾功能障碍患者,无须调整剂量。
- 与年龄增加相关的肝肾功能降低对瑞马唑仑代谢不产生影响。

动力学

- 与其他的苯二氮䓬类药物一样,瑞马唑仑作用于 GABA 受体,特别是 $GABA_A$[8],调节 GABA 在 GABA 受体上的作用。
- 起效时间为 1.5~2.5 min[10]。
- 通过非剂量依赖的酯酶水解,代谢为 CNS7054。
- 可快速清除,清除率为(70.3±13.9)L/h[咪达唑仑清除率为(23±4.5)L/h][8]。
- 稳态分布容积为(37.3±6.8)L[咪达唑仑的稳态分布容积为(69.5+10.3)L)][8]。
- 半衰期为(0.75±0.15)h[8]。
- 作用平均消退时间为 6.8~9.9 min[10]。
- 最小蓄积:输注 2 h 后时量相关半衰期为 7~8 min[9]。
- 无活性代谢产物清除缓慢[(4.22±1.25)L/h],终末半衰期为(2.89±0.65)h。
- 可被氟马西尼拮抗。

不良反应

本文发表时,正在进行瑞马唑仑用于结肠镜检查患者的有效性和不良反应的Ⅲ期临床试验的招募[12]。从瑞马唑仑的Ⅰ期和Ⅱ期试验结果看,瑞马唑仑的不良反应与其他苯二氮䓬类药物相似,包括低血压、呼吸抑制和氧饱和度下降[9-10]。

右美托咪定

可乐定是第一个 α_2 肾上腺素受体激动剂,合成于 20 世纪 60 年代。它最初被作为减少鼻充血的药物销售,但后来被认为是一种有效的抗高血压和镇静药物。1999 年底,美国 FDA 批准右美托咪定用于 ICU 的短期(小于 24 h)镇痛和镇静。此后,它的使用范围扩大到围手术期。

与可乐定相比,右美托咪定对 α_2 肾上腺素受体选择性高(右美托咪定 $\alpha_2:\alpha_1$ 活性比为 1620:1,可乐定为 220:1)[13]。右美托咪定作用于突触前 α_2 肾上腺素受体,通过负反馈机制调节去甲肾上腺素和三磷酸腺苷的释放,产生镇痛作用(图 31.2)。镇静作用则是源于激动了中枢突触前 α_2 肾上腺素受体,随后对大脑中神经元放电的抑制,尤其是蓝斑核和脊髓的神经元[14]。

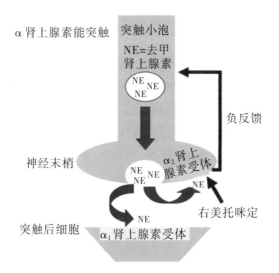

图 31.2 右美托咪定在中枢突触位点的作用

右美托咪定的镇痛作用是以下作用的结果:
- 直接作用于 α_2 肾上腺素受体,抑制去甲肾上腺素释放。
- α_2 肾上腺素受体调节 G-蛋白门控钾通道,导致膜超极化,降低中枢神经系统细胞兴奋性。
- G 蛋白偶联的细胞膜钙内流减少,抑制神经递质释放[15]。

作为一种手术室外镇静药,它有很多优点。因为它的作用不是由拟 GABA 系统调节的,它有镇静、镇痛和抗寒战作用,但不会引起呼吸抑制[16]。"合作镇静"是用来描述右美托咪定镇静作用的术语,即患者虽被深度镇静,但易于唤醒,可与医务人员进行交流[17]。

应 用

- 术前:操作前用药[18]。
- 术中:开始和维持操作镇静。
    减少麻醉药用量[19-20]。
    没有呼吸抑制的剂量依赖性镇静作用[21]。
    深度镇静时可被唤醒[22]。
    减轻外科刺激和气管插管引起的交感肾上腺系统反应[23]。
    减少阿片类药物需求的同时提供镇痛[23-24]。
- 术后:由于术中麻醉药和阿片类药物使用减少,术后恢复时间缩短,减少镇痛药的需求[24]。
- 其他:用于ICU患者镇静的开始及维持[25-26]。

结 构

右美托咪定是一种咪唑类化合物,是有药理活性的美托咪定的右旋同分异构体,选择性激动 α_2 肾上腺素受体。

配 制

右美托咪定剂型为 2 ml 玻璃瓶,含 200 μg 药物,即 100 μg/ml,稀释后使用。用 48 ml 的生理盐水稀释后得到 4 μg/ml 的溶液。

剂 量

- 初始负荷剂量为 1 μg/kg,10 min 推注完;随后以 0.2~0.7 μg/(kg·h)维持输注[27]。
- 对于>65岁患者,以 0.5 μg/kg 的负荷量 10 min 推注完后,应考虑降低维持剂量[27]。
- 肝功能损害:建议减少给药剂量[27]。
- 肾功能损害:无须减少给药剂量[28]。

动力学

- 起效为 5~8 min[27]。

- 药效达峰时间为 10~20 min[27]。
- 在持续注入 1 h 内达到峰值血浆浓度[27]。
- 分布半衰期约 6 min,终末消除半衰期约为 2 h[27]。
- 血浆蛋白结合率高(94%)[27]。
- 亲脂性稳态分布容积(Vss)约 118 L。
- 通过肝脏细胞色素 P450 和葡萄糖醛酸化代谢[13]。
- 清除率约为 39 L/h[27]。
- 单剂给药后平均消退时间为 6 min[27]。
- 时量相关半衰期随输注时间延长而增加,从输注 10 min 后的 4 min 到输注 8 h 后的 250 min 不等[29]。
- 无活性代谢产物。
- 无活性代谢物通过尿液(约 95%)和粪便(4%)排泄[27]。

不良反应

- **心血管系统**
  - 低血压发生率为 56%,心动过缓发生率为 42%,两者都是由于抑制中枢交感传出所致[30-31]。
  - 高血压常发生于初始静脉推注后(16%),因为刺激 α_{2B} 肾上腺素受体使外周血管平滑肌收缩[30-31]。
  - 心律失常包括房颤(4%)、期前收缩、室上性心动过速、室性心律失常和心脏传导阻滞。
- **呼吸系统**
  - 呼吸抑制发生率为 37%。
  - 呼吸衰竭发生率为 6%。
  - 急性呼吸窘迫综合征发生率为 3%。
  - 胸腔积液发生率为 2%。
- **中枢神经系统**
  - 躁动发生率为 8%。
  - 焦虑发生率为 5%。
- **消化系统**
  - 恶心发生率为 11%。
  - 便秘发生率为 6%。
  - 口干发生率为 4%。

- **其他**
  - 低钾血症发生率为9%。
  - 发热发生率为7%。
  - 高糖血症发生率为7%。
  - 贫血发生率为3%。
  - 少尿发生率为2%。

依托咪酯类似物

依托咪酯是一种快速作用的以咪唑为基础的静脉注射镇静/催眠剂,通过增强$GABA_A$受体激活产生全身麻醉作用。就像其他的静脉注射麻醉剂一样,当它从大脑被重新分配到其他组织时,催眠作用即停止。依托咪酯被肝脏清除,半衰期数小时[32]。与其他诱导药物相比,依托咪酯的主要优点在于其用于心血管耐受性差的患者也能够保持血流动力学稳定[33]。限制依托咪酯使用的主要问题是肾上腺皮质功能抑制[34]。依托咪酯能抑制11-β羟化酶,这是肾上腺皮质激素合成途径中的一种酶[35-36]。目前正在研究替代依托咪酯的类似物,以期开发一种快速代谢的催眠剂,它具有依托咪酯血流动力学稳定的优点,但不像母体药物那样产生抑制肾上腺皮质的作用。本文发表时,这些药物还处于研发阶段,尚未进行人体测试。

甲氧甲酰-依托咪酯(MOC-依托咪酯)是一种快速代谢、超短作用的软性依托咪酯类似物,在大鼠单剂给药后不会产生长时间的肾上腺皮质抑制作用[37]。研究发现,它可增强$GABA_A$受体的活化作用,对大鼠翻正反射产生极其短暂的抑制[37-38]。与瑞芬太尼和瑞马唑仑一样,它含有一种代谢不稳定的酯类物质,可被酯酶迅速水解,形成一种羧酸代谢物[37]。这种代谢物的效力仅为MOC-依托咪酯的1/300,但可能在肾衰竭患者体内蓄积[39],其临床意义尚未确定。图31.3是依托咪酯、MOC-依托咪酯、MOC-依托咪酯羧酸代谢物的结构示意图。

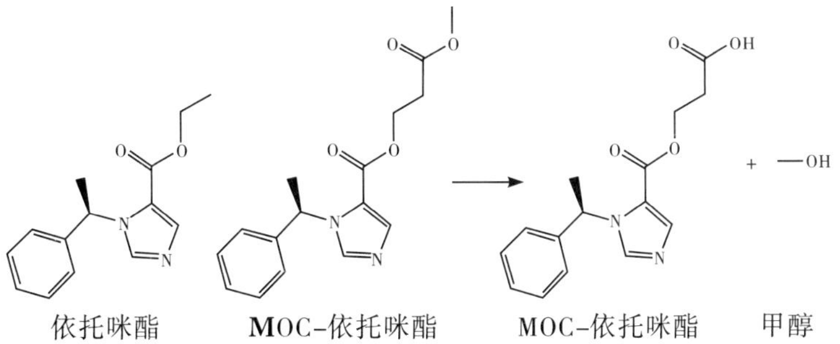

图31.3 依托咪酯、MOC-依托咪酯、MOC-依托咪酯羧酸代谢物结构图
(经许可,引自参考文献[48])

碳依托咪酯以吡咯环取代了依托咪酯的咪唑环,与11β-羟化酶结合[40],因此它对11β-羟化酶亲和力低。它还保留了$GABA_A$受体的调节功能、催眠作用和依托咪酯的心血管效应[40]。在体外实验中,它比母系化合物对皮质醇合成的抑制作用要弱3个数量级。同时它并不抑制大鼠体内皮质醇合成[41]。类似于MOC-依托咪酯,碳依托咪酯还包含一个代谢不稳定的酯基,可被酯酶迅速水解成相同的羧酸代谢物,它也同样可能在肾衰竭患者体内蓄积。

水溶性异丙酚类似物——磷异丙酚钠

异丙酚自1977年问世以来,除了成为常用的静脉注射镇静剂外,还成为最受欢迎的麻醉诱导用药,它具备概念上理想诱导药物的许多特征[42-43]。当然它也有些缺点,比如近30%的患者接受异丙酚注射时发生注射痛;而且异丙酚作为镇静药物"治疗窗"太窄,可导致患者从中度镇静突然转为全身麻醉,可控性差[42,44-45]。

几种水溶性异丙酚类似物的研发正是为了克服这些缺点。磷异丙酚钠是异丙酚的水溶性前体,药代动力学不同于异丙酚。磷异丙酚钠的分子内异丙酚的酯键在C-1与甲基磷酸基相连(不带电荷的羟基被一个带电荷的磷酸基取代),改变了分子内的电性和极性,从而导致磷异丙酚钠可溶于水[46]。它可被内皮细胞表面的碱性磷酸酶代谢为异丙酚、磷酸盐和甲醛(图31.4)。在体内1 mg的磷异丙酚钠代谢释放0.54 mg异丙酚。由磷异丙酚钠而来的异丙酚随后通过增强GABA抑制途径产生镇静和麻醉作用。

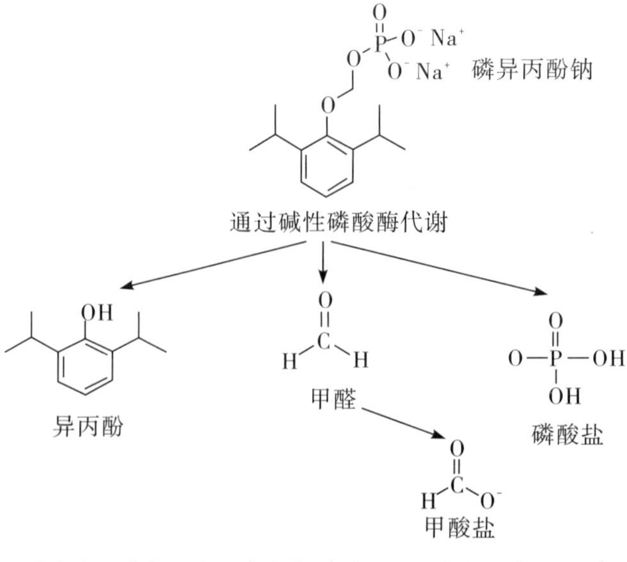

图31.4 通过内皮细胞中的碱性磷酸酶,磷异丙酚钠代谢为异丙酚、磷酸盐和甲醛

磷异丙酚钠相比异丙酚有很多潜在的优势。该化合物的水溶性可能会使严重注射痛发生率降低,而与之相比,脂溶性的异丙酚更易发生[48]。磷异丙酚钠可能更适合在手术室外环境中使用[49]。给予磷异丙酚钠后,在时间依赖的酶转化下,活性的代谢物异丙酚被释放出来。因此,磷异丙酚钠的镇静作用比异丙酚起效慢。与异丙酚相比,相对慢的降解过程使得磷异丙酚钠在给药后,异丙酚维持在一定水平,其峰值和波谷的数量更少,作用维持时间相对长[47]。这对于非常短时的门诊手术而言可能是一个优势,单次给药即可满足整个手术过程需求。然而,重要的是,由于磷异丙酚钠起效延迟,当对于仍然清醒的患者追加药物时,可能导致非预期的更深镇静水平。

磷异丙酚钠代谢释放异丙酚、磷酸盐和甲醛。碱性脱氢酶和甲醛脱氢酶将甲醛分解为甲酸盐,释放二氧化碳和水。后一种反应涉及辅酶四氢叶酸。甲酸盐是磷异丙酚钠的最终代谢物。甲酸盐的蓄积会产生毒性作用,包括代谢性酸中毒及视网膜损害(可能导致失明)。中毒浓度远远超过了使用磷异丙酚钠标准剂量方案时正常代谢的代谢物水平。如果四氢叶酸的浓度正常,且没有超过最大使用剂量,磷异丙酚钠释放的甲醛毒性就可以忽略不计[50]。

应 用

监护麻醉镇静用于诊断性操作(支气管镜检查、胃肠内镜检查)或治疗(小手术)[51-52]。

结 构

磷异丙酚钠是一种 N-磷酸-O-甲基的异丙酚前体。图 31.4 中比较了磷异丙酚钠和异丙酚的结构。

配 制

磷异丙酚钠是一种透明的水溶液。市售配方每毫升溶液中含有 3.5% 的磷异丙酚钠。每 30ml 的单独装小瓶中含有 35 mg/ml 的磷异丙酚钠(30 ml 装小瓶中含有 1050 mg 的磷异丙酚钠)[51]。

剂 量

· 初始剂量为 6.5 mg/kg 静脉推注,随后追加剂量为 1.6 mg/kg,需要时间隔 4 min 追加[47]。

· >65 岁的患者最初的静脉注射剂量为 4.9 mg/kg,之后追加剂量为

1.2 mg/kg,需要时间隔 4 min 追加[47]。

- 肾功能损害患者[47]：
  - 肌酐清除率 >30 ml/min 时无须减量。
  - 肌酐清除率 <30 ml/min 时使用的安全有效性数据有限。
- 肝功能损害患者中使用磷异丙酚钠的研究有限。建议肝功能损害患者谨慎使用[47]。

动力学

- 起效时间为 4~8 min[49]。
- 单次给药平均作用消退时间为 5~18 min。
- 磷异丙酚钠的分布容积为 (0.33 ± 0.069) L/kg,代谢物异丙酚的分布容积为 5.8 L/kg。
- 磷异丙酚钠的半衰期为 48~52 min,释放的异丙酚半衰期为 (2.06 ± 0.77) h,但由于快速分配,这并不能反映镇静维持时间[51]。
- 蛋白结合率为 98%。
  - 磷异丙酚钠通过内皮细胞和肝脏中的碱性磷酸酶代谢为异丙酚、甲醛和磷酸盐(图 31.4)[46,52-53]。
- 异丙酚进一步代谢为异丙酚葡萄糖醛酸和其他代谢物,由谷胱甘肽依赖和非依赖的脱氢酶在肝脏和红细胞中酶解。
- 代谢物甲醛通过各种组织尤其是红细胞中的甲醛脱氢酶进一步代谢为甲酸。生成的甲酸被氧化为二氧化碳而迅速消除。
- 磷异丙酚钠代谢清除率为 (0.280 ± 0.053) L/(kg·h),代谢物异丙酚清除率约为 39 L/(kg·h)
- 消除：0.02% 以原型经尿液排泄。

不良反应

- 感觉异常,包括会阴不适或烧灼感(发生率为 50%~70%)[47,54-55]。
- 瘙痒(发生率为 16%~20%)[47,54-55]。
- 感觉异常和瘙痒是轻度和自限性的,持续 1~2 min[55]。
- 低氧血症(发生率为 4%)：充足供氧和合适体位可以降低其发生率[56]。
- 低血压(发生率为 4%)：心功能减退、血管张力降低或者血容量不足的患者风险增加[46]。
- 呼吸抑制(发生率为 1%)[46]。

(孟昭君 译 聂煌 审校)

参考文献

[1] Johnson KB. New horizons in sedative hypnotic drug development: fast, clean, and soft. Anesth Analg, 2012, 115(2):220-222.

[2] Sear JW, Brown WE. Research into new drugs in anesthesia: then and now. Anesth Analg, 2012, 115(2): 233-234.

[3] Buchwald P, Bodor N. Recent advances in the design and development of soft drugs. Pharmazie, 2014, 69:403-413.

[4] Midazolam hydrochloride injective FDA approved labeling by Baxter Healthcare Corporationdated April 2010. [2015-09-16]. http://dailymed.nlm.nih.gov/dailymed/lookup.cfm? setid = 373fc1d0-9bd2-414b-8798-7bf04526a12e.

[5] Nordt SP, Clark RF. Midazolam: a review of therapeutic uses and toxicity. J Emerg Med, 1997, 15:357-365.

[6] Kilpatrick GJ, McIntyre MS, et al. CNS 7056: a novel ultra-short-acting Benzodiazepine. Anesthesiology, 2007, 107:60-66.

[7] Sneyd R. Remimazolam: new beginnings or just a me-too? Anesth Analg, 2012, 115(2):217-219.

[8] Wiltshire HR, Kilpatrick GJ, et al. A placebo and midazolam-controlled phase I single ascending dose study evaluating the safety, pharmacokinetics, and pharmacodynamics of remimazolam(CNS 7056). Part II: populating pharmacokinetic and pharmacodynamic modeling andsimulation. Anesth Analg, 2012, 115:284-296.

[9] Antonik LJ, Goldwater R, et al. A placebo and midazolam-controlled phase I single ascending dose study evaluating the safety, pharmacokinetics, and pharmacodynamics of remimazolam (CNS 7056): part I. Safety, efficacy and basic pharmacokinetics. Anesth Analg, 2012, 115:274-283.

[10] Borkett KM, Riff DS, et al. A phase II, randomized, double-blind study of remimazolam (CNS7056) versus midazolam for sedation in upper gastrointestinal endoscopy. Anesth Analg, 2015, 120(4):771-780.

[11] Goudra BG, Singh PM. Remimazolam: the future of its sedative potential. Saudi J Anaesth, 2014, 8(3): 388-391.

[12] A phase III of remimazolam in patients undergoing colonoscopy

[13] Gertler R, Brown HC, et al. Dexmedetomidine: a novel sedative-analgesic agent. Proc (BaylUniv Med Cent), 2001, 14(1):13-21.

[14] Hunter JC, Fontana DJ, et al. Assessment of the role of alpha 2-adrenoceptor subtypes in theantinociceptive, sedative andhypothermic action of dexmedetomidine in transgenic mice. Br J Pharmacol, 1997, 122:1339-1344.

[15] Birnbaumer L, Abramowitz J, et al. Receptor-effect or coupling by G proteins. BiochimBiophys Acta, 1990, 1031:163-224.

[16] Bhana N, Goa KL, et al. Dexmedetomidine. Drugs, 2000, 59:263-268.

[17] Pandharipande P, Ely EW, et al. Dexmedetomidine for sedation and perioperative managementof critically ill patients. Semin Anesth Perioper Med Pain, 2006, 25:43-50.

[18] Taittonen MT, Kirvela OA, et al. Effect of clonidine and dexmedetomidine premedication onperioperative oxygen consumption and haemodynamic state. Br J Anaesth, 1997, 78:400-406.

[19] Aho M, Lehtinen AM, et al. The effect of intravenously administered dexmedetomidine onperioperative hemodynamics and isoflurane requirements in patients undergoing abdominalhysterectomy. Anesthesiology, 1991, 74:997-1002.

[20] Fragen RJ, Fitzgerald PC. Effect of dexmedetomidine on the minimum alveolar concentration(MAC) of sevoflurane in adults age 55 to 70 years. J Clin Anesth, 1999, 11:466-470.

[21] Belleville JP, Ward DS, et al. Effects of intravenous dexmedetomidine in humans. I. Sedation, ventilation, and metabolic rate. Anesthesiology, 1992, 77:1125-1133.

[22] Turkmen A, Alten A, et al. The correlation between the Richmond agitation-sedation scale andbispectral index during dexmedetomidine sedation. Eur J Anaesthesiol, 2006, 23:300-304.

[23] Scheinin B, Lindgren L, et al. Dexmedetomidine attenuates sympathoadrenal responses totracheal intubation and reduces the need for thiopentone and perioperative fentanyl. BrJ Anaesth, 1992, 68:126-131.

[24] Aho MS, Erkola OA, et al. Effect of intravenously administered dexmedetomidine on painafter laparoscopic tubal ligation. Anesth Analg, 1991, 73:112-118.

[25] Venn RM, Bradshaw CJ, et al. Preliminary UK experience of dexmedetomidine, a novel agentfor postoperative sedation in the intensive care unit. Anaesthesia, 1999, 54:1136-1142.

[26] Jakob SM, Ruokonen E, et al. Dexmedetomidine vs midazolam or propofol for sedation duringprolonged mechanical ventilation. JAMA, 2012,307(11):1151-1160.

[27] Dexmedetamodine prescribing information. [2015-12-04]. http://www.drugs.com/pro/precedex.html.

[28] De Wolf AM, Fragen RJ, et al. The pharmacokinetics of dexmedetomidine in volunteers withsevere renal impairment. Anesth Analg, 2001,93:1205-1209.

[29] Venn RM, Karol MD, et al. Pharmacokinetics of dexmedetomidine infusions for sedation ofpostoperative patients requiring intensive care. Br J Anaesth, 2002,88:669-675.

[30] Bloor BC, Ward DS, et al. Effects of intravenous dexmedetomidine in humans. II. Hemodynamicchanges. Anesthesiology, 1992,77:1134-1142.

[31] Xu H, Aibiki M, et al. Effects of dexmedetomidine, an alpha 2-adrenoceptor agonist, on renalsympathetic nerve activity, blood pressure, heart rate and central venous pressure in urethaneanesthetizedrabbits. J Auton Nerv Syst, 1998,71:48-54.

[32] de Ruiter G, Popescu DT, et al. Pharmacokinetics of etomidate in surgical patients. Arch IntPharmacodyn Ther, 1981,249:180-188.

[33] Gooding JM, Corssen G. Effect of etomidate on the cardiovascular system. Anesth Analg,1977,56:717-719.

[34] Lundy JB, Slane ML, et al. Acute adrenal insuffi ciency after a single dose of etomidate. J Intensive Care Med, 2007,22:111-117.

[35] Wagner RL, White PF. Etomidate inhibits adrenocortical function in surgical patients. Anesthesiology, 1984, 61:647-651.

[36] Wagner RL, White PF, et al. Inhibition of adrenal steroidogenesis by the anesthetic etomidate. N Engl J Med, 1984,310:1415-1421.

[37] Cotten JF, Husain SS, et al. Methoxycarbonyl-etomidate: a novel rapidly metabolized and ultra-short-acting etomidate analogue that does not produce prolonged adrenocortical suppression. Anesthesiology, 2009, 111: 240-249.

[38] Cotton JF, Le Ge R, et al. Closed-loop continuous infusions of etomidate and etomidate analogsin rats: a comparitive study of dosing and the impact on adrenocortical function. Anesthesiology, 2011,115: 764-773.

[39] Le Ge R, Pejo E, et al. Pharmacological studies of methoxycarbonyl etomidate's carboxylicacid metabolite. Anesth Anal, 2012,115(2):305-308.

[40] Pejo E, Cotton JF, et al. In vivo and in vitro pharmacological studies of methoxycarbanylcarboetomidate. Anesth Analg, 2012,115:297-304.

[41] Cotten JF, Forman SA, et al. Carboetomidate: a pyrrole analog of etomidate designed not tosuppress adrenocortical function. Anesthesiology, 2010,112:637-644.

[42] Kay B, Rolly G. I. C. I. 35868, a new intravenous induction agent. Acta Anaesthesiol Belg,1977,28: 303-316.

[43] Chen S, Rex D. Registered neurse-administered propofol sedation for endoscopy. AlimentPharmacol Ther, 2004,19:147-155.

[44] Bachmann-Mennanga B, Ohlmer A, et al. Incidence of pain after intravenous injection of amedium-/longchain triglyceride emulsion of propofol. An observational study in 1375patients. Arzneimittelforschung, 2003, 53:621-626.

[45] Fischer MJ, Leffl er A, et al. The general anesthetic propofol excites nociceptors by activatingTRPV1 and TRPA1 rather than GABAA receptors. J Biol Chem, 2010,285:34781-34792.

[46] Abdelmalak B, Khanna A, et al. Fospropofol, a new sedative anesthetic, and its utility in theperioperative period. Curr Pharm Des, 2012,18:6241-6252.

[47] Lusedra US Prescribing Information. [2015-11-08]. http://medlibrary.org/lib/rx/meds/lusedra/.

[48] Sneyd JR, Rigby-Jones AE. New drugs and technologies, intravenous anaesthesia is on themove (again). Br J Anaesth, 2010,105:246-254.

[49] Welliver M, Rugari SM. New drug, fospropofol disodium: a propofol prodrug. AANAJ, 2009,77(4): 301-308.

[50] Dhareshwar SS, Stella VJ. Your prodrug releases formaldehyde: should you be concerned? No! J Pharm Sci, 2008,97:4184-4193.

[51] Mueller SW, Moore GD, et al. Fospropofol disodium for procedural sedation: emerging evidenceof its value? Clin Med Insights Ther, 2010,2:513-522.

[52] Levitzky B, Varge J. Fospropofol disodium injection for the sedation of patients undergoingcolonoscopy. Ther Clin Risk Manag, 2008,4:733-738.

[53] Schywalsky M, Ihmsen H, et al. Pharmacokinetics and pharmacodynamics of the new propofolprodrug GPI 15715 in rats. Eur J Anaesthesiol, 2003,20(3):182-190.

[54] Rex DK, Cohen LB, Kline JK, et al. Fospropofol disodium for minimal-to-moderate sedationduring colonoscopy produces clear-headed recovery: results of a phase 3, randomized, doubleblindtrial. Gastrointest Endosc, 2007, 65: AB367.

[55] Pruitt RE, Cohen LB, et al. A randomized open-label, multicenter, dose-ranging study of sedationwith Aquavan injection (GPI 15715) during colonoscopy. Gastrointest Endosc, 2005, 61: AB111.

[56] Silvestri GA, Vincent BD, et al. A phase 3, randomized, double-blind study to assess the efficacy and safety of fospropofol disodium injection for moderate sedation in patients undergoingfl exible bronchoscopy. Chest, 2009, 135: 41-47.

注：本文英文原著中的参考文献第 12 条有误，因无法明确处理，故保留。

# 第32章
手术室外麻醉的未来研究和方向

Basavana Goudra   Preet Mohinder Singh

摘　要　传统外科手术正在逐渐减少，外科医生的角色亦然。在过去10年中，"操作"的数量空前增长，呈现取代许多传统外科手术之势。更为重要的是，这些操作已经转移到了远离安全手术室的地方。因此，传统麻醉科医生的作用将会削弱，麻醉实施者需要学习新的技能来应对新的挑战。本章探讨了在手术室外提供深度镇静和麻醉所带来的一些风险。随着麻醉需求的变化，与气道相关的不良事件越来越受到重视。每个场所都会带来独特的挑战，没有一位麻醉科医生能掌握所有必要的技能。在这一领域也缺乏研究和发表的文献。希望主流麻醉杂志能认识到麻醉的这一领域，并给予其应有的重视。

关键词　异丙酚　镇静　心脏电生理　气道

引　言

某种外科手术或介入操作的开展很少会催生一种新的麻醉技术。传统上，是由麻醉实施者针对新的外科手术/操作建立新的方法使得这一过程无痛且为患者接受。无论是在药物输注还是设备开发方面，新技术都有助于外科手术和非手术的发展。例如，内镜操作中异丙酚镇静的广泛应用使结肠镜筛查变得普及。同样，在心脏电生理操作过程中喷射通气的应用更有利于介入心脏科医生进行操作。许多软性药物正在研制中，这些镇静/催眠药将会寻找合适的"家"。虽然Sedasys在美国的临床上消失了，但计算机辅助个体化镇静（computer assisted personalized sedation，CAPS）的想法还存在。

B. Goudra, MD, FRCA, FCARCSI(□)
Department of Anesthesiology and Critical Care Medicine,
Hospital of the University of Pennsylvania, 3400 Spruce Street,
5042 Silverstein Building, Philadelphia, PA 19104, USA
e-mail: goudrab@uphs.upenn.edu

P.M. Singh, MD, DNB, MNAMS
Department of Anesthesiology, Critical Care and Pain Medicine,
All India Institute of Medical Sciences, Ansari Nagar, New Delhi, Delhi 110029, India
e-mail: preetrajpal@gmail.com

© Springer International Publishing Switzerland 2017 B. G. Goudra, P. M. Singh (eds.), *Out of Operating Room Anesthesia*,
DOI 10.1007/978-3-319-39150-2_32

患者的安全和结局

低氧血症和相关的不良反应仍旧在手术室外麻醉实践中占主导地位。关于手术室外麻醉，经常提到的是 Metzner 等的一项研究，她分析了美国麻醉医师协会（ASA）已结案索赔数据库，并专门研究了与手术室外麻醉相关的伤害模式[1]。一个重要的发现是，来自手术室外区域 50% 的索赔涉及对监护麻醉的指控。在手术室外区域的死亡人数要比手术室的多。手术室外麻醉索赔案例中，呼吸不良事件居多，氧合/通气相关事件最为常见。值得注意的是，许多手术室外区域的索赔常常被认为通过更好的监护是可以预防的。

我们在 2015 年 11 月发表的研究结果与此基本相似[2]。在这项对 73 029 例胃肠道内镜检查的单中心回顾性分析中，使用异丙酚镇静的患者心脏停搏和死亡（全因死亡，直到出院前）的发生率分别为 6.07/万和 4.28/万。非异丙酚镇静患者心脏停搏和死亡的发生率则分别为 0.67/万和 0.44/万。在所有内镜检查的过程中和操作完成后不久（在恢复区），心脏停搏的发生率为 3.92/万，其中 72% 与气道管理相关。在这项研究中，有 90.0% 发生心脏停搏的患者应用了异丙酚。另外，即使是非心脏停搏的不良事件也更有可能发生在使用异丙酚镇静的患者身上[3]。最新关于异丙酚相关不良事件的报道是 Wernli 等的研究[4-5]。这项研究纳入了接受结肠镜检查的患者，结果发现，异丙酚镇静使所有的并发症增加了 13%。

在内镜逆行胰胆管造影（ERCP）这样的手术过程中，有空气栓塞等致死性不良事件的报道，并且成了最近的研究课题[6-8]。部分患者可能得益于使用多普勒超声来检测任何 ERCP 相关的空气栓子。最近的研究显示，接受更复杂的内镜操作时，镇静不全和患者体动可能导致治疗结果不佳[9-10]。在该研究中，作者探讨了麻醉和深度镇静对食管射频消融术疗效的影响。他们发现在接受一般气管内插管全身麻醉和深度镇静的患者中，镇静相关不良事件发生率都较高。然而，镇静相关不良事件的发生还与发育不良需行完全根除的食管射频消融的数量有关。这项研究强调了麻醉医生在手术室外麻醉中的重要性。麻醉医生的操作不仅提高了患者的舒适性，而且还能影响治疗效果。

新型治疗如经口内镜下肌切开术（POEM）正日渐流行。此类操作过程中麻醉实施的规范化非常重要。麻醉实施不规范可能会导致误吸等不良事件的发生[11]。像 ASA 和欧洲麻醉医师协会(ESA)这样的组织应当领导制订基于循证医学的手术室外麻醉指南。

总之,呼吸和心血管并发症仍然是患者接受手术室外麻醉的一个重要影响因素。解决这些问题对研究者来说是一项挑战。一个正确的方向是研发新的气道设备和药物[12-15]。瑞马唑仑是一种新的短效苯二氮䓬类药物,具有固定的时量相关半衰期,初步研究结果令人振奋[16-17],但进一步结果还有待观察。在我们看来,较之用于胃肠道内镜,瑞马唑仑的动力学更适合于 ICU 的镇静,或者作为全凭静脉麻醉的镇静成分。

非麻醉科医生和异丙酚

非麻醉科医生使用异丙酚是一个非常有争议的问题。我们发表了一篇关于非麻醉科医生使用异丙酚安全性的荟萃分析[18]。在该研究中,我们比较了异丙酚深度镇静用于复杂内镜检查的安全性,分别由麻醉科医生或非麻醉科医生管理。非麻醉科医生主要是在胃肠科医生监督下工作的注册护士。在 26 项研究(16 个非麻醉科医生组和 10 个麻醉科医生组)中,两组患者分别为 3018 例和 2374 例,分析后发现,麻醉科医生组的低氧(氧饱和度低于 90%)和气道干预发生率明显高于非麻醉医生组,但是患者和内镜操作者的满意度在非麻醉医生组更低。最可能的解释是麻醉科医生给予异丙酚的平均剂量更高,因而满意度及镇静相关不良事件发生率更高。

成本和效率

随着美国卫生保健支出的不断上升,有必要证明麻醉科医生不仅能提供安全的镇静,而且可带来经济价值。关于麻醉科医生在内镜中心的价值问题已经突显[19-21]。在结肠镜筛查中广泛应用异丙酚的合理性是基于患者的接受程度,患者无疑对异丙酚镇静的满意度更高。任何国家筛查项目的成功都取决于公众对它的接受。如果没有公众的参与,这些项目很可能会失败。对检查不适的恐惧很可能使许多患者远离筛查。考虑到自从结肠镜筛查以来,结肠癌的发病率明显下降,有必要建议对所有患者应用异丙酚。尽管增加了镇静风险,但总体获益可能会促使我们更好地权衡。即使考虑成本问题,节省癌症治疗方面的费用也可以抵消任何异丙酚相关的花费。此外,癌症给家庭带来的经济和心理的双重负担同样不容忽视。应用异丙酚的另一个重要原因是基于效率提升。然而,目前没有证据证明这些假设。一项大型前瞻性随机试验也许能回答大部分问题。

麻醉科医生

在实施 ERCP 麻醉时,训练有素的麻醉科医生可以改善患者结局[22]。在一项纳入 1167 例 ERCP 治疗患者的单中心研究中,653 例(56%)由常任麻醉科顾问医生帮助实施,514 例(44%)由非常任麻醉科顾问医生实施。在所有 ASA 评分患者中,麻醉科顾问医生相比非麻醉科顾问医生能提供更安全和有效的监护[总体麻醉时间为(24.82 ± 12.96)vs. (48.63 ± 21.53)min]。麻醉科顾问医生组患者的安全是由较高的平均氧饱和度来保障的,尽管他们更倾向选择气管内插管全身麻醉。如果所有的手术都是由麻醉科顾问医生监管,那么医院两年可节余 758 536 美元,这仅仅是来自 ERCP 相关的麻醉费用。因此,应考虑在手术室外麻醉实践中任用经过适当受训的专门的麻醉科医生。这些结果对于任何大型内镜中心的人力资源计划都很重要。

美国市场上 Sedasys® 的撤除和 Joan Rivers 的夭折,可能会增加内镜检查中对麻醉科医生的需求[23-24]。由于设计的内在缺陷,Sedasys® 不太可能被其他公司收购[25-26]。对于任何计算机辅助个体化镇静剂而言,异丙酚并不合适,部分原因是其药代动力学和药效动力学的巨大变异。在美国东北部所有的结肠镜检查中,有 53% 使用异丙酚麻醉,而在西部地区只有 8%[4-5]。这种趋势很可能会改变。因此,麻醉医生应该为异丙酚在手术室外的使用增加做好准备。兼顾患者的安全和舒适才是成功之道。

记 录

正如 Metzner 等所报道的,已结案的索赔研究强调了麻醉医生选择在手术室外工作会增加额外风险[1,27-28],而额外的风险将转化为更多与诉讼相关的行为。准确的记录是一个值得特别关注的问题。大多数独立的内镜检查中心都采用纸质记录医疗文书。纸质文书很难对所有重要事件进行准确和及时的记录,然而,电子文档也有其局限性。

最近的一项研究观察了 Epic(电子数据记录系统)对 ERCP 治疗的安全性和有效性的影响[29]。在这项回顾性研究中,305 名接受 ERCP 的患者(使用电子制图的"Epic 组")与 288 名接受同样治疗采用纸质记录("纸质记录组")的患者进行了对比。在各个事件发生时如麻醉开始、内镜插入、内镜移除和转运至麻醉后恢复室进行记录。研究发现,与纸质记录组相比,在 Epic 组中,"麻醉开始至内镜插入"的时间和"内镜移除至转运"的时间明显减少。Epic 系统的使用使每名患者节约了 4min。但在 Epic 组中,平均氧饱和度明显低于纸质记录组,这可能与真实的氧饱和度无关。尽管电子记录促进了患者的"无缝衔接",但不能避免所有人工可能导致的错误,并成为潜在的诉讼风险源。因此,在可能长期采用电子系统之前,了解任何新的电子记录系统的局限性是很重要的。

手术室外的新兴手术和机遇

前面曾简短提及经口内镜下肌切开术(POEM),其他内镜操作也即将涌现。内镜治疗反流可能会很普遍。机器人协助内镜插入可使内镜检查者的治疗到达整个大肠范围[30-31]。对胃瘫患者行胃神经刺激治疗的有效性研究正在开展[32],随着有关安全性和有效性的数据积累,美国 FDA 可能会批准这种胃瘫治疗方式。自然腔道内镜手术(natural orifice transluminal endoscopic surgery,NOTES)开创了一个可曲式内镜检查新时代[33]。内镜手术如全层切除、内镜下肌切开术、内镜直视下胰腺坏死切除和内镜下减重术,都利用了这项技术的优点。通过自然腔道进行内镜手术,胃肠科医生的治疗领域在可预见的将来将扩大至以往未能企及的范围。正如 20 世纪 80 年代发生于心脏外科手术的情况,胃肠道外科医生的角色在未来几年可能会显著削弱。可以预料,更长时间的操作、需要深度镇静和全身麻醉的情况会更常遇见。

伴随心内电生理的重大进展,心外电生理在未来可能会发挥重要的作用。心外膜消融术、左心耳结扎术、心包药物和细胞输送等都在心包空间进行[34-37]。微创经胸超声引导下药物输送入心包目前仍处于实验阶段。对慢性房颤的患者经导管行左心耳结扎术,可能比口服抗凝剂更安全。

在放射治疗领域,麻醉医生更多参与到近距离放疗中。患者严格制动对于放置许多靶向放疗装置非常必要,因此手术室外麻醉医生的作用将变得非常重要。

结 论

综上所述,我们试图将读者的注意力吸引到一些新兴的、有争议的、具有挑战性的领域,因为它们与手术室外麻醉有关。显然,还有很多重要的工作要做。希望以上内容能激励未来的麻醉科医生应对手术室外麻醉的挑战。

(孟昭君 译 聂煌 审校)

参考文献

[1] Metzner J, Posner KL, Domino KB. The risk and safety of anesthesia at remote locations: theUS closed claims analysis. Curr Opin Anaesthesiol, 2009, 22(4): 502-508.

[2] Goudra B, Nuzat A, Singh PM, et al. Cardiac arrests in patientsundergoing gastrointestinal endoscopy: a retrospective analysis of 73,029 procedures. SaudiJ Gastroenterol Off J Saudi Gastroenterol Assoc, 2015, 21(6): 400-411.

[3] Goudra B, Nuzat A, Singh PM, et al. Association between type of sedationand the adverse events associated with gastrointestinal (GI) endoscopy-an analysis of fi veyears' data from a tertiary center in the USA. Clin Endosc, 2016. doi: 10.5946/ce.2016.019.

[4] Wernli KJ, Brenner AT, Rutter CM, et al. Risks associated with anesthesia servicesduring colonoscopy. Gastroenterology, 2016, 150: 888-894.

[5] Goudra B, Singh PM. Forward progress of sedation for gastrointestinal endoscopy requirestaking a step back. Gastroenterology. Accpted for publication.

[6] Mathew J, Parker C, Wang J. Pulseless electrical activity arrest due to air embolism duringendoscopic retrograde cholangiopancreatography: a case report and review of the literature. BMJ Open Gastroenterol, 2015, 2(1): e000046.

[7] Park S, Ahn JY, Ahn YE, et al. Two cases of cerebral air embolismthat occurred during esophageal ballooning and endoscopic retrograde cholangiopancreatography. Clin Endosc, 2016, 49: 191-196.

[8] Marchesi M, Battistini A, Pellegrinelli M, et al. Fatal air embolism during endoscopicretrograde cholangiopancreatography (ERCP): an "impossible" diagnosis for the forensicpathologist. Med Sci Law, 2016, 56(1): 70-73.

[9] Mizrahi M, Sengupta N, Pleskow D K, et al. Minor anesthesiarelatedevents during radiofrequency ablation for Barrett's esophagus are associated with anincreased number of treatment sessions. Dig Dis Sci, 2016, 61(6): 1591-1596.

[10] Goudra B, Singh PM. Providing deep sedation for advanced endoscopic procedures-more thanjust pushing propofol. Dig Dis Sci, 2016, 61(6): 1426-1428.

[11] Goudra B, Singh PM, Gouda G, et al. Peroral endoscopic myotomy-initial experiencewith anesthetic management of 24 procedures and systematic review. Anesth Essays Res, 2016, 10(2): 297-300.

[12] Goudra B, Chandramouli M, Singh P, et al. Goudra ventilating bite block to reducehypoxemia during endoscopic retrograde cholangiopancreatography. Saudi J Anaesth, 2014, 8(2): 299.

[13] Goudra bite block for upper gastrointestinal endoscopy. PubMed -NCBI [Internet]. [2016-03-21]. http://www.ncbi.nlm.nih.gov/pubmed/25657763.

[14] Testing the Effi cacy and Safety of the WEI Nasal Jet -Full Text View -ClinicalTrials.gov[Internet]. [2016-03-21]. https://clinicaltrials.gov/ct2/show/NCT02005406.

[15] Goudra B, Singh P. Remimazolam: the future of its sedative potential. Saudi J Anaesth, 2014, 8(3): 388.

[16] Borkett KM, Riff DS, Schwartz HI, et al. A phase IIa, randomized, double-blind study of remimazolam (CNS 7056) versus midazolam for sedationin upper gastrointestinal endoscopy. Anesth Analg, 2015, 120(4): 771-780.

[17] Pambianco DJ, Borkett KM, Riff DS, et al. A phase IIbstudy comparing the safety and effi cacy of remimazolam and midazolam in patients undergoingcolonoscopy. Gastrointest Endosc, 2016, 83(5): 984-992.

[18] Goudra BG, Singh PM, Gouda G, et al. Safety of Non-anesthesia Provider-Administered Propofol (NAAP) sedation in advanced gastrointestinal endoscopic procedures: comparative meta-analysis of pooled results. Dig Dis Sci, 2015, 60(9): 2612-2627.

[19] Dumonceau J-M. Nonanesthesiologist administration of propofol: it's all about money. Endoscopy, 2012, 44(5): 453-455.

[20] Kumar P. Science and politics of propofol. Am J Gastroenterol, 2005, 100(5): 1204-1205.

[21] Rex DK. The science and politics of propofol. Am J Gastroenterol, 2004, 99(11): 2080-2083.

[22] Goudra BG, Singh PM, Sinha AC. Anesthesia for ERCP: impact of anesthesiologist's experienceon outcome and cost. Anesthesiol Res Pract, 2013, 2013: 570518.

[23] Ethicon Pulling Sedasys Anesthesia System [Internet]. [2016-03-11]. //www.outpatientsurgery.net/news/2016/03/10/ethicon-pulling-sedasys-anesthesiasystem.

[24] Rice S. Joan Rivers' death highlights risks in outpatient surgery for seniors. Mod Healthc, 2014, 44(37): 11.

[25] Goudra BG, Singh PM. SEDASYS, sedation, and the unknown. J Clin Anesth, 2014, 26:334-336.
[26] Goudra BG, Singh PM, Chandrasekhara V. SEDASYS(®), airway, oxygenation, and ventilation: anticipating and managing the challenges. Dig Dis Sci, 2014, 59:920-927.
[27] Metzner J, Domino KB. Risks of anesthesia or sedation outside the operating room: the role ofthe anesthesia care provider. Curr Opin Anaesthesiol, 2010, 23(4):523-531.
[28] Metzner J, Posner KL, Lam MS, et al. Closed claims' analysis. Best Pract Res ClinAnaesthesiol, 2011, 25(2):263-276.
[29] Goudra B, Singh P, Borle A, et al. Effect of introduction of a new electronic anesthesia record (Epic) system on the safety and efficiency of patient care in a gastrointestinal endoscopy suite-comparison with historical cohort. Saudi J Anaesth, 2016, 10(2):127.
[30] Rozeboom ED, Bastiaansen BA, de Vries ES, et al. Roboticassistedflexible colonoscopy: preliminary safety and efficiency in humans. GastrointestEndosc, 2016, 83(6):1267-1271.
[31] Rozeboom ED, Broeders IAMJ, Fockens P. Feasibility of joystick guided colonoscopy. J Robot Surg, 2015, 9(3):173-178.
[32] Ross J, Masrur M, Gonzalez-Heredia R, et al. Effectiveness of gastric neurostimulation inpatients with gastroparesis. Journal of the Society of Laparoendoscopic Surgeons. 18(3):[e2014.00400].
[33] Watson RR, Thompson CC. NOTES spin-off for the therapeutic gastroenterologist: naturalorifice surgery. Minerva Gastroenterol Dietol, 2011, 57(2):177-191.
[34] Piers SRD, van Huls van Taxis CFB, Tao Q, et al. Epicardial substrate mapping for ventricular tachycardia ablation in patients with nonischaemiccardiomyopathy: a new algorithm to differentiate between scar and viable myocardiumdeveloped by simultaneous integration of computed tomography and contrast-enhancedmagnetic resonance imaging. Eur Heart J, 2013, 34(8):586-596.
[35] Bartus K, Han FT, Bednarek J, et al. Percutaneous left atrialappendage suture ligation using the LARIAT device in patients with atrial fibrillation: initialclinical experience. J Am Coll Cardiol, 2013, 62(2):108-118.
[36] Price MJ, Gibson DN, Yakubov SJ, et al. Early safety andefficacy of percutaneous left atrial appendage suture ligation: results from the U.S. transcatheterLAA ligation consortium. J Am Coll Cardiol, 2014, 64(6):565-572.
[37] Laakmann S, Fortmüller L, Piccini I, et al. Minimallyinvasive closed-chest ultrasound-guided substance delivery into the pericardial space in mice. Naunyn Schmiedebergs Arch Pharmacol, 2013, 386(3):227-238.